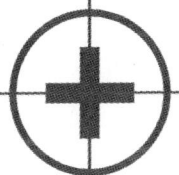

Abbreviated Trauma Care

简明创伤救治学

主　　编　张连阳　姚元章
副 主 编　高劲谋　白祥军　刘良明　赵　渝
编 写 者　（按汉语拼音为序）
　　　　　白祥军　陈继川　陈立勇　成　军　高劲谋　何家庆　何　勇　胡长涛
　　　　　蹇华胜　蒋耀光　李　涛　李英才　刘朝普　刘良明　卢根生　彭　博
　　　　　沈康强　沈　岳　孙士锦　谭群友　王　芳　王　韬　王　毅　许民辉
　　　　　杨茂进　姚元章　袁洪峰　张宏光　张　健　张连阳　张　矛　张　敏
　　　　　张　宇　张云东　赵　渝　周发春　周学武
主编助理　杨成芳　张　军

重庆出版集团　重庆出版社

图书在版编目（CIP）数据

简明创伤救治学 / 张连阳，姚元章主编；高劲谋等编著.
—重庆：重庆出版社，2008.6
ISBN 978-7-5366-9614-3

Ⅰ．简… Ⅱ．①张…②姚…③高… Ⅲ．创伤-治疗
Ⅳ．R641

中国版本图书馆 CIP 数据核字（2008）第 044436 号

简明创伤救治学
JIANMING CHUANGSHANG JIUZHIXUE

张连阳　姚元章　主编

出版 人：罗小卫
责任编辑：王　念　陈　伟　王　灿
责任校对：娄亚杰
装帧设计：重庆出版集团艺术设计公司·钟丹珂

重庆出版集团
重庆出版社 出版

重庆长江二路 205 号　邮政编码：400016　http://www.cqph.com
重庆出版集团艺术设计有限公司制版
重庆市伟业印刷有限公司印刷
重庆出版集团图书发行有限公司发行
E-MAIL:fxchu@cqph.com　电话:023-68809452
全国新华书店经销

开本：787mm×1 092mm　1/16　印张：32.5　字数：653 千　插页：6
2008 年 6 月第 1 版　2008 年 6 月第 1 版第 1 次印刷
印数：1~5 000 册
ISBN 978-7-5366-9614-3
定价：68.00 元

如有印装质量问题，请向本集团图书发行有限公司调换：023-68809955 转 8005

版权所有　侵权必究

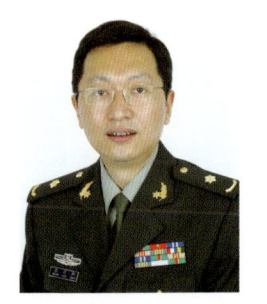

张连阳，男，1966年4月生于贵阳市。第三军医大学大坪医院野战外科研究所创伤外科主任，第三军医大学教授。

1987年毕业于第三军医大学，1992年获第三军医大学外科学硕士学位，2000年获第三军医大学野战外科学博士学位。获得省部级二等奖4项，2006重庆市五四青年奖章获得者。主编《肿瘤化学治疗敏感性与抗药性》和《现代大肠癌诊断与治疗》，副主编《便秘临床基础》和《现代小外科学》。

担任中华医学会创伤学分会常委，中华中医药学会肛肠分会常务理事，中国抗癌协会大肠癌专业委员会腔镜外科学组委员；中国人民解放军第八届医学科学技术委员会肛肠专业委员会副主任委员，中国人民解放军战创伤专业委员会委员，中国人民解放军普通外科专业委员会实验外科学组、疝与腹壁外科学组副组长；重庆市医学会创伤专业委员会主任委员，重庆抗癌协会造口委员会主任委员，重庆中西医结合学会肛肠专委会副主任委员，重庆市医学会外科专委会腹腔镜内镜学组副主任委员等。担任普通高等教育"十一五"国家规划教材《外科学》编委。担任《中华消化外科》、《中华创伤杂志》、《中华实验外科杂志》、《中国肛肠病杂志》、《结直肠肛门外科》、《中国中西医结合肛肠病杂志》、《中西医结合结直肠病学》、《重庆医学》、《创伤外科杂志》、《中华临床医师杂志（电子版）》、《局解手术学杂志》和《野战外科通讯》等杂志编委或特邀编委。

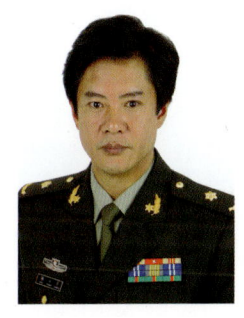

姚元章，男，1963年7月出生于贵州省贵阳市。第三军医大学大坪医院野战外科研究所全军战创伤中心副主任医师、副教授，急救部副主任。1984年毕业于遵义医学院，1999年获第三军医大学硕士学位。对多发伤、胸部创伤、腹部创伤等救治方面颇有造诣，擅长于利用新技术修复创伤后大面积软组织缺损创面。应邀参加了多次全国性和地区性大型灾害事故及危重伤员的抢救。近年来获得军队医疗成果二、三等奖各1项。主编《战伤自救互救手册》；参编《实用创伤救治》、《创伤外科——特色诊疗技术》、《外科学及野战外科学》等专著。

序

随着我国经济建设的高速发展和社会进步,尤其是医学科学技术的进步,有些疾病已得到有效控制,但创伤却没有明显减少,甚至有增无减,已经成为青壮年人群最主要的死亡原因之一。在发达国家,已经建立了相对完善的创伤预防、控制和救治网络或体系。但与创伤死亡率居高不下这一严峻形势不相适应的是我国创伤临床救治发展的明显滞后,尚无"创伤外科"或"创伤医学"这一学科和专业,从事创伤救治的医护人员分散在医院各个专科中,专业创伤救治人才匮乏。普及创伤救治的基本理论和操作规范对提高我国创伤临床救治水平具有重要意义,有鉴于此,本书作者在总结第三军医大学大坪医院全军战创伤医学专科中心近20年临床经验的基础上,结合国内外进展,编写了这部《创伤救治学》。本书具有以下一些特点:

(1) 本书编写人员均是具有丰富创伤临床救治经验的外科医师,尤其是汇集了国内少数几家独立的集中收治创伤病人的创伤外科(第三军医大学大坪医院、重庆急救中心和武汉华中科技大学同济医学院附属同济医院)专家,他们的经验对于各外科专科中从事创伤救治的医师具有一定参考价值。

(2) 本书是针对创伤急救的专著,其中创伤救治体系、创伤救治中的法律和伦理问题、创伤院前救治、创伤院内早期救治、创伤转运和院间转运等章节内容新颖,有些观点代表了国内外创伤救治的主要进展和发展方向,实用性强。

(3) 本书在系统介绍创伤评分的基础上,还专门增加了 OIS、AIS-2005 和 ICD-10 等表格,为读者规范创伤评分、总结创伤救治经验等提供了方便。

总之,本书的出版更加丰富了我国创伤救治的经验和成就,是一部值得推荐的专著。两位主编是创伤外科的青年专家,他们勤奋好学,刻苦钻研。衷心希望我国有更多的青年学者关注创伤临床救治，投身创伤外科事业，以进一步提高我国的创伤救治水平。

中国工程院院士
第三军医大学野战外科研究所教授、博导
中华医学会创伤学分会前主任委员　王正国

2008 年 5 月

前言

创伤这一"社会发达病"是青壮年人群最主要,且可预防的死亡原因,是社会劳动力丧失的主要原因。在发达国家,已经建立了创伤相关的预防、控制和救治网络或体系,如美国等国的急救医疗服务系统。与创伤死亡率居高不下这一严峻形势不相适应的,是我国创伤临床救治发展的明显滞后,尚无"创伤外科"或"创伤医学"这一学科和专业,从事创伤救治的医护人员分散在医院各个专科中,尤其是大型综合性医院这一现象更加突出。如何普及创伤救治的基本理论和操作规范,尤其是在医学诊疗技术不断发展,高新技术和先进设备不断涌现的今天,如何在创伤临床医学中充分应用这些新的技术和设备,以提高我国创伤救治水平尤为重要。有鉴于此,特邀请从事创伤外科临床救治工作多年的专家编写了这部《简明创伤救治学》。

本书是关于创伤临床救治的基础与临床诊治的大型参考书,主要内容既包括创伤的基本理论,又力求反映临床诊断与治疗的新进展,读者对象为从事外科、急诊的相关医护人员。本书主要内容包括:①创伤概论,简要阐明创伤流行病学和创伤救治体系;钝性伤和穿透伤的主要类型和致伤机制;创伤后病理生理反应;休克病理;损伤严重度评估;院前救治;创伤转运等。②常见各种创伤的院内救治,包括诊疗流程及其中主要概念和方法的阐述,时间节点从受伤到确定性手术处理,也包括创伤、手术后并发症的处理。③特殊人群创伤和特殊原因损伤。④创伤后并发症,如腹腔间隙综合征、创伤后静脉血栓和肺栓塞等,其中创伤救治体系、创伤救治中的法律和伦理问题、创伤影像诊断、严重创伤院前救治、严重创伤院内早期救治、创伤患者转运和院间转运等章节内容新颖,为以前出版的专著中较少涉及。在书末编制了OIS、AIS-2005和ICD-10等附表,便于读者参考、使用。

本书的编写者来自第三军医大学大坪医院野战外科研究所、重庆医科大学附属第一医院、武汉华中科技大学同济医学院附属同济医院、第三军医大学西南医院和重庆市急救中心等单位，均为从事创伤救治一线工作多年的创伤外科专家或技术骨干。

全书分为44章，65万余字。编写以"内容新颖，重点突出，语言简练，注重实用，指导临床"为原则，以期为从事创伤一线救治的医护人员提供一本简明、实用、便于携带的参考书。

在编写过程中，得到第三军医大学大坪医院野战外科研究所领导、专家和同事的大力支持，尤其是我国著名创伤外科专家王正国院士百忙之中为本书撰写序，谨致衷心的谢意。

在编写过程中，我们力求准确、圆满，但由于作者水平有限，加之编写时间仓促，本书缺点和错误在所难免，敬请各位专家、同仁批评指正。

值本书即将出版之际，2008年5月12日四川汶川发生特大地震，举国上下，众志成城，抗震救灾，广大医务人员积极投身到地震灾害的伤员救治中，他们有的不顾个人生命安危，在灾情发生后第一时间奔赴灾区前线，争分夺秒、不辞辛劳，全力以赴抢救伤员；有的在全国各地，如重庆、贵州、云南、广东、上海和天津等，收治灾区转诊来的数千名伤员。在这场无情的灾害面前，广大创伤医务工作者以自己的实际行动诠释了医务工作者忠于职守，救死扶伤的伟大仁爱之心。在此，谨代表本书全体编写、编辑人员，向所有为抗震救灾奋战的创伤界专家、医师们致以崇高的敬意！也衷心希望本书能为今后严重创伤的临床救治提供参考。

张连阳　姚元章

2008年5月

于重庆第三军医大学大坪医院野战外科研究所

目录

序 / 1

前言 / 1

第1章　创伤流行病学 / 1

1.1　创伤流行病学特征 / 1
　　1.1.1　创伤发生及死亡人数 / 1
　　1.1.2　行业分布特点 / 2
　　1.1.3　病因及部位 / 3
1.2　交通事故伤流行病学 / 4
　　1.2.1　现状 / 4
　　1.2.2　近10年我国交通事故伤回顾 / 4
　　1.2.3　流行病学特征 / 5
1.3　特殊人群创伤 / 7
　　1.3.1　儿童 / 7
　　1.3.2　老年人 / 7

第2章　创伤救治体系 / 9

2.1　区域性创伤救治网络 / 10
　　2.1.1　医院分级 / 10
　　2.1.2　通讯及转运 / 11
　　2.1.3　创伤数据库 / 12
2.2　院内救治体系 / 12
　　2.2.1　严重创伤院内救治体系要求 / 12
　　2.2.2　以急诊科为主的救治体系 / 13
2.3　创伤复苏区域 / 13
　　2.3.1　患者分级 / 13
　　2.3.2　诊疗操作 / 14
　　2.3.3　硬件要求 / 14
　　2.3.4　药物 / 17
2.4　创伤队伍 / 17
　　2.4.1　激活标准 / 17
　　2.4.2　人员组成 / 18
　　2.4.3　人员职责 / 19

第3章　创伤救治中的法律和伦理问题 / 21

3.1　创伤救治中的法律问题 / 21
　　3.1.1　知情同意 / 21
　　3.1.2　医学文书 / 22
　　3.1.3　物证保存 / 23
3.2　创伤救治中的伦理问题 / 23
　　3.2.1　基本原则 / 23
　　3.2.2　临床救治中的伦理问题 / 24
　　3.2.3　临床药物试验的伦理问题 / 25

第4章　钝性伤的主要类型及致伤机制 / 26

4.1　交通事故伤 / 26

4.1.1　机动车乘员 / 26
4.1.2　摩托车驾驶员及乘员 / 27
4.1.3　自行车骑车人 / 27
4.1.4　行人伤情 / 28
4.2　坠落伤 / 28
4.2.1　损伤机制 / 29
4.2.2　损伤类型 / 29
4.2.3　影响因素 / 29
4.3　冲击伤 / 30
4.3.1　内爆效应 / 30
4.3.2　剥落效应 / 30
4.3.3　惯性效应 / 30
4.3.4　血流动力学效应 / 30
4.3.5　压力差效应 / 30
4.4　挤压伤 / 31
4.4.1　局部挤压伤 / 31
4.4.2　挤压综合征 / 31
4.5　故意伤害 / 31

第5章　穿透伤的主要类型及致伤机制 / 32

5.1　火器伤 / 32
5.1.1　损伤类型 / 32
5.1.2　损伤机制 / 33
5.1.3　影响因素 / 33
5.2　砍刺伤 / 35
5.2.1　主要类型 / 35
5.2.2　伤情特点 / 35

第6章　创伤后病理生理反应 / 36

6.1　神经内分泌变化 / 36
6.1.1　蓝斑-交感神经-肾上腺髓质轴 / 36
6.1.2　下丘脑-垂体-肾上腺轴 / 37
6.1.3　肾素-血管紧张素系统 / 37
6.1.4　其他激素的作用 / 38
6.2　代谢变化 / 38
6.2.1　能量代谢 / 38
6.2.2　糖代谢 / 38
6.2.3　蛋白质代谢 / 39
6.2.4　脂肪代谢 / 39
6.3　器官功能变化 / 39
6.3.1　心血管功能 / 39
6.3.2　胃肠道功能 / 40

第7章　创伤性休克 / 42

7.1　定义及分类 / 42
7.1.1　定义 / 42
7.1.2　分类 / 42
7.2　病理生理 / 43
7.2.1　微循环改变 / 43
7.2.2　心血管功能改变 / 43
7.2.3　代谢反应 / 44
7.2.4　细胞损伤 / 44
7.3　诊断 / 45
7.3.1　程度判定 / 45
7.3.2　诊断及监测 / 46
7.4　液体复苏 / 48
7.4.1　建立通道 / 48
7.4.2　分期治疗 / 49
7.4.3　复苏原则 / 49
7.4.4　液体选择 / 50
7.4.5　液体复苏终点 / 51
7.5　血管活性药物应用 / 52

7.5.1 缩血管药物 / 52
7.5.2 舒血管药物 / 52
7.5.3 改善微循环药物 / 53
7.6 维护重要的脏器功能 / 53
7.6.1 心脏功能 / 53
7.6.2 呼吸功能 / 54
7.6.3 酸碱平衡 / 54
7.6.4 皮质类固醇的应用 / 54

第8章 创伤评分 / 55

8.1 院前创伤评分法 / 55
8.1.1 类选对照指标 / 55
8.1.2 院前指数 / 55
8.1.3 CRAMS 评分法 / 56
8.1.4 创伤计分法 / 56
8.1.5 修正创伤计分法 / 57
8.2 院内创伤评分法 / 57
8.2.1 简明损伤定级标准 / 57
8.2.2 器官损伤定级 / 58
8.2.3 其他评分和器官损伤分级法 / 58

第9章 创伤影像诊断 / 60

9.1 颅脑损伤 / 60
9.1.1 硬膜外血肿 / 61
9.1.2 硬膜下血肿 / 61
9.1.3 脑内血肿 / 63
9.1.4 脑挫裂伤 / 64
9.1.5 脑水肿和脑肿胀 / 65
9.1.6 蛛网膜下腔出血 / 65
9.1.7 颅骨骨折与异物 / 66
9.1.8 弥漫性轴索损伤 / 66

9.1.9 硬膜下积液 / 67
9.1.10 颅脑损伤后遗症 / 67
9.2 胸部损伤 / 68
9.2.1 胸廓损伤 / 68
9.2.2 纵隔积气 / 69
9.2.3 肺挫裂伤 / 70
9.2.4 肺撕裂伤 / 71
9.2.5 气管支气管损伤 / 72
9.2.6 食管胸段破裂 / 72
9.2.7 膈损伤 / 73
9.2.8 心脏与心包损伤 / 74
9.3 腹部损伤 / 74
9.3.1 腹腔积血与积液 / 75
9.3.2 脾损伤 / 75
9.3.3 肝损伤 / 76
9.3.4 胰腺损伤 / 77
9.3.5 肾脏损伤 / 78
9.3.6 胃肠道和肠系膜损伤 / 79
9.3.7 胆囊损伤 / 80
9.3.8 膀胱损伤 / 80
9.3.9 骨盆骨折 / 81
9.4 脊柱损伤 / 82
9.4.1 X 线平片检查 / 82
9.4.2 CT 检查 / 83
9.4.3 MRI 检查 / 84
9.5 四肢骨关节损伤 / 85
9.5.1 X 线平片检查 / 86
9.5.2 CT 检查 / 88
9.5.3 MRI 检查 / 89

第10章 严重创伤院前救治 / 91

10.1 现场急救 / 91

10.1.1 基础生命支持 / 91
10.1.2 高级生命支持 / 92
10.1.3 止血 / 93
10.1.4 包扎 / 94
10.1.5 固定 / 95
10.1.6 搬运 / 95
10.1.7 其他措施 / 96
10.2 现场伤情评估 / 97
10.2.1 快速评估要点 / 97
10.2.2 病史采集 / 97
10.2.3 查体要点 / 97

第 11 章 严重创伤院内早期救治 / 99

11.1 基本原则 / 99
11.1.1 快速 / 99
11.1.2 整体化 / 99
11.1.3 紧急手术 / 100
11.1.4 损害控制外科 / 100
11.2 伤情评估 / 100
11.2.1 致命损伤 / 100
11.2.2 CRASH PLAN / 101
11.2.3 3 次检查 / 101
11.2.4 穿刺检查 / 101
11.2.5 影像学检查 / 101
11.3 紧急处理 / 102
11.3.1 控制气道 / 102
11.3.2 维持呼吸功能 / 104
11.3.3 维持循环功能 / 104
11.3.4 紧急手术 / 105

第 12 章 严重创伤救治中的损害控制 / 106

12.1 必要性 / 106
12.1.1 严重创伤特点 / 106
12.1.2 创伤救治"黄金 1 小时" / 108
12.1.3 非损害控制手术的危险 / 108
12.2 适应证 / 108
12.2.1 医疗条件 / 108
12.2.2 生理参数 / 109
12.2.3 创伤类型 / 109
12.3 处理策略和原则 / 109
12.3.1 策略 / 109
12.3.2 原则 / 110
12.4 主要步骤 / 110
12.4.1 紧急手术 / 111
12.4.2 ICU 复苏 / 112
12.4.3 确定性手术 / 113

第 13 章 创伤患者的麻醉 / 114

13.1 概述 / 114
13.1.1 麻醉医生在创伤救治中的作用 / 114
13.1.2 创伤患者的麻醉特点 / 114
13.2 高级创伤生命支持 / 115
13.2.1 初期伤情评估 / 115
13.2.2 紧急气道管理 / 116
13.2.3 早期容量复苏 / 117
13.2.4 伤情评估和确定性处理 / 118
13.3 麻醉 / 119
13.3.1 麻醉前准备 / 119
13.3.2 麻醉前急救 / 120
13.3.3 麻醉方法选择 / 120
13.3.4 全身麻醉 / 120
13.3.5 部位麻醉 / 123

13.3.6 术中监测和容量管理 / 123
13.3.7 术中并发症 / 124
13.3.8 术后脏器并发症 / 124
13.4 部位损伤麻醉 / 125
　13.4.1 颅脑损伤麻醉 / 125
　13.4.2 脊髓损伤麻醉 / 127
　13.4.3 胸部损伤麻醉 / 128
　13.4.4 腹部损伤麻醉 / 129
　13.4.5 骨盆骨折麻醉 / 130
　13.4.6 四肢骨折麻醉 / 131

第14章　创伤患者营养支持 / 132

14.1 概论 / 132
　14.1.1 能量和底物需要量 / 132
　14.1.2 供给途径 / 134
　14.1.3 监测 / 135
14.2 肠内营养 / 135
　14.2.1 时机 / 135
　14.2.2 部位 / 136

第15章　创伤患者转运 / 137

15.1 转运类型 / 137
　15.1.1 院前转运 / 137
　15.1.2 院间转运 / 137
15.2 转运原则 / 138
　15.2.1 顺序 / 138
　15.2.2 联络 / 138
　15.2.3 伤情评估 / 138
　15.2.4 知情同意 / 139
　15.2.5 安全性判断 / 140
15.3 转运方式 / 140

15.3.1 陆地转运 / 140
15.3.2 空中转运 / 141
15.3.3 水上转运 / 142
15.4 方法 / 142
　15.4.1 转运前准备 / 142
　15.4.2 转运中处理 / 143

第16章　多发伤 / 145

16.1 概论 / 145
　16.1.1 定义 / 145
　16.1.2 流行病学 / 146
16.2 临床表现及诊断策略 / 146
　16.2.1 临床特征 / 146
　16.2.2 诊断策略 / 147
16.3 救治 / 149
　16.3.1 院前急救 / 149
　16.3.2 院内救治 / 149

第17章　颅脑损伤 / 152

17.1 头皮损伤 / 152
　17.1.1 头皮擦伤和挫伤 / 152
　17.1.2 头皮血肿 / 152
　17.1.3 头皮裂伤 / 153
17.2 颅骨骨折 / 155
　17.2.1 线形骨折 / 155
　17.2.2 凹陷骨折 / 156
　17.2.3 颅底骨折 / 156
　17.2.4 儿童生长性骨折 / 157
17.3 脑损伤 / 158
　17.3.1 脑震荡（轻型颅脑损伤）/ 158
　17.3.2 脑挫裂伤 / 159

17.3.3 弥漫性脑轴索损伤 / 161
17.4 颅内血肿 / 161
　17.4.1 硬膜外血肿 / 164
　17.4.2 硬膜下血肿 / 165
　17.4.3 脑内血肿 / 167
17.5 特殊类型颅脑损伤 / 168
　17.5.1 横窦沟微型硬膜外血肿 / 168
　17.5.2 儿童颅脑损伤 / 169
　17.5.3 老年颅脑损伤 / 170
　17.5.4 挤压性脑损伤 / 170
　17.5.5 火器性颅脑损伤 / 171
17.6 头部外伤的并发症和后遗症 / 172
　17.6.1 脑外伤后脑积水 / 172
　17.6.2 颅骨缺损 / 172
　17.6.3 外伤后低颅压 / 173
　17.6.4 迁延性昏迷 / 173
　17.6.5 外伤性癫痫 / 173
　17.6.6 脑外伤后综合征 / 174

第18章 颌面部损伤 / 175

18.1 初期评估及急救 / 175
　18.1.1 解除呼吸道梗阻 / 175
　18.1.2 控制出血 / 176
　18.1.3 休克复苏 / 177
　18.1.4 感染防治 / 177
　18.1.5 包扎及后送 / 178
18.2 诊断 / 179
　18.2.1 体格检查 / 179
　18.2.2 辅助检查 / 180
18.3 软组织损伤处理 / 181
　18.3.1 清创术 / 181
　18.3.2 常见软组织损伤特点及处理 / 182
18.4 骨组织损伤处理 / 183
　18.4.1 牙和牙槽骨损伤 / 183
　18.4.2 颌骨骨折 / 183

第19章 眼部损伤 / 186

19.1 分类及伤情评估 / 186
　19.1.1 分类 / 186
　19.1.2 伤情评估 / 186
19.2 闭合性眼损伤 / 187
　19.2.1 眼球钝性伤 / 187
　19.2.2 眼球板层裂伤 / 190
　19.2.3 表层异物 / 190
　19.2.4 影响预后因素 / 190
19.3 开放性眼损伤 / 191
　19.3.1 眼球穿通伤 / 191
　19.3.2 球内异物伤 / 192
　19.3.3 眼球贯通伤 / 193
　19.3.4 眼球破裂伤 / 193
　19.3.5 影响预后因素 / 193
19.4 眼附属器损伤 / 194
　19.4.1 眼睑损伤 / 194
　19.4.2 泪器损伤 / 194
　19.4.3 眼外肌损伤 / 194
　19.4.4 眶壁骨折 / 194
　19.4.5 视神经损伤 / 195
19.5 特殊类型眼损伤 / 196
　19.5.1 远达性视网膜损伤 / 196
　19.5.2 汽车安全气囊所致眼部损伤 / 196
　19.5.3 蹦极跳所致视网膜损伤 / 197
　19.5.4 眼部爆炸伤 / 197

19.5.5 玩具枪所致眼部损伤 / 198

第 20 章 耳损伤 / 199

20.1 外耳损伤 / 199
    20.1.1 病因 / 199
    20.1.2 诊断 / 199
    20.1.3 治疗 / 199
20.2 中耳损伤 / 200
    20.2.1 鼓膜外伤 / 200
    20.2.2 乳突外伤 / 201
    20.2.3 听骨链损伤 / 202
    20.2.4 颞骨骨折 / 202
20.3 内耳损伤 / 203
    20.3.1 迷路震荡 / 203
    20.3.2 外淋巴瘘 / 204

第 21 章 颈部损伤 / 205

21.1 颈部血管损伤 / 205
    21.1.1 颈部动脉损伤 / 205
    21.1.2 颈静脉损伤 / 206
21.2 颈部气管损伤 / 206
    21.2.1 临床表现及诊断 / 206
    21.2.2 院前急救 / 207
    21.2.3 院内救治 / 207
21.3 颈部食管损伤 / 208
    21.3.1 临床表现及诊断 / 208
    21.3.2 治疗 / 208
21.4 颈部神经损伤 / 208
    21.4.1 臂丛神经损伤 / 208
    21.4.2 其他神经损伤 / 209

21.5 甲状腺损伤 / 210
    21.5.1 临床表现及诊断 / 210
    21.5.2 治疗 / 210
21.6 胸导管损伤 / 210
    21.6.1 临床表现及诊断 / 210
    21.6.2 治疗 / 210

第 22 章 胸部损伤 / 211

22.1 概论 / 211
    22.1.1 病理生理和分类 / 211
    22.1.2 临床表现及诊断 / 212
    22.1.3 高危胸部损伤 / 224
    22.1.4 穿透伤及钝性伤预后 / 224
22.2 胸部穿透伤 / 224
    22.2.1 肋骨和胸骨骨折 / 224
    22.2.2 心脏穿透伤 / 225
    22.2.3 胸内大血管穿透伤 / 227
    22.2.4 肺穿透伤 / 229
    22.2.5 气管、支气管穿透伤 / 230
    22.2.6 食管穿透伤 / 230
    22.2.7 胸导管穿透伤 / 231
    22.2.8 膈肌穿透伤 / 232
22.3 胸部钝性伤 / 232
    22.3.1 肋骨和胸骨骨折 / 232
    22.3.2 肺挫伤 / 234
    22.3.3 肺裂伤 / 234
    22.3.4 肺爆震伤 / 235
    22.3.5 创伤性窒息 / 236
    22.3.6 心脏钝性伤 / 236
    22.3.7 胸内大血管钝性伤 / 238
    22.3.8 气管、支气管钝性伤 / 238
    22.3.9 食管钝性伤 / 239

22.3.10 胸导管钝性伤（乳糜胸）/ 240
22.3.11 膈肌钝性伤 / 241
22.4 胸腹联合伤 / 241
　22.4.1 定义 / 241
　22.4.2 分类 / 241
　22.4.3 诊断 / 242
　22.4.4 治疗 / 243

第23章　腹部损伤 / 245

23.1 概论 / 245
　23.1.1 损伤分类 / 245
　23.1.2 损伤原因 / 246
　23.1.3 临床表现 / 246
　23.1.4 诊断 / 247
　23.1.5 治疗原则 / 250
23.2 腹部穿透伤 / 253
　23.2.1 概论 / 253
　23.2.2 腹壁损伤 / 255
　23.2.3 肝损伤 / 256
　23.2.4 肝外胆道损伤 / 256
　23.2.5 胰腺损伤 / 257
　23.2.6 脾脏损伤 / 258
　23.2.7 胃损伤 / 258
　23.2.8 十二指肠损伤 / 259
　23.2.9 小肠损伤 / 261
　23.2.10 结肠损伤 / 262
　23.2.11 直肠肛管损伤 / 264
　23.2.12 腹部大血管损伤 / 265
23.3 腹部钝性伤 / 267
　23.3.1 概论 / 267
　23.3.2 腹壁损伤 / 270
　23.3.3 肝损伤 / 271

23.3.4 肝外胆道损伤 / 274
23.3.5 胰腺损伤 / 275
23.3.6 脾损伤 / 277
23.3.7 胃损伤 / 281
23.3.8 十二指肠损伤 / 282
23.3.9 小肠损伤 / 284
23.3.10 结肠损伤 / 286
23.3.11 直肠肛管损伤 / 286
23.3.12 腹膜后血肿 / 287

第24章　泌尿生殖系统损伤 / 289

24.1 肾脏损伤 / 289
　24.1.1 轻型肾损伤 / 289
　24.1.2 中型肾损伤 / 290
　24.1.3 重型肾损伤 / 291
24.2 输尿管损伤 / 293
　24.2.1 病因 / 293
　24.2.2 临床表现及诊断 / 293
　24.2.3 治疗 / 294
24.3 膀胱损伤 / 294
　24.3.1 病因 / 294
　24.3.2 分类 / 295
　24.3.3 临床表现及诊断 / 295
　24.3.4 治疗 / 295
24.4 尿道损伤 / 296
　24.4.1 男性尿道损伤 / 296
　24.4.2 女性尿道损伤 / 298
24.5 阴茎损伤 / 299
　24.5.1 阴茎挫伤 / 299
　24.5.2 阴茎折断 / 300
　24.5.3 阴茎脱位 / 300
　24.5.4 阴茎绞窄 / 301

24.5.5 阴茎皮肤撕脱伤 / 301
24.5.6 阴茎横断 / 302
24.6 阴囊及睾丸损伤 / 302
24.6.1 阴囊损伤 / 302
24.6.2 睾丸损伤 / 303

第25章 脊柱脊髓损伤 / 305

25.1 致伤机制 / 305
25.1.1 脊柱损伤 / 305
25.1.2 脊髓损伤 / 305
25.2 损伤分类 / 306
25.2.1 脊髓损伤病理分类 / 306
25.2.2 脊髓损伤临床分类 / 306
25.2.3 脊柱损伤分类 / 307
25.3 临床表现和诊断 / 309
25.3.1 临床表现 / 309
25.3.2 体格检查 / 310
25.3.3 影像学检查 / 313
25.3.4 其他辅助检查 / 314
25.3.5 诊断 / 314
25.4 脊柱脊髓损伤救治 / 314
25.4.1 急救 / 315
25.4.2 脊髓损伤早期处理及早期并发症治疗 / 315
25.4.3 脊柱损伤处理 / 316
25.4.4 脊柱脊髓损伤晚期并发症处理 / 318
25.4.5 脊柱脊髓损伤康复 / 320
25.5 脊柱脊髓火器伤 / 320
25.5.1 发生率 / 320
25.5.2 分类 / 321
25.5.3 临床表现特点 / 321
25.5.4 体格检查和辅助检查 / 321
25.5.5 治疗原则 / 321

第26章 骨盆损伤 / 323

26.1 骨盆骨折 / 323
26.1.1 致伤机制 / 323
26.1.2 临床表现和诊断 / 323
26.1.3 治疗 / 324
26.2 髋臼骨折 / 325
26.2.1 致伤机制 / 325
26.2.2 临床表现和诊断 / 325
26.2.3 治疗 / 326

第27章 四肢骨关节损伤 / 328

27.1 上肢骨折 / 328
27.1.1 锁骨骨折 / 328
27.1.2 肩胛骨骨折 / 329
27.1.3 肱骨近端骨折 / 329
27.1.4 肱骨干骨折 / 330
27.1.5 肱骨髁上骨折 / 331
27.1.6 肱骨髁间骨折 / 333
27.1.7 肱骨小头骨折 / 334
27.1.8 肱骨外髁骨折 / 334
27.1.9 肱骨下端骨骺分离 / 335
27.1.10 桡骨头颈骨折 / 336
27.1.11 尺骨鹰嘴骨折 / 336
27.1.12 尺骨冠状突骨折 / 337
27.1.13 尺桡骨干双骨折 / 337
27.1.14 尺骨骨干骨折 / 338
27.1.15 桡骨骨干骨折 / 339
27.1.16 Monteggia 骨折 / 339

27.1.17　Galeazzi 骨折 / 340
27.1.18　腕舟骨骨折 / 340
27.1.19　桡骨远端骨折 / 341
27.1.20　桡骨远端骨骺分离 / 342
27.2　手部损伤 / 342
27.2.1　急救原则 / 342
27.2.2　手术原则 / 343
27.2.3　整洁手外伤处理 / 345
27.2.4　不整洁手外伤处理 / 347
27.2.5　指骨骨折 / 348
27.2.6　掌骨骨折 / 348
27.3　下肢骨折 / 350
27.3.1　髋关节后脱位 / 350
27.3.2　髋关节前脱位 / 350
27.3.3　股骨颈骨折 / 351
27.3.4　股骨转子间骨折 / 352
27.3.5　股骨干骨折 / 353
27.3.6　股骨远端骨折 / 353
27.3.7　膝关节脱位 / 354
27.3.8　膝关节内侧副韧带损伤 / 355
27.3.9　前交叉韧带断裂 / 355
27.3.10　后交叉韧带损伤 / 356
27.3.11　膝半月板损伤 / 356
27.3.12　髌骨骨折 / 357
27.3.13　胫骨平台骨折 / 357
27.3.14　胫腓骨干骨折 / 358
27.3.15　胫骨远端骨折(Pilon 骨折) / 359
27.3.16　踝部骨折 / 360
27.3.17　距骨骨折 / 361
27.3.18　跟骨骨折 / 362
27.3.19　跖骨骨折 / 363
27.3.20　趾骨骨折 / 363

第28章　软组织、大血管及周围神经损伤 / 364

28.1　软组织损伤 / 364
28.1.1　概论 / 364
28.1.2　临床表现 / 364
28.1.3　诊断 / 365
28.1.4　治疗 / 366
28.2　大血管损伤 / 367
28.2.1　解剖及显露途径 / 367
28.2.2　大血管损伤 / 370
28.3　周围神经损伤 / 377
28.3.1　概论 / 377
28.3.2　常见周围神经损伤 / 379

第29章　儿童创伤 / 385

29.1　腹部损伤 / 385
29.1.1　概论 / 385
29.1.2　常见腹部脏器损伤 / 389
29.2　骨损伤 / 391
29.2.1　创伤性骨折 / 391
29.2.2　产伤骨折 / 394

第30章　孕妇损伤 / 399

30.1　概论 / 399
30.1.1　孕妇病理生理特点 / 399
30.1.2　孕妇损伤特点 / 400
30.2　产伤 / 401
30.2.1　子宫破裂 / 401
30.2.2　子宫颈裂伤 / 402
30.2.3　会阴及阴道裂伤 / 403

30.2.4 产道血肿 / 404
30.3 妊娠期非产伤 / 404
　30.3.1 现场急救 / 404
　30.3.2 院内救治 / 405

第31章 老年人创伤 / 407

31.1 概论 / 407
　31.1.1 老年人生理特点 / 407
　31.1.2 老年人创伤特点 / 409
31.2 常见损伤类型 / 409
　31.2.1 骨与关节损伤 / 409
　31.2.2 颅脑损伤 / 413
　31.2.3 胸部损伤 / 415
　31.2.4 腹部损伤 / 416

第32章 烧伤 / 418

32.1 病理生理及伤情判定 / 418
　32.1.1 病理生理 / 418
　32.1.2 伤情判定 / 418
32.2 诊断 / 419
32.3 治疗 / 420
　32.3.1 现场急救 / 420
　32.3.2 转运 / 421
　32.3.3 急诊治疗 / 421

第33章 电烧伤 / 423

33.1 概论 / 423
　33.1.1 致伤机制 / 423
　33.1.2 分类 / 424
33.2 临床表现及诊断 / 424

33.2.1 临床表现 / 424
33.2.2 诊断 / 425
33.3 救治 / 425
　33.3.1 现场急救 / 425
　33.3.2 院内治疗 / 426

第34章 化学烧伤 / 428

34.1 概论 / 428
　34.1.1 致伤机制 / 428
　34.1.2 常见致伤因子和类型 / 429
34.2 临床表现及诊断 / 430
　34.2.1 临床表现 / 430
　34.2.2 诊断 / 430
34.3 治疗 / 431
　34.3.1 救治原则 / 431
　34.2.2 常见化学烧伤救治 / 433

第35章 消化道烧伤 / 435

35.1 致伤机制 / 435
　35.1.1 致伤因素 / 435
　35.1.2 损伤程度 / 435
35.2 临床表现及诊断 / 436
　35.2.1 临床表现 / 436
　35.3.2 诊断 / 437
35.3 治疗 / 437
　35.3.1 急救处理 / 437
　35.3.2 急诊手术 / 437
　35.3.3 食管瘢痕狭窄预防 / 437
　35.3.4 消化道瘢痕狭窄外科治疗 / 438

第36章 冷伤 / 439

- 36.1 致伤机制 / 439
  - 36.1.1 病因 / 439
  - 36.1.2 分类 / 439
  - 36.1.3 病理生理 / 440
- 36.2 临床表现及诊断 / 440
  - 36.2.1 冻结性冷伤 / 440
  - 36.2.2 非冻结性冷伤 / 441
- 36.3 治疗 / 442
  - 36.3.1 非冻结性冷伤 / 442
  - 36.3.2 冻结性冷伤 / 442

第37章 毒蛇咬伤 / 445

- 37.1 致伤机制 / 445
  - 37.1.1 蛇毒成分 / 445
  - 37.1.2 分类 / 445
- 37.2 临床表现及诊断 / 446
  - 37.2.1 临床表现 / 446
  - 37.2.2 诊断 / 446
- 37.3 治疗 / 448
  - 37.3.1 防止毒素扩散 / 448
  - 37.3.2 破坏存留在伤口的蛇毒 / 448
  - 37.3.3 抗蛇毒血清治疗 / 449
  - 37.3.4 利尿排毒 / 449
  - 37.3.5 中草药疗法 / 449
  - 37.3.6 支持疗法 / 449

第38章 破伤风 / 451

- 38.1 致病机制 / 451
  - 38.1.1 病因 / 451
  - 38.1.2 发生机制 / 451
- 38.2 临床表现及诊断 / 452
  - 38.2.1 临床表现 / 452
  - 38.2.2 诊断及鉴别诊断 / 453
- 38.3 预防及治疗 / 453
  - 38.3.1 预防 / 453
  - 38.3.2 治疗 / 454

第39章 梭状芽孢杆菌性肌坏死 / 456

- 39.1 致病机制 / 456
  - 39.1.1 病因 / 456
  - 39.1.2 发生机制 / 456
- 39.2 临床表现及诊断 / 457
  - 39.2.1 临床表现 / 457
  - 39.2.2 诊断 / 457
- 39.3 预防和治疗 / 458
  - 39.3.1 预防 / 458
  - 39.3.2 治疗 / 458

第40章 腹腔间隙综合征 / 460

- 40.1 致伤机制 / 460
  - 40.1.1 分类 / 460
  - 40.1.2 病理生理 / 461
- 40.2 临床表现及诊断 / 462
  - 40.2.1 临床表现 / 462
  - 40.2.2 腹腔内压测定 / 463
  - 40.2.3 诊断 / 463
- 40.3 治疗 / 463
  - 40.3.1 原发病处理 / 463
  - 40.3.2 液体复苏 / 464

40.3.3　手术治疗 / 464
40.3.4　其他治疗 / 465

第 41 章　挤压综合征 / 466

41.1　致伤机制 / 466
　41.1.1　定义 / 466
　41.1.2　发生机制 / 466
41.2　临床表现及诊断 / 467
　41.2.1　临床表现 / 467
　41.2.2　诊断 / 467
41.3　治疗 / 468
　41.3.1　现场救治 / 468
　41.3.2　院内治疗 / 468

第 42 章　创伤后多脏器功能障碍综合征 / 470

42.1　概论 / 470
　42.1.1　定义 / 470
　42.1.2　发生机制 / 470
42.2　临床表现及诊断 / 471
　42.2.1　临床表现 / 471
　42.2.2　诊断 / 471
42.3　治疗 / 472
　42.3.1　控制原发病 / 472
　42.3.2　改善和维持组织充分氧合 / 472
　42.3.3　代谢支持与调理 / 473
　42.3.4　个体化综合治疗 / 473

第 43 章　创伤后静脉血栓 / 474

43.1　发生机制 / 474

43.1.1　部位 / 474
43.1.2　机制 / 474
43.2　临床表现及诊断 / 474
　43.2.1　临床表现 / 474
　43.2.2　辅助检查 / 475
43.3　治疗 / 475
　43.3.1　非手术治疗 / 475
　43.3.2　手术疗法 / 476

第 44 章　创伤后肺栓塞 / 478

44.1　发生机制 / 478
　44.1.1　血栓性肺栓塞 / 478
　44.1.2　其他原因导致的肺栓塞 / 478
44.2　临床表现及诊断 / 478
　44.2.1　症状 / 478
　44.2.2　体征 / 479
　44.2.3　实验室及辅助检查 / 479
44.3　治疗 / 480
　44.3.1　一般处理和急救措施 / 480
　44.3.2　溶栓治疗 / 481
　44.3.3　抗凝治疗 / 481
　44.3.4　介入治疗 / 481
　44.3.5　外科治疗 / 482

附录 1 / 483

附录 2 / 496

缩略词 / 498

第 1 章
创伤流行病学

创伤是指各种物理、化学和生物的外源性致伤因素作用于机体,导致体表皮肤、黏膜和(或)体内组织器官结构完整性的损害,同时或相继出现的一系列功能障碍和/或精神障碍。

创伤和其他疾病一样,有一定的发生、发展规律,常发生于特定的人群,如具一定的年龄、性别、职业、个人活动等分布特征。创伤流行病学是创伤学的一个分支,其主要描述创伤发生强度及其分布规律,提出创伤发生的原因、危险因素和流行规律,提出预防创伤发生的策略和措施,并对防治效果进行评价。20 世纪 80 年代,美国开始的"严重创伤结局研究"(major trauma outcome study,MTOS)为政府决策提供了依据,对创伤医学事业的发展起到了重要的推动作用,其创伤登记注册制度现已经被欧美国家普遍采用。我国是世界人口最多、交通事故和意外伤害高发的国家。近年来,我国一些地区和单位也逐渐开始进行一些有效的调查研究工作,如华西医科大学进行的"中国人严重创伤结局研究"(chinese major trauma outcome study,C-MTOS),为了解我国严重创伤的主要原因和高危人群,创伤损害的特点、程度、院前过程和住院治疗的结局等情况提供了依据。

1.1 创伤流行病学特征

从全球范围看,发生较严重创伤者,全球每年约 3 000 万人,因创伤致死者约在 150 万~200 万人。其中约半数为交通事故伤造成的死亡。全球每 50 秒钟就有 1 人因交通事故致死,每 2 秒钟就有 1 人受伤。

1.1.1 创伤发生及死亡人数

据国家安全生产监督管理局资料显示,近年来我国各类事故发生数及伤亡数虽在下降,但安全形势仍不容乐观,每年因各类创伤死亡的人数约 11 万人以上(图 1.1),受伤人数 60 万人以上(图 1.2)。

战争时期是创伤的高发时期,例如朝鲜战争期间,自 1950 年 10 月至 1953 年 7 月,美国及其盟军共伤亡 147 万人(美国国防部 1953 年 10 月公布的数字),我军除战场中阵亡者外,救治的受伤者就有 38 万人,其中死亡超过 2 万人。

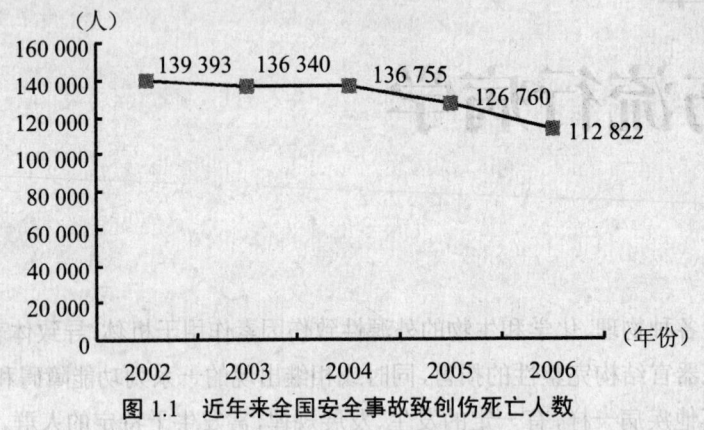

图 1.1 近年来全国安全事故致创伤死亡人数

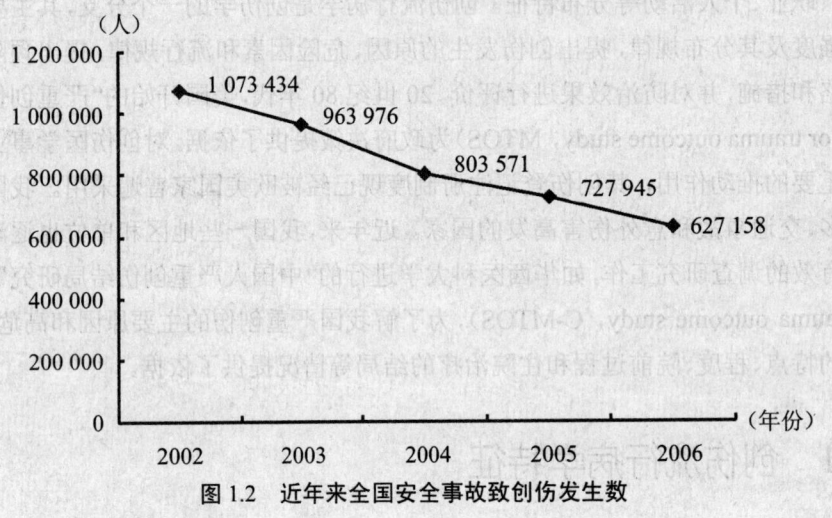

图 1.2 近年来全国安全事故致创伤发生数

1.1.2 行业分布特点

据国家安全生产监督管理局公布的一组资料(未包括公安部治安事件引起的创伤)显示,交通运输、意外事故(火灾)、工矿商贸(包括煤矿、金属与非金属矿、建筑业、危险化学品、烟花爆竹等生产企业)行业占事故发生数及死亡人数的前 3 位。以 2005 年、2004 年为例,全国发生各类事故的行业分布情况见表 1.1:

表 1.1　2004 年与 2005 年全国各类事故数及死亡人数

	2005年		2004年	
	事故数（起）	死亡（人）	事故数（起）	死亡（人）
工矿商贸	13 142	15 868	14 704	16 497
火　　灾	235 941	2 496	252 701	2 557
道路交通	450 254	98 738	517 889	107 077
水上交通	532	479	562	489
铁路交通	11 220	7 380	11 921	7 992
民航飞行	2	3	4	61
渔业船舶	728	609	682	570
农业机械	6 116	1 473	6 849	1 869
其　　他	3	43	63	81
合计	717 938	127 089	803 573	136 755

表 1.1 的资料表明，从事矿山、危险化学品、烟花爆竹生产、交通运输等作业的人员是创伤发生的高危人群。

1.1.3 病因及部位

华西医科大学进行的"中国人严重创伤结局研究"，从部分省市县的创伤病例中筛选较重和较早期的资料愈万例，代表 5 万～ 8 万例住院伤员的样本资料，分析总结我国部分地区的创伤流行病学特点如下。

（1）伤因　经 1 297 例调查试点并经 10 428 例验证，高发的伤因可归入 3 类，交通事故伤 40.2%，故意伤害伤 26.7%，工业事故伤 20.3%。其他伤因包括跌倒、烧伤、爆震和电击等。

（2）创伤高危人群　伤员的男女性别比例（男：女）为 2.9∶1。年龄构成：3～15 岁组（11.03%）、16～30 岁组（38.82%）、31～45 岁组（24.18%）、46～60 岁组（13.49%）。这说明我国创伤的主要人群是青少年到中年，且以男性为主。

（3）创伤部位　头伤、肢体损伤和多发伤占伤员的绝大多数（75.8%），严重的单纯胸、腹伤或脊柱伤相对较少，但多发伤往往合并严重胸腹或头胸伤。不同医院呈现不同的部位构成，规律是省市级医院头胸伤比例高，腹部伤在基层医院比例较高，多发伤在各级医院的分布差异不明显。

（4）院前经过　院前时间除受到反应速度和转运条件的影响外，尚受到转院的影响。院前时间和中转率体现出城市差别和地域差别，不同地域的院前时间差异一倍以上，且院前时间越短的伤员，修正创伤评分（RTS）越低，两者相关性明显。而各种原因或部位的创伤，其院前过程差别不大。

(5)创伤程度 交通事故及工程事故(高处坠落)所致损伤较严重,明显高于肢体伤的分值;多发伤的伤势最为严重。

1.2 交通事故伤流行病学

1.2.1 现状

目前,国内还缺乏完整的创伤数据库资料,但对交通事故伤的研究较多。最新数据表明,我国属于汽车交通事故高发区,从每万辆车辆保有量死亡的人数来看,我国高达到44.58人,美国仅1.83人,全球平均约4人。交通事故伤占历年来各类事故发生的50%以上,经济损失最为惨重。从1998年至2006年,因交通事故造成的死亡人数累计达87.04万人,受伤人数达391.22万人,直接经济损失达222.64亿元。据亚行公布的统计数字,2000年至2004年间每年中国因交通事故造成的损失约为国内生产总值的1%~3%,损失金额逾125亿美元,高于公众卫生服务和农村义务教育的国家财政预算。

1.2.2 近10年我国交通事故伤回顾

从20世纪80年代末我国交通事故年死亡人数首次超过5万人(此数据未包括港澳台地区,下同)至今,我国交通事故死亡人数已经连续10余年位居世界第一,相当于每5分钟就有1人因交通事故死亡。而且,在滚滚车轮下丧生的人数,短短十几年间已从每年5万多人增长到10万多人,整整翻了一番,该人数是交通事故死亡人数居于世界第二位国家的两倍。笔者统计的近10年来我国交通事故次数、死亡人数、受伤人数及直接经济损失情况见表1.2。

表1.2 近10年来交通事故损失情况

年份	事故次数(次)	死亡人数(人)	受伤人数(人)	直接经济损失(万元)
1998	346 129	78 067	222 721	192 951
1999	412 860	83 529	286 080	212 402
2000	616 971	93 853	418 721	266 890
2001	754 919	105 930	546 485	308 787
2002	773 137	109 381	562 074	332 438
2003	667 507	104 372	494 174	336 914
2004	517 889	107 077	480 864	239 000
2005	450 254	98 738	469 911	188 000
2006	378 781	89 455	431 139	149 000

因交通事故伤亡人数的变化趋势见图1.3、图1.4。

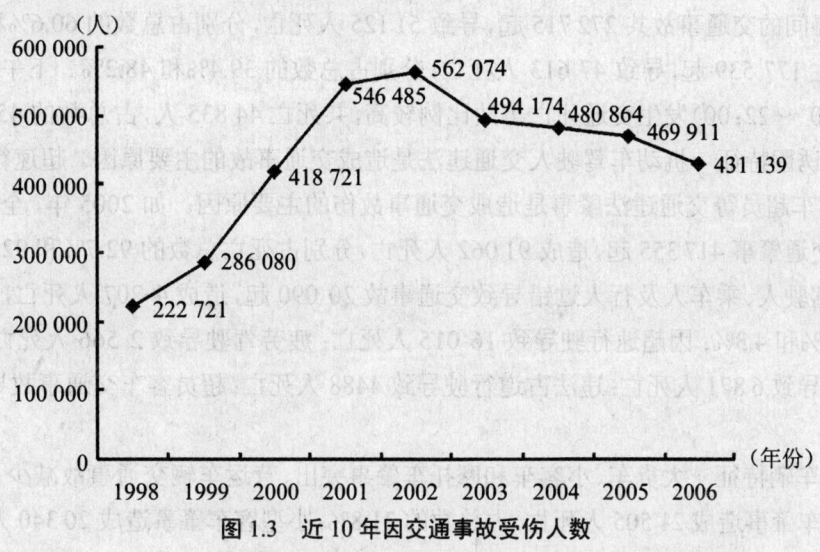

图1.3 近10年因交通事故受伤人数

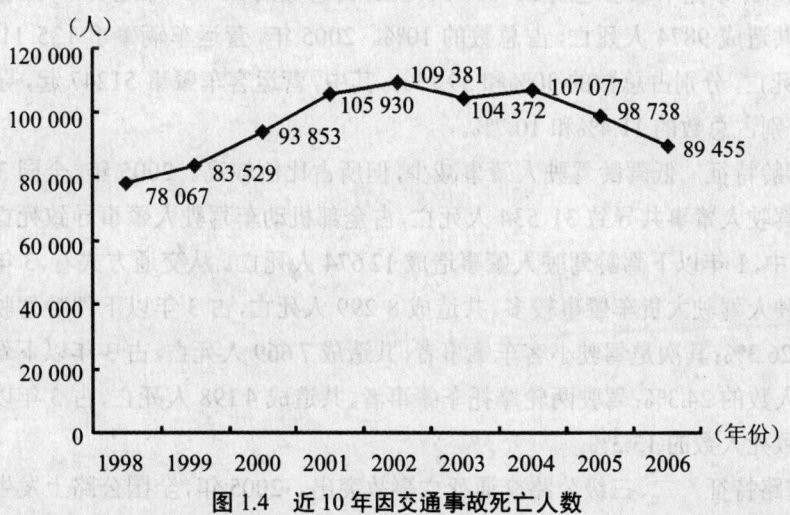

图1.4 近10年因交通事故死亡人数

可见近10年交通事故伤以2002年伤亡人数最多,近几年来有下降趋势。

1.2.3 流行病学特征

(1) 年月份特征　呈现出年末月初交通事故较多的特征。如2005年,下半年交通事故死亡人数是上半年的1.2倍。全年月平均发生交通事故伤死亡8 228人,各月事故呈"鞍型"分布,即年末年初月份事故较多,中间月份事故相对较少。月交通事故死亡人数最多的是11月(死亡9 458人),最少的是3月(死亡6 856人)。

(2) 时间特征　呈现出下午至晚间时段交通死亡事故多发的特征。如 2005 年，全国发生于日间的交通事故共 272 715 起，导致 51 125 人死亡，分别占总数的 60.6% 和 51.8%；夜间发生 177 539 起，导致 47 613 人死亡，分别占总数的 39.4% 和 48.2%。下午至晚间时段（14:00～22:00）发生交通死亡事故比例较高，共死亡 44 835 人，占总数的 45.4%。

(3) 诱因特征　机动车驾驶人交通违法是造成交通事故的主要原因。超速行驶、疲劳驾驶、客车超员等交通违法肇事是造成交通事故伤的主要原因。如 2005 年，全国机动车驾驶人交通肇事 417 355 起，造成 91 062 人死亡，分别占死亡总数的 92.7% 和 92.2%；因非机动车驾驶人、乘车人及行人过错导致交通事故 20 090 起，造成 4 207 人死亡，分别占总数的 4.5% 和 4.3%；因超速行驶导致 16 015 人死亡；疲劳驾驶导致 2 566 人死亡；违法超车、会车导致 6 871 人死亡；违法占道行驶导致 4 488 人死亡；超员客车交通事故导致 3 039 人死亡。

(4) 车辆特征　大货车、小客车和摩托车肇事突出，营运车辆交通事故减少。如 2005 年，大货车肇事造成 21 505 人死亡，占总数的 21.8%；小型客车肇事造成 20 340 人死亡，占总数的 20.6%；摩托车肇事造成 20 774 人死亡，占总数的 21%。低速货车、三轮汽车和拖拉机肇事共造成 9 874 人死亡，占总数的 10%。2005 年，营运车辆肇事 135 114 起，导致 38 752 人死亡，分别占总数的 30% 和 39.2%。其中，营运客车肇事 51 247 起，导致 10 566 人死亡，分别占总数的 11.4% 和 10.7%。

(5) 驾龄特征　低驾龄驾驶人肇事减少，但所占比例较高。2005 年，全国 3 年以下驾龄机动车驾驶人肇事共导致 31 534 人死亡，占全部机动车驾驶人肇事致死亡总人数的 31.9%。其中，1 年以下驾龄驾驶人肇事造成 12 674 人死亡。从交通方式看，3 年以下驾龄机动车驾驶人驾驶大货车肇事较多，共造成 8 299 人死亡，占 3 年以下驾龄驾驶人肇事致死人数的 26.3%；其次是驾驶小客车肇事者，共造成 7 669 人死亡，占 3 年以下驾龄驾驶人肇事致死人数的 24.3%；驾驶两轮摩托车肇事者，共造成 4 198 人死亡，占 3 年以下驾龄驾驶人肇事致死人数的 13.3%。

(6) 道路特征　二、三级公路交通死亡事故突出。2005 年，全国公路上发生交通事故 272 840 起，造成 76 689 人死亡，分别占总数的 60.6% 和 77.7%。城市道路上发生交通事故 177 414 起，造成 22 049 人死亡，分别占总数的 39.4% 和 22.3%。从公路技术等级看，二、三级公路上交通死亡事故最多，共造成 47 448 人死亡，占总数的 48.1%。高速公路上交通事故造成 6 407 人死亡，占总数的 6.5%。从公路行政等级看，国道、省道上交通死亡事故最多，共造成 52 982 人死亡，占总数的 53.7%。

(7) 区域特征　农村交通事故伤所占比例较大。2005 年，全国县道、乡道等农村公路上发生交通事故 101 757 起，造成 23 707 人死亡，分别占总数的 22.6% 和 24%。全国农业人员及农民工因交通事故死亡 28 035 人，占总数的 28.4%；受伤 107 792 人，占总数的22.9%。

(8) 损伤严重度　群死群伤特大交通事故伤多发,如2005年,全国共发生单次死亡10人以上特大交通事故伤47起,造成807人死亡、705人受伤。与2004年相比,事故起数减少8起,下降14.5%;死亡人数减少45人,下降5.3%;受伤人数减少172人,下降19.6%。

(9) 年龄、性别及损伤部位特征　呈现男多女少特点,安全意识淡漠是造成交通事故多发的主因,在车祸中,约61%~90%以上是人的因素所致。在性别分布上,男性与女性之比约为2∶1。驾驶员驾龄越短,事故发生率越高。50%的车祸发生于驾龄在2年内的驾驶员,70%发生于驾龄在5年内的驾驶员,约44%的驾驶员年龄为20~30岁。事故绝大部分是由于驾驶员违章驾驶和措施不当等原因所致。伤亡的驾驶员和乘客中,伤亡者多数未系安全带,特别是重伤和死亡者;受伤部位最多的是头部,四肢伤次之;死亡者多死于颅脑外伤或脏器损伤、失血性休克;伤亡者年龄约63%是18~40岁。可以看出,驾驶员往往起着主导作用,驾驶员的心理和生理承受能力、技术水平以及精神状态都与交通事故的发生密切相关。而伤亡的行人中,事故的主要原因是行人违章穿行公路或在车行道上行走或玩耍,受伤部位最多的仍是头面部和四肢;在伤亡行人中,青壮年(18~40岁)约占35.5%,60岁以上的老年人约占24%。

1.3　特殊人群创伤

1.3.1　儿童

男孩创伤发生率约为女孩的1.5倍。儿童的意外伤害的发生率在乡村明显高于城市,且以6岁左右的儿童最多。5岁以下的儿童容易被各种锋利玩物所伤。4岁以下儿童创伤的最常见原因为跌伤,其次为烫伤。在交通事故伤中,6~12岁儿童的发生率最高。四肢是常见的创伤部位,骨折常发生于股骨、桡骨、肱骨及指骨,在较严重的创伤中,最多见的创伤部位是头部和颈部。近一半的儿童创伤发生在家庭内,这提示安全的环境和成人的监护仍然是值得重视的环节。

1.3.2　老年人

老年人随着年龄的增加,其体力逐渐下降、机体器官机能逐步减退、反应能力慢慢下降,使其极易成为创伤袭击的对象,而且后果往往非常严重。在老年人的创伤中,最常见的是摔伤和交通事故伤,后果往往是骨折、颅脑损伤等。骨折常见于髋部、腰椎、腕关节、肩关节等。随着年龄的增长,发生骨折的危险性也不断升高,这与老年人骨钙丢失、受伤机会及多器官疾患增加有关。女性由于绝经后雌激素减少,骨钙丢失加速,较男性更易发生骨折。老年女性创伤多见于单纯摔伤,而男性则多由各种意外事故所致。如在沈阳,男性老人髋部骨折中,多数由骑自行车引起的事故造成。总而言之,老年人之所以易发生严重的创伤,与其整个人体生理功能和结构的退行性变有密切关系,如果通过长期合理的锻炼以及适当的饮食调理等,则完全可能减缓机体退行性变的进程,防止或减少严重创伤的发生。

(姚元章)

第2章
创伤救治体系

我国的创伤救治体系是依托城市急救中心和120急救电话建设的,尚无针对创伤救治的网络(官方或半官方认定);仅少数大城市建有依托综合性医院的创伤中心,尚无按照创伤分级救治原则设置的专业创伤治疗中心;多数综合性医院采用专科医师会诊处理创伤患者的形式,尚无标准的固定的专业创伤外科医师负责严重创伤救治或固定的创伤队伍模式。

我国院前急救尚无统一模式,主要有4类:①只调度、不出诊的指挥型;②多个急救站设在各医院附近,本身不收治伤员的分散型;③急救、急诊科、ICU和部分专科分别承担的独立型;④附属于某个大型综合性医院,既依靠全院医疗技术力量和设备完成院前急救的创伤诊治全过程,又调度全市急救网络协同执行院前急救任务的依托型(参见本书第15章)。

我国院内创伤救治体系也无统一模式,主要有2类:①分科分段式,分科指由急诊科根据伤情邀请相关专科医生会诊处理各部位损伤,分段指在时间节点上急诊科、专科手术和ICU等分属不同科室,为大多数综合性医院采用;②整体一段式,指由专业化的创伤外科或类似的急诊外科负责创伤患者的院内早期救治、手术和监护,对多发伤、复苏性质的手术具有明显优势,如第三军医大学大坪医院创伤外科(集中收治创伤患者)、第三军医大学西南医院急诊科(收治创伤和中毒患者等)、贵阳医学院附院急救部(收治创伤和急腹症患者)等。

建立相应的政府管理机构,制定相关的法律法规,构建社会创伤救治体系,建立专职创伤救治队伍,是缩短伤后确定性手术时间(黄金时间),提高严重创伤救治水平的关键。理想的创伤救治体系应达到:①患者到达前提前通知,以便组织反应;②三级医院急诊科内应设创伤复苏区;③创伤复苏区内,仪器和人员的位置应标准化;④创伤队伍的指挥者应熟练掌握院前救治、院内救治的组织和规范;⑤根据实际情况建立创伤队伍激活标准,并应考虑到反应能力和整个创伤救治体系的投入,以及医院内各相关学科情况;⑥创伤队伍分级反应有助于节约资源,但是应根据需要制订计划,进行监督和调整;⑦急诊内科医师应参与创伤救治;⑧应该经常练习简要、直接的伤情汇报,确保创伤救治的连续性。

本章在简述区域性创伤救治网络的基础上,重点论述院内创伤救治体系的建设,包括急诊科、创伤复苏区和创伤队伍建设。

2.1 区域性创伤救治网络

现代创伤救治网络包括现场急救、伤员转运、院内救治以及创伤救治信息管理系统等。我国现场急救亟待提高,患者转运以救护车为主,创伤救治医疗单位也未根据人口密度和道路交通状况等进行指定,未作相应的硬件和软件上的要求。本节介绍的通讯、运输工具和随车急救人员在我国多数地区和单位已具备一定条件,但在布局、指挥和会诊系统,以及创伤数据库等方面则尚未完全建立。

2.1.1 医院分级

按我国医院分级现状,即以各三级、二级、一级医院,社区医院和乡镇卫生院为依托,建立区域性创伤救治网络,以三级医院或地区县级医院为创伤救治中心,有条件的城市应提升创伤救治中心的医院等级。救治网络应以5km的半径覆盖各主要区域,使患者在伤后1h内能到达医院。

1.三级医院

一般位于城市,在人口密度较高区域的大型综合性医院,拥有综合的创伤研究、教育、预防、康复等创伤救治资源。

(1)在创伤急救中起主导作用。

(2)是创伤救治系统的最高权威专业机构。

(3)提供24h在位的、有能力进行创伤患者完全复苏的院内创伤队伍,能救治批量的、各种类型的创伤患者。

(4)提供确定性的外科专科处理。

(5)负责创伤急救的教学、科研和预防工作。

(6)制订和规划创伤急救系统。

2.二级医院

常在人口密度低的区域,拥有类似的临床资源,不需要教育和研究资源。

(1)硬件和专业人员力量相对弱于三级医院,如无独立的心外科、移植外科、大血管外科,或技术力量、设备等相对不足。

(2)能救治绝大部分创伤患者。

(3)创伤队伍可以不在院内设值班,但在患者到达时应能及时到位。

(4)为创伤急救系统最普遍的机构。

(5)不需要承担创伤急救的教学、科研和预防工作。

3.一级医院

拥有有限的临床救治资源,救治多数患者,其中伤情严重者送往三级和二级医院以便获得更好的治疗。

(1)不需要设置24h的院内值班,但在有效时间内能获得外科医师的支持。

(2)具备对伤员进行快速评估、复苏、简单急诊手术和稳定生命体征的能力。

(3)具备运送伤员至上级医院救治能力的社区或乡镇卫生院。

(4)只具备高级创伤生命支持(advanced trauma life support, ATLS)和转运伤员至上级创伤中心救治的能力。

(5)不具备外科急诊手术条件。

2.1.2 通讯及转运

1.通讯

我国"120"(救护系统)、"110"(警察系统)、"119"(消防系统)三套呼救体系并存,创伤急救主要依托"120"和电信网络,必要时可向"119"、"110"求救,以弥补抢救中的困难。应保持通讯通畅,做到提前通知救治体系中的下一环节,从而避免医疗单位和急诊科、手术室被动、仓促地施救。在对危重创伤患者或批量患者进行救治时,提前通知显得尤为重要。

2.运输工具及转运

以救护车为主,具备简易辅助呼吸器、常规氧气、口腔保护、气管插管、建立静脉通道、创伤保护(包括颈托等)、监护除颤仪等设备,具备抢救药品、手术包等,并列有药品和辅助物品的明细表,定期清点更换,应普遍推广监护型救护车。在边远地区、山区应考虑建立直升机救护系统。制定有法律意义的区域性严重创伤转运规定,就近将伤员转运到医院,控制转运时间在30 min以内。如创伤评分超过一定数值必须向上一级医院转运。

3.随车急救人员

随车急救人员(emergency medical technician, EMT)具备创伤初级急救水平,在现场能完成止血、固定、包扎、输液、心肺复苏等初级生命支持和高级生命支持处理,并熟悉本区域的创伤网络分布和联系方式,掌握严重创伤报告方法。

4.指挥或会诊系统

保持医院内创伤救治队伍与院前救治队伍的联系,同时建立各级医院间的远程会诊系统,可以加强创伤救治质量控制,提高创伤救治水平。

2.1.3　创伤数据库

为了便于管理、学术交流等目的,应建立国家统一的创伤数据库,必须要求各地创伤急救系统严格执行,从院前急救到院内救治的各相关单位建立统一的创伤急救信息登记、报告管理系统,包括伤员一般人口资料、致伤原因、损伤严重程度、现场救治情况、院内救治过程以及康复情况等,并定期进行各类数据分析和总结,以指导相关政策和措施的改进,从而合理调整创伤急救中心的布局,以及人力、物力和财力的配备,进一步完善创伤急救网络系统,提高创伤救治的效率。

2.2　院内救治体系

不同等级医院的急诊室或急救部应能提供不同的创伤救治服务,包括院前急救、院内早期救治(复苏)等。我国尚未颁布"创伤中心标准",急诊室也形式、功能各异,有的仅起到"绿色通道"作用,有的则承担了严重创伤的复苏和手术。

2.2.1　严重创伤院内救治体系要求

三级医院应力争建立有确定性创伤治疗机制的严重创伤院内救治体系。其应作为多数人口密集城市地区创伤救治的主体。

(1)组建固定的创伤救治队伍,由具有丰富创伤救治经验的创伤外科或普通外科医师指挥。

(2)迅速通过现场抢救,或全程陪同完成有关影像学检查。

(3)有紧急手术指征者直送手术室,尽量缩短院内术前时间。

(4)24 h 有急诊医师值班。

1)一旦接到创伤患者的院前通知,急救部工作人员应立即准备。

2)医护人员应做好必要的防护,如手套、眼罩、口罩、隔离衣等,才能接触患者的体液。

3)如果患者生命体征不稳定或需要紧急手术,应立即通知创伤队伍。

4)通知可能需要的其他人员,如会诊人员、手术室人员、放射或 CT 人员等。

(5)24 h 有麻醉医师、普通外科医师值班。

(6)手术室设备及人员随时待命;手术室人员应包括手术医师、麻醉师和手术护士。

(7)具有骨科、胸心外科、神经外科、泌尿外科和整形外科等外科专科医师,能够对所有类型的创伤给予确定性处理。

(8)24 h 能够完成 X 线平片、CT、血管造影、超声等影像学检查和血液化验。

(9) 可立即获得的 O 型血液。
(10) 满足院前救治需要的院前救治队伍和设备。

2.2.2 以急诊科为主的救治体系

在部分三级医院和二级以下医院,如果不能建立严重创伤院内救治体系,则应强化以急诊科为主的严重创伤院内救治规程。目前,急诊科在我国仍是多数创伤救治的主体。

1. 人员和设备要求
(1) 24 h 有急诊医师值班。
(2) 24 h 有麻醉医师、普通外科医师、手术室人员。
(3) 具有骨科、胸心外科、神经外科等外科专科医师,短时间内能到位,参与手术。
(4) 24 h 能够完成平片、CT、超声等影像学检查和血液化验。
(5) 满足院前救治需要的院前救治队伍和设备。

2. 急诊科建设要求
(1) 有通畅的道路到达。
(2) 独立宽敞的抢救间(复苏区域)。
(3) 具备手电筒、血压计、眼底镜、喉镜、吸引器、呼吸机、心电监护仪、除颤仪、多辆平车等。
(4) 急诊外科医生应经过外科监护室、麻醉科、普通外科、骨科、神经外科、胸心外科、泌尿科及放射科等 3 年以上的轮转培训,具备对严重创伤的诊断、伤情评估、简化抢救流程、处理多发伤的综合能力。
(5) 二级以下医院急诊科是我国区、县区域性创伤救治的主体,应具有初步救治能力,能承担严重创伤的复苏救治,并有一定院前救治能力和转运工具。

2.3 创伤复苏区域

创伤患者到达创伤复苏区域(trauma resuscitation area, TRA)后,可以就地完成创伤诊治的多数操作。创伤复苏区域应足够大以满足创伤队伍所有人员(大约 5~10 人)的活动,能同时救治复苏 2 人。我国多数医院难以达到以上要求,但应根据有利于创伤救治的原则,力争建设类似创伤复苏区概念的急诊救治区域。

2.3.1 患者分级

根据情况将创伤患者分 4 级,分别给予处理。
(1) 不稳定患者　必须立即进入手术室抢救,不需要进一步检查评价,开始大量输血和血液制品复苏(如新鲜冰冻血浆或血小板)。

(2)不稳定患者　在15~30 min内需要手术处理,允许进行一些检查评价(如CT检查等),可能需要大量输血。

(3)稳定患者　具有在2 h内需要手术干预的可能性,进行全面的检查评价,交叉配血。

(4)稳定患者　轻微损伤,需要手术干预的可能性很小。

2.3.2　诊疗操作

应允许所有复苏、基本放射学检查、骨伤固定和各种急诊外科手术操作。

(1)快速插管。

(2)环甲膜切开和气管切开术。

(3)深静脉导管插置。

(4)胸腔闭式引流。

(5)安置导尿管。

(6)诊断性腹腔灌洗(diagnostic peritoneal lavage, DPL)。

(7)腹部超声检查(focused abdominal sonography for trauma, FAST)。

(8)夹板固定骨折。

(9)安置骨盆等外固定装置。

(10)急诊头颅钻孔。

2.3.3　硬件要求

1.硬件

(1)有急诊科入口等便捷的通道。

(2)应限制非医疗人员进入。

(3)应方便进入手术室、放射科、ICU,并有方便的通讯设备等。

(4)充分的照明,并有可移动的手术和照明光源。

(5)有预防低体温的方法,包括单个房间恒温器、头顶加热设备等。

(6)根据创伤患者的来源和数量决定复苏区的床位数。

(7)防护。

1)所有创伤患者的体液都是潜在传染性疾病的来源,在复苏中所有创伤队伍的成员必须遵守防护要求,包括使用非无菌手套、不渗透的衣服、外科口罩、鞋套和保护性眼罩等。

2)未充分告知或通知的创伤患者到达是不可避免的事件,应帮助未防护进入创伤复苏区的人员,减少总的未防护人员数量。已经防护的人员应快速保护还没有机会防护的人员。

3)设置防护提示应在邻近创伤复苏区的区域能见到。

2.设备和位置

创伤复苏区内的设备和物品应满足有效复苏的基本需要,做到最优化和标准化,复苏区所有物品均应有清单,包括器械包、复苏架、大型设备和可能需要使用但放在他处的仪器和物品。

(1)器械包 应仅包括某种特定操作绝对必需的材料和器械;应开放陈列,容易获得,有明确标记。一般按从头到脚的顺序排列物品。

1)气道设备和颈托。

2)静脉插管装置,静脉导管,静脉切开包,动脉血气包。

3)胸腔穿刺包。

4)腹腔灌洗包。

5)导尿包。

6)固定材料。

(2)立即处理威胁生命状态的设备仪器 这些仪器应放置在复苏床附近,尽量方便需经常使用它们的医护人员;大型、可移动的设备和材料可在工作区四周靠墙放置;小型设备可存放在小型架子上,以及柜台和专门设计的托盘中,推荐选择敞开式陈列方式而非使用橱柜,以保证快速确认和使用。

(3)复苏架 置于工作空间的中心,物品按以下顺序合理放置。

1)患者衣服。

2)床单。

3)氧气罐。

4)鼻胃管和口胃管。

5)灌洗包。

6)血压袖套。

7)心电导联电极。

8)脉搏血氧计探头。

(4)以下列出的其他设备和材料可在工作区四周靠墙放置。

1)呼吸机。

2)液体加温装置。

3)快速输液和加温装置。

4)中心静脉导管。

5)肺动脉导管盒。

6)器械包,其内物品应包括胸腔闭式引流、气管切开、基本外科器械等。

7）吸引设备。
8）心电监护仪。
9）牵引设备。
10）成形的远端肢体夹板。
11）X线机。
12）专门储存血制品的冰箱。
13）电话。
（5）仪器和物品应放置于可移动的架子上。
1）鼻气管插管，口气管插管，牙合块。
2）环甲膜切开包。
3）气管切开包。
4）吸引装置和导管。
5）脉搏血氧计。
6）手动血压袖袋。
7）血管导管（14，16，18号）。
8）静脉导管和接头。
9）注射器（2，5，10 mL）。
10）静脉切开包。
11）化验管。
12）动脉血气注射器。
13）灌洗注射器（60 mL）。
14）敷料、纱布和绷带。
15）药品。
16）材料续页。
17）电话及电话号码表。
（5）儿童复苏需要的特殊的仪器和药品应在单独的推车上存放。

3. 通讯
（1）应保证创伤队伍成员间可靠的通讯联络。
（2）应保证与医院内其他区域的有效沟通，建立手术室、CT室、血库和ICU的专用热线，仅允许在创伤队伍中使用这些热线进行联系。
（3）应在设定区域内安置矮板以提示正在进行复苏事件。
（4）设置记录板或黑板用于记录病史、体格检查发现、化验结果，以及值班人员和辅助人员的联系电话号码。

(5)创伤队伍成员间的口头交流应该小声。

2.3.4 药物

1.常规储备的标准药品

包括硝酸甘油、盐酸利多卡因、速尿、氨茶碱、去乙酰毛花苷注射液、毒毛花苷K、止血芳酸、尼可刹米、阿托品、盐酸消旋山莨碱、洛贝林、氢化可的松、肾上腺素、去甲肾上腺素、异丙肾上腺素、重酒石酸间羟胺、多巴胺和5%碳酸氢钠等。

2.立即获得的药品

包括快速诱导插管所使用的药品（如琥珀酰胆碱、硫喷妥钠、依托咪酯、咪达唑仑等）。这些药物应在患者到达时便能获得。此外，这些药物应储存于有标记的注射器中以便立即使用。

3.其他

(1)镇静、镇痛和抗生素应立即可以获得，如氯羟安定、硫酸吗啡、芬太尼、纳咯酮、破伤风抗毒素、头孢唑林等抗生素。

(2)其他药品包括50%右旋糖苷、甲基强的松龙(用于钝性脊髓损伤)、甘露醇、维生素B_1、镁和钙等。

2.4 创伤队伍

创作队伍是医疗单位创伤救治的中心，而维持一支随时待命、称职的创伤队伍是创伤中心投资耗费巨大的主要部分。这样的队伍能为社会提供高质量的创伤救治。该队伍负责全天候接收部位伤和多发伤的诊治，其成员包括主治医师、进修医师、住院医师、实习生和护士等人员。全部人员应分工明确，互相配合，根据伤者病情施行创伤患者相应的评估、复苏、快速诊断和急诊手术。

2.4.1 激活标准

创伤队伍的活动包括多学科处理、危重病救治和紧急手术等，它是所有在创伤中心的患者能随时获得的医疗资源。根据患者损伤程度不同，创伤队伍的反应也不同。为达到最佳的资源利用，应基于城市或医院资源、专家意见等，建立和完善根据不同水平的反应标准体系。未危及生命和肢体安全的创伤不需要激活整个创伤队伍。

创伤队伍激活标准包括生理体征、解剖损伤和损伤机制的信息。创伤队伍激活的标准反映了各医院患者的数量和资源情况。采用单一的反应类型(全或无)，操作容易，但有时存在资源无效应用的情况；分级的激活机制则有助于确认恰当的反应而避免浪费。

1. 完全反应

完全反应针对生理状况不稳定或存在生命威胁、肢体威胁(如胸部枪弹伤)损伤的患者。此时,患者需得到创伤队伍的立即评估和处理。完全反应应严格控制,其激活包括急诊主治医师和创伤外科医师、创伤人员或高年资外科住院医师、2名低年资住院医师、放射技师、呼吸治疗人员、3名护士立即到场开展急救,并立即通知麻醉主治或住院医师以及血库人员。

(1) 生理　患者呼吸窘迫,插管或怀疑有气道安全问题,意识水平下降,任何时候收缩压低于 100 mmHg。

(2) 解剖　患者头、颈、胸、腹或近端肢体(膝或肘以上)存在穿透伤;膝或肘以上肢体毁损或剥脱伤;多发伤;连枷胸;怀疑脊髓损伤;怀疑骨盆骨折;2 处或 2 处以上的长骨骨折;有明显多处损伤的患者。

(3) 机制　行走时被 32 km/h(20 mph)以上速度的机动车撞伤;从机动车中抛出;救出时间在 20 min 以上等。

2. 有限反应

该反应机制针对基于创伤机制可能存在潜在严重损伤的患者,这些患者尚没有明确的生命威胁,也没有肢体威胁的明显生理或解剖标准。部分创伤队伍激活所需要的人员包括急诊主治医师、创伤人员或高年资住院外科医师、1名低年资住院医师、2名护士、放射科技术人员,同时应通知创伤外科主治医师,必要时通知麻醉医师、呼吸治疗师和某些外科专科队伍等。

(1) 多名无明显损伤的患者。

(2) 致伤机制　3.8 m 以上高处坠落;大型机动车事故;其他同车人员死亡;车辆翻滚。

2.4.2　人员组成

1. 创伤队伍队长

负责指挥每名创伤队伍成员,整合复苏过程,执行复苏计划,并给予确定性处理。

(1) 由有丰富创伤救治经验的急诊主治医师、创伤主治医师或普通外科主治医师担任。

(2) 初始评价和检查、协调所有队伍的活动、进行和协助告知操作。

(3) 指挥和控制复苏,作出所有决定,并对所有命令负责。

(4) 进行或指导初次和再次全面评估。

(5) 合理地将工作分配给其他人员,包括反复进行生命体征检查、医嘱或补液、必要的操作。

(6) 应尽量保持能看到全部复苏区域的状态。

2. 主要复苏者

由外科医师或急诊医师负责最初的评估,并进行必要的外科诊疗操作。

3.气道处理者

由麻醉师或具备相应资质的急诊医师或外科医师担任,负责评价和处理气道,进行气管内插管,安置鼻胃管、口胃管,协助颈椎固定等操作,以及处理截瘫、镇静和麻醉相关的插管,协助特定情况下的医学处理等。

4.助手

协助创伤患者的暴露,安置心电电极、血氧监测仪,协助患者转运。另外,助手可以被要求协助其他必要的操作,他们可以由医师或护士担任。

5.护士

为即将到达的患者准备创伤复苏区;在复苏阶段作为主要的护士,负责测量生命体征、建立静脉通道、静脉切开和导尿等;协助患者转运,陪同患者到复苏区外,并向接收单位报告。

6.记录者

由具备创伤复苏丰富经验的护士担任。记录者负责在流程单上记录复苏过程中的事件,帮助联系(如联系血库、手术室、会诊医师等)和移动辅助设备,也可协助协调复苏过程。

7.呼吸技术人员

负责患者的气道和呼吸,安置适当的监测仪(如脉搏血氧仪),协助插管的气道处理并安置呼吸机。

8.放射技术人员

进行必要的放射学检查,协助患者移至需要的位置和姿势,对患者进行照片,并将结果送回复苏区。

9.实验室人员

负责抽血标本并送至实验室。应在患者未到达前将血送到复苏区,必要时运送其他血标本和血液制品。

2.4.3 人员职责

1.医师

(1)创伤外科医师 经过创伤救治训练、有一定急救经验的外科医师。

(2)住院医师或实习医师。

1)执行或协助完成队长的所有指示。

2)负责气道管理和颈椎控制。

3)根据训练水平和经验,由专人完成必要的诊疗操作。

(3)急诊医师 具备创伤患者评价和复苏、高级创伤生命支持(advanced traumatic life support,ATLS),有时负责创伤队伍的指挥或气道控制。

(4)麻醉医师 负责气管插管等气道控制处理,安置监护仪、呼吸机,负责镇静、镇痛等。

(5)会诊医师 应争取在患者到达前提前通知会诊医师。

1)放射科医师 进行放射学检查或介入检查治疗。

2)神经外科医师 处理头或脊髓损伤。

3)矫形外科医师 处理骨折和脱位。

4)心胸外科医师 处理心脏和大血管损伤。

5)血管外科医师 处理颈、腹、四肢血管损伤或截肢。

6)内科或儿科医师 针对内科疾病或儿童创伤患者进行治疗。

(6)护士 是经过创伤救治专门训练的急诊护士,其职责为发出警报、区域准备、监测生命体征、建立静脉通道和抽血、搬运仪器以及协助操作等。

1)启动仪器。

2)脱去患者的衣服。

3)建立外周静脉通道。

4)抽取化验标本。

5)输入液体,给予药物。

6)安置不复杂的鼻胃管和尿管。

7)经常监测生命体征。

8)小伤口的清洁和换药。

9)专人记录救治过程。

10)协助医师完成工作。

11)护送严重创伤患者到放射科、手术室等其他科室。

(7)辅助人员。

1)协助护士工作。

2)转运患者。

3)从血库取血。

4)将标本送到实验室以及取回结果。

5)限制其他无关人员进入急救区。

6)控制拥挤的或冲动的人员。

(张连阳 蒋耀光)

第3章 创伤救治中的法律和伦理问题

临床医学中的法律和伦理问题日益突出,依法行医、举证倒置和伦理方面的要求等使人们在创伤救治过程中面临了一些特殊的问题,但法律和伦理的基本要求都是保护伤者和医护人员的合法权利。

3.1 创伤救治中的法律问题

3.1.1 知情同意

创伤救治就近就急的性质经常导致平时较好履行的知情同意原则产生困难,尤其是遇到颅脑损伤、中毒和休克等病患时,医患沟通在这些时候往往会出现困难。但不管患者的意识状况如何,知情同意书的签订在创伤救治实施中是非常重要的。

1.知情同意书内容

(1)日期和时间。

(2)签字者是否为患者本人,若是其他人员应说明其与伤者的关系。

(3)即将进行的处理、可能面临的危险。包括说明手术的区域和方式等。

(4)可能的有创操作,其可能发生的并发症,再次手术的可能性,以及手术带来的解剖和功能上的后果等等。

通过签署知情同意书的形式,不仅提供了拟施治疗的法律证明,也记录了外科医生的思考过程,这有助于接下来的救护人员了解初始的治疗。若能标明谈话地点则更好。

2.知情同意书签署者

按《执业医师法》第26条规定,医师应当如实向患者或者患者家属介绍病情。《医疗机构管理条例》第32条规定,医疗机构施行手术、特殊检查或者特殊治疗时,必须征得患者同意,并应当取得家属或者关系人同意并签字。

(1)正常的成年人具有理智和判断力,完全可以对医疗方案、计划作出自己的选择,但严重创伤患者(如颅脑损伤、休克等)可能昏迷或无法履行知情权利,此时应由其亲属或监护人为他们作出决定。

(2)当患者没有能力、无意识或存在其他障碍不能参与作出决定时,必须有代理权利者或法律代表。法定的配偶通常是成年患者主要的法律代表;其他合适的代理人包括患者的父母、兄弟姐妹或儿女。父母或指定的法律监护人是未成年人的法律代表。若无家属在场无法行使告知义务时,应报告医院医疗管理机关,由他们代为行使决定权。

(3)因伤情过重需紧急手术,无充裕时间完成告知义务时,可由其他医师代为完成,并在术中随时同家属保持联系。

(4)患者应用酒精或药物后,如果患者坚决拒绝治疗,外科医生应该联系其家人或护送前来的相关人员,必要时可向医院值班领导汇报。

(5)当有威胁生命的紧急情况存在时,不管能否获得同意,应该对患者采取适当的稳定治疗措施。

知情权涉及患者的隐私权,只有承担医疗护理工作的医护人员,才有权利去看、检查或处理患者的身体,并了解、讨论有关病情和治疗。患者有对自己独特生存方式的期望,他所意愿的生存方式与他人的并不一定相同,应肯定这种不同。

3.1.2 医学文书

医学文书是取得资格的医药卫生人员在诊疗、护理、预防、检疫等工作过程中,按有关法律、法规及技术规范,记载并制作反映人体病理生理状况等各类文件的总称。其中病历最为重要,是病员接受检查、诊断、治疗、护理,以及伤病发生、发展和转归等全过程详细而系统的原始记录,则是重要的法律依据。

1.医学文书是法律的重要依据

创伤救治常常涉及事故方、伤者、保险公司及医疗单位等多方行为,医学文书属于书证,是以文字、图形、符号等形式,用以证明事件真实情况的书面材料或其他材料,是证明事件事实和损害后果、推测损伤机制,以及法医学损伤程度鉴定的重要依据。创伤救治中的医学文书常被应用在司法程序和行政管理工作中,如工伤伤残鉴定、医疗保险、交通事故死亡及伤残、死亡调查、医疗事故等。

2.关于抢救记录的补记

医师在抢救或手术中下达的口头医嘱,执行后医师要及时补记医嘱,允许医务人员在抢救后(或病情稳定或抢救无效后)补记抢救过程(包括抢救措施、用药名称、剂量、给药途径、时间、病情变化等)。如严重创伤救治争分夺秒,实施确定性手术后再完成入院记录、首次病程记录等是正常的医疗程序。

3.伤口和投射物的记录

应准确、客观、有证据地描述所有伤口,伤口的大小应被测量而不是估计,记录伤口与解剖标志的相对位置,若能绘图则更好。

(1)枪伤伤口　入口和出口的区别困难,且对患者救治无意义,记录不准确可能带来麻烦,应该由法医判断。另外,两个伤口可能代表两个入口。故伤口的记录只需描述外观和位置,要避免使用"入口"或"出口"等名词,手术记录应包括受伤脏器记录,建议按AIS-2005规范描述解剖损伤,如果可能应判断弹道和方向。

(2)X线检查　有助于判断弹道,但不能准确测量子弹的大小。另外,由于不能判断不透放射线的物体是否为子弹,以及其存在的时间,放射线报告应仅描述为"异物"、"子弹形状的不透放射线的物体"。

3.1.3　物证保存

衣服是重要的物证,应保留,有弹孔的衣服尤其不应该被毁掉。

子弹的侧壁含有"枪的指纹",应避免损伤,可应用套有橡皮套的器械取出,并标记其头端和底侧,在手术记录中明确记录。

3.2　创伤救治中的伦理问题

创伤救治中情况复杂,意外较多,确诊困难。同时客观条件使选择行为比较困难,往往一种行为只符合部分道德原则而同时又违背另一种道德原则,如保护生命与减轻痛苦的冲突,有限医疗资源与批量伤员救治的矛盾等,血源与药物的分配问题等。应该遵循基本伦理原则作出判断。

3.2.1　基本原则

创伤救治的基本伦理原则包括及时、挽救生命第一、努力提高救治水平和自主原则等。

1.及时

"黄金时间"内确定性手术治疗是严重创伤救治的基本原则,在诊疗过程中严格的时间控制既是救治水平的体现,也是伦理的基本原则。严重创伤以多发伤常见,速度是多发伤救治的灵魂,应建立类似"创伤小组"的整体化救治机制,并充分应用多排螺旋CT、床旁超声等现代医疗科学技术,快速评估处理。

2.挽救生命第一

创伤外科临床工作中应遵循"救死扶伤,防病治病"的有利原则,在面临"选择受益最大、伤害最小的诊疗方案"难题时,首先是挽救生命,其次是保全肢体、脏器和功能,再次是避免各种并发症的出现、减轻痛苦、降低治疗费用等。临床工作中要求医务人员积极充分地利用现实条件,严肃认真地做出符合病情实际的判断。

3. 努力提高救治水平

主要包括降低死亡率和伤残率,专业化的创伤中心由于人力、物力、经验的充足可提高抢救成功率。

4. 自主

施行手术、特殊检查或者特殊治疗时,必须征得患者同意,并应当取得家属或者关系人同意并签字。自主原则包括尊重患者的自主选择权利、尊重患者和/或家属的决定权、诊疗计划要得到患者和/或家属的签署同意等;患者享有了解权、被告知权、选择权、拒绝权和同意权等知情同意权。

5. 有利

(1) 手术伦理原则 手术是多数创伤救治的重要手段,手术治疗应从伤者的利益出发,作多方面的考虑,权衡利弊,选择最优化原则,但任何一种手术治疗都会给患者带来损伤和痛苦,选择手术治疗必须遵循的伦理原则为:非必要时不施手术;弊大于利时不施手术。

(2) 伤者利益大于经济利益的原则 由于创伤多属意外伤害,临床医疗实践中除了要面对伤者(治疗的接受者)及家属外,还需与对伤害发生负有责任的肇事方或责任方(治疗费用的承担者)保持沟通。前者希望获得最好的治疗、尽量延长治疗时间等,后者则希望尽量控制治疗费用、尽快能出院等。医护人员要坚持诊疗中的有利原则,恰当处理两者间的矛盾。

3.2.2　临床救治中的伦理问题

1. 群体伤害事件

群体伤害事件的救治既属于医学范畴,同时也是一项社会工程。

(1) 群体伤害事件的救治面临着伦理问题。

1) 人人享有平等的医疗权与救治中分拣、确定优先救治对象的矛盾。

2) 灾害医学救治中人道主义原则与放弃无效救治的矛盾。

3) 知情同意原则与紧急救治的矛盾。

4) 救治实践中挽救生命与改善生命质量的矛盾。

(2) 群体伤害事件救治的伦理原则。

1) 分拣　分拣的目标是明确需要到创伤中心的高危伤员,其次是群体伤害事件时避免非重伤伤员的过度转运。实际工作中应根据不同的形势决定。遭遇大型灾害时的应对策略是"最好的医疗资源用于最大量的患者",而平时的应对策略是"最好的医疗资源用于最严重的伤员,轻中度伤员仅等待处理"。

2)知情同意原则的调整 群体伤害事件发生时,通常救治现场的条件很艰苦,环境很危险,救助人员工作超负荷等。这要求救治者全力抢救,并对伦理作必要的调整,努力挽救生命,减少伤残。

2.院内救治

一旦伤者到达急诊科,若无家属护送,应通过电话或面对面在第一时间通知伤者家属。最开始的接触最好由治疗患者的关键医师(急诊外科医师或创伤外科医师等)进行,也可由创伤队伍的指挥者或其他成员与家属妥善交流,前提是其应熟悉伤者的伤情、确定的治疗计划和可能的结局。

(1)谈话主要内容。

1)以简单的陈述减轻家属的焦虑。

2)简略叙说损伤的性质,目前都做了些什么,预测可能的后果。

3)叙述涉及的关键医疗活动,如手术类型等。

4)解释患者镇静、药物麻痹或机械通气的原因。如果需要,解释任何紧急操作如胸导管、腹腔灌洗或手术的指征。

5)从家属处了解更多的相关医学问题,如伤患者的伴随疾病史等。

(2)应该告知的"重要"信息 对于危及生命的病情必须告知家属,包括不稳定的生命体征、心跳骤停、再次紧急手术干预的需要等。

(3)告知家属等待的地点和联系方式。

(4)如果出现伤者死亡、严重功能障碍、并发症等"不幸事件",应由主治医师告知家属。

3.2.3 临床药物试验的伦理问题

药物试验应遵循"药物临床试验管理规范"的伦理原则、科学原则和法律原则。受试者的权益、安全和健康必须高于对科学和社会利益的考虑。确保受试者的安全和利益的方法包括5个方面。

(1)临床试验必须通过国家食品药品监督管理局批准。

(2)试验方案必须经过医院伦理委员会批准。

(3)医院和科室必须具有良好的医疗条件。

(4)创伤专业工作人员必须具有丰富的专业知识和临床经验等。

(5)受试者本人签署知情同意书。

(张连阳 何 勇)

第4章
钝性伤的主要类型及致伤机制

创伤是由于能量损耗导致的严重的受害者体内的物理损伤,解剖损伤和继发的功能紊乱依赖于损伤的部位和能量损耗的多少。钝性伤主要包括交通事故伤、坠落伤、冲击伤和故意伤害等。基于撞击的向量和力量常常可以预测损伤,应考虑损伤的机制,而不是孤立地仅研究损伤部位。

4.1 交通事故伤

其包括机动车撞击、摩托车撞击和步行被机动车撞击等致伤。

4.1.1 机动车乘员

1.机动车撞击伤机制

(1)原发撞击 机动车撞击另外一个物体。如头部加速性损伤、减速性损伤、挤压性损伤等。减速损伤指在短距离内快速减速导致的损伤,其严重程度由撞击或坠落减速时的能量传导所决定。

(2)继发撞击 由于车内物体或人员间导致的撞击。如挥鞭伤等。

(3)体内结构间的撞击 由于减速引起的机体变形,导致体内因固定和非固定部分间位置移动不同,所引起的颅脑对冲伤、胸主动脉横断损伤等。

2.机动车撞击伤的影响因素

(1)车内人员的损伤危险与车辆的大小和重量呈反比。

(2)车内伤者的位置 颅脑、面部伤前排多;脊柱伤、胸部伤、上肢伤、股骨骨折及足部伤司机多;锁骨和肱骨骨折乘员多。

(3)安全装置　如果使用正确,安全带等限制装置是有效的,不恰当的使用则可导致损伤,如固定腰部的安全带可以使创伤死亡率下降50%,但增加了腹部损伤。未使用限制装置的乘客受伤机会增加。3点式安全带加气囊能进一步降低死亡率,尤其是遭遇前方撞击时。

1)三点式安全带　减少了继发撞击的发生,显著降低了死亡率;可防止乘客的头部接触车壁,但常见胸骨和肋骨骨折,不能避免肢体损伤,驾驶者的头可能因接触方向盘而发生头部伤。

2)腰部安全带　使用时应跨过髂前上棘;若不恰当地从腹部跨过时,偶可发生腰椎骨折,或发生小肠等空腔脏器损伤。

3)气囊　减速虽然较三点式安全带慢,但在遭遇前方撞击时,可减轻肋骨和胸骨骨折,避免头部接触方向盘,但下肢损伤的比例和严重度相对于躯干和头部损伤增加。

(4)撞击方向

1)前方撞击　占机动车撞击伤的64%,死亡率较侧方撞击低。损伤类型以面部和胸部常见,下肢损伤是侧方撞击的3倍。

2)尾端撞击　很少导致严重损伤,高速尾端撞击可以导致继发性前方撞击,引起颈椎扭伤或挥鞭伤。

3)翻滚撞击　由于力量变化难以估计,在乘坐人员使用安全带时,可能引起严重的头部伤或脊柱压缩性骨折;未使用安全带的人员可能被抛出车外并被车辆碾压致伤。

4)侧方撞击　由于侧方无金属阻挡和空间避让,侧方撞击的死亡率是前方撞击的2倍。

4.1.2　摩托车驾驶员及乘员

他们是最易受伤的人群,驾驶者或乘坐人员常吸收所有的能量,损伤远较轿车等车辆的乘员严重,死亡概率是小型机动车内人员的20倍。损伤严重程度决定于摩托车的速度和撞击的解剖部位。

(1)摩托车乘员少数在骑座上受伤,多数被抛出一定距离后坠落致伤。

(2)摩托车驾驶员上半身基本上无防护,容易受伤。头颅损伤致死者占摩托车总死亡者的75%。戴保护性头盔时,危险性则下降了一半。

(3)脊柱、骨盆和四肢骨折常见,胫骨和腓骨骨折常是严重的开放性损伤,常导致截肢。肩胛骨骨折常见于撞击后倒地者。

4.1.3　自行车骑车人

由于自行车车速较慢,损伤程度一般较轻。但从自行车上摔下时,若头部先着地也可导致严重的颅脑伤。骑自行车被机动车撞击时同行人伤情类似。

(1)以皮肤擦伤、肢体骨折常见。
(2)若被机动车撞倒则伤情更重,可发生撞击伤、碾压伤和摔伤,以头、下肢和上肢伤多见。

4.1.4 行人伤情

伤情重,因交通事故伤致死的行人占交通事故伤死亡的14.9%～38.5%。北京地区统计交通事故伤致死者的比例为机动车:摩托车:自行车:行人=1:1.7:2.34:3.55。一般交通事故伤中行人死亡概率是小车内人员的9倍。机动车撞击后,行人弹起坠地,其严重损伤的机会增加3～5倍。此类伤在儿童和老人中常见,其中儿童常见"撞飞"。受伤部位小腿伤最常见,其次为头伤和臂部伤。

1.撞击伤
(1)保险杆撞击伤 常导致下肢骨折。
(2)散热器撞击伤 可发生腹部挫伤,脊柱或骨盆骨折。
(3)车前盖撞击伤。

2.碾压伤
(1)身体或衣服上有轮胎印迹。
(2)伸展伤 由于车轮转动时强力牵拉人体组织,形成许多与皮肤纹线方向一致的表浅而平行的裂口,常见于胸腹部被碾压时。
(3)闭合性撕裂伤 皮下可形成袋状血肿。

3.Waddle's 三联损伤
首先是保险杆和下肢接触,伤者常是胫骨被撞;然后躯干与机动车前盖和挡风玻璃撞击导致闭合性胸腹部损伤;最后伤者掉落在地上发生颅脑损伤。如出现胫骨—腓骨骨折或股骨骨折,躯干损伤和颅面部损伤。

4.火车致伤
均为严重损伤,常见火车撞击抢行的机动车、火车相撞、火车脱轨等致伤。
(1)以颅脑伤和肢体离断伤最常见,其次是四肢开放性骨折或闭合性骨折。
(2)主要为碾压伤、撞击伤和摔伤。

4.2 坠落伤

通常损伤程度严重,多发伤多见,容易造成漏诊与误诊,愈后遗留不同程度功能障碍者较多,致残及死亡率高。站立时跌倒或较低处坠落者,常见于老年人,伴随其他疾病时常见,常引起股骨颈骨折,头和颈椎损伤。三层楼(8 m)坠落的死亡率达50%,坠落高度高于5层楼以上的坠落者生存罕见。

4.2.1 损伤机制

损伤机制包括着地时直接撞击引起的直接损伤（以骨折为主），以及在撞击后减速力引起的减速损伤（脏器伤为主）。坠落撞击的能量是伤者的体质量乘以坠落的距离乘以重力加速度。撞击时动能分散到伤者的骨骼和软组织。

4.2.2 损伤类型

以颅脑、四肢、脊柱损伤较常见。
(1)脊柱脊髓损伤是坠落伤的特点，常见于在胸腰椎结合部。
(2)四肢损伤以远侧关节骨骼干骺端最为常见，骨干和近侧关节较少见。
(3)下肢骨折常为双侧。

4.2.3 影响因素

主要包括坠落高度、地面性质和着地部位。
1.坠落高度
落差越大，损伤越重，伤情越复杂。小于3 m的坠落伤以四肢与颅脑伤为主，大于3 m的坠落伤以脊柱、骨盆伤为主，大于8 m的坠落伤以胸腹内脏损伤为多。随着落差增大，其损伤类型发生改变，多发伤的发生概率更高，死亡率增加。
2.地面性质
撞击时间（伤者从接触地面到完全停止运动的时间）是决定损伤严重程度的关键。坠落于松软的泥地或雪地时损伤程度较轻，伤情单一；而坠落于坚硬的水泥、石质地面，损伤程度较重，伤情复杂。
(1)时间越短的撞击损伤程度越重。
(2)坚硬的表面会增加损伤严重度。
3.着地部位
当着地部位失去支撑，继而身体另一部位撞击地面时，或身体在向下坠落时空中存在障碍物遮挡的情况下，常伴有多处伤或多发伤。足部着地引起的连锁性损伤较多，如高空坠落时臀部或双足着地，外力通过脊柱传递到头部引起脑损伤等。头部着地的损伤程度最重，死亡率最高。当伤者是水平着地时，能量消散更快、损伤较轻。
4.年龄体质量
年龄大，以侧身着地是构成胸腹腔内脏器损伤的高危因素。儿童及体质量较轻者损伤较单一，成人及肥胖者则伤情较为复杂。儿童重心靠上，坠落时身体重心移向头侧，常为头部最先着地,故颅脑伤多于成人。但儿童身体缓冲性较好,向上传导引起的连锁性损伤较成人少见。成人常见足部着地,易引起跟骨骨折、下肢骨折、髋部骨折、骨盆垂直撕裂骨折、脊柱骨折(各节段)和肾损伤等。

5.坠落原因

意外事故坠落时,高度差异较大,坠落时体位不一,着地姿势不定,故损伤部位、类型变化较大。在跳楼自杀者中,胸部损伤、腰椎骨折、脊髓损伤、四肢损伤常见。

6.损伤环境

空中障碍物阻挡和衣着松散可缓冲坠落时的下坠速度,使落地时致伤力减弱,但障碍物的阻挡碰撞可增加多发伤的发生率。雨雪天气影响地面性质,风力影响坠落速度与着地体位。从多级台阶上坠落,可以发生各种损伤,老年人应考虑脊柱骨折的可能。

4.3 冲击伤

主要通过超压和动压致伤,影响因素包括压力峰值、正压作用时间和压力上升时间。

4.3.1 内爆效应

冲击波通过后,被压缩的气体极度膨胀,导致周围组织损伤。如含空气的肺泡组织和胃肠道损伤。

4.3.2 剥落效应

压力波从较致密组织传入较疏散组织时,导致界面处损伤。如肺泡撕裂、出血和水肿,心内膜下出血和胃肠道黏膜下出血等。

4.3.3 惯性效应

压力波在密度不一的组织中,传递速度不同,导致密度不同的组织连接部位发生损伤。如肋间组织与肋部连接处的出血,肠管与肠系膜连接处的出血等。

4.3.4 血流动力学效应

超压压迫胸腹部导致胸腔内一系列血流动力学变化,从而导致的心肺损伤等。如心肺损伤等。

4.3.5 压力差效应

由于组织两侧存在的巨大压力差,导致鼓膜、肺等组织损伤。如超压所致的鼓膜破裂、肺出血等。

4.4 挤压伤

指肢体因遭受重物长时间的挤压(1～6h以上)而造成的以肌肉伤为主的软组织损伤。

4.4.1 局部挤压伤

轻者引起受压肌肉缺血坏死,或缺血后逐渐被结缔组织替代,发生挛缩导致功能障碍。

4.4.2 挤压综合征

重者引起以肌红蛋白尿和高钾血症为特点的急性肾功能衰竭和休克的挤压综合征。

4.5 故意伤害

故意伤害导致的钝性伤包括拳击、踢伤、踏伤、棒球棒击伤和棍棒击伤等。青年人最常见。损伤种类多,决定于使用的武器、受伤的姿势和打击的强度。

(1) 头和面部常见,占72%。
(2) 上肢(5%)和下肢(4%)的损伤常是防御攻击的结果。
(3) 仰卧和俯卧时的踢伤和踏伤可导致严重的躯干损伤和腹部空腔脏器损伤。
(4) 醉酒的伤者有意识障碍时,应怀疑颅内损伤。

(张连阳 何 勇)

第5章 穿透伤的主要类型及致伤机制

穿透人身体的物体可以导致组织的撕裂、断裂、毁损和挫伤等损伤。主要包括火器伤和砍刺伤等。

5.1 火器伤

火器伤指在火药燃烧、炸药爆炸等化学能迅速转变为机械能的过程中,将弹丸、弹片、弹珠等物体向外高速抛射,击中机体所造成的损伤。

5.1.1 损伤类型

1.按入口出口情况分类

(1)贯通伤　有入口和出口。

(2)盲管伤　仅有入口无出口。

(3)切线伤　沿体表切线方向通过,伤道呈沟槽状。

(4)反跳伤　入口和出口为同一点。

2.按伤道方向分类

(1)原发伤道区　指枪弹穿过的部位,内有破碎的失活组织、血块等。

(2)挫伤区　指伤道周围组织受挤压而失活的区域,一般宽 0.5～1.0 cm。

(3)震荡区　因瞬时空腔效应使伤道周围的组织因牵拉、撕裂与震荡而导致的损伤。

3.按投射物分类

(1)弹丸伤　由枪弹导致。

(2)弹片伤　由炮弹、炸弹、手榴弹等爆炸后的弹片击中人体后引起。占现代战伤的

70%~80%。

(3)高速小弹片伤　指初速>762 m/s、质量<5 g的破片或钢珠击中人体后所致的损伤。

5.1.2　损伤机制

1.前冲力

指沿弹轴方向前进的力量,可直接穿透、离断和撕裂组织,形成原发伤道或永久伤道。是低速投射物的主要致伤效应。

(1)动能大的投射物可造成贯通伤。

(2)动能较小的投射物则存留于体内而形成盲管伤。

(3)若投射物沿切线方向擦过体表,则形成切线伤。

2.侧冲力

指与弹轴方向垂直、向伤道四周扩散的力量,可迫使伤道周围的组织迅速压缩和位移,从而造成组织损伤。是高速投射物的重要致伤机制之一。

3.压力波

指投射物高速穿入机体时,一部分能量以压力波的形式传递给周围的组织和器官,从而造成损伤。

4.瞬时空腔

高速投射物穿入组织时,以很大的压力压缩弹道周围的组织,使其迅速位移,形成比原发伤道或投射物直径大几倍至几十倍的空腔,空腔膨胀与收缩在数十毫秒内重复7~8次,使伤道周围的组织广泛损伤。

5.1.3　影响因素

1.投射物动能

是决定机体损伤的先决条件。

$E=1/2(m \cdot v^2)$

其中 E 代表动能,单位 J(焦耳);m 代表质量,单位 kg(千克);v 为速度,单位 m/s(米/秒)。

(1)速度　增加投射物的速度就增加其带有的动能。低于 50 m/s 的投射物通常仅造成皮肤挫伤,100 m/s 的投射物可杀伤人体,高于 200 m/s 时可造成各种损伤。

1)初速　指弹头(炮弹、枪弹)离开枪(炮)口瞬间的速度。破片的初速是炮弹(包括手榴弹、地雷、航弹等爆炸性武器)爆炸后,爆炸能量赋予破片的最大速度。其影响因素主要是火药或炸药的性能、装药结构以及投射物本身的质量。

2)碰击速度　是投射物碰击目标瞬间的速度。由于空气阻力,投射物离开枪膛后就开始减速,初速是决定碰击速度的重要因素,碰击速度越大损伤越重。

3)剩余速度 是投射物穿过机体后的瞬间速度。

(2)质量 投射物的速度相同时,质量越大,动能越大,造成的损伤越严重。

2.投射物的稳定性

投射物在飞行中的稳定性和它穿入机体时的状态是影响损伤效应的重要因素。

(1)稳定飞行 通过投射物每秒数千转的自旋速度来实现。

(2)膛线(来复线) 决定自旋的速度。

(3)章动角 弹头与弹道切线的夹角。当弹头击中介质后,章动角增大,一方面使弹头翻转,增强了其对组织的切割破坏能力;同时使飞行阻力增大,速度迅速降低,在短时间将大量能量传递给组织,增强了其对组织的破坏能力。

3.投射物的结构特性

(1)外形

1)尖形弹 飞行阻力较小,速度衰减慢,射程远,穿透能力强,但在稳定飞行中传递给组织的能量却较少,通常用于步枪和机枪。

2)钝形弹 飞行阻力大,速度衰减快,射程近,穿透能力差,但传递给组织的能量却较多。多用于手枪。

(2)内部结构

1)铅心弹 强度较低,低速情况下击穿较薄的软组织时,不容易变形和破碎,碰击骨头时也可破碎。高速情况下在侵彻机体过程中极易变形和破碎,把绝大部分能量传递给组织,从而造成严重创伤。

2)钢心弹 强度较高,在侵彻机体过程中不易变形和破碎,飞行稳定性也好,因此传递给组织的能量比较少,所造成的损伤也就相对较轻。

4.组织器官结构特性

(1)组织密度 投射物的致伤效应随着组织密度的增加而增加。

(2)组织含水量 组织含水量越多,黏滞性越大,就越容易传递动能,损伤范围也就越大。

(3)组织弹性 弹性大的组织对能量具有缓冲作用,可减轻损伤。

1)骨组织 密度最大,弹性小,损伤最重。

2)皮肤组织 密度仅次于骨骼,但皮肤具有极大的弹性和韧性,消耗弹头的能量较多。

3)肌肉组织 密度大而均匀,含水量多,投射物击中后易造成广泛而严重的损伤。收缩状态受伤时损伤范围较大,松弛状态受伤时常形成狭窄的裂缝状伤道。

4)肝、肾等组织 密度和肌肉相似,但弹性较小,受伤后常出现放射状碎裂。

5)脑组织 被包围在坚硬的颅骨内,含水量大,当投射物击中颅脑时,脑组织常有广泛的损伤,并伴有骨粉碎。

6) 脊髓组织　位于椎管内,含水量大,直接受伤后也可出现较大范围的损伤,间接损伤后可将压力向脑干传递。

7) 周围神经组织　弹性较大,在未直接击中的情况下,通常不会发生明显的损伤。

8) 血管组织　弹性较大,不易离断。当投射物直接撞击,或遭受瞬时空腔的牵拉超过其弹性限度时,也可发生断裂或内膜损伤。

9) 胃、肠、膀胱等组织　含有液体和气体,可将能量向远处传播。常见入口不大,但出口巨大,且可造成远隔部位发生多处破裂。

10) 肺脏组织　密度小,弹性大,含气量多,仅动能很大的投射物击中时发生碎裂。

5.2 砍刺伤

是手动武器(冷兵器)致伤,包括刀、剪刀、铁钉、竹片、针、冰锥和钢丝等。也见于坠落于竖立的钢筋上等意外事故时。

5.2.1 主要类型

1. 砍伤

伤口长而浅,倾向于张开,容易探查伤口的深度。

2. 刺伤

武器被沿长轴刺入受害者身体,皮肤伤口小,深度不可知。由于事发现场受害者和目击证人受情绪影响认识不准确,常造成武器的种类和伤口的大小与伤道的深度和伤道不相关。刺伤强调使用刀,刺穿指较大的武器进入躯干。如果致伤因素仍在体内,则只能在手术室内拔出。刺伤由于伤及大血管和心脏,可导致较高的死亡率。

3. 刺透伤

常常是坠落于刺穿的物体上,或机械、气压动力的工具致伤。也包括低能量非火器投射物,如箭。刺穿的物体可能压迫大血管,故只能在手术室里完全分离伤道、直视下取出。

5.2.2 伤情特点

损伤程度和范围视致伤物大小、长短和形态而不同,损伤一般限于伤道及伤道周围组织。砍伤伤口大,易于诊断;刺伤伤口小而深,很小的皮肤损伤也可导致深部体腔的内脏损伤。冷兵器伤较火器伤而言,污染较轻,较少引起严重感染。

(张连阳　何　勇)

第6章
创伤后病理生理反应

6.1 神经内分泌变化

创伤后,机体处于应激状态,神经内分泌系统会发生一系列反应,其中以蓝斑-交感神经-肾上腺髓质轴、下丘脑-垂体-肾上腺轴和肾素-血管紧张素3个系统的反应最为重要。这些反应通过调节心血管功能、免疫功能和代谢变化,代偿性增强机体对创伤的防御能力。

6.1.1 蓝斑-交感神经-肾上腺髓质轴

创伤应激早期,蓝斑-交感神经-肾上腺髓质轴兴奋,刺激肾上腺髓质大量释放儿茶酚胺。

儿茶酚胺对机体主要具有以下生理作用。

1.调节心血管功能

(1)加快心率,增加心肌收缩力,以维持血压和血流动力学的相对稳定。

(2)收缩皮肤、骨骼肌、肾脏和胃肠道的血管,以保证心、脑等重要生命器官的血流量。

2.增强能量代谢

(1)儿茶酚胺能促进肝脏、肌肉的糖原分解。

(2)通过β受体促进胰岛A细胞分泌胰高血糖素,升高血糖。

(3)通过激活脂肪酶,促使甘油三酯分解为游离脂肪酸和甘油,增加血浆中脂肪酸的含量。

(4)促进脂肪酸、葡萄糖的氧化利用,以满足创伤后机体对能量的需要。

3.增强免疫功能

(1)血液循环中以及局部产生的儿茶酚胺,均可增强免疫细胞功能,并促进细胞因子合成、释放,参与炎症反应的发生发展过程。

(2)创伤早期的儿茶酚胺释放,有利于组织修复和免疫系统活化。但过度、持久的儿茶酚胺释放会对组织造成损伤,不利于内环境稳定。

(3)副交感神经系统在创伤后起着重要的"炎症反射"作用,能够显著、快速地抑制巨噬细胞释放 TNF-α,减轻全身性炎症反应。

6.1.2 下丘脑-垂体-肾上腺轴

下丘脑-垂体前叶-肾上腺皮质轴兴奋时,下丘脑会释放促肾上腺皮质激素释放激素,后者可刺激垂体前叶释放促肾上腺皮质激素,促肾上腺皮质激素刺激肾上腺皮质大量生成和释放糖皮质激素。创伤失血引起的低血容量,通过心房的容量感受器和颈动脉窦的压力感受器,刺激下丘脑—垂体后叶轴分泌抗利尿激素。抗利尿激素可加速肾远曲小管和集合小管对水分的重吸收,维持有效循环血量。糖皮质激素主要的生理功能包括以下5点。

1.增强心肌收缩力

增敏心肌细胞对儿茶酚胺的反应性。

2.保持毛细血管的完整性

减少血浆外渗,维持有效血容量。

3.稳定细胞膜和细胞器膜

尤其是溶酶体膜,可防止溶酶体破裂和溶酶体酶释放。

4.通过糖皮质激素受体抑制炎症介质的释放

减轻炎症反应。严重创伤时,炎症介质 TNF-α、IL-1β 等可直接造成巨噬细胞糖皮质激素受体表达和功能下调,巨噬细胞继而可产生更多的炎症介质,炎症反应越来越严重,从而引起糖皮质激素水平的应激反应紊乱。高炎症介质与糖皮质激素受体表达和功能下调互为因果,从而形成级联放大反应。

5.促进糖原异生

减少葡萄糖的氧化和利用,增加肝脏、肌肉糖原含量,升高血糖;提高肝脏蛋白分解酶的活性,促进蛋白质分解,促使氨基酸分解或转化为糖原和葡萄糖,抑制蛋白质合成;促进脂肪分解,抑制脂肪合成。

6.1.3 肾素-血管紧张素系统

创伤失血引起的循环血量减少可致肾素分泌增多,肾素可通过降低肾小管的滤过率而维持有效循环血量。同时，肾素能促使血浆中的血管紧张素原形成血管紧张素Ⅰ，后者经血浆中血管紧张素转化酶的作用，形成血管紧张素Ⅱ。血管紧张素Ⅱ有收缩血管、升高血压的作用，并刺激肾上腺皮质分泌醛固酮。醛固酮有明显的保钠排钾作用，能促进肾脏远曲小管对Na^+、Cl^-的重吸收和对K^+、H^+的排出，对于维持机体正常的水、电解质代谢有重要作用。

6.1.4　其他激素的作用

创伤后，大量应激激素分泌增加，如胰高血糖素、胰岛素、生长激素等。其中，胰高血糖素能促进糖原、蛋白质、脂肪分解代谢，提高血浆中葡萄糖、氨基酸和脂肪酸的水平；胰岛素能促进糖原、蛋白质和脂肪的合成；生长激素可抑制组织对葡萄糖的利用，促进糖异生，升高血糖，促进蛋白质分解，提高血浆中氨基酸的浓度，促进脂肪分解、增强脂肪酸的氧化。

6.2　代谢变化

6.2.1　能量代谢

创伤后，基础代谢加快，能量消耗增加。
（1）心脏、肺脏功能代偿性加强，心率加快，心肌收缩力增强，呼吸加速，能量消耗增加。
（2）缺血缺氧性损伤、感染、脓毒症和内毒素血症、炎症反应，使得机体的氧耗量增加。
（3）蛋白质分解代谢增强，产热增加。
（4）糖、脂肪在体内分解、合成的再循环过程中，需要消耗能量。

6.2.2　糖代谢

肝脏、肌肉糖原分解加强，葡萄糖生成明显增加。肝脏将非糖类物质如氨基酸、乳酸、丙酮酸、甘油转化为葡萄糖，糖异生作用增强。组织对葡萄糖的摄取增加，分解速率加快，但完全氧化百分率低于正常，而通过乳酸再循环的比例增高。严重创伤患者，由于在生理功能上拮抗胰岛素作用的应激激素如糖皮质激素、胰高血糖素、肾上腺素、甲状腺素和生长激素等分泌量增加，胰岛素受体数目下调和亲和力下降，胰岛素受体酪氨酸激酶活性降低，胰岛素受体后信号转导异常，因此，虽然患者的胰岛素分泌增多，但组织对其反应性和敏感性降低，出现胰岛素抵抗。临床上表现为高糖血症和高胰岛素血症并存。但严重营养不良的创伤患者，可发生低血糖症，以儿童和老年人多见。

6.2.3 蛋白质代谢

患者机体内蛋白质分解加速,血浆中氨基酸含量增加。糖皮质激素、胰高血糖素、肾上腺素、甲状腺素和生长激素等分泌增加,而胰岛素相对不足,这是促使机体内蛋白质分解的主要原因。炎症介质也促使蛋白质分解。热量供应不足,增加了蛋白质的分解。蛋白质分解产生的氨基酸,一部分进入肝脏重新合成蛋白质以修复创伤组织,肝脏合成的急性反应蛋白可以增强机体免疫力;另一部分经氧化供能或作为糖异生原料合成葡萄糖。

6.2.4 脂肪代谢

患者脂肪分解增加,血浆中游离脂肪酸和甘油的浓度升高,脂肪酸氧化增强。胰高血糖素、肾上腺素等分泌增加,而胰岛素相对不足,使脂肪动员增加,是脂肪分解增加的主要原因。血浆中游离脂肪酸主要在肝脏内经重酯化作用形成三酰甘油或磷脂,部分通过形成脂肪酸-肉碱复合物进入线粒体,经β氧化产生能量及乙酰辅酶A,进一步代谢形成酮体。

6.3 器官功能变化

6.3.1 心血管功能

1.急性心功能不全

患者在创伤失血早期,由于交感神经-肾上腺髓质系统兴奋,儿茶酚胺释放增加。儿茶酚胺一方面加快心率,增强心肌收缩力;另一方面收缩皮肤、肌肉、胃肠道血管,增加了外周血管阻力,以满足心脏、脑等重要生命器官的血流量。此时,血压可维持正常甚至略高于正常。严重创伤时,患者可发生急性心功能不全,表现为心肌收缩力下降、舒张功能障碍和心输出量下降,甚至发展为急性心力衰竭。发生急性心功能不全的原因主要有以下3点。

(1)直接机械损伤 如心脏贯通伤,外力对心脏的直接挤压,爆炸引起的胸腔内正压和负压对心脏的挤压和牵拉作用。

(2)缺血缺氧损害 严重创伤失血可致血压下降,冠状动脉灌流不足,心肌供血下降;缺血缺氧会损伤心肌细胞线粒体功能,使能量代谢由有氧代谢转化为乏氧代谢,ATP生成减少,从而影响心肌细胞收缩功能;炎症介质如氧自由基、心肌抑制因子以及合并感染后内毒素的作用,均可损害心肌细胞功能。

(3)心律失常 创伤引起的疼痛、创伤失血等均可诱发心动过缓、心房纤颤、室性早搏、房室传导阻滞等各种类型的心律失常,降低心肌舒缩功能。

2. 血管反应性降低

在严重创伤的情况下，外周阻力血管扩张，其对儿茶酚胺、血管紧张素的反应性降低，甚至出现血管麻痹，导致不可逆性低血压。血管低反应性的发生机制主要包括以下3点。

(1) 肾上腺素能受体失敏　创伤后持续高浓度的儿茶酚胺刺激、缺血缺氧损害、炎症介质释放均可导致肾上腺素能受体失敏，肾上腺素能受体失敏包括受体磷酸化、受体数目下调、受体亲和力下降、受体-腺苷酸环化酶脱偶联等。

(2) 一氧化氮产生过多　一氧化氮主要由血管内皮细胞产生，是一种强烈的扩血管物质，在维持血管基础张力和血压的稳定上起着重要作用。创伤后，血管内皮受损、一氧化氮分泌增多。

(3) 细胞膜离子通道改变　主要有血管平滑肌ATP敏感性钾离子通道、大电导的钙激活钾离子通道开放，L-型电压依赖性钙离子通道关闭。

3. 血管内皮细胞损伤

创伤后血流速度减慢、微循环障碍促使多形核白细胞黏附和聚集在血管内皮细胞上，多形核白细胞通过释放氧自由基、脂质代谢产物和蛋白酶等损伤血管内皮细胞。活化的血管内皮细胞通过其屏障和分泌功能改变，影响创伤后的病理变化。血管内皮细胞合成、分泌的缩血管物质，如内皮素、血小板生长因子，以及舒血管物质如前列环素、一氧化氮等，这些物质均参与了血流动力学紊乱、全身血流重新分布、微循环障碍和组织细胞供氧不足的病理过程。血管内皮细胞产生的血栓素可诱导血小板凝集和多形核白细胞聚集。血管内皮细胞的抗凝活性丧失，促凝血活性、促血栓形成的功能增强，是引起微血栓形成的重要机制之一。血管内皮通透性增加，可引起组织水肿。

6.3.2　胃肠道功能

创伤应激时，支配胃肠运动的交感、副交感神经功能紊乱；缺血缺氧可使肠道的营养、代谢发生障碍，从而干扰胃肠肌电和机械活动；β-内啡肽、胃动素、胆囊收缩素等可直接抑制或加强胃肠运动的神经肽分泌失衡。这一切均可造成胃肠蠕动减弱甚至出现假性麻痹性肠梗阻，肠道排污能力下降，使肠道内细菌数量增加，与黏膜接触时间延长和定植增加。

创伤失血时，有效血容量不足，全身血流重新分布，胃肠道血管收缩，血流灌注和氧供明显下降，尤以黏膜最为严重。黏膜上皮细胞内氧供应减少或中断，细胞的有氧代谢受到抑制，无氧代谢代偿性增加。ATP合成减少，细胞膜上钠-钾泵失活，细胞膜对钠的通透性增加，钠-钙交换增多，细胞内钙超载，引起细胞损伤。无氧代谢产生的酸性产物大量堆积，造成细胞酶活性的改变及维持离子跨膜浓度的能量缺乏，可使细胞内环境紊乱，甚至导致细胞死亡。细胞缺氧时，大量ATP转化成次黄嘌呤；组织再灌注时，氧供增加，次黄嘌呤在黄嘌呤氧化酶的作用下与氧分子作用生存大量的黄嘌呤,并生存大量的氧自由基;氧自由基与脂类反应可造成脂质过氧化,破坏生物膜的通透性,与蛋白质反应使酶系统受损,与 DNA 反应能改变细胞的遗传信息。这些损害将造成细胞结构、代谢和功能的全面紊乱,甚至造成细胞死亡。氧自由基还能激活补体,进而使多形核白细胞和单核细胞活化,释放更多的氧自由基。缺血缺氧还使肠道抗原递呈细胞激活,释放血小板活化因子、肿瘤坏死因子等细胞因子,增加肠黏膜通透性。肠黏膜屏障功能受损,肠道细菌移位至肠系膜淋巴结和血液中,内毒素移位至门静脉和外周血中,刺激循环血白细胞,诱发全身性炎症反应。

(周学武　刘良明)

第7章
创伤性休克

7.1 定义及分类

7.1.1 定义

创伤性休克是由于各种严重致病因素如严重创伤（包括战伤）、失血、感染、心脏功能障碍及过敏等所致的机体有效循环血量不足，组织灌流减少，从而出现的器官功能障碍的一种综合征。

7.1.2 分类

创伤性休克主要发生于严重创伤，尤其是伴有内脏损伤和大量失血的患者。可以有4种类型。

1. 低血容量性休克

由于创伤等各种原因引起体液、血液和水分的丢失，使血容量不足，回心血量和心排血量（cardiac output, CO）减少而导致的休克，为临床最常见的创伤性休克类型。

2. 感染性休克

由于细菌等致病微生物感染，释放的内毒素和外毒素可引起微循环阻滞，有效循环血量不足，回心血量和CO减少而导致休克，常出现在创伤的中晚期。

3. 心源性休克

指创伤造成心脏收缩减弱，舒张受限，因严重的心律紊乱，心排出量骤减引发的休克。

4. 神经性休克

由于剧烈疼痛、过度恐惧；头部损伤或创伤后脑栓塞直接累及血管运动中枢而造成的休克；以及脊髓损伤后，肌肉瘫痪促使静脉容积扩大和血流缓慢，回心血量减少导致的休克。

7.2 病理生理

7.2.1 微循环改变

休克时血管通透性增高,多发生于微静脉和毛细血管,可使血浆大分子或红细胞渗出。

1.代偿期

又叫缺血期,微血管收缩,即微动脉、微静脉和毛细血管前括约肌收缩,血管自律运动增强,血液进入真毛细血管网减少,而是通过直捷通路或动静脉短路回流。患者主要表现为烦躁不安、诉口渴、头晕、畏寒、皮肤苍白、出黏汗、呼吸浅而快等,平均动脉压可降至80 mmHg。

2.失代偿期

又叫微循环淤滞期,此期为微血管扩张,微动静脉间分支开放导致毛细血管扩张,微循环血流淤滞,血流速度缓慢,红细胞可呈缗线状排列,白细胞在毛细血管内贴壁。患者主要表现为血压继续下降,精神状态由兴奋、烦躁不安转为淡漠、抑郁、反应迟钝、意识模糊以至昏迷。

3.弥散性血管内凝血期

当失代偿持续时间过长,休克便进入难治期或不可逆期。此期除弥散性血管内凝血外,患者还表现为微血管反应性显著下降和毛血管出现无复流现象。

7.2.2 心血管功能改变

创伤性休克时出现的心血管功能障碍包括心脏功能降低,微循环障碍及血液流变性障碍。

1.血流动力学指标的改变

血流动力学指标主要包括平均动脉压(mean arterial pressure,MAP)、左室收缩压(left ventricular systolic pressure,LVSP)、肺动脉压(pulmonary arterial pressure,PAP)和中心静脉压(central venous pressure,CVP)。休克早期,患者出现心率加快,心肌收缩力增强,MAP、LVSP可并不降低,甚至略有升高。PAP和CVP的变化也并不明显。休克后期,MAP及LVSP则会明显降低,PAP及CVP因心脏射血功能降低而有所升高。

2.心脏泵功能指标的改变

心脏泵功能指标包括心排出量(CO)、心指数(cardiac index,CI)、每搏输出量(stroke volume,SV)、左室作功指数(left ventricular stroke work index,LVSWI)及右室作功指数(right ventricular stroke work index,RVSWI)等。休克早期,因机体代偿反应,这些指标无明显变化。在休克后期,指标则可明显下降。

3.心肌收缩性能指标的改变

心肌收缩性能指标包括左室内压最大上升或下降速率、心肌收缩速度、实测心肌最大收缩速度和零负荷下心肌纤维最大缩短速度。心脏功能受损时这些指标会明显下降。

4.外周阻力的变化

外周阻力升高。

7.2.3 代谢反应

1.糖代谢异常

休克早期患者呈现高血糖,其主要原因是由于肝糖原分解产生游离葡萄糖,胰岛素分泌受抑制和血乳酸、氨基酸及胰高血糖素增加,促进糖原分解。

2.蛋白质代谢变化

创伤和休克时蛋白质的代谢特点是负氮平衡,主要表现为蛋白质的量进行性减少,氮丧失增加,伤后 5～10 d 达高峰。

3.脂肪代谢变化

创伤后由于脂肪大量被动员,血中游离脂肪酸及甘油三酯浓度明显升高,而胆固醇浓度降低,胆固醇浓度降低与创伤的严重程度呈正比。

4.水电解质、酸碱平衡失调

患者休克呈现酸中毒,高血钾症。后者可抑制心脏窦房结,引起窦性心动过缓,甚至窦性停搏。

7.2.4 细胞损伤

1.细胞能量代谢障碍

(1)休克时,由于微循环动脉血的灌流量急剧减少,引起组织严重缺氧,丙酮酸和游离脂肪酸不能进入三羧酸循环进行有氧氧化,使 ATP 的生成减少。丙酮酸只能转变成乳酸。乳酸增多可引起细胞内酸中毒,细胞内的物质代谢将受到严重干扰。细胞生物膜的结构和功能受到破坏,以致细胞变性、坏死。

(2)由于膜上推动钠泵的能量减少,而使细胞内 K^+ 减少,Na^+ 和 H_2O 增多。

(3)ATP 减少和酸中毒还可使溶酶体膜破裂,释放出溶酶造成细胞自溶和坏死。溶酶又使蛋白分解,产生许多有活性的多肽类物质,从而进一步加重休克发展,最终导致多脏器功能不全。

2.细胞内钙超载

(1)钙超载可引起递质释放紊乱,加重微循环障碍。

(2)钙可激活细胞膜上磷酯酶 A_2,分解细胞膜释放膜磷脂,膜磷脂转为花生四烯酸,花生四烯酸在环氧化酶和脂氧化酶作用下生成 PGI_2,TXA_2 和白三烯(LTs)。TXA_2 可引起血管收缩,血小板聚集。LTB_4 对白细胞有较强的趋化作用,并刺激其释放溶酶体酶和氧自由基,造成组织损伤。LTC_4、LTD_4 可使冠状动脉收缩,引起心肌缺血,产生负性肌力作用,增加毛细血管通透性,导致液体外渗,白细胞贴壁及溢出血管外。

(3)细胞内 Ca^{2+} 超载还可影响能量代谢。其最终结果是导致细胞结构和功能受损。

3.氧自由基的作用

休克状态下,由于组织缺血、缺氧,机体各氧自由基生成系统激活,释放大量的氧自由基,造成组织细胞损伤。

(1)对膜性成份的损伤 体内的生物膜含大量不饱和脂肪酸,其中α-甲烯碳和其上的丙烯氢之间的碳氢键的键能最小,很容易被自由基抽提发生均裂,形成不饱和脂肪酸自由基 $R·$,触发连锁反应形成脂过氧自由基($ROO·$),脂氢过氧化物($ROOH·$)。$ROOH·$ 不稳定,自发或在铁离子等催化下成为 $ROO·$,并引发脂质过氧化反应的连锁反应,导致细胞膜性成份通透性增高,膜上泵蛋白或载体蛋白功能下降,细胞膜离子转运障碍,最后导致细胞肿胀,变性甚至坏死。

(2)损害核酸 $OH·$ 可与核酸分子中嘧啶或嘌呤环 N 上的 H 生成水和另一新的自由基。另外,$OH·$ 等脂质过氧化产生的 $R·$,$R·$ 容易进入核或核糖体,与胸腺嘧啶或胞嘧啶的双键起作用,形成另一类型的核酸自由基。如果这些自由基不能及时清除灭活,可导致遗传信息的改变,DNA 突变。如有 RNA 变异,则可造成蛋白质或酶合成异常,影响酶的正常代谢。

(3)破坏蛋白质 活性氧自由基可破坏体内结构蛋白和功能蛋白。非脂质自由基如 $OH·$ 以及脂质自由基如 $ROO·$ 都能与蛋白质上的 H 作用,形成蛋白质自由基,后者再与另一蛋白质发生作用,形成多聚蛋白质自由基,这种交联的多聚蛋白质分子大,溶解度降低,破坏了原来的结构,使蛋白质变性,丧失原来的功能,导致膜通透性改变。其中以细胞器的膜最敏感,尤其是线粒体。微粒体膜受损,可使多聚核蛋白解聚、脱落,抑制蛋白质合成。溶酶体膜受损可释放出其中的各种水解酶,破坏细胞内成份,以致细胞自溶,组织坏死。

(4)破坏碳水化合物 $OH·$ 可与核酸分子上的戊糖作用,形成核糖自由基,导致DNA突变。

4.体液因子的作用

体液因子种类繁多,在休克时大量释放,大量研究表明,休克时能直接引起组织细胞损害的体液因子主要是各种蛋白溶解酶,补体及花生四烯酸代谢产物。在休克病理生理中起主要作用的是 TNF、PAF、IL-1、IL-6 和 IL-8 等。

7.3 诊断

7.3.1 程度判定

创伤性休克的诊断依据包括创伤病史、休克的临床表现、血流动力学参数和实验室检查。一般分为3度:轻度休克、中度休克及重度休克。

1.轻度休克

伤员失血量约为全身血容量的15%～30%，伤员的意识仍可处于清醒状态，定向能力尚好，但有时可出现激动甚至意识可出现模糊。瞳孔大小、对光反射仍正常。脉搏较正常为快，约100次/min左右，脉搏强度仍正常或稍低。平卧时仍可见颈动脉充盈。以手指压迫前额或胸骨部位的皮肤所引起的苍白可在5 s以上才恢复。血压可保持在正常范围内或稍低，脉压可较正常值稍低（30～40 mmHg）。尿量约6～8 mL/10 min（36～50 mL/h）。失血量低于15%时，机体通常可以代偿，患者不表现出明显的休克症状。

2.中度休克

伤员失血量约为全血量的30%～40%。伤员常烦躁不安，诉口渴，呼吸急促，有时说话较含糊，回答问题反应慢。瞳孔大小及对光反射仍正常，脉搏已明显增快，约120次/min或更快，但脉搏强度较弱。颈动脉充盈不明显或仅见充盈形迹。肢体末端厥冷。MAP在60 mmHg左右或收缩压为70～90 mmHg。尿量4～6 mL/10 min（24～30 mL/h）。

3.重度休克

伤员失血量达全身血容量的40%～50%。伤员意识常已模糊，丧失定向能力，无法正确对话，也可处于昏迷状态。瞳孔大小仍可正常，但也可扩大，对光反应迟钝。脉搏快而弱（>120次/min），不易数清。颈静脉不充盈，前额及胸骨皮肤压迫后始终苍白，肢端厥冷范围向近端扩大，出冷汗。伤员的平均动脉压在50 mmHg或收缩压在70 mmHg以下或测不到，脉压差进一步缩小。尿量则更少（<3 mL/10 min或<18 mL/h）甚至无尿。

超过50%失血量的患者可认为是极重度休克，其脉搏难以触及，无尿，昏迷，重度发绀。

7.3.2 诊断及监测

1.神志

包括神志是否清醒，反应是灵敏、迟钝还是无反应。通过对话可观察其理解和思维能力的变化。

2.平均动脉（MAP）

一般情况下应定时测定休克伤员的动脉压。轻度休克血压可保持在正常范围或稍低，脉压可较正常值稍低（30～40 mmHg）；中度休克者的MAP在60 mmHg左右或收缩压在70～90 mmHg；重度休克者的MAP在50 mmHg或收缩压在70 mmHg以下或测不到，脉压进一步缩小。

3.中心静脉压（CVP）

代表右心房或胸腔段腔静脉的压力变化，在反映全身血容量及心功能状况方面比动脉压要早。对于严重战伤休克的伤员应及时进行CVP的监测，以了解伤员的血流动力学状态。一般以选择上腔静脉为好，可从头颈静脉切开插管至上腔静脉，也可采用锁骨下静脉或颈静脉穿刺插管至上腔静脉的方式监测 CVP。

(1) CVP 以右心房水平为准，或以第四肋间腋中线为其体表标志监测其压力，CVP 正常值为 5～10 cmH$_2$O。

(2) CVP 低于 5 cmH$_2$O 时，常显示右心充盈欠佳或血容量不足，高于 15 cmH$_2$O 时常提示右心功能不全或右心负荷过重，肺循环阻力增高；高于 20 cmH$_2$O 时，则提示充血性心力衰竭。

(3) 在创伤休克情况下，如果 CVP 及动脉血压均低，尿量少，说明血容量明显不足，应快速补充血容量。

(4) 若 CVP 接近正常或偏低，而动脉压正常，尿量增加则说明血容量已接近正常，应放慢扩容输液的速度。

(5) 若 CVP 及动脉压均偏高，尿量已正常，则说明心脏功能良好，输液已过量，此时应限制输液量，同时应用呋塞米等利尿剂。

(6) 若 CVP 正常而动脉压偏低、尿量少则说明心功能欠佳或输液不足。当 CVP 升高而动脉压偏低而尿量少时，则说明右心排血功能不全，此时应限制输液量，并消除病因（如张力性气胸、腔静脉血流受阻、心脏舒张不全等）。

4. 肺动脉楔压 (PAWP)

一般成人用 F-7 不透 X 线的漂浮导管经贵要静脉、腋静脉或锁骨下静脉插管到达右心房。经三尖瓣进入右心室后，压力突然升高，下降支又迅速回到零点，呈典型的 RVP 波型，舒张压较低。然后使气囊充气后再向前插入，当进入肺动脉后至出现 PAWP 波型为止。

5. 心排出量 (CO)

心排出量为每搏量与心率的乘积。正常值为 4～8 L/min。

6. 心脏指数 (CI)

在测出心排出量的基础上，可根据伤者体质量及身高计算出体表面积 (BSA)，从下述公式即可求出其心脏指数 (CI)。

CI=CO/BSA

正常情况下心脏指数为 2.5～4 L/(m^2·min)。

7. 血气分析

(1) 动脉血氧分压 (PaO$_2$)　正常人 PaO$_2$ 为 80～100 mmHg。一般大于 80 mmHg 为正常。75～80 mmHg 为轻度低氧血症，60～74 mmHg 为中度低氧血症，<60 mmHg 为重度低氧血症。在创伤休克早期，PaO$_2$ 可仍维持在正常范围内，随着休克程度的加重，PaO$_2$ 即明显下降。当 PaO$_2$<20 mmHg 时，脑组织即丧失了从血液中摄取氧的能力。

(2) 动脉血二氧化碳氧分压 (PaCO$_2$)　正常情况下，PaCO$_2$ 为 36～44 mmHg，静脉血二氧化碳分压 (PvCO$_2$) 正常值较动脉血为高，约为 45～50 mmHg。在严重休克情况下，PaCO$_2$ 可以下降。

(3) 动脉血的酸碱度 (pH)　正常情况下,动脉血 pH 值为 7.37～7.43。但在休克情况下,pH 值可逐渐下降。

8. 肾功能

(1) 尿量　尿量是反映肾血流灌注情况的有用指标,正常情况下每小时尿量约 50 mL。在休克情况下,由于肾脏灌流不足,尿量明显下降,可低达 20 mL/h,甚至无尿。

(2) 尿比重检查　休克情况下尿比重≥1.020。呈高渗尿时,提示肾脏血液灌流不足,但肾功能尚好,尚未进入肾功能衰竭阶段。如果尿比重≤1.010 呈等渗尿或低渗尿时,则表明肾功能已发展为肾性肾衰。

9. 凝血功能

常用的凝血功能监测指标有出血时间 (bleeding time, BT),白陶土部分凝血活酶时间 (kaolin partial thromboplastin time, KPTT) 及凝血酶原时间 (PT)、血小板计数、纤维蛋白原和纤维蛋白降解产物 (FDP) 等。

(1) 出血时间 (BT)　正常值为 1～3 min,4 min 为最高值,>4.5 min 即为异常。

(2) 白陶土部分凝血活酶 (KPTT)　正常值男性为 $(37±3.3)$ s,女性为 $(37.5±2.82)$ s,测定值若大于正常值 7～10 s 以上即为异常,反映凝血因子 Ⅰ、Ⅱ、Ⅴ、Ⅷ、Ⅸ、Ⅹ、Ⅺ、Ⅻ减少约 10%～20%。

(3) 凝血酶原时间 (PT)　正常值为 $(12±0.5)$ s,延长 3 s 以上即为异常,常见于凝血酶原以及凝血因子 Ⅴ、Ⅷ、Ⅹ 的缺乏。纤维蛋白原减少可使 PT 延长。

(4) 血小板计数　正常值为 $100～250×10^9$/L,创伤休克大量输血、输液情况下,血小板明显减少 ($<100×10^9$/L)。监测血小板计数并及时补充血小板极为重要。

(5) 纤维蛋白原正常值为 5.9～11.8 μmol/L,若测定值低于 4.4 μmol/L 应警惕弥散性血管内凝血 (disseminated intravascular coagulation, DIC) 的出现。

(6) 纤维蛋白降解产物 (FDP)　正常值为 0～12 mg/L,DIC 时 FDP 值常大于 40 mg/L。

7.4　液体复苏

创伤性休克和其他原因引起的休克,均存在有效血容量不足及微循环灌流不足的共同特点,因此容量复苏是创伤休克治疗的基本措施和中心环节。但应兼顾快速转运,不能及时转运者应建立静脉通道等延迟确定性手术处理。应根据环境、设备、技术水平、伤员多少,因地制宜,选择液体复苏的种类和途径。

7.4.1　建立通道

1. 静脉通道

(1) 外周静脉通道　如表浅静脉充盈较好,可用较粗的穿刺针头进行静脉穿刺输液,以加快输液速度。如休克较重、外周静脉萎陷、穿刺困难时，可行静脉切开插管，以满足输液、输血的需要，也可监测上下腔CVP。

(2)中心静脉通道　有条件时，可行锁骨下静脉穿刺插管。严重休克时，可以同时建立2～4条输液通道，同时输液。选择穿刺部位时也要注意，若为腹部伤休克时，不宜做下肢静脉穿刺或插管，应做上肢或锁骨下静脉插管。有配血条件时，在静脉穿刺时即应抽取血标本进行血型检查及合血，以备及时输血。

2.骨内通道

现场或儿童选择静脉困难时，可酌情选用骨内通道，一般选用胫骨结节下1～3 cm处穿刺。全身情况稳定后，应改用其他途径输液。

7.4.2　分期治疗

根据创伤休克各阶段的病理生理特点，应采取不同的复苏原则与方案。

(1)第一阶段　为活动性出血期，从受伤到手术止血。此期的主要病理生理特点是急性失血/失液。治疗原则主张用平衡盐和浓缩红细胞复苏，比例为2.5∶1，Hb和血细胞压积分别控制在100 g/L和30%。这期不主张用全血及过多的胶体溶液复苏。不主张早期用全血及过多的胶体液是为了防止一些小分子蛋白质在第二期进入组织间，引起过多的血管外液体扣押，同时对后期恢复也不利；另外，由于此期交感神经系统强烈兴奋，血糖水平不低，此期可不给葡萄糖液。

(2)第二阶段　为强制性血管外液体扣押期，历时大约1～3 d。此期的主要病理生理特点是全身毛细血管通透性增加，大量血管内液体进入组织间，患者出现全身水肿，体质量增加。此期的治疗原则是在心、肺功能耐受的情况下积极复苏，维持机体足够的有效循环血量。同样此期也不主张输注过多的胶体溶液，特别是白蛋白，尿量应控制在20～40 mL/h。

值得注意的是此期由于大量使血管内液体进入组织间，有效循环血量不足，患者可能会出现少尿甚至无尿。这时不主张大量使用利尿剂，关键是补充有效循环血量。

(3)第三阶段　为血管再充盈期，此期机体功能逐渐恢复，大量组织间液回流入血管内。此期的治疗原则是减慢输液速度，减少输液量。同时在心、肺功能监护下可使用利尿剂。

7.4.3　复苏原则

1.对出血已控制的患者

(1)无休克表现者，应建立静脉通道。伤情稳定(桡动脉脉搏强)者，可不快速输液，但应密切观察。

(2) 对有休克表现者（桡动脉脉搏微弱或缺失），可用乳酸林格液或6%的羟乙基淀粉维持MAP在70 mmHg左右（9.33 kPa）。若无其他液体可选择，必要时可用7.5%的高渗氯化钠。

2.对未控制的失血性休克患者

(1) 给予小剂量（限制性）补液，可选晶体液，也可选胶体液，最好是晶胶2∶1比例的混合液。

(2) 复苏的标准是桡动脉脉搏可触及，收缩压约80～90 mmHg或MAP60 mmHg（8 kPa），患者意识恢复。

(3) 在早期（院前），考虑到液体携带的问题，也可用7.5%NaCl和6%Dextran（HSD）250 mL（缓慢输注，至少10～15 min以上）。如伤员无反应再给250 mL，总量不超过500 mL。其后根据情况可给一定的等渗溶液。

7.4.4 液体选择

复苏液体通常分为晶体液和胶体液，晶体液又分为等渗液和高渗盐液；胶体液有白蛋白、右旋糖酐、明胶和羟乙基淀粉，另外还有血液和血液代用品。这些复苏液体各有优缺点（表7.1）。

表7.1 几种复苏液体的特点

种类	常见液体	适应证	优点	不足
晶体液	生理盐水 乳酸林格氏液	低血容量休克,脱水	等渗,易储存,价格便宜	需要量多,易致血液稀释、水肿、凝血功能障碍
高渗盐胶体混合液	7.5%NaCl溶液	失血性休克	小量高效,有增加心肌收缩力作用,作用时间长于生理盐水	过量使用有高氯血症危险
	高渗盐右旋糖酐（HSD）	失血性休克	小量高效,有增加心肌收缩力作用,作用时间长于生理盐水	过量使用有高氯血症危险,影响凝血功能,有过敏反应,可干扰配血
	高渗盐羟乙基淀粉	失血性休克	小量高效	
胶体液	白蛋白 右旋糖酐 6%羟乙基淀粉 明胶基质液	失血性休克	扩容作用强,可1∶1替代血液,作用时间较长	过量使用,可漏入组织,影响组织功能 影响凝血功能,有过敏反应,可干扰配血
血液		失血性休克	携氧	储存不便,有血型、输血反应、感染、免疫原性问题,需交叉配血
人造血	Hb溶液 氟碳代血液	失血性休克	易储存,无血型	仅在实验阶段

7.4.5 液体复苏终点

恢复血容量、恢复组织灌流和氧供是失血性休克复苏的核心问题。传统的液体复苏标准是恢复血压至 MAP70 mmHg 以上，尿量 35 mL/h。但这些标准不能很好地反映组织灌流和氧合状况，特别是当患者处于代偿期时，或使用了缩血管药物后。近年来，国外许多学者提出了许多新的复苏参考指标，包括氧供(DO_2)、氧耗(VO_2)、血乳酸盐、碱缺失和胃黏膜 pH 值等。

1.氧供(DO_2)、氧耗(VO_2)超常值复苏

心脏指数(CI)正常值 4 L·min·m², DO_2 正常值 560 L·min·m², VO_2 正常值 160 L·min·m²。

(1)超常值复苏指标。

CI>4.5 L·min·m²

DO_2>600 L·min·m²

VO_2>170 L·min·m²

(2)常用的提高 DO_2、VO_2 的方法。

1)充分扩容，提高有效循环血量。

2)使用正性肌力药物(多巴胺，多巴酚丁胺)。

3)应用血管收缩剂(肾上腺素，去甲肾上腺素，苯肾上腺素)，适用于高动力型、正容量、多巴等强心治疗失败者。

4)改善通气，维持动脉血氧饱和度。

2.血乳酸盐水平

1 mol 丙酮酸在乏氧条件下只产生 2 mol ATP。血乳酸水平高低可以反映机体组织灌流和乳酸酸中毒情况，正常值应≤2 mmol/L。

3.碱缺失(Base Deficit)

指滴定 1L 动脉全血到 pH7.4 所需的碱的毫摩尔数，与病情轻重、预后密切相关。碱缺失正常值＜ 2 mmol/L，分 3 度。

(1)轻度 2～−5 mmol/L。

(2)中度 −6～−14 mmol/L。

(3)重度 −15 mmol/L 以上。

4.胃黏膜 pH 值

胃肠黏膜可作为循环功能障碍的早期观察对象，胃黏膜 pH 值对组织低灌注非常敏感，是一个很好的休克、危重患者组织缺血缺氧程度和复苏的观察指标。

7.5 血管活性药物应用

7.5.1 缩血管药物

以往常用缩血管药物来提升患者的血压，用得较多的缩血管药物有去甲肾上腺素、间羟胺、多巴胺、多巴酚丁胺、麻黄碱等。大多数休克患者用药后血压有所增高，临床症状有所改善。但组织灌注明显减少，动脉血压的升高是以减少组织灌注为代价换来的，仅为权宜之计。在灾害事故现场急救时，只能用于血压急剧下降危及生命的情况。使用时，先使用缩血管药物以赢得时间输血、输液。必须应用时，宜用小剂量、低浓度。尽快进行止血、输血、输液以恢复有效血容量。

7.5.2 舒血管药物

1.目的

是在充分输液、输血扩容的基础上适当扩张毛细血管前括约肌，以增加微循环血容量，使外周组织得到充分的灌流。

2.常用的血管扩张药物

(1)肾上腺素β受体兴奋剂　异丙肾上腺素等。

(2)肾上腺素能α、β受体兴奋剂　多巴胺等。

(3)肾上腺素能α受体阻滞剂　苯苄胺、苄胺唑啉、妥拉苏林等。

(4)莨菪类药　阿托品、山莨菪碱、东莨菪碱等。

(5)均衡性血管扩张剂　硝普钠等。

3.适应证

(1)静脉输液后，CVP已上升至正常范围之内，但休克的临床症状并无好转。

(2)患者存在交感神经活动亢进的临床征象，如皮肤苍白、肢体厥冷、脉压较小、毛细血管充盈不足等。

(3)心排出量难以满足正常或已增加的外周阻力的需要。

(4)晚期低血容量性休克所导致的心力衰竭。此时，心排出量降低，总外周阻力及CVP升高。

(5)休克患者存在肺动脉高压及左心衰竭的表现。

值得注意的是，在使用血管扩张剂后，腹腔脏器(包括肾脏)灌注压下降，灌注量减少；患者氧耗量下降但氧债增高，这有可能加重酸中毒。因此，在使用扩血管药物时，应及时监测各项指标如血气、心功能等，需要时应及时采取相应的措施。

7.5.3 改善微循环药物

包括适当应用血管扩张剂和低分子右旋糖酐。后者可稀释血液,有抗红细胞凝集及抗凝血作用,与血管扩张剂同时使用效果较好。

7.6 维护重要的脏器功能

7.6.1 心脏功能

液体输注后仍有心功能不全时,可用异丙肾上腺素、多巴胺、多巴酚丁胺等。

1.异丙肾上腺素

异丙肾上腺素是一种强大的肾上腺素能β受体激动剂,兴奋心脏$β_1$受体,引起心率显著加快,使传导加速,收缩力加强,心排出量增多。异丙肾上腺素也可兴奋$β_2$受体,主要使骨骼肌和皮肤血管扩张,也可使心脏、肠系膜等内脏血管扩张,外周阻力下降,故表现为收缩压升高而舒张压降低,脉压增大,可用于治疗失血性休克及感染脓毒性休克。总量 1 mg 加至 500 mL 糖盐水中,速度为 1～5 μg/min。

2.多巴胺

多巴胺又名儿茶酚乙胺,属儿茶酚胺类,能激动α和β肾上腺素能受体,还能激动多巴胺受体。多巴胺能增加心肌收缩力,增加心排出量,提高心肌耗氧量,扩张冠状动脉,扩张肾血管和肠系膜血管。多巴胺在扩张肾、肠系膜血管的同时,可使骨骼肌和皮肤血管收缩,使血液分配到生命攸关的器官中去,故使休克时血液分配比较合理。而异丙肾上腺素则使全身大部分血管扩张,使血液分配不合理。这就是多巴胺优于异丙肾上腺素而受到临床重视的重要原因。小剂量多巴胺减少外周阻力和降低血压的作用一般不显著,但血容量不足的患者可出现明显的血压下降,所以多巴胺也要在补液基础上使用。可用多巴胺 20mg 加入 5%葡萄糖液 250 mL 中静滴,每分钟 15 滴,如效果不明显,可逐渐加大剂量。

3.多巴酚丁胺

多巴酚丁胺为多巴胺衍生物,主要通过作用于肾上腺素能$β_1$受体,增加心脏功能,舒张外周血管,增加组织氧供及氧摄取量,改善组织氧合功能而发挥抗休克作用。0.5 μg/(kg·min)即有效,常用剂量为 2.5～10 μg/(kg·min)。

4.洋地黄制剂

具有正性肌力作用,治疗休克并发充血性心力衰竭时效果好,可增加衰竭心脏排出量,减慢心率,减少心室舒张末期容量,节约心脏氧耗量。常用西地兰 0.2～0.4 mg 加入 50%葡萄糖液 20 mL 内静脉缓注。由于休克时患者心脏总有一定程度的缺氧,故对这类药物特别敏感,用药后易发生心率失常,这类药物应缓慢而谨慎地使用,剂量应较通常为小,并应作心电图监测。

7.6.2 呼吸功能

保持呼吸道通畅,在患者 SaO_2<92%时给氧,并考虑使用肺表面活性物质等。

7.6.3 酸碱平衡

首选5%碳酸氢钠,24 h用量:轻度者为300～400 mL,重度者为600 mL。心、肾功能不全或忌用钠者可用3.5%的氨基丁醇。用量:轻症者为300～400 mL,重症者为500～800 mL。目标:使碱缺失<2,血清乳酸盐<2.5 mmol/L。

7.6.4 皮质类固醇的应用

皮质类固醇类药物在抗体休克中的作用。
(1)阻断α-受体兴奋作用,使血管扩张,降低外周血管阻力,改善微循环。
(2)保护细胞内溶酶体,防止溶酶体破裂和蛋白水解酶释放。
(3)增强心肌收缩力,增加心排出量。
(4)增进线粒体功能和防止白细胞凝集。
(5)促进糖异生,使乳酸转化为葡萄糖,减轻酸中毒。

氢化可的松的剂量一般为20～25 mg/kg,地塞米松一般为0.5～1.5 mg/kg。值得注意的是,应用皮质类固醇激素超过24 h,尚有免疫抑制作用,有使感染易于扩散,产生应激性溃疡等副作用。因此,皮质类固醇激素一般只用于在补足血容量,纠正酸中毒后伤员情况仍不见明显改善,或感染脓毒性休克血压急剧下降者。如见到皮肤转红,脉搏由细弱转为宏大,血压上升后即可停止使用激素。

(李 涛 刘良明)

第8章 创伤评分

创伤临床救治中,对创伤患者损伤严重程度的评估应有统一的量化指标,创伤评分即是损伤严重程度评估的量化标准之一。创伤评分无论在伤情评估、治疗方案的制订、治疗顺序的合理安排、治疗方法的选择、治疗预后估计、治疗效果和抢救水平认定等方面,都是一项基本依据;也是临床资料能否进行国内外交流的重要条件之一。按其不同的适用范围,创伤评分主要分为院前评分法、院内评分法,以及适用于特定专科的评分法(如颅脑损伤时 GCS)。

8.1 院前创伤评分法

8.1.1 类选对照指标

类选对照指标(Triage Checklist)1985 年由 Kane 提出,不需记分。规定院前急救人员对伤员迅速检查后,应优先快速将伤员转送医院的几项指标:

(1)收缩压<90 mmHg,心率>120 次/min,呼吸频率>30 次/min 或<12 次/min。
(2)头、颈、胸腹或腹股沟穿透伤。
(3)意识丧失或严重障碍。
(4)腕、踝以上毁损离断伤。
(5)连枷胸。
(6)两处以上长骨骨折。
(7)5 m 以上高处坠落伤。

8.1.2 院前指数

院前指数(prehospital index,PHI)1986 年由 Kochler 等提出,规定收缩压、脉搏、呼吸、

意识 4 项生理指标 0~5 分的标准(表 8.1)。各项记分相加,总分 0~3 为轻伤,4~20 分为重伤,胸腹穿透伤另加 4 分。

表 8.1 院前指数(PHI)

记分	收缩压(mm Hg)	脉搏(次/min)	呼吸	意识
0	>100	51~119	正常	正常
1	86~100			
2	75~85			
3		≥120	费力或浅	模糊或烦躁
5	0~74	≤50	<10次/min或需插管	言语不能理解

8.1.3 CRAMS 评分法

CRAMS 评分法 1982 年由 Gormican 等提出,根据循环、呼吸、腹和胸部、运动和语言表现,按正常、轻度和重度改变,各项分别记 2、1、0 分(表 8.2),正常总分 10 分,又称"五功能记分法"。按此法,分值越低伤情越重,9~10 分轻度,7~8 分重度,≤6 分极重度。将≤8 分作为应立即转送伤员到医院的标准。

表 8.2 CRAMS 评分法

记分	循环	呼吸	胸腹	运动	言语
0	毛细血管不能充盈,或收缩压<85 mmHg	无自主呼吸	连枷胸、板状腹,或深穿透伤	无反应	发音听不清,或不能发音
1	毛细血管充盈迟缓,或收缩压85~100 mmHg	费力或浅,或呼吸频率>35次/min	胸或腹压痛	只对疼痛刺激有反应	言语错乱,语无伦次
2	毛细血管充盈正常和收缩压≥100 mmHg	正常	均无压痛	正常,能按吩咐动作	正常,对答切题

8.1.4 创伤计分法

创伤计分法(trauma score,TS)1981 年由 Champion 等提出,根据呼吸频率和幅度、收缩压、毛细血管充盈状况和格拉斯哥昏迷指数(GCS)记分(表 8.3),5 项分值相加。总分 1~16,分越低伤情越重,≤12 视为重伤,应即转送医院。

表 8.3 创伤计分法(TS)

记分	呼吸频率(次/min)	呼吸幅度	收缩压(mm Hg)	毛细血管充盈	GCS总分
0	0	浅或困难	0	无	
1	<10	正常	<50	迟缓	3~4
2	>35		50~69	正常	5~7
3	25~35		70~90		8~10
4	10~24		>90		11~13
5					14~15

8.1.5 修正创伤计分法

修正创伤计分法(revised trauma score，RTS)1989年由Champion等对原TS法作出修正，因呼吸幅度和毛细血管充盈状况2项实用意义不大而删去，其他记分标准也有调整（表8.4）。

表8.4 修正创伤计分法(RTS)

记分	呼吸频率(次/min)	收缩压(mm Hg)	GCS
0	0	0	
1	1~5	1~49	3
2	6~9	50~75	4~5
3	>29	76~89	6~8
4	10~29	>89	9~12
5			13~15

8.2 院内创伤评分法

"简明损伤定级标准"(abbreviated injury scale，AIS)和"损伤严重度评分法"(Injury Severity Score，ISS)，以及具有重要相关性的"器官损伤定级标准"(Organ Injury Scale，OIS)是目前使用较多的评分定级方法。

8.2.1 简明损伤定级标准

1. AIS发展简史和国内应用

1969年美国医学会(AMA)和机动车医学发展协会(AAAM)制定了AIS。使用中逐步改进，几易其稿，已先后有1985、1990、1998和2005四个修订版本。重庆市急救中心已先后将每一修订版本向国内翻译介绍。

2. AIS基本内容

AIS将人体划分为头、面、颈、胸、腹和盆腔、脊柱脊髓、上肢、下肢、体表共9个部位。按组织器官解剖损伤程度，规定了每处损伤1~6分的评分标准，将AIS逐项记录。AIS≥3分为重度损伤，6分属几乎不能救治的致死性损伤。生命威胁较小的器官如胃、小肠、大肠和膀胱等的最高分值≤4分(参见本书附录1)。

3. ISS及其与AIS的关系

1974年，Baker在AIS基础上提出多发伤的ISS，此法将人体分为6个区域：头颈(包括颈椎)、颌面、胸(包括胸椎)、腹(包括腰椎和盆腔脏器)、四肢(包括骨盆)、体表。ISS值为三个最严重损伤部位AIS值的平方和，即每区域只取一个最高值，不超出3区域。一处

AIS 为 6 分时，ISS 直接升为 75 分（相当于 3 个 5 的平方和）。Baker 提出，ISS≥16 分为严重多发伤，≥50 分者死亡率很高，75 分者极少存活；死亡患者 ISS 平均值通常在 36~42 分。

4. AIS-ISS 的应用范围

AIS-ISS 为解剖评分，需依据手术、尸解或影像学诊断，优点为有解剖学依据；但创伤早期和手术前常难以准确评分。因此，AIS-ISS 主要适用于院内评分，院前急救中不宜采用。AIS-ISS 已成为当前国际通用的院内创伤评分法，尤其用在多发伤的评估。因此，任何创伤病例临床资料的总结交流，应有这一评分法的准确记录；而对脏器损伤，则应当有 AAST-OIS 的表达。否则，诊治效果和水平的评估很难具有价值。

例 1. AIS：头（颅内血肿）5 分；颈（膈神经损伤）2 分；胸（双侧血胸）3 分；腹（多脏器伤）左肾 4 分、右肾 3 分，增为 5 分。

ISS：$5 \times 5 + 3 \times 3 + 5 \times 5 = 59$

例 2. AIS：胸（双侧血胸）4 分；腹（多脏器伤）左肾 4 分、右肾 4 分，增为 5 分，肝 3 分，十二指肠（Ⅲ级）4 分；四肢（左上臂毁损截肢）4 分。

ISS：$4 \times 4 + 5 \times 5 + 4 \times 4 = 57$

5. AIS-ISS 存在的不足

ISS 在反映伤情严重度、预测生存率和评价创伤救治水平等方面有一定价值，也利于国内外交流，但也存在不足。例如，同一区域只记一个伤，多脏器伤的严重性不能真实反映；肝、胰十二指肠等复杂脏器与脾、小肠等区别不够；限取 3 部位分值，更多部位伤的严重性无法体现；胸腰椎分别列入胸腹，骨盆列入下肢，不能显示同时损伤与单一损伤严重度区别；颅脑伤的反映也欠准确。因此，ISS 有待进一步完善。

8.2.2 器官损伤定级

为了对脏器损伤的严重程度加以量化，20 世纪 90 年代初，美国创伤外科学会（American Association for the Surgery of Trauma，AAST）制订了 OIS。OIS 评估范围几乎全面包括了胸腹各重要器官，也涉及周围血管等损伤。通常器官损伤级别与 AIS 分值一致，但多以 2 分为起点，即Ⅰ、Ⅱ均为 2 分；也受最高分值限制，即有的器官Ⅴ级损伤仅为 4 分或 3 分。同一器官多处损伤增加一级。OIS 不仅反映了脏器损伤的严重程度和提示预后，更是不同外科治疗手段选择的重要依据。不同级别肝脏损伤应正确选择相应手术方式便是典型例子。因此，临床工作中应对器官损伤准确定级（参见本书附录 1）。

8.2.3 其他评分和器官损伤分级法

还有多种评分方法，如用于预测伤员存活概率的 TRISS 法和 ASCOT 法，以及用于重症监护病房(ICU)的 APACHE 评估系统等，此处不详加介绍。1981 年 Moore 等提出穿透性腹部创伤指数(penetrating abdominal trauma index，PATI)，1987 年 Ivatury 等将其发展为穿透伤指数 PTI(PTI=ORF × ISE，前者为 Organ risk factor，即器官危险系数；后者为 Injury severity estimate，即伤情严重度评估)。另尚有各种不同权重系数校正的评分方法等。新评分法不断提出，但有的不适用于多发伤；有的涉及因素多，计算复杂，实用性小。器官损伤定级上，不同国家、不同作者也有许多分级方法，甚至还不断有人自创或提出改进分级的意见。但未经国际公认的或种类繁多的创伤评分法和器官损伤分级法，显然不利于国际间的交流和难以对不同材料进行比较。因而宜统一使用 AIS-ISS 和 AAST-OIS。

(高劲谋)

第9章
创伤影像诊断

创伤后准确迅速地作出诊断对及时救治至关重要。随着医学影像学的发展，影像学新技术不断涌现，选择既简单、经济，又无创伤，同时还能提供有价值诊断信息的检查方法，创伤外科医生不仅需要充分掌握各种影像学检查的特点和适应证，还应学习和掌握必要的影像学知识。对于骨关节损伤患者，一般情况下，首选的检查方法是常规X线平片，大部分骨关节损伤的诊断可由拍摄X线平片得到解决；四肢软组织、肌腱、韧带、关节软骨、半月板、脊柱脊髓等损伤应优先选择磁共振成像（magnetic resonance imaging, MRI）；而计算机体层摄影（computed tomography, CT）在评价颅脑及腹部损伤方面已得到公认。目前，对胸部外伤仍以普通胸片诊断为主。但近年来许多学者对平片和CT在胸部外伤检查中的敏感性、特异性做了比较研究，CT尤其是螺旋CT被认为是早期检测肺挫裂伤、气管支气管损伤的最佳方法，不但能够提供更可靠的诊断依据，而且可节约大量的时间，对严重损伤的及时救治是有利的。

9.1 颅脑损伤

CT和MRI检查可清楚显示颅脑损伤的病理变化，为临床选择治疗方式提供准确依据。CT具有检查时间短、对急性期和超急性期出血敏感、清楚显示颅骨结构、允许急救设施进入机房，便于严重创伤患者监护抢救和价格便宜等优点，已被公认为评价颅脑损伤的首选影像学技术。而MRI对弥漫性轴索损伤、脑干及颅后窝的非出血性损伤等较CT敏感，头颅X线检查对颅骨骨折有一定价值，可作为补充检查技术。

9.1.1 硬膜外血肿

硬膜外血肿是位于颅骨内板与硬膜之间的血肿,出血多源于硬膜血管,多因头部直接暴力造成颅骨骨折或颅骨局部变形,使脑膜血管破裂,血液进入硬膜外间隙所致。

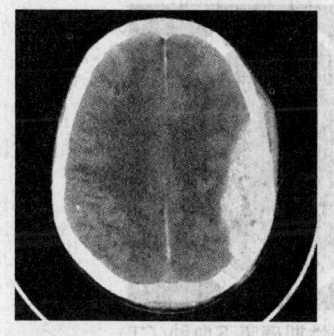

图 9.1　左侧顶部硬膜外血肿(CT) 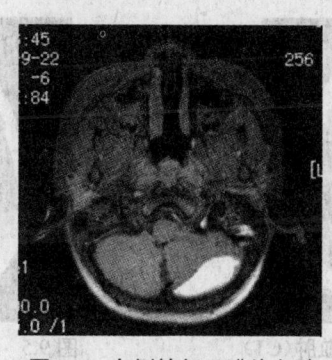　　图 9.2　左侧枕部硬膜外血肿脂肪抑制 T_1WI(MRI) 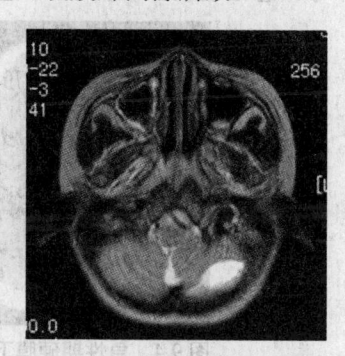　　图 9.3　左侧枕部硬膜外血肿 T_2WI(MRI)

(1)CT表现　硬膜外血肿为颅骨内板下局限性"梭形"或"双凸透镜形"高密度区,CT值为40~100 Hu,密度均匀或混杂高密度(图9.1)。血肿边缘光滑锐利,一般不跨越颅缝,跨越颅缝者往往以颅缝为中心在颅缝两侧各形成一个"双凸透镜"形,使血肿内缘呈"3"字形或反"3"字形,占位效应一般较硬膜下血肿轻。少数慢性血肿呈等或低密度,增强扫描血肿内缘包膜可以强化,有助于诊断。

(2)MRI表现　血肿外形与CT所见相同,急性期血肿 T_1WI 呈等信号,血肿内缘可见线样低信号的硬膜;T_2WI 呈低信号。亚急性期血肿在 T_1WI、T_2WI 及FLAIR像上信号逐渐增高,最终均呈高信号(图9.2,9.3)。慢性期血肿在 T_1WI 上逐渐呈低信号,T_2WI 呈高信号,但血肿周边含铁血黄素不易吸收,故在 T_2WI 血肿周边呈低信号。

9.1.2　硬膜下血肿

硬膜下血肿是位于硬膜与蛛网膜之间的血肿,好发于大脑半球凸面,以额极、额颞部最常见。临床常见,多由直接暴力所致,根据血肿形成的时间可分为急性、亚急性和慢性血肿。不同时期血肿的形态在影像学上相似,均表现为颅骨内板下方"新月"或"半月"形异常密度/信号影,但不同时期血肿内部密度/信号各异。

1. 急性硬膜下血肿

急性硬膜下血肿指伤后3 d内发生的血肿。

1)CT表现　伤后3 d内血块凝固收缩,血清吸收,Hb浓缩使血肿密度增高,CT值可达70~80 Hu(图9.4)。少数硬膜下血肿早期可呈混杂密度或低密度影,系蛛网膜破裂,脑脊液混入所致。硬膜下血肿范围广泛，可超越颅缝，且常并发脑挫裂伤，故占位表现较硬膜外血肿明显。

2）MRI 表现　其信号改变与急性硬膜外血肿相似，即 T_1WI 呈等信号、T_2WI 呈低信号。急性硬膜下血肿可因蛛网膜破裂，脑脊液混入而呈混杂信号。

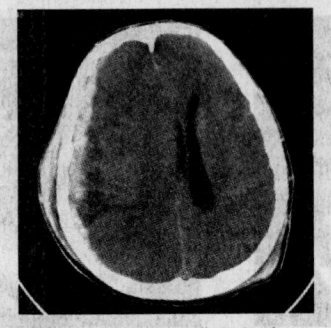

图 9.4　急性期硬膜下血肿（CT） 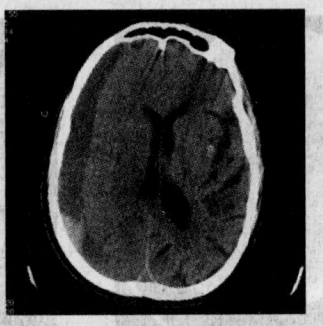　　　图 9.5　慢性期硬膜下血肿（CT）

2. 亚急性硬膜下血肿

亚急性硬膜下血肿指伤后 4 d~3 周内的血肿。

1）CT 表现　较早期血肿密度与急性期相似，呈高密度影。由于 Hb 不断溶解、吸收，血肿密度逐渐减低，大约伤后 1~2 周可变为等密度。CT 仅表现灰、白质界面内移，脑沟消失，脑室变形，中线结构向健侧移位。随着红细胞崩解，细胞碎片及血块沉积于血肿下方，血肿呈混杂密度影，上部为低，下部为高或等密度，两者常有清楚的界面，但也可分界不清。

2）MRI 表现　其信号经历由 T_1WI 等信号、T_2WI 低信号向高信号的演变过程。这种变化常从血肿周边开始，T_1WI 信号的增高标志着亚急性期的开始，此后 T_2WI 也呈高信号。最终血肿在 T_1WI、T_2WI 为均匀高信号区（图 9.6，9.7）。

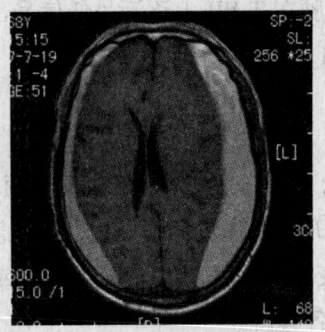

图 9.6　亚急性期硬膜下血肿 T_1WI 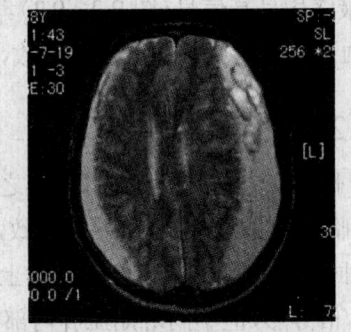　　　图 9.7　亚急性期硬膜下血肿 T_2WI

3. 慢性硬膜下血肿

慢性硬膜下血肿指伤后 3 周以上发生的血肿，好发于老年人，多因悬跨于灰质表面与硬膜窦之间的桥静脉断裂出血。

1) CT表现　　血肿可表现为低密度、等密度、高密度或混杂密度影,密度和形态与出血时间、血肿大小、吸收情况及有无再出血有关。较早期血肿多呈混杂或等密度影,也可为高密度。随着时间的延迟血肿密度呈逐渐降低的趋势,混杂密度区内低密度部分越来越多,直至变为低密度(图9.5)。但可因再出血,已经演变为低密度的血肿可再呈现为混杂密度。

2) MRI表现　　早期信号强度与亚急性者相仿,随着时间的推移正铁Hb继续氧化变性,变成血黄素,后者为一种自旋性、非顺磁性铁化合物,其T_1时间长于顺磁性的高铁Hb,故信号强度在T_1WI上低于亚急性者,但因其蛋白含量仍高,故其信号强度仍高于脑脊液,在T_2WI上也呈高信号(图9.8,9.9)。

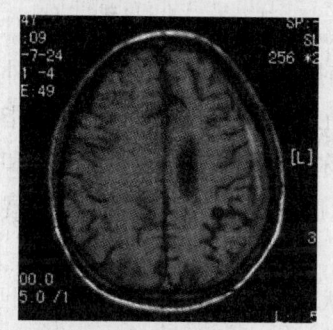

图9.8　慢性期硬膜下血肿T_1WI(MRI) 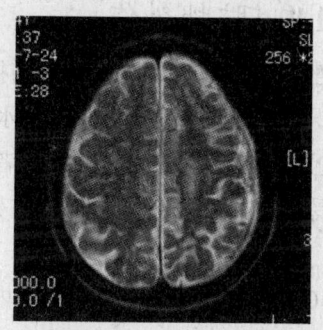　　　　图9.9　慢性期硬膜下血肿T_2WI(MRI)

9.1.3 脑内血肿

创伤性脑内血肿源于直接暴力,多系对冲性损伤,着力点冲击性损伤次之。约80%位于额、颞叶,位置较表浅,可单发或多发。少数外伤脑血肿有时可延迟出现,故此急性颅脑损伤患者CT呈阴性,应严密观察,一旦病情恶化,立即复查CT检查,以尽快发现迟发血肿。

(1) CT表现　　急性脑内血肿呈境界清楚的圆形或不规则形高密度块影,CT值约50~90 Hu之间,其周围有低密度的水肿带(图9.10)。相邻的脑室、脑沟及脑池呈不同程度受压,中线结构向对侧移位。血肿位于深部或近脑室时,可破入脑室系统。

(2) MRI表现　　脑内血肿MRI信号演变最具有特征性。超急性期出血时间不超过24 h,红细胞内为氧合Hb,T_1WI为等或稍低信号,T_2WI为稍高信号。急性期出血时间为1~3 d,红细胞内为去氧Hb,T_1WI仍呈稍低信号,而T_2WI呈低信号。亚急性期为出血的3~14 d,亚急性早期(3~7 d)去氧Hb被氧化为正铁Hb首先出现在血肿的周围,并逐渐向血肿内发展,T_1WI呈高信号,而T_2WI呈低信号。亚急性晚期(7~14 d)红细胞开始溶解,在T_1WI或T_2WI上均呈高信号(图9.11,9.12)。慢性期出血时间超过14 d,含铁血黄素和铁蛋白形成,因此在血肿的周边部出现低信号环带,其余仍为高信号表现。所以慢性期血肿中心T_1WI为等信号,T_2WI为高信号,周边T_1WI为稍低信号,T_2WI为低信号。

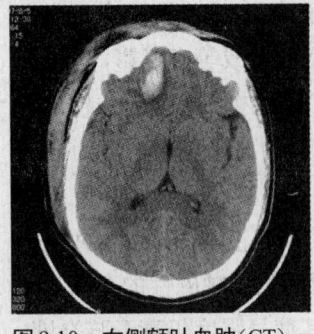

图9.10 右侧额叶血肿(CT) 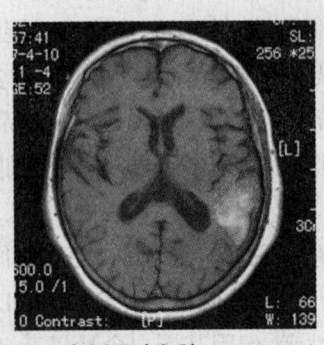　　图9.11 左侧顶叶血肿T_1WI(MRI) 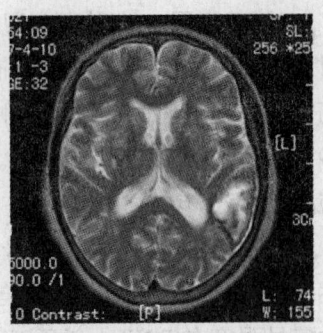　　图9.12 左侧顶叶血肿T_2WI(MRI)

9.1.4 脑挫裂伤

脑挫裂伤是临床最常见的颅脑损伤之一，包括脑挫伤和脑裂伤。脑挫伤指外力作用下脑组织发生的局部静脉淤血、脑水肿、脑肿胀和散在的小灶性出血；脑裂伤则指外力作用下脑组织、脑膜和血管撕裂。二者常同时存在，统称脑挫裂伤。以额极、颞极和额叶眶面最易受损，多发生于皮质灰质及灰质下表浅部位。脑挫裂伤的小出血灶可发展成为脑内血肿。

(1) CT表现　为低密度水肿区内多发、散在斑点状高密度出血灶，出血灶可相互融合。病变小而局限者占位表现不明显，病变广泛者占位明显。动态观察，早期低密度水肿区逐渐扩大，伤后约3~5 d达高峰，以后随着时间的推移，出血灶吸收则病变演变为低密度，水肿范围逐渐缩小，占位逐渐减轻，最终形成软化灶，病变范围小者可不留痕迹。(图9.13,9.14)

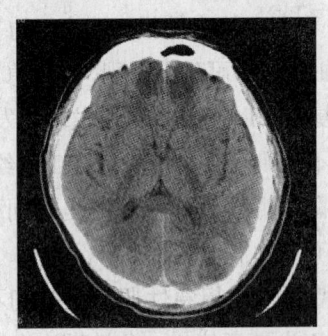

图9.13 双侧额叶脑挫裂伤(CT) 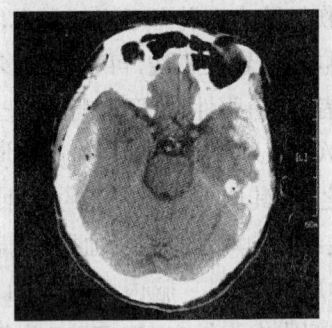　　图9.14 双侧颞叶脑挫裂伤伴右侧颞部硬膜外血肿(CT)

(2) MRI表现　水肿及其中散在的小灶性出血是脑挫裂伤MRI信号变化的基础。急性期水肿在T_1WI表现为低信号，出血灶为等信号；在T_2WI水肿表现为高信号，出血灶为低信号。亚急性期，T_1WI出血灶信号逐渐演变为高信号，与水肿区的低信号形成混杂信号；在T_2WI上出血灶与水肿均为高信号。慢性期，在T_1WI呈现由混杂信号向低信号的演变，在T_2WI由于含铁血黄素的形成在高信号内出现低信号。

9.1.5 脑水肿和脑肿胀

脑水肿为脑细胞外水肿，脑肿胀为细胞内水肿。二者常同时存在，难以区分。继发于脑出血、脑挫裂伤、弥漫性轴索损伤等其他颅脑损伤。

(1) CT 表现　为局限性或弥漫性低密度影，CT 值为 8～25 Hu，一般伤后 3 h～3 d 出现，以 12～24 h 最显著，可持续数周。弥漫者表现为大脑半球广泛密度减低，如为一侧，则中线结构向对侧移位，脑室受压变小、脑池消失，局限者占位表现轻微。少数儿童伤后 CT 显示基底节区低密度灶，与血管痉挛缺血或引起梗死有关，临床出现偏瘫，多数患者随访检查可见低密度区消失，临床症状改善，但也有低密度区持续存在，最终形成软化灶者。

(2) MRI 表现　为局限性或弥漫性 T_2WI 高信号、T_1WI 低信号，占位效应与 CT 表现相同。（图 9.15，9.16）

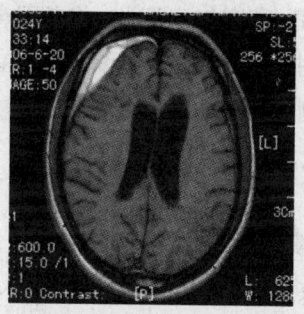

图 9.15　脑肿胀、颅内高压 T1WI（MRI）　　图 9.16　脑肿胀、颅内高压 T2WI（MRI）

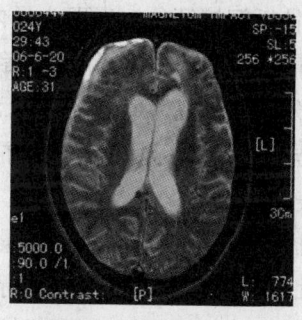

9.1.6 蛛网膜下腔出血

因创伤所致脑表面血管破裂，血液流入蛛网膜下腔。脑挫裂伤是创伤性蛛网膜下腔出血的最主要原因，两者大多合并存在。

(1) CT 表现　局部或广泛的脑沟、脑池高密度（图 9.17），结合外伤史即可明确诊断。CT 检查对蛛网膜下腔出血较敏感且准确度高，但一般出血 5～7 d 后常难以显示。

(2) MRI 表现　对急性蛛网膜下腔出血常不能显示，但对亚急性期和慢性期敏感，表现为 T_1WI 高信号，而 FLAIR 像则更为敏感。

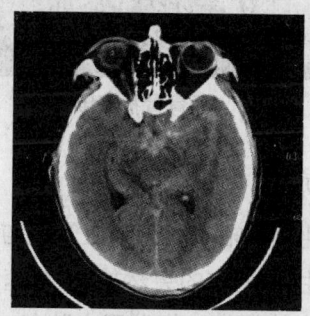

图 9.17　外伤性蛛网膜下腔出血（CT）

9.1.7 颅骨骨折与异物

颅骨骨折为一常见颅脑损伤,按形态可分为线形、凹陷、粉碎和穿入骨折,按部位可分为颅盖骨折和颅底骨折,多伴发其他颅脑损伤。

1. X线表现

1)线形骨折 位于颅盖骨者可清楚显示骨折线,颅底骨折者骨折线显示率低。

2)凹陷骨折 表现为颅骨断裂向颅腔内陷,婴幼儿由于颅骨弹性好,可呈锥形凹陷但无骨折线,属青枝骨折。

3)粉碎骨折 表现为多骨折线相互交错,骨碎片分离、陷入或重叠。

4)穿入骨折 为锐器伤,穿通颅骨,表现为缺损、骨碎片向颅内移位或伴颅内异物。

5)颅底骨折间接征象 表现为颅内积气和鼻窦、乳突气房混浊,前者因鼻窦、乳突气房内气体经骨折线进入颅内形成,后者则因颅底骨折出血或脑脊液漏入所致。

6)颅缝分裂 表现为颅缝增宽>1.5 mm或两侧颅缝宽度相差>1 mm。

7)颅内异物 可显示不透X线的异物,呈密度增高影。

2. CT表现

线形骨折表现为颅骨线形低密度影,使颅骨连续性中断,颅缝分裂则表现为颅缝增宽;粉碎骨折和凹陷骨折的CT影像可显示骨碎片的数量、位置和凹陷程度;穿入骨折表现为局限性颅骨缺损和颅内异物。三维重建可清晰显示骨折线(图9.18)。更重要的是CT检查可显示颅骨骨折继发或并发的颅内损伤。普通方法扫描常难以显示颅底骨折,需行1~2 mm薄层高分辨扫描。颅内积气和蝶窦积血是颅骨骨折的间接征象,提示存在颅底骨折。

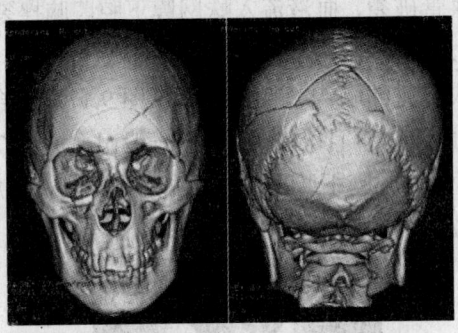

图9.18 颅骨骨折三维重建

9.1.8 弥漫性轴索损伤

弥漫性轴索损伤是以弥漫性神经轴索和毛细血管损伤为特征的原发性脑损伤。脑内各种组织的质量不同及不易屈性,致创伤的突然加速、减速运动使各组织间产生相对位移的剪切力,造成神经轴索、毛细血管损伤。好发于大脑灰、白质结合处的脑白质以及胼胝体、基底节、上部脑干(中脑和脑桥)背侧面等中轴结构。损伤呈局灶性、非对称性弥漫分布，其中额、颞叶最常受累。可以出血性损伤为主，也可以非出血性损伤为主。常有弥漫性脑水肿和蛛网膜下腔出血。

(1)CT表现　为脑灰、白质交界区，胼胝体及其周围，脑干、基底节区多发或单发出血灶，直径<2 cm；弥漫性白质密度减低，双侧脑室和脑池受压、变窄或消失；脑室和(或)蛛网膜下腔出血。无明显颅内血肿和脑挫裂伤。

(2)MRI表现　为上述区域的多发或单发局灶性T_2WI高信号、T_1WI低信号。以出血性损伤为主者表现为T_2WI低信号，周围有高信号水肿，T_1WI低或等信号。白质弥漫性水肿表现为T_2WI高信号、T_1WI低信号。

CT和MRI检查均不能直接显示轴索损伤，但在一定程度上可反映其所致的出血和水肿，因此CT及MRI诊断弥漫性轴索损伤需结合病史和临床表现。

9.1.9　硬膜下积液

硬膜下积液又称硬膜下水瘤，好发于一侧或两侧额颞部。系创伤引起的蛛网膜撕裂，形成活瓣，使脑脊液进入硬膜下腔不能回流；或液体进入硬膜下腔后，蛛网膜破裂处被血肿或水肿阻塞而形成。硬膜下积液有急性和慢性之分。急性少见，在数小时内形成。慢性形成很晚，有完整的包膜形成。

(1)CT表现　为颅骨内板下方"新月"形均匀低密度影，密度与脑脊液相似，常位于一侧或两侧额颞部，两侧者低密度区可深入至前纵裂而呈"M"形。一般无或仅有轻微占位表现，周围脑组织无水肿。纵裂硬膜下积液表现为纵裂池增宽，大脑镰旁脑脊液样低密度影。

(2)MRI表现　病变T_1WI上为均匀低信号，T_2WI上为均匀高信号，FLAIR像显示信号被抑制。

9.1.10　颅脑损伤后遗症

颅脑损伤的结局因部位和程度不同而异。轻者损伤可完全修复，重者常遗留不同程度的器质性后遗症。

(1)脑软化　损伤后脑软化是脑挫裂伤、脑内血肿、外伤性脑梗死后坏死的脑组织吸收、清除后形成的软化灶。CT表现为边界清楚的局限性低密度区，CT值近似于脑脊液，无占位表现或呈负性占位表现。MRI表现为T_1WI低信号、T_2WI高信号。

(2)脑萎缩　广泛、弥漫性脑挫裂伤后，坏死的脑组织和出血灶吸收、清除后形成弥漫性脑萎缩，可同时累及灰、白质，也可以灰质或白质萎缩为主。局限性脑挫裂伤、脑内血肿后可形成局限性脑萎缩。幼儿脑外伤后可使脑发育停滞。CT和MRI表现为脑灰质萎缩者脑沟、脑池增宽;脑白质萎缩表现为脑室扩大;全脑萎缩则可见脑沟、脑池及脑室均增宽;局限性脑萎缩表现为局部脑沟、脑池增宽,相邻脑室扩大。幼儿期损伤所致的脑发育停滞常表现为一侧脑室、脑沟、脑池增宽,中线结构向患侧移位,同侧颅骨增厚、岩骨及蝶骨大小翼上升。

(3)脑积水 脑外伤可导致脑积水。血凝块阻塞脑室通路造成梗阻性脑积水,其最常见原因为脑室系统出血,最常见梗阻部位为中脑导水管。CT和MRI表现为幕上脑室扩张,MRI可显示中脑导水管狭窄,MRI检查确定梗阻平面较CT更直观。血凝块阻塞蛛网膜颗粒绒毛,使脑脊液吸收障碍而导致交通性脑积水;CT、MRI表现为幕上、下脑室均扩张,脑底池可增宽。

(4)脑穿通畸形囊肿 脑穿通畸形囊肿是脑挫裂伤或脑内血肿后,坏死的脑组织被吸收、清除后所形成的与脑室和(或)蛛网膜下腔相交通的囊腔,常与侧脑室相通。CT和MRI主要表现为,与脑室相通的囊性病变,脑脊液样密度或信号,与其相通的脑室明显扩大,无占位表现。

(5)蛛网膜囊肿 蛛网膜囊肿少数可由脑外伤所致,外伤造成蛛网膜广泛粘连,在较宽的脑池形成蛛网膜囊肿,多见于外侧裂池。CT和MRI表现为脑外囊性肿物,脑脊液样密度或信号,边缘光滑、锐利,与脑灰质界限清楚,相邻颅骨常变薄、膨隆,占位表现轻微。

9.2 胸部损伤

胸部损伤的影像学诊断是以X线胸部平片为基础,其对张力性气胸等危及生命的胸部损伤的快速诊断是必不可少的。但CT对广泛的胸部损伤的检测,如气胸、纵隔积气、偏侧膈损伤和心包出血等较平片更为敏感,因此近年来CT已成为评价胸部损伤的最佳检测技术。

9.2.1 胸廓损伤

影像学用于评价单独的肋骨、肩胛骨或锁骨骨折外力的大小、方向和骨折的部位,上部3根肋骨的骨折据力学传导的原理可推测或要注意其下方肺和纵隔有无损伤。累及胸廓出口的骨折中3%~15%可能造成臂丛或邻近的动脉损伤。锁骨下血管损伤可能与上3根肋骨骨折有关。明显错位的骨折还可引起胸膜腔积血、臂丛损伤和纵隔出血等征象。低位肋骨骨折应多注意脾、肝脏及肾脏有无损伤。

三维重建可清晰显示肋骨、肩胛骨、胸骨等骨折(图9.19,9.20)。两个或三个以上的邻近肋骨或邻近胸肋骨复合性骨折和肋软骨骨折会引起上胸廓不稳定。肋骨骨折常引起局限性出血而形成胸膜外血肿,血肿在改变体位时形态并不改变,逐渐扩大的胸膜外血肿表明有活动性出血。胸部钝伤很少形成肺疝。胸壁撕裂包括肋骨、肋间肌、胸肌的撕裂可使肺疝入皮下组织中,平片可以做出诊断,应用 CT 更为明确。当肺组织少量疝出并无狭窄时,往往无需治疗。换气功能障碍的患者可能发生张力性气胸或大的绞窄性肺疝,这时需外科手术复位。

钝伤所致的胸锁关节脱位占所有关节脱位的 3%,通常由临床触诊和视诊就能做出诊断。锁骨前脱位最常见但无临床意义,锁骨向后脱位可造成气管、食管、头臂干及前纵隔神经的损伤。20 岁以下可发生近端锁骨骨骺撕脱。CT 在显示损伤和早期证实内脏有无损伤等方面有价值。

胸骨骨折不常见,在胸部钝伤中占 8%~10%。损伤在侧位胸片中能较好地显示。CT 在确定诊断时也有价值,尤其是多层螺旋 CT 多平面重建的价值更大,能发现常规 CT 容易漏诊的水平位且错位轻微的骨折。胸部上方的血管尤其是无名动脉在胸骨骨折错位时会受到损伤,如有纵隔出血征象,要通过平片和 CT 进行检查。胸骨骨折的出现应提高对心脏挫伤的怀疑度。

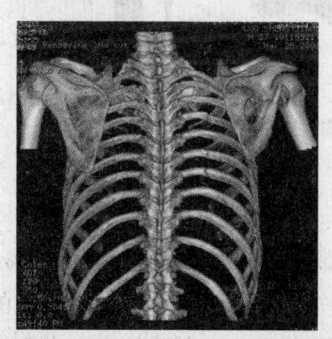

图 9.19　左侧多发肋骨骨折及肩胛骨骨折三维重建　　图 9.20　左侧多发肋骨骨折三维重建

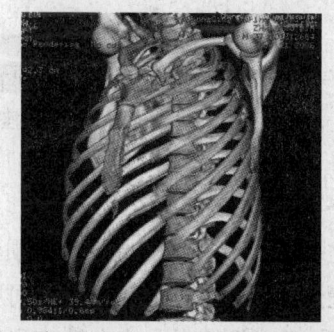

9.2.2　纵隔积气

气体位于纵隔为胸部钝性或穿透伤的后遗症。肺泡、气管支气管树或食管破裂均能导致空气进入纵隔。钝性损伤使管腔内压力升高而发生气道破裂。进入纵隔的气体也可来自颈部(面骨骨折、喉及颈部气管损伤)、腹膜后腔(十二指肠穿孔等)或胸壁外伤。急性创伤所致纵隔气肿最常见的机制是 Macklin 效应,即气体从破裂的肺泡进入肺间质组织,然后进入肺门和纵隔。

纵隔积气在 X 线上可被显示是因为气体勾画出壁层胸膜和其他纵隔结构。纵隔积气在侧位片上比正位片上易见,CT 比平片更为敏感。壁层胸膜被气体勾画出来位于纵隔的外侧和肺的内侧。壁层胸膜线在正位胸片上显示很好,沿着心影上方上纵隔的左缘,向下沿左心缘水平并逐渐消失于左侧纵隔的中部。纵隔气体也能勾画出横膈顶中部的表面影,它与心影底共同形成连续的隔影。在侧位胸片上成像为一连续的左侧隔影。后纵隔内有气体时，通常在下行的胸主动脉和腹主动脉近端形成锐利的轮廓线。纵隔气体还能显示胸腺和头臂血管、降主动脉、主动脉弓及其分支（图9.21）。

纵隔气体蔓延至肺尖或胸骨后部时易与气胸混淆。少量纵隔积气沿左心缘和横膈上表面分布时易与心包积气相混淆，且影像学很难鉴别。肺泡气体形成的纵隔积气不像气胸或心包积气中的自由气体，它所含气体是被纵隔软组织包绕的，其分布不随患者体位改变而变化。拍摄不同体位的胸片可帮助鉴别纵隔气肿、气胸及心包积气。纵隔积气患者可无症状，但是它也可以产生胸疼或呼吸困难。大量纵隔积气能进入腹膜后腔。气体进入腹腔可如自发性腹腔积气。

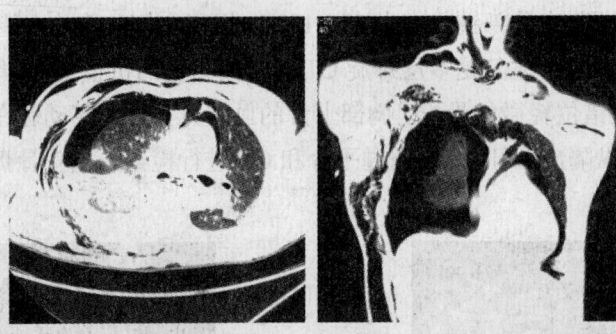

图9.21 纵隔气肿、双下肺挫裂伤、右侧血气胸、广泛颈部及胸壁皮下气肿

9.2.3 肺挫裂伤

肺挫裂伤是最常见的原发性肺损伤，在严重胸部钝伤的患者中占17%~70%，外力直接由胸壁传至其下方的肺，产生肺间质及肺泡的损伤。力的传递往往通过邻近的固体物质，如肋骨、胸骨和椎体。小血管破裂和肺泡毛细血管膜的破坏所致的出血在伤后1~24 h进入肺泡及肺间质，并发生间质水肿。肺挫伤导致通气—灌注失调、肺内分流、肺顺应性减弱，肺内水分增加。严重的可发生呼吸衰竭。

对于肺挫伤的诊断CT优于胸部平片。影像学上肺挫伤表现为单侧或双侧片状或弥漫的肺泡实变，以周围性局限性分布为主（图9.22）。支气管充气征在肺挫伤中难以见到，因为血液充盈着邻近的小气道。Donnelly等报道肺挫伤时胸膜下肺组织清晰，而其他肺部病变如吸入性肺炎、肺膨胀不全或肺感染，其胸膜下肺组织混浊。

肺挫裂伤通常可在入院时平片显示。挫伤在胸片上往往在48～72 h内就开始消散，也有5～6 d都吸收不全的。肺挫伤完全吸收消失在伤后10～14 d。上面提及的包括感染或呼吸窘迫综合征在此期间不可能完全消失。

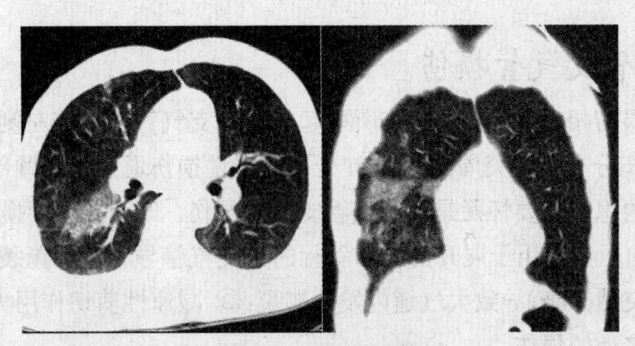

图 9.22　右肺挫裂伤

9.2.4　肺撕裂伤

是肺部损伤后常见的损伤。肺撕裂伤周围常为肺挫伤，撕裂伤和挫伤在胸片上难以区分，CT 则可区分。肺撕裂伤的机制可能是：① 气浪通过固定的不同的肺组织界面产生的剪切伤；② 由于肋骨骨折而直接引起的肺撕裂伤；③ 在肺实质与胸膜紧密连接处的胸壁猛烈运动而引起的肺撕裂伤；④ 支气管受压，管腔内高压致远端肺泡破裂；⑤ 后部肺实质受压或推挤碰到椎体和肋骨所致。

由于肺弹性回缩的结果，撕裂往往是卵圆或椭圆形的。影像学上撕裂处表现为椭圆形的，周边围以 2~3 mm 细线样的透亮腔。如果腔内出血可见有一液平面，出血也可充满腔内而形成软组织块状密度影（图 9.23）。新月形的气体影可见于撕裂的血肿内形成一液气平，创伤性肺气囊内完全充满液体或血液时，在胸片上呈硬币样的块影。

肺撕裂伤可有并发症出现。创伤后气囊内有分泌物和出血，由于疼痛而引起呼吸运动受限，清除分泌物的能力减弱，肺顺应性降低，以及气管内插管均成为感染和脓肿形成的前提。支气管胸膜瘘可能是由于肺撕裂造成支气管和胸膜面相通的结果。空气持续地漏入胸膜腔可能对胸导管的置放也无反应，要外科手术来关闭支气管胸膜瘘。创伤性肺气囊可逐渐膨胀形成巨大的无通气功能的死腔，可明显削弱呼吸功能。

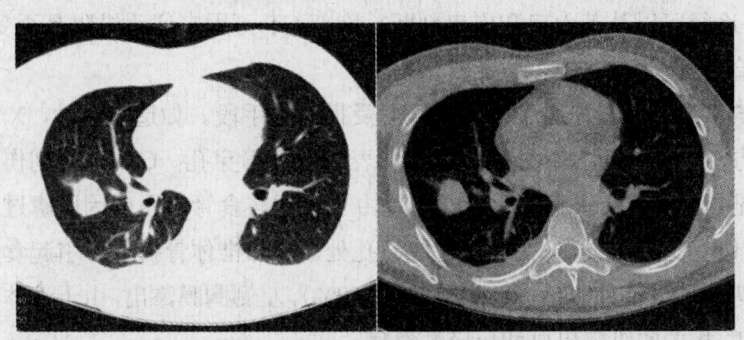

图 9.23　右肺撕裂伤，肺内血肿

9.2.5 气管支气管损伤

气管支气管损伤相对较少见。钝伤所引起的右侧支气管受伤较左侧更为常见。解剖上80%以上的损伤分布在隆突周围2.5 cm处。穿透性损伤通常累及颈部气管，在所有颈部或胸部穿透伤的患者都要怀疑是否有气管支气管损伤。气管支气管损伤的机制有诸多说法：① 前后方向压力作用于展开的肺和斜行的主支气管导致纵行撕裂；② 关闭的声门使得气道内压力突然升高，导致大气道内发生撕裂；③ 减速性剪切作用力引起如气管、隆突和环状软骨连接处的损伤。

气管支气管损伤常见的影像学征象是空气持续性地进入纵隔和胸壁软组织内口。软组织和纵隔气肿常常越来越重且逐步进展，不会因胸导管的放置而减轻。软组织气肿可以进入表面皮下和颈部的深层组织及胸壁内，并可以通过Bochdalekt孔和Morgagni孔进入后腹膜和腹膜腔，很像原发性肠损伤。塌陷支气管的阻塞会产生持续的气胸或远端肺膨胀不全。在胸部平片上可见坠积肺的征象，即肺与支气管隔离并由于重力而到胸腔最低处，塌陷的肺门看上去像异常的尾状。支气管外过度膨胀的气囊有时可能是早期支气管损伤的征象，约10%患者在伤后无法发现异常的征象。

与胸部平片相比，常规或螺旋CT可以探测到纵隔内少量的气体。螺旋CT多平面重组可能有助于发现损伤的气道，目前尚无相关的报道。支气管镜是对气管支气管损伤作出诊断的检查方法之一，其早期诊断是外科手术的成功及获得较好的长期疗效的保证。尽管气管完全性横断在早期容易诊断，但气管部分撕裂和支气管完全或部分撕裂常作为气管支气管损伤的后遗症被发现，同时常伴有气管狭窄、气管食管瘘、气肿、纵隔炎或支气管扩张等。

9.2.6 食管胸段破裂

创伤所致的食管穿孔约占10%，多由穿透伤引起，钝伤少见。穿透伤以刀伤和子弹伤多见，子弹的途径可以从其入口和出口判断。胸部CT可用来证明纵隔是否受累，如怀疑食管损伤应检查食管。

吞钡或碘水造影是最先用于检查食管可疑损伤的手段。如造影阴性，X线透视和摄片也是一种方法。纵隔近食管处见气泡显影表示有食管穿孔。CT对于创伤性食管检查的作用尚未见报道。钝伤引起的食管损伤是由于脊柱与食管挤压或因胸廓过度伸展而拉伤，绝大部分伴有胸廓内损伤，尤其是在膈裂孔处。颈部椎体骨折也可引起食管的直接损伤。食管破裂的X线征象包括颈部纵隔气肿（60%），左侧胸膜渗出，由于液体渗出引起的纵隔轮廓改变、相关的纵隔出血和反应性炎症。

9.2.7 膈损伤

膈损伤的发生率在严重腹部损伤中占 0.8%~5.8%，左膈较右膈受伤率高出 3 倍。相对少见的右侧膈损伤主要归于肝脏的缓冲作用，使得从内脏传向右半膈的力量减少。右膈损伤在临床和传统影像上均无特征性表现，诊断较难，近年来多层螺旋 CT 冠状及矢状面重建有助于右膈损伤的诊断。左膈破裂绝大部分发生在腰肌和肋间肌薄弱的连接处，位于膈的后侧位。延至中心腱处的撕裂可能会使胃、网膜和横结肠进入心包。与创伤性膈损伤有关的创伤包括骨盆骨折、胸主动脉损伤和肝脾损伤，据报道在膈破裂的患者中其合并伤的发生率为 100%。

胸部平片对膈损伤有提示意义但不能确诊。连续的胸片对于正压通气支持的患者往往是有帮助的，因为胸廓内正性的压力可以延缓腹部脏器通过膈撕裂处形成疝。患者撤去正压通气支持后，拍摄系列胸片尤其重要。通过膈撕裂处产生的内脏疝在患者中占 20%~50%，部分在胸片上仍可显示为正常的膈轮廓。平片诊断内脏疝表现为膈上方突起的内脏，内脏可在膈撕裂处通过膈。半侧膈上方见到鼻胃管或内脏（胃、结肠），位于下肺野，纵隔向偏侧移位。总之，胸片上膈损伤的征象包括：膈外形的轮廓消失或变形，胸膜渗出，半侧膈表面升高，低位胸腔的液平面、纵隔移位、低位肋骨骨折等。胸片上膈损伤常会被同时发生的下列征象干扰或掩盖，如：肺挫伤或撕裂伤、肺吸入和胸膜渗出、胸底部的气胸小腔、膈神经麻痹和急性胃膨胀。

膈破裂最敏感的 CT 征象就是膈的不连续性。后侧位膈的局限性缺陷也可见于正常变异，多见于老年女性的左侧膈。CT 上的"领口征"非常有特征性，在创伤性膈损伤中占 36%。膈损伤的其他 CT 征象包括腹腔实体内脏或网膜形成的胸腔疝（图 9.24）。常规 CT 因冠状面和矢状面 CT 重建后的分辨力低，而难以区分膈和肺不张，胸膜渗出，低位肺小叶的吸入性肺炎。而多层螺旋 CT 可以清晰显示膈损伤的破口及其疝的内容物，具有确诊性意义。

MRI 理论上较适合显示整个膈，尤其是左侧。在膈穹窿处即使是很小的撕裂也能被发现，因为 MRI 可以获得直接的冠状位和矢状位像。尽管梯度回波比 T_1WI 更快获得，但有作者发现 SE 序列 T_1WI 对于检查膈损伤更好，GRE 序列并不能增加诊断依据。在 SE T_1WI 上借助于腹部高信号和纵隔脂肪高信号可以见到左半侧膈夹于两边的软组织高信号带之间。右侧膈较难直接观察到，此时检查肝脏的位置和轮廓非常重要，膈损伤显示为低信号的膈轮廓的缺失。MRI 也能准确地显示自膈裂隙进入胸腔的腹腔脏器。

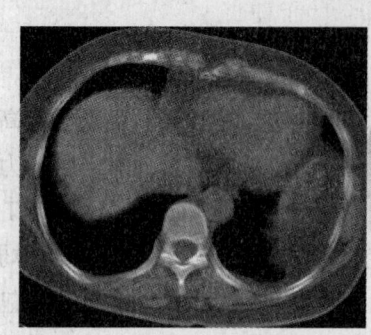

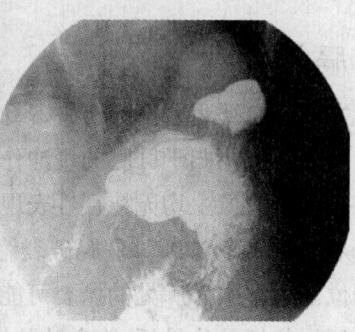

图 9.24　左侧膈疝

9.2.8　心脏与心包损伤

据报道钝性胸外伤的患者中 10%~16% 有心脏损伤，多是由于车祸引起的胸部严重挤压伤所致。最常见的心脏损伤是心脏挫伤，其他损伤包括心包撕裂伤、心传导系统受损和冠脉损伤以及活动性心壁、膈或心瓣膜的破裂。钝性伤患者心脏破裂的发生率为 0.21%~2%，常累及至右房。心脏破裂往往是致死性的，心房破裂的存活率为 46%，心室破裂的存活率为 70%。

胸片表现往往无特征性并因心脏损伤的程度而不同，包括充血性心衰、心影增大或球状心影、心包积气或室壁瘤。钝性心脏损伤的 CT 征象包括心包积气、心包积血以及由于心脏房室腔破裂而引起的活动性心包出血。心脏挫伤所致的局部心脏壁的异常运动和低排血量可以通过放射性核素心室造影以及经胸廓或经食管二维超声心动图发现。超声心动图也能显示瓣膜粘连、心包渗出、心内隔离及室动脉瘤。

在非常少见的情况下可出现由于前纵隔动脉出血而压迫右侧心腔产生的心脏填塞。平片或 CT 扫描上心包积气可能是由于心包与肺、胸膜腔、食管和气管支气管树相通或肺静脉周围的气体进入心包所致。

总之，胸部 X 线平片对于那些可以耐受诊断性检查的外伤性患者仍然是首选的成像方法。胸片可检出绝大部分危及生命的胸部损伤。螺旋 CT 扫描被认为是检测气胸、纵隔积气、纵隔出血及心包出血更好的方法，并且对于胸壁和膈破裂的诊断也有优势。与胸片相比，螺旋 CT、多层螺旋 CT 以及超声能为胸部损伤提供更多的诊断信息，已日渐成为最佳的检查技术。

9.3　腹部损伤

CT 所提供的快速诊断能力不仅有助于减少腹部损伤的死亡率，而且可减少不必要的剖腹探查。CT 很容易诊断腹腔积血以及脾、肝脏、胆囊、肾脏、胰腺、肠管及腹膜等器官的损伤。

9.3.1 腹腔积血与积液

腹腔内任何部位的创伤性积血在 CT 上都可以显示，CT 还可推测腹腔内积液的性质。创伤患者的腹腔内积液并不总是血液，少量出血还可能被稀释。腹腔积血的 CT 值总是高于 30 Hu 的。相比较而言，创伤患者的腹水、尿液、胆汁或肠内溶液的 CT 值往往是 0～20 Hu。

腹腔积血在 CT 上可以显示不同的密度，认识腹腔积血对准确评价患者状况非常重要，没有凝固的血液 CT 值通常是 40～60 Hu，凝固的血液 CT 值是 50～70 Hu，混有对比剂的血液 CT 值约 80～300 Hu。CT 上通常可以看见邻近损伤处有高密度血栓影，位于出血处的附近。这些可以与腹腔内其他远处的低密度无血栓的血液对比分析，愈接近损伤处的血液密度愈高（图 9.25）。

当 CT 发现创伤患者有活动性出血时，显示出静脉内含碘对比剂的血液流出并与周围低 CT 值的血肿相混合。在绝大多数病例中，血管强化 CT 值都高于 100 Hu。增强 CT 检查是评价腹部损伤有无出血最重要的方法之一。对每例早期活动性出血的患者，需要紧急手术或紧急血管造影并栓塞。

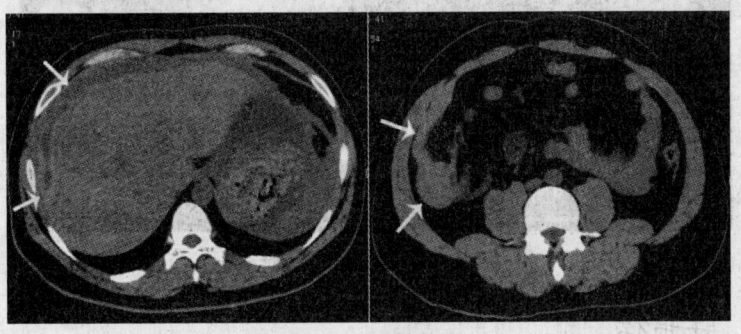

图 9.25 腹腔积血

9.3.2 脾损伤

在腹部钝性损伤的患者中最常受损伤的器官就是脾，脾损伤约占腹部脏器损伤的 40%。通常自左上腹的 1/4 到左侧胸腔受创伤的患者都要考虑脾损伤的存在。左侧低位肋骨多发骨折的患者要注意有无脾损伤。脾损伤包括包膜下血肿、脾实质的撕裂伤以及脾门血管的破裂。

CT 能够准确地诊断脾损伤，测定脾损伤的程度，评价腹腔的积血量，并同时证明相关部位的损伤，如胸部、膈、左肾以及其他相邻结构。脾损伤以增强 CT 显示最好，脾实质强化后可以发现撕裂、血肿和其他损伤。脾撕裂在 CT 上显示为脾边缘的低密度区穿过脾实质（血液稀释后 CT 值为 35～45 Hu）。当脾包膜被撕裂后，就会出现腹腔积血。如果脾包膜是完好的，那么就会出现包膜下血肿或脾内血肿。与周围邻近强化受压的脾实质相比，包膜下血肿呈月牙形的低密度影。脾内血肿显示为正常脾实质内圆形的低密度影。破裂的脾在CT上显示为多条低密度撕裂线，若经过脾包膜则在脾周围可见低密度的腹腔积血，同时可以显示分层血栓（图9.26）。

不少学者试图通过CT影像对脾损伤进行分级，以便能够判定哪些脾损伤患者可以保守治疗，从而和与那些需要紧急外科手术的患者相区别。但是由于绝大部分CT分类体系都是以解剖为基础的，即显示脾实质撕裂的范围及大小，而未涉及出血的速率及连续性，因此他们没有取得满意的结论。年轻的患者（<20岁）即使受到严重的损伤也可能会康复得很好，而年老的患者（>55岁）即使损伤程度较轻，也可能还需要外科手术。也就是说，CT的诊断不是总与术中诊断相一致。与手术结果对照，CT常常是低估实际脾损伤的程度。尽管CT对于脾损伤的分级，对外科治疗计划不能起指导作用，但损伤的CT分级与治愈率相关，而且通常最低程度的损伤需要4个月治愈，较高程度的损伤可能需要6～11个月的治疗时间。

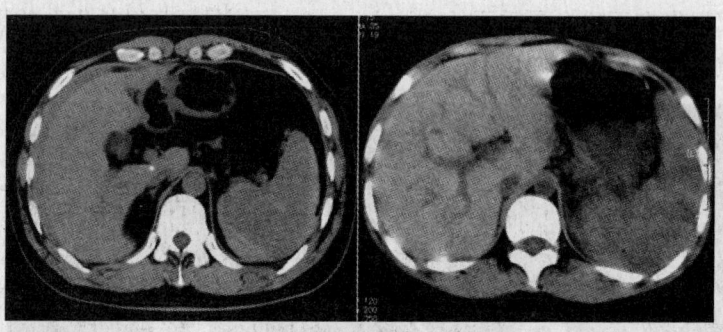

图9.26　脾脏破裂伤

9.3.3　肝损伤

腹部钝性损伤引起的器官受损20%发生于肝脏。肝损伤包括撕裂伤、包膜下血肿、肝实质挫伤、肝静脉损伤、肝动脉损伤以及肝脏胆系的破裂。钝性损伤通常产生肝实质的撕裂伤，该损伤引起的腹腔内出血很显著，可能与肝脏的双重供血有关。肝脏的包膜下血肿通常是由于穿透性损伤产生的，无论是钝性或是穿透性损伤均可引起活动性出血。

肝脏的撕裂伤常常累及肝右后叶，因这部分肝与肋骨和脊柱相邻。肝左叶的损伤往往是垂直方向上的，是由于自肝左叶向脊柱从前向后的压力所致。这些可能与其他的压力性损伤相关，如胰腺、小肠、十二指肠和横结肠。撕裂可以累及重要的肝血管结构，例如大的肝静脉和门静脉的分支，在CT上显示为血管邻近撕裂处有活动性出血的征象。

肝脏裸区是位于肝脏后表面的不受腹膜覆盖的不规则菱形区。肝脏裸区的肝撕裂伤延伸至肝脏表面，导致腹腔内出血进入腹膜后，而不形成腹腔出血。体格检查通常不能发现典型的腹膜刺激征象，但腹腔检查可能是阳性的。CT 扫描能显示肝撕裂伤，通常累及肝右后叶并常伴有腹膜后出血（图 9.27）。Pattn 等报道的 185 例肝脏损伤患者的 CT 表现，有 25 例是包膜下血肿限于肝裸区的（约占 16%）。25 例中的 22 例（约 88%）可见右侧腹膜后出血，5 例（20%）有腹腔内出血。肝脏裸区损伤的患者保守治疗效果非常好。对于累及肝裸区的肝撕裂伤，CT 扫描可诊断出无腹膜后损伤所致的腹膜后出血。

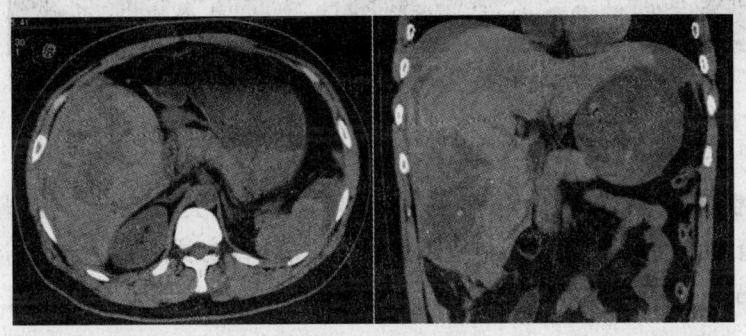

图 9.27　肝脏破裂伤

9.3.4　胰腺损伤

腹部钝性损伤造成胰腺损伤者并不常见，如果发生，通常也合并其他器官的损伤，如十二指肠和肝脏。损伤机制是前方中线位置的外力使胰腺向脊柱方向压近从而引起损伤。压力会引起胰腺挫伤、血肿、撕裂伤和断裂。交通事故中，前向压力常常是由方向盘或者座带造成的。胰腺损伤更常见于儿童和青年人。年纪大的成年人发生率低的原因可能与胰腺周围脂肪组织围绕有关。

胰腺撕裂伤和断裂伤在 CT 上表现为胰腺实质的中断。周围的液体代表出血位于肾前间隙内。胰腺的急性损伤，例如，挫伤和血肿在 CT 上可能表现为胰腺增强，胰腺块影或是胰腺轮廓不规则，这可能与胰腺积液有关，后期可形成假性胰腺囊肿（图 9.28）。其他的胰腺损伤征象包括肠系膜上动脉周围的积液、横结肠系膜积液、胰腺与脾静脉间积液以及肾筋膜左前部的增厚。

胰腺损伤后对胰管完整性的判断需要额外的检查，即 ERCP 或 MRI。当腹膜有撕裂伤或断裂伤存在时，胰腺的 CT 表现可能正常，因为损伤后的胰腺也可以恢复到原来的轮廓形态。因此，当仅能看见胰周腹腔积液时，ERCP 或 MRI 对于识别胰腺损伤很有用。延迟 CT 扫描对于发现起初扫描时未见的损伤也很有帮助，可以显示更多的特殊征象。

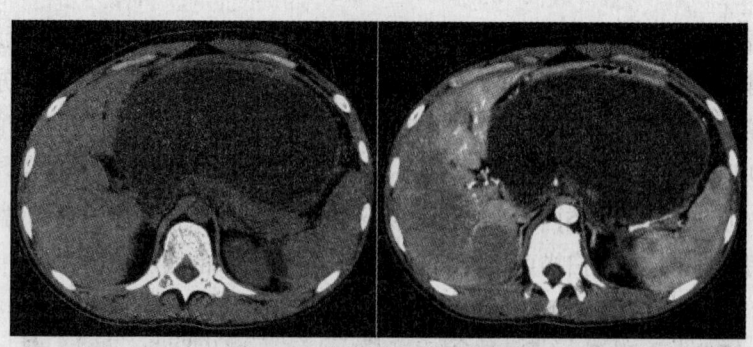

图 9.28 胰腺损伤后假性囊肿

9.3.5 肾脏损伤

腹部钝性损伤时常见肾损伤,往往与其他器官损伤相关。肾损伤包括肾挫伤、肾皮质撕裂伤、肾断裂伤、肾粉碎伤、包膜下血肿、创伤性肾动脉闭塞以及创伤性肾静脉栓塞。通常情况下,约95%的肾损伤表现为皮质撕裂伤、挫伤以及其他无需外科手术的轻伤。

肾挫伤在CT增强扫描时显示为局限的低密度区,或表现为与肾盂肾炎相似的肾盂条纹状影。撕裂伤表现为不规则的、线样低密度区,自肾实质的外周部向内部集合系统伸入(图9.29)。大多数撕裂伤都与肾周出血有关,小撕裂伤仅见皮质内,然而大范围的撕裂伤则延及肾内部的集合系统,在CT上表现为尿液外漏和对比剂外漏入肾实质和肾周间隙。如怀疑撕裂伤可能并发尿漏时,则CT的延迟扫描常需 2~10 min,以显示对比剂的外漏。肾脏内集合系统的尿漏可能与活动性肾出血时对比剂的外漏相混淆。鉴别要点是:活动性出血渗出的对比剂周围常绕以低密度的血栓并可能与尿液集合系统不连续,活动性肾动脉出血比肾集合系统内排泄物渗出要早。肾粉碎伤往往也会有尿液外渗和对比剂外渗。包膜下血肿在CT上表现为沿着肾表面且位于肾包膜下的新月形的低密度影,并压迫、扭曲轮廓清晰的肾实质。如肾包膜未受累,肾周间隙内不会出血。

创伤性肾动脉闭塞往往是由于减速损伤造成,使近端肾动脉拉伸,从而导致即时撕裂伤引起栓塞,进而发展成为肾动脉完全性闭塞。CT征象为患侧肾实质不显影,增强时,可见肾实质外周的强化环,因为来自肾动脉主干的血供使得肾包膜很早就可以强化。闭塞的近端,可以看见供应肾周实质的血供以及对比剂。螺旋CT可以直接显示肾动脉闭塞,部分肾梗死可能为一个或几个肾血管的创伤性闭塞所致。创伤性肾静脉栓塞表现为延迟扫描上的持续肾脏显影,并且CT上可以直接看到血栓。

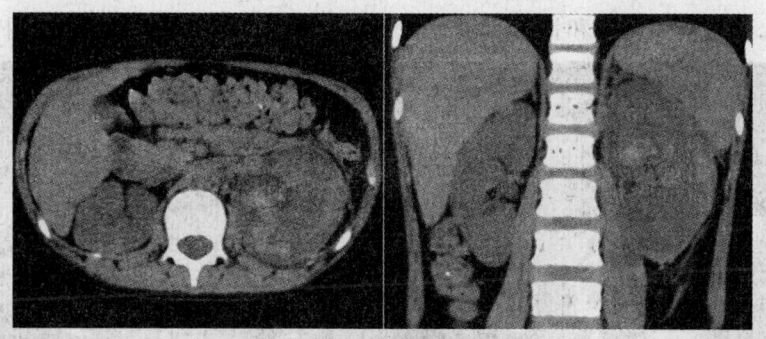

图 9.29　左肾撕裂伤

9.3.6　胃肠道和肠系膜损伤

胃肠道损伤很少单独发生,70%的胃肠道损伤合并有腹腔实质性脏器的损伤。实质性脏器损伤 CT 诊断比较容易,并能对其进行准确分级。临床上腹部空腔脏器损伤的准确诊断常较困难,主要原因是大多数胃肠道损伤患者可不出现腹腔游离气体,而腹腔游离液体的出现也不是空腔脏器穿孔的特有征象。但比较腹部 X 线平片和超声,CT 检查能够提供更多的诊断信息,能检测出存在于腹腔或腹膜后间隙的少许游离气体或液体,尤其是胃肠道和静脉内造影剂的采用,大大提高了 CT 对胃肠道损伤诊断的准确性。

胃肠道损伤 CT 诊断的依据有硬征(hard signs)与软征(soft signs)两类征象。硬征是胃肠道损伤的特有征象,包括腹腔游离积气和胃肠道内造影剂的外溢,如 CT 检查出现此两种征象即可确诊胃肠道穿孔,但应排除检查前是否进行过诊断性腹膜腔灌洗,以及其他原因所致的气腹。软征包括腹腔内存在游离液体而无具体腹腔实质器官损伤的证据和胃肠道壁局限性增厚或血肿,其内密度增高,血肿较大者可致管腔狭窄。软征不是胃肠道损伤的特有征象,但对于腹部损伤患者应高度怀疑胃肠道损伤的可能性,需结合临床和其他检查结果进行综合分析,并密切观察病情的变化,如症状进行性加重,应立即手术探察,以免延误病情,发生严重后果。另外,增强扫描时如一段肠壁的异常强化常提示肠壁可能有损伤,但无特异性。腹膜后肾旁前间隙内主要为十二指肠、升结肠、降结肠及胰腺等脏器,此间隙外伤 CT 扫描主要表现为肾旁前间隙血肿,十二指肠腹膜后外伤性肠破裂易发生于横、升段交界处,其显著改变为十二指肠后方有渗液及血肿所形成的软组织密度肿块。

肠系膜损伤的 CT 征象包括腹腔游离液体呈三角形聚集于肠系膜之间,或液体和血肿渗入系膜脂肪内、肠环与系膜脂肪之间。这些征象被认为是与肠壁损伤相伴随的系膜损伤特异性 CT 表现,即使少许的气泡存在于肠系膜间也能为 CT 所显示,对其与腹腔实质性器官损伤的鉴别有十分重要的意义,实质性器官损伤所致腹腔积血一般不渗透至肠系膜,在肠系膜间见不到三角形液体的聚集。因此,在对腹部损伤患者进行 CT 检查时,应仔细观察腹部及盆腔 CT 片上是否存在少量腹腔游离积气,气体聚集的常见部位是腹膜前间隙和肝门区，通过观察肺窗和骨窗影像有助于腹腔内少许游离气体的识别(图9.30)。

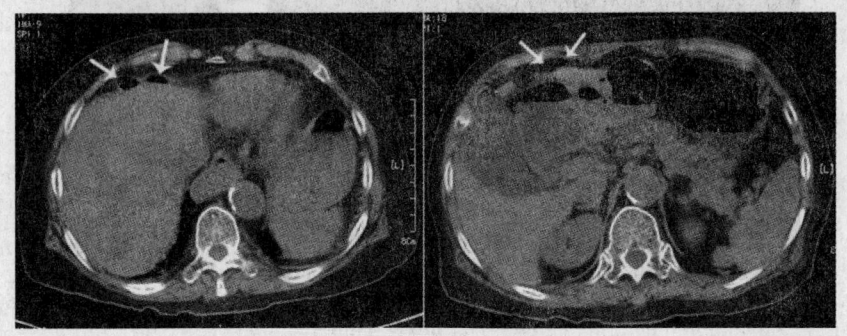

图9.30　腹腔少量游离积气

9.3.7　胆囊损伤

胆囊损伤很罕见，钝性损伤常发生在胆囊充满胆汁或扩张时。胆囊损伤往往合并有肝脏和十二指肠的损伤。损伤包括胆囊壁的挫裂伤，胆囊破裂和胆囊撕脱。因为，胆囊是一个腹膜外脏器，胆汁从破裂的胆囊可渗入胆囊窝内。在这种情况下，胆汁渗到腹腔的征象较少见，腹膜腔是阴性的，CT扫描只显示胆囊周围积液。胆囊损伤的CT征象包括胆囊周围积液（最常见的征象）、胆囊轮廓的毛糙、胆囊壁局限性增厚或不连续，在胆囊腔内可见出血，破裂的胆囊在CT上可以表现为萎缩。胆囊撕脱可见胆囊动脉及其分支的破裂处明显出血。多层螺旋CT的矢状面图像对于显示胆囊撕裂非常有帮助。

9.3.8　膀胱损伤

输尿管膀胱损伤是盆腔损伤一个常见而重要的并发症，有3种类型：① 膀胱挫伤；② 腹膜外膀胱破裂；③ 腹腔内膀胱破裂。挫伤表现为肌间损伤和膀胱壁血肿，CT上很容易发现。此时，没有尿液或静脉对比剂的外渗。挫伤通常需保守治疗。腹膜外破裂（80%～90%的发生率）较腹腔内破裂（15%～20%的发生率）更常见。两者也可同时发生（发生率是0～12%）。鉴别腹腔内破裂与腹膜外破裂很重要，因为后者通常保守治疗，而前者需要急诊手术治疗。

当膀胱充盈时受到下腹部损伤常可致膀胱破裂。撕裂伤常包括膀胱穹隆。外渗的尿液和对比剂溶入腹腔内，表现为绕以小肠褶的积液，或是流入腹腔隐窝。腹膜外膀胱破裂常与盆腔骨折有关，可能由于膀胱底的剪切力所致或是盆腔骨折直接损伤膀胱前壁。尿液及渗出的对比剂流入邻近的膀胱周软组织，并有可能进入会阴、阴囊、大腿以及前腹壁的上方。辨认出渗出物至膀胱周的前间隙是非常重要的，它是位于横筋膜与会阴壁之间的一个潜在性腔隙。此腔隙内如果有透亮的尿液就能进入腹壁的头侧，且能围绕腹腔的前方和侧方。外渗的尿液也会进入直肠后间隙，在CT上表示为直肠与骶骨之间有对比剂。

腹部钝性损伤患者在CT上仅见腹腔内积液时,测得水样密度(0～5 Hu)可能表示输尿管膀胱破裂、胆囊破裂或是潜在的腹水。如测得血液密度,就需对腹部损伤的其他征象做仔细检查,以排除小的肝或脾撕裂伤。如有肠腔外积气,口服对比剂或灌肠后的复查CT非常重要。另外应在12～24 h后复查CT,以寻找在初次CT扫描中没有发现的腹部损伤。

9.3.9 骨盆骨折

骨盆骨折常常危及生命,待生命体征平稳后需再次检查,了解是否有并发症出现。如四肢骨折、肋骨骨折、血气胸、颅脑、腹部脏器损伤。在骨盆骨折的诊断中,影像学诊断占有重要地位。

1. X线平片

应包括3个标准的骨盆像:① 前后位,能显示骨盆骨折的基本征象(图9.31);② 入口位,显示骨盆环的完整性,半骨盆环的前后移位,其中不稳定征象有:骶臀线不连续、坐骨结节撕脱、骶髂关节骨折和脱位、半骨盆向后方或后上方移位≥1.0 cm,说明半盆骶髂后韧带及骨间韧带全部损伤;③ 出口位,显示骶骨、髂骨翼、髋臼和髂耻隆突部位的骨折。不稳定征象有:腰5横突骨折、髂骨翼骨折≥5 mm、耻骨联合分离≥2.5 mm等。对怀疑合并髋臼骨折和软骨损伤的患者另加闭孔斜位、髂骨斜位,可以分别清楚显示髋臼前柱和后壁、髋臼后柱和前壁的情况。

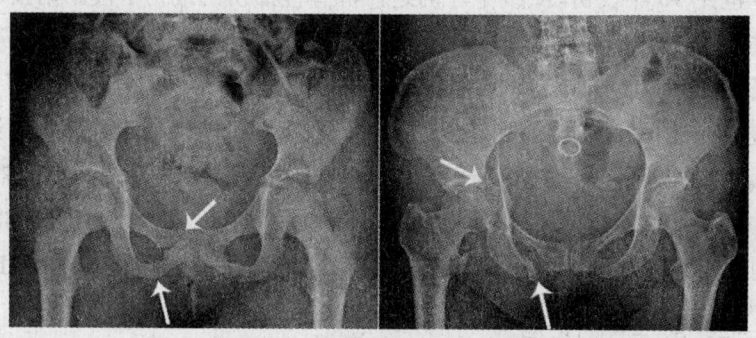

图9.31 骨盆骨折X线平片

2. CT表现

常规CT显示骨盆骨折整体不及X线片好,但能较好显示局部微小损伤,如骶骨裂缝骨折和椎板骨折、骶髂关节的粉碎性骨折、髋臼顶弓部骨折、坐骨棘和坐骨结节撕脱骨折等,此外CT扫描可以显示软组织阴影,如骶髂后部的韧带损伤、骨折血肿、骨折周围脏器和大血管等,对进一步判断骨盆损伤的稳定性都有帮助。Magid等认为CT为骨盆骨折诊断的基础,CT快速诊断有助于患者的治疗,了解损伤范围,确定是否存在继续出血和并发症。但CT平扫二维图像缺乏立体和直观感等,常使临床医生难以对骨盆骨折的患者做出正确诊断、准确分类和提出明确的手术方案。

螺旋CT，特别是多层螺旋CT利用表面轮廓重建技术或容积重建技术，将保留的CT扫描物体的表面数据或扫描物体的内、外部所有数据，经过软件处理，以不同的灰白度、颜色透明度来衡量密度，从而形成了清晰逼真的三维立体图像，使骨盆完整、直观、立体地展现在医生的面前，并且可以使图像直接任意轴向和角度旋转，以便选择暴露病变的最佳视角观察，这对于判断骨盆骨折的类型和决定治疗方案均有指导意义（图9.32）。由于多层螺旋CT可以提供更高的分辨率和精确的骨折相对位置，在骨盆骨折的诊断中有着广阔的应用前景。

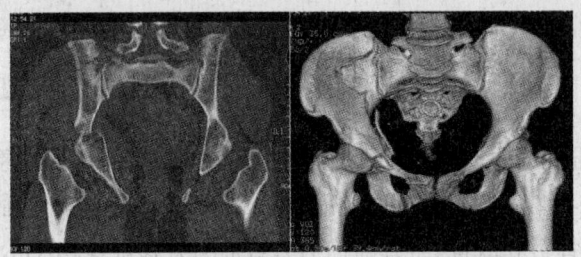

图9.32 骨盆多发骨折CT冠状面及三维重建

9.4 脊柱损伤

直到20世纪90年代初，X线平片仍是评价脊柱损伤的最初手段。据报道约50%～70%的病例根据平片作出最终的诊断，当临床症状与影像学发现一致时，没必要做进一步的检查。许多学者认为，假如只用传统的X线平片，23%～57%的脊柱骨折可能被漏诊。这些被漏诊患者中的幸运者能得到延迟的纠正，不幸者可能因临床处理失当给患者带来灾难性后果。因此，很多学者主张对于严重脊柱损伤患者或高危患者，急诊螺旋CT应成为首选的影像学手段，X线平片只有在对低危患者时才进行，并可作为可靠的单独方法。此外，关系到软组织（如脊髓、血管、韧带、肌肉等）或骨髓的损伤只能依赖MRI来解决。

9.4.1 X线平片检查

常规X线摄脊柱的正侧位片是必需的，在寰枢椎损伤者，还须加拍寰枢的张口位片，其优点是简单、方便、价廉、诊断准确。椎体及其附件骨折，脱位或半脱位在X线上多能明确显示（图9.33），但在观察骨折细节方面却受到一定的限制，尤其是脊柱后部骨性结构的骨折、椎管的受累程度等。有时还难以区别单纯屈曲压缩型和爆裂型骨折，而两者的治疗方案不尽相同。

对一组脊柱压缩骨折的病例进行多种影像学检查后发现，平片诊断分型结果与CT比较表明，稳定性骨折平片与CT诊断结果相同；单纯附件型骨折平片的诊断率最低；其他型平片的分类诊断正确率在79%左右,平均为82%。故脊柱正侧位平片对绝大多数脊柱骨折的诊断有一定的价值,在日常门诊急诊检查中具有快速、易行、直观、经济的优点,仍不失为首选的方法,但对于单纯附近骨折或椎管变形,特别是上胸椎则易漏诊。

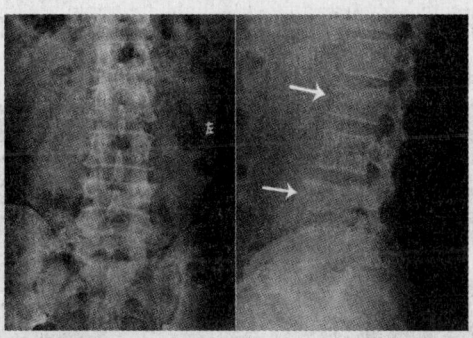

图9.33 腰2,4椎体压缩性骨折

9.4.2 CT检查

螺旋CT具有扫描速度快、信息连续及容积性采样的特点,完成扫描后可根据需要利用工作站进行多平面重建(multi-planar reconstruction,MPR)、最大密度投影(maximum intensity projection,MIP)、表面遮盖显示(surface shaded display,SSD)及容积再现(volume rendering,VR)等实时观察,并可根据需要对重建图像进行旋转,从多角度直观、逼真地观察病变,克服了常规X线和普通CT只能单角度观察病变的局限性,因此,大大地提高了脊柱损伤诊断的准确性,为外科医师制订手术计划提供了可靠依据。

尤其是近年来,应用于临床的多层螺旋CT,由于进一步减少了获得容积数据的扫描时间,并提高了容积分辨率及时间分辨力,其多层面锥束断层摄影使三维重建图像更清晰,多层螺旋扫描薄层重建,骨窗观察能更清晰地显示细小的骨折纹,薄层MPR任意角度调整可显示传统及单层螺旋CT因信息有限而不能显示的轴向走行骨折纹,使其对骨折的显示率达到了100%。精细的MPR、MIP较之轴面图像、VR图像对骨折的显示更清晰、直观,更易于显示隐匿骨折、脱位及骨折征,可最大程度减少漏诊,进一步提高对脊柱骨折稳定性诊断的准确率。尽管如此,多层螺旋CT对脊柱损伤的诊断仍存在一定限制,主要是不能直接显示韧带结构的断裂,对脊髓水肿、肿胀判断能力也较差。

CT在观察骨折时,要注意观察骨折压缩程度,骨折线是否通过椎体后缘,是否有脊髓受压情况,骨折线是否通过横突孔等,为临床设计治疗方案提供直接证据。CT可以为诊断脊柱是否稳定提供可靠证据,Denis在椎体矢状面上将脊柱分为前、中、后骨折,张雪哲等认为判断骨折稳定性的标准有:①骨折累及二柱或三柱;②椎管狭窄;③脊柱滑脱或成角畸形,椎弓根骨折也是不稳定性脊柱骨折的指征之一。符合上述两项者即可判断为不稳定性骨折,聂忠仕等认为椎体后部结构的骨折可强有力地提示有脊柱不稳的存在。在诊断外伤性椎间盘突出时应特别注意，一定要结合临床观察是否有骨折以及骨折脱位等情况，否则很难与非损伤性椎间盘突出相鉴别。对椎管内结构的改变，CT可直接观察椎管内结构的受压程度。CT的三维重建及多平面重建可以从不同角度清楚了解脊柱骨折移位，特别是椎体后缘骨折块（即Denis中柱损伤）及椎板骨折下陷入椎管的程度，并能准确测量椎管狭窄程度（图9.34）。

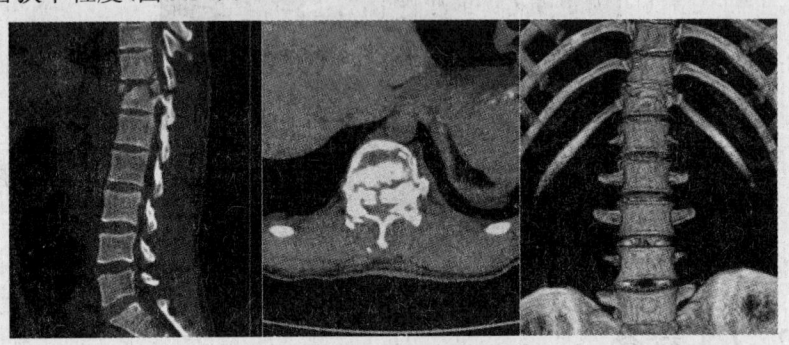

图9.34 胸12椎体爆裂骨折

9.4.3 MRI检查

脊柱损伤中MRI已广泛应用于脊柱和脊髓损伤的诊断，为临床治疗提供了可靠的依据。脊柱损伤的急性期，病理改变主要是脊椎骨的压缩性骨折、粉碎性骨折，脊柱滑脱，韧带及周围软组织损伤，椎间盘损伤，脊髓损伤，椎管内血肿等。由于MRI可以反映上述变化的部位、形态、组织学成分，故应用日益广泛。

1. 脊椎骨折

表现为椎体变形（压缩、爆裂等），椎体脱位，骨小梁挫伤，附件骨折、移位（可单独发生亦可伴椎体骨折）等（图9.35）。上述骨折受累部分急性期呈T_1WI低信号、T_2WI高信号变化，慢性期除形态改变外，信号一般无异常。

2. 韧带损伤

包括前纵韧带、后纵韧带、黄韧带、棘间韧带和棘上韧带等撕裂或断裂，MRI表现为低信号连续性中断或其中出现异常信号，T_2WI见这些结构区的信号异常增高和不同程度皱折，连续性中断或模糊不清，可伴棘突间距增宽。合并出血时根据出血时间不同而呈高、等或低信号，以STIR序列显示较为满意。

3. 椎间盘损伤

受累椎间盘呈T_2WI高信号，常有形态异常，可向后突入椎管或疝入骨折椎体内，其T_2WI高信号可与椎间盘退变突出相鉴别。

4. 硬膜外血肿

表现为硬膜外梭形肿块，其信号主要取决于血肿形成的时间。

5. 脊髓损伤

（1）脊髓受压　为压缩椎体、增生骨赘、碎骨片、椎间盘、血肿等压迫发生移位、变形，局部蛛网膜下腔变窄或消失，以矢状位显示最佳（图9.35）。

（2）脊髓水肿　受损段脊髓增粗，梭形膨大，T_1WI 呈等或稍低信号，T_2WI 呈高信号。

（3）脊髓出血　T_1WI 及 T_2WI 均呈高信号。

（4）脊髓断裂　其连续性完全或不全中断、错位，断端常合并水肿、出血等，完全断裂者其间充满脑脊液，局部蛛网膜下腔不规则闭塞。

（5）脊髓软化　呈边界清楚的小囊状 T_1WI 低信号、T_2WI 高信号。

（6）脊髓萎缩　受累段脊髓变细，信号正常或可伴脊髓软化灶。

（7）脊髓空洞　受累段脊髓可增粗、变细或正常，中心见短条状 T_1WI 低信号、T_2WI 高信号，信号强度与脑脊液近似，边界清楚，空洞周围脊髓变薄，信号减低（图9.35）。

由于脊柱结构复杂，骨骼结构重叠，普通平片对软组织损伤不敏感，在严重脊柱损伤诊断中假阴性率高达50%以上，且检查过程费时，需改变患者体位，故在严重脊柱损伤患者中，已不提倡普通平片检查。螺旋CT能快速、准确地显示或排除骨的异常（骨折、脱位等），可作为首选的检查方法，其检查应尽量采用包括邻近解剖结构（主动脉、腔静脉、膀胱等）的大范围扫描。损伤时间超过 6～10 h 者，可直接行 MRI 检查，在显示如血肿、骨髓水肿、脊髓损伤、韧带断裂、椎间盘突出等软组织损伤方面，MRI 最敏感，而 CT 可作为补充应用。

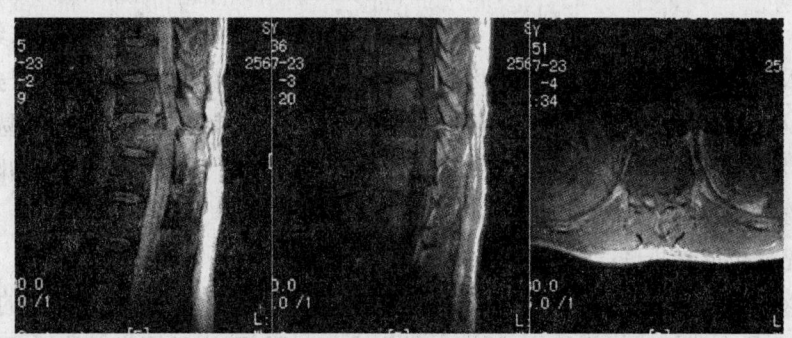

图9.35　胸12椎体爆裂骨折伴脊髓损伤

9.5　四肢骨关节损伤

四肢骨关节损伤是临床常见病，一般均需做影像学检查，其目的是明确有无骨折、关节脱位或肌腱韧带断裂，了解骨折错位及关节脱位的详情，必要时可在透视监视下行复位治疗，复位固定后摄片了解复位情况，定期复查观察愈合过程和有无并发症，判断轻微外伤引起的骨折是否为病理性骨折。四肢骨关节损伤一般首选 X 线平片检查，解剖结构复杂的部位可选择 CT 扫描及其三维重建,而软组织损伤需做 MRI 检查。

9.5.1 X 线平片检查

1. 骨折的基本 X 线表现

骨折的断裂多为不整齐的断面,X 线片上呈不规则的透明线,称为骨折线,于骨皮质显示清楚整齐,在骨松质则表现为骨小梁中断、扭曲、错位。当中心 X 线通过骨折断面时,则骨折线显示清楚,否则可显示不清,甚至难于发现。严重骨折骨骼常弯曲变形。嵌入性或压缩性骨折骨小梁紊乱,甚至骨密度增高,而看不到骨折线。骨折的类型:根据骨折的程度可分为完全性和不完全性,前者骨折线贯穿骨骼全径,后者不贯穿全径;根据骨折线的形状和走向可分为线形、星形、横行、斜行和螺旋形骨折;复杂骨折根据骨折线形状分为 T 形、Y 形等;根据骨碎片情况可分为撕脱性、嵌入性和粉碎性骨折。骨折的对位和对线关系:完全性骨折,要注意骨折断端的移位。确定移位时,在长骨以骨折近端为准,借以判断骨折远端的移位方向和程度。骨折端可发生内外或前后移位,上下断端亦可相错重叠或分离,重叠时必然有内外或前后移位。骨折端还可有成角,即两断端纵轴形成大小不等的交角。此外,骨折还可发生旋转移位,断端围绕该骨纵轴向内或向外回旋。

2. 特殊类型骨折的 X 线表现

嵌入性骨折 X 线片上表现为密度增高的条带状影,而不出现透明的骨折线,为相互嵌入的骨折断端重叠所致,骨皮质和骨小梁连续性消失,断裂相错,该型骨折多发生于股骨颈和脊椎。儿童骨折常有其特殊的 X 线表现,儿童长骨由于骨骺与干骺端尚未结合,外力可经过骺板达干骺端引起骨骺分离,称为骺离骨折,X 线表现为骺线增宽,骺与干骺端对位异常,也可表现为骺与干骺端一并撕脱。由于儿童骨骼柔韧性较大,外力不易使骨皮质完全断裂,仅表现为局部骨皮质和骨小梁的扭曲,或只引起骨皮质发生皱折、凹陷或隆突,而见不到骨折线,即青枝骨折。

3. 常见部位的骨折

(1)Colles 骨折 又称伸展型桡骨远端骨折,为桡骨远端 2~3 cm 以内的横行或粉碎骨折,远侧段向背侧或桡侧移位,断端向掌侧成角畸形,可伴尺骨茎突骨折(图 9.36)。

(2)肱骨髁上骨折 多见于儿童,骨折线横过喙突窝或鹰嘴窝,远侧端多向背侧移位。

(3)股骨颈骨折 多见于老年人,骨折发生于股骨头下、股骨颈中部或基底部,断端常有错位或嵌入。股骨头下骨折在关节囊内,易引起关节囊的损伤,影响关节囊血管对股骨头及颈的血供,使骨折愈合缓慢,甚至发生缺血性坏死(图 9.37)。

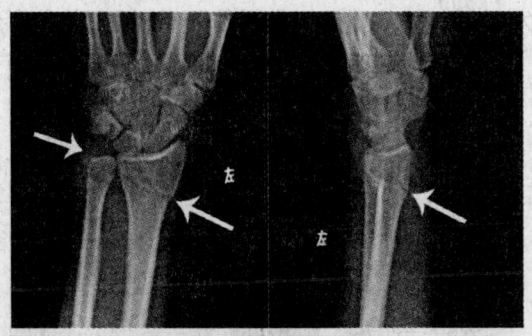

图 9.36　左侧 Colles 骨折

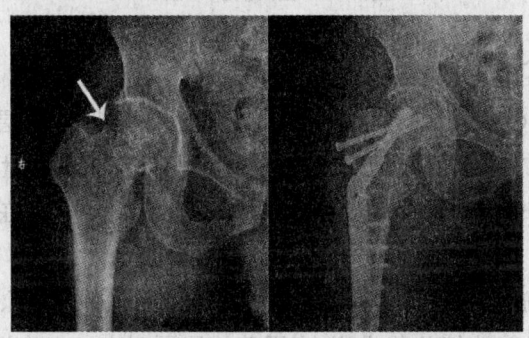

图 9.37　右侧股骨颈骨折术前与术后 X 线平片

4. 关节脱位

关节外伤性脱位大都发生于活动范围大、关节囊和周围韧带不坚强、结构不稳定的关节。在四肢以肩和肘关节常见，而膝关节少见，外伤只引起其韧带撕裂。关节脱位常伴有关节囊的撕裂，有时还有骨折。成年大关节脱位，特别是完全性脱位，征象明确，临床不难诊断，但仍需 X 线检查以了解脱位的情况和有无并发骨折，这对复位治疗是重要的。成年小关节脱位和骨骺未完全骨化的关节脱位，特别是不完全脱位，X 线征象不明确，诊断较难，常需加照健侧进行比较，才能确诊。

（1）肩关节脱位　最常见，主要原因是肩关节活动范围最大，肩胛盂浅，关节囊与韧带松弛而薄弱，易因外伤而脱位。分为肱骨头前、后脱位两种，以前脱位常见。肱骨头前脱位时，常同时向下移位，位于肩胛盂的下方，称为盂下脱位（图 9.38）。也可向上移位，位于喙突下方或锁骨下方，分别称之为喙突下或锁骨下脱位。肩关节脱位常并发肱骨大结节或肱骨颈骨折。肱骨头后脱位少见，只有侧位才能发现肱骨头在肩胛盂的后方，正位易漏诊。

（2）肘关节脱位　较常见，多因肘关节过伸引起，常为后脱位。尺骨与桡骨端同时向肱骨后方脱位，尺骨鹰嘴半月切迹脱离肱骨滑车。少数可为侧方脱位，尺、桡骨向外侧移位。肘关节脱位常并发骨折。关节囊及韧带损伤严重,还可并发血管及神经损伤。

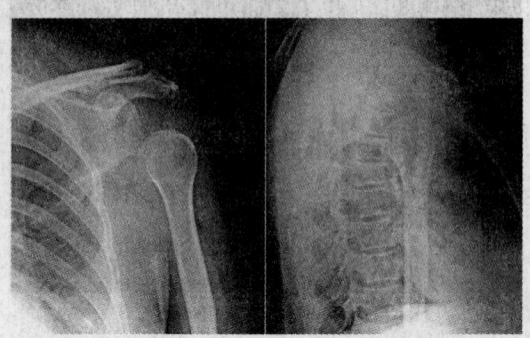

图 9.38　左侧肩关节脱位

9.5.2　CT 检查

近年来随着螺旋 CT 的迅速发展,软件和硬件的不断升级,薄层和快速扫描技术的实现,特别是多层螺旋 CT 的研制成功,三维尤其是容积重建图像质量越来越高,螺旋 CT 三维重建和容积重建逐渐受到国内外临床和放射学家的重视,特别在骨关节损伤检查中的应用越来越多。

骨关节损伤的螺旋 CT 检查根据临床需要确定扫描范围、层厚、螺距和重建间隔。通常对小的感兴趣区域,如胸锁关节或腕,应用薄的层厚(1~2 mm),螺距为 1～1.5 和小的重建间隔(1mm)。大范围的感兴趣区如骨盆和下肢可用较宽的层厚(3 mm)、螺距 1～2 mm 和 2～3 mm 重建间隔。不同部位的扫描参数不同。多层螺旋 CT(multi-slice CT,MSCT)能超高速地完成大范围的容积扫描,具有很高的 Z 轴分辨力和强大的影像后处理功能,是 CT 发展史上又一巨大进步。MSCT 超薄层扫描提高了图像的空间分辨力,如 0.5～0.75 mm 超薄层扫描和高分辨算法可以检出骨的细微形态变化。MSCT 扫描也是多平面重建、三维表面重建和容积重建等多种重建成像的前提,尤其是 64 层以上多层螺旋 CT 超薄扫描,实现了"各向同性"成像,即每一体素在冠状位、矢状位、横轴位及任意断面上均是相等的,保证了 MPR 影像上任意层面空间分辨率的一致。因此,MSCT 优质的 CT 重建影像为医生提供了更加丰富的影像学信息,在骨关节损伤的诊断中,具有其他影像方法不能替代的作用。

骨关节损伤的螺旋 CT 检查后处理技术主要有多平面重建(MPR)和三维重建(3D)两个方面,后者主要有表面遮盖法(surface shaded display,SSD)重建技术和容积再现(volume rendering,VR)两种方法。SSD 成像保留了 CT 扫描时物体的表面数据,可重建出骨骼的表面轮廓,而 VR 是应用特殊的软件系统形成逼真的三维立体图像,是目前 MSCT 应用最多且快捷的三维重建技术。MPR 可从不同角度和方位来显示感兴趣区,可用于观察骨折部位的细微变化。多层螺旋 CT 常规 MPR 影像是评价骨关节损伤的关键,VR 技术在显示骨折方面具有灵活性,可在同一重建图像上同时显示骨松质和关节面的骨折(图9.39),而SSD在显示小的撕脱骨片上具有一定优势。大量的研究说明,由于上述影像而改变了原始病历及处理方法。在外伤病例中,细微的骨折,特别是位于轴面的,在MPR、VR影像上显示更好。复杂的骨折可在上述影像上得到更好的印证,并且骨片的空间关系也可以为矫形外科医师提供治疗依据。在评价外伤病例时,CT血管成像被允许用以评价受伤部位的骨和血管。

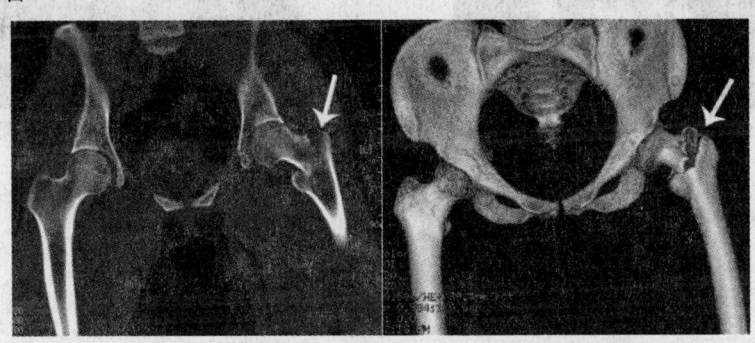

图9.39 左侧股骨颈骨折CT冠状面及三位重建

9.5.3 MRI检查

MRI检查需根据受检部位选择不同的体线圈或表面线圈,以提高信噪比,使影像更为清晰。自旋回波是最基本的扫描序列。T_1WI可显示细致的解剖结构,用于观察骨髓及皮下脂肪内的病变。T_2WI用于显示病变累及软组织的范围。根据关节和疾病的不同而用冠状面、矢状面和横断面扫描。皮下脂肪和骨髓在T_1WI、T_2WI和质子密度像上均呈高信号;骨皮质、空气、韧带、肌腱和纤维软骨呈低信号;肌肉和关节透明软骨呈中等偏低信号。液体,如关节内积液,炎症或水肿在T_1WI上为低信号,T_2WI上为高信号。血肿则依出血时间的长短而呈现强度不同的信号。应用高分辨力表面线圈可提高四肢大关节的成像质量,良好地显示肌腱、神经、血管、骨和软骨结构,该检查对膝和髋关节应用得较多。

对于膝关节,MRI主要用于检查外伤所致的半月板断裂和韧带撕裂。半月板断裂多发生在后角,以矢状面质子密度像和T_1WI最为敏感,于断裂处信号增高,T_2WI可帮助显示关节内积液和出血。MRI诊断的准确率可达90%以上,比关节造影和关节内镜敏感。膝关节外伤引起的胫、腓副韧带撕裂,可在冠状面T_1WI和T_2WI上显示,表现为韧带中断或不见。十字韧带撕裂在矢状面T_1WI和T_2WI上则表现为外形不整断裂,在低信号的韧带内出现高信号(图9.40,9.41)。上述病变在X线或CT上难于显示。对于髋关节,MRI主要用于早期诊断股骨头缺血性坏死和观察疗效。MRI征象出现早于X线,核素成像和CT,且具有一定的特异性。在冠状面T_1WI和T_2WI上,股骨头内出现带状或半月状低信号区,其关节侧还可见强度不等的信号。此外,MRI对于检查腱鞘囊肿、肩袖破裂和踝关节外伤也有一定的帮助。

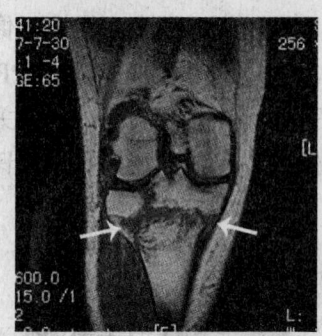

图 9.40　右侧胫骨上端粉碎性骨折 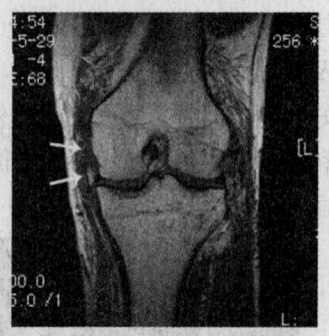　　图 9.41　左侧膝关节胫侧副韧带损伤

（王　毅）

第10章
严重创伤院前救治

院前急救的主要工作是现场患者伤情评估、有限生命拯救和快速安全后送。主要原则包括：①将伤员转移到安全区域；②紧急救命处理，即ABC法则，保持气道通畅(airway)、呼吸(breathing)和循环(circulation)功能维持；③其他处理，包括神经系统损伤和功能评估、全身检查等；④联系医疗单位；⑤快速转运。

10.1 现场急救

10.1.1 基础生命支持

基础生命支持(basic life support, BLS)包括采用非侵入性干预，如ABC(保持呼吸道通畅，维护呼吸、循环功能)，包扎伤口、压迫止血、固定、骨折夹板固定及给氧等。

1. 保持呼吸道通畅(A, airway)

创伤后气道阻塞可于数分钟内因窒息而导致呼吸及心搏停止，保持气道通畅和防止误吸是创伤患者救治的首要措施。应快速开放气道仰头举颌，昏迷患者向外牵拉舌，防止舌后坠，清理呼吸道异物，用手抠除或吸引器清除口腔异物、血凝块及分泌物，保持呼吸道通畅，必要时应及时作快速环甲膜切开置管或作气管切开(参见第11章)。

2. 维持呼吸功能(B, breathing)

对有呼吸功能障碍的伤员应及时寻找原因予以排除。口对口人工呼吸，有条件时给予吸氧。

(1) 用手背贴近口鼻，判断患者有无自主呼吸，无自主呼吸则应立即行口对口人工呼吸。

(2) 口对口人工呼吸时，抢救者应捏闭患者鼻孔，深吸气后向患者口内吹气。

(3) 每次吹气量 $800 \sim 1\,200$ mL。

(4)胸外心脏按压30次,吹气2次。
(5)如果条件许可经气囊活瓣面罩通气作为首选或行气管插管机械通气。
(6)开放性气胸应密封包扎伤口。
(7)进行性呼吸困难、气管严重偏移、广泛皮下气肿、血压下降等考虑张力性气胸时,应立即用粗针穿刺抽气。

3.维持循环功能(C,circulation)
对心脏停搏者先实施心前区叩击术(于胸骨中下1/3交界处用力叩击)。若无效应改行胸外心脏按压。去除直接导致血液循环及呼吸衰竭的原因,待呼吸、心跳恢复后,迅速后送。
(1)判断患者心跳停止否(大动脉搏动消失、意识丧失)。
(2)置患者卧于硬板床或地上。
(3)双手重叠按压胸骨中下1/3交界处。
(4)按压频率80~100次/min。
(5)按压深度:成年人胸廓起伏4~5 cm。
(6)胸外按压尽量不中断。
(7)以能触及患者大动脉搏动、意识恢复否来判断按压是否有效。
(8)建立静脉通道,液体复苏是院前救治的重要措施,应根据环境、设备、技术条件、伤员情况等具体决定,可给予肾上腺素等复苏药物(参见本书"第7章 创伤性休克")。

4.其他内脏损伤判断
(1)应严密观察有无脏器活动性出血。
(2)颅脑伤后要严密观察神志、瞳孔大小、肢体活动等。
(3)胸部伤后要严密观察有无心包或胸腔内积血,有条件时可行胸腔穿刺以明确诊断及伤情严重程度。
(4)腹部穿透伤后要特别注意有无腹部移动性浊音,有条件时可行腹腔穿刺以明确诊断及伤情严重程度。

10.1.2 高级生命支持

在基础生命支持的基础上,有条件时可通过应用呼吸机、电除颤和药物等手段恢复自主循环,稳定呼吸循环系统。

1.控制气道
采用喉罩、环甲膜穿刺、气管插管等方法控制气道。
2.人工通气
采用简易呼吸器、麻醉机或呼吸机进行人工通气。

3. 除颤

(1)若为目击的心跳骤停,可用拳小鱼际侧用力叩击患者胸骨中部,仅限一次。

(2)有除颤器时可立即行心脏除颤1次。

(3)除颤电能,双相波120～200 J或单相波360 J。

4. 药物

(1)给药途径

1)静脉内给药　心肺脑复苏初期一般多用静脉给药。

2)经气管-支气管给药　可快速有效的吸收,气管插管后可适用。

3)骨髓内给药　适用于1岁以内的婴儿,可在胫骨粗隆下内1 cm穿刺骨髓内注入。

(2)药物

1)肾上腺素0.5～1 mg静脉内推注,每3～5 min一次。用于心搏骤停除颤后使用,愈早使用效果愈好。

2)利多卡因1 mg/kg静脉注射,继而改为静滴1～4 mg/min。是目前首选的抗心律失常药物。

3)碳酸氢钠,开始给1 mmol/kg。

4)多巴胺20～60 mg加入250 mL液体中静脉滴注,可根据血压调整滴数。

5)胺碘酮,治疗室上性和室性心律失常,3～5 mg/kg静脉内注射。

10.1.3　止血

1. 出血种类

(1)动脉出血　血色鲜红,血液由伤口向体外喷射,危险性大。

(2)静脉出血　血色暗红,血液不停地流出。

(3)毛细血管出血　血色鲜红,血液从整个伤面渗出,危险性小。

2. 出血量估计　根据失血的表现可初步判断失血量。当失血量达全身血量的20%以上时出现休克表现:脸色苍白,口唇青紫,出冷汗,四肢发凉,烦躁不安或表情淡漠,反应迟钝,呼吸急促,心慌气短,脉搏细弱或摸不到,血压下降或测不到。

3. 止血方法

(1)加压伤口包扎止血法　适用于大多数有活动性出血的伤口。用消毒纱布垫覆盖伤口后,在其上方用棉花团、纱布卷或毛巾等折成垫子,然后用三角巾或绷带紧紧包扎,以达到止血目的。

(2)指压止血法　适用于肢体及头面部的外出血,简单有效。用手指压迫伤口近心端的动脉,将其压向体表骨头上,以阻断其血液流通。

(3)填塞止血法　适用于较大而深的伤口,用无菌纱布填塞入伤口内,盖上无菌纱布,再用绷带或三角巾包扎固定。

(4) 屈曲肢体加垫止血法　适用于单纯加压包扎止血无效或无骨折的四肢出血。在肘窝、腘窝或腹股沟处加纱垫，屈肢体，再用三角巾或绷带扎紧止血。

(5) 止血带止血法　止血带止血仅用于其他止血方法无效时，且只用于损伤大血管的四肢严重创伤。止血方法包括橡皮止血带、布条绞紧止血法、布条加垫止血法、气囊止血带等。

1) 部位　止血带应放在出血创口上方5 cm，前臂宜在上1/2处，大腿宜在上2/3处，尽量近创口处。止血带下加布垫。

2) 松紧度　不直接缠在皮肤上，须用三角巾、毛巾、衣服等做成平整的垫子垫上；绑扎止血带松紧度要适宜，以出血停止、远端摸不到动脉搏动为准。

3) 时间　使用止血带最长不宜超过3 h，每1 h缓慢放松一次，每次30～60 s，注意放松前包扎伤口。

4) 标记　使用止血带应有明显的时间标记。

5) 严禁用电线、铁丝、绳索代替止血带。

10.1.4　包扎

1. 目的

保护受伤的肢体，避免伤口污染，减少痛苦，控制出血，并固定伤口的敷料和夹板。

2. 原则

(1) 动作要轻、快、准、牢。

(2) 要尽可能的先用无菌敷料覆盖伤口，再进行包扎。

(3) 不可过紧或过松，在四肢要露出指(趾)末端，以便随时观察肢端血液循环情况。

3. 常用方法　常用绷带、三角巾及纱布等材料。

(1) 绷带包扎　除以下两种常用方法外，还有螺旋反折包扎、"8"字形包扎和回反包扎等。

1) 环形包扎　将绷带一端展平，两手配合均匀地由远段向近段缠绕，第二圈压住第一圈的1/2~1/3，包扎最后在同一平面环绕3圈，然后用胶布固定，或将末端撕开成两股后交叉环绕打结。

2) 螺旋包扎　先按环形法缠绕数圈，再作单纯的斜旋上升缠绕，每周压盖前周的1/2。常用于臂、指和躯干等粗细不等的部位。

(2) 三角巾包扎　广泛用于身体各部位的包扎。

1) 头顶帽式包扎。

2) 面具式包扎。

3）单眼包扎。
4）肩部包扎。
5）胸（背）部包扎。
6）腹部包扎。
7）臀部包扎。
8）四肢包扎。

10.1.5 固定

1. 目的

防止骨折端移动，从而减轻伤员痛苦，可有效地防止骨折端损伤血管、神经等组织，是早期减轻创伤反应、防治创伤休克的有效措施。

2. 原则

(1) 固定骨折前，应首先完成基础生命支持等救命措施。
(2) 对外露的骨折端不应送回伤口，对畸形的伤肢也不必复位。
(3) 固定范围应超过骨折上下相邻的两个关节。
(4) 固定时动作轻，固定牢靠，松紧度要适宜，皮肤与夹板之间尤其骨突出处和空隙部位要垫适量的棉垫或衣服、毛巾等，以免局部受压引起坏死。
(5) 应将指（趾）端外露，以便观察血液循环。
(6) 外固定部位应便于随时拆开，以便迅速解除血液循环障碍。
(7) 凡疑有脊柱、脊髓伤者，必须固定后才能搬运时，以免加重脊柱伤的移位和脊柱伤的程度。

3. 常用方法 通常采用木制或金属夹板、可塑性或充气性塑料夹板。紧急时可就地取材，如木棍、树枝、布伞、木板、步枪、自身的肢体等作为固定材料。使用充气夹板除能充分固定骨折端外，还具防震止痛及止血作用，骨盆骨折时可使用抗休克裤充气固定，具有良好的止血固定、防震的作用。

10.1.6 搬运

1. 目的

尽快撤离危险现场，并转送到有条件的医院救治。

2. 原则

(1) 首先应完成 BLS 和初期伤情评估。
(2) 在整个搬运过程中，应继续观察伤情变化并及时处理。
(3) 怀疑头部、下肢、上肢、骨盆骨折或背部受伤的伤员，应平卧运送。

3.常用方法　通常采用担架搬运伤员,紧急时也可就地取材,用座椅、门板、毛毯、衬衣、竹竿等制作临时担架。

(1)徒手搬运

1)单人

a.扶行法　即搀扶行走,适宜清醒、没有骨折、伤势不重、能自己行走的伤员。

b.背负法　适用于老幼、体轻、清醒的伤员。救护者背朝向伤员蹲下,让伤员将双臂从救护员肩上伸到胸前,两手紧握。救护员抓住伤员的大腿,慢慢站起来。禁用于上肢、下肢及脊柱骨折者。

c.其他还有拖行法、爬行法和抱持法等。

2)双人　可用轿杠式、椅托式、双人拉车式、双人扶腋法等。

3)3人或4人　3人或4人平托式:适用于脊柱骨折的伤者。要求救护者同时站立,抬起伤员,齐步前进,以保持伤员躯干不被扭转或弯曲。

(2)担架搬运　省力、方便,是常用的方法。适于病情较重,不宜徒手搬运,又需要转送远路途的伤员。常用的担架有帆布折叠式担架,组合式(铲式)担架和自动简易担架。

1)患者的脚在前头在后,以便于观察。

2)先抬头,后抬脚,担架员应步调一致,向高处抬时,伤员头朝前,足朝后,并使患者保持水平状态。下台阶时相反。

3)搬运中应注意观察患者情况,如神志、吸呼、脉搏等。

4)用汽车运送时,应妥善固定担架,防止在起动、刹车时碰伤。

(3)几种特殊伤搬运

1)脊柱骨折　应防止脊椎弯曲或扭转,要求使用木板担架,严禁用一人抬胸、一人抬腿的拉车式搬运。搬运时必须托住伤员的头、肩、臀和下肢,保持躯体成一直线。颈椎骨折搬运时,要有专人牵引,固定头部,然后多人分别托肩、臀、下肢,动作一致抬放到硬板担架上,颈下垫一小垫,使头部与身体成直线位置。颈两侧用沙袋固定或用颈托,肩部略垫高,防止头部左右扭转和前屈、后伸。

2)骨盆骨折　应使伤员仰卧,两腿髋、膝关节半屈,膝下垫好衣卷,用三角巾围绕臀部和骨折处,在下腹部前面的中间打结。多人平托放在木板担架上搬运。

10.1.7　其他措施

(1)对有明显疼痛或烦躁不安者可适当应用镇静、止痛药物,使伤员安静休息、避免躁动,从而防止伤部继续出血。

(2)保暖、防暑,以免诱发和加重休克的发生。

(3)注意伤员的体位,对有效血容量不足的伤员可采用平卧,下肢抬高15°～20°

以促进静脉回流。

（4）预防感染，除及时包扎伤口外，应及时后送处理，有条件时应及时给予抗感染药物预防感染的发生。

10.2 现场伤情评估

10.2.1 快速评估要点

要求准确地分拣出重伤员和轻伤员，现场急救人员应快速了解伤者的生命体征，并进行严重度评分。

（1）意识状况　通过呼唤患者，观察瞳孔变化、眼球运动及神经系统的反射情况评估了解伤者意识状况。意识障碍一般分为：嗜睡、昏睡、朦胧状态、意识模糊、昏迷，其中昏迷又分为轻、中、重三度。

（2）呼吸状况　应进行两肺、尤其是肺底部的听诊。重点了解伤者有无呼吸道梗阻，评估呼吸的频率、节律，有无异常呼吸音，呼吸交换量是否足够。注意发绀是缺氧的典型表现，动脉血氧饱和度低于85%时，可在口唇、指甲、颜面等出现发绀。

（3）循环状况　了解伤者脉搏的频率、节律，听诊心音是否响亮，血压是否正常。尤其应迅速判断有无心跳骤停。

（4）院前评分　包括 PHI（见表 8.1）、CRAMS 评分法（见表 8.2）和创伤计分法（trauma score，TS，见表 8.3）等，参见本书第 8 章。

10.2.2 病史采集

向患者或知情人员收集全面的病史。包括患者的一般情况，注意听取主诉，询问主要症状，包括起病时间、症状持续时间等。还应了解以下 5 点。

（1）过去的慢性疾病史。

（2）估计出血量。

（3）有无过敏史。

（4）以往的用药史。

（5）住院史及手术史。

10.2.3 查体要点

现场查体注意有步骤地系统检查，有利于节约时间，避免遗漏。

1.重点部位

普遍倡导采用"CRASH PLAN"的检查方法。即根据 9 个字母代表的器官或部位一个个去检查,详见多发伤一章。

(1)C(cardiac)心脏及循环系统。

(2)R(respiration)胸部及呼吸系统。

(3)A(abdomen)腹部脏器。

(4)S(spine)脊柱和脊髓。

(5)H(head)颅脑。

(6)P(pelvis)骨盆。

(7)L(limbs)四肢。

(8)A(arteries)动脉。

(9)N(nerves)神经。

2.其他部位

在病情允许的情况下进行。

(1)泌尿系统损伤　有无血尿、腰痛,有无伤口漏尿、排尿困难等。

(2)眼损伤　瞳孔大小、对光反射,眼球有无异物、穿孔等。

(3)颌面部损伤　口腔有无异物、出血、呼吸道梗阻等。

(4)颈部损伤　有无窒息、声嘶、出血、颈部压痛等。

(5)如有烧伤,注意烧伤的部位、程度,有无呼吸道损伤。

（彭　博　蹇华胜）

第11章 严重创伤院内早期救治

由于现阶段我国院前急救模式尚不统一,缺乏规范可循,多数情况下院前急救限于将患者转运到医院,故院内早期救治是提高严重创伤救治成功率的关键。另一方面,严重创伤伤情危重、复杂,涉及多学科、多专业问题,常有延误处理、漏诊、并发症发生率高、死亡率高等情况。做好院内早期救治,有效整合院内医疗资源,缩短伤员得到确定性治疗的时间和空间,做到快速、准确和高效是提高创伤救治水平的前提。

11.1 基本原则

11.1.1 快速

包括快速检诊、快速处理和快速通过。"黄金小时"的概念要求尽量缩短受伤到确定性手术的时间,速度是院内创伤早期救治的灵魂。首先是快速评估伤情,包括生命体征、CRASH PLAN检诊措施;实施紧急救命操作,包括BLS和高级生命支持(advanced life support,ALS)。应强调的是严重创伤伤情汇报要求在1 min之内,内容包括受伤机制、发现或怀疑的损伤、生命体征和已给予的治疗。

(1) BLS 包括非侵入性干预,如包扎伤口、压迫止血、固定、骨折夹板固定、给氧及徒手心肺复苏(CPR)等,在院内救治时应首先完善ABC(气道控制、呼吸和循环功能支持)。

(2) ALS 通常是院内早期救治的首要措施,由受过专门训练的人员提供,除BLS技术外,还包括气管插管、静脉输液、药物应用、胸腔穿刺引流等侵入性操作。

11.1.2 整体化

由创伤专科负责的严重创伤整体化专业化救治是提高救治水平的关键,要求统一由一组人员（创伤小组）完成严重创伤患者在医院内急救阶段的诊疗操作。这区别于传统的急诊科负责急救、各专科负责各部位伤手术、ICU负责术后监护等分诊分科式救治，具有高效、独立和系统的优点。

11.1.3 紧急手术

尽早施行紧急的确定性手术是挽救生命的基础，手术是复苏的重要组成部分。存在持续出血的严重创伤患者必须手术，而不是长时间的液体复苏，"病情危重不能承受手术"对于创伤并不适用。同样，骨折固定也是复苏的组成部分，严重多发伤合并骨折，如骨盆骨折等，常选择初期外固定，减轻疼痛和减少血液丢失。

就手术条件而言，手术室无疑优于急诊室（包括急诊手术室）。提出在急诊室开胸等手术的目的是"尽快"，如果能够直通手术室，免除任何交费、检查、输液等，多数情况能取得满意的效果。应力争将院内术前准备时间控制在 30～40 min 以内。

11.1.4 损害控制外科

严重创伤的救治应贯彻"损害控制外科"（damage control surgery, DCS），其根本原则是迅速控制出血及阻断空腔脏器内容物外溢污染，防止代谢性酸中毒、低温、凝血功能障碍等创伤后直接或继发性损伤导致的"致命三联征"，不求完全确定性修复，要求缩短手术时间，力求避免生理机能的进一步紊乱。对于严重多发伤的骨折患者，在需要固定骨折时，采用 DCS 策略的外固定，作为内固定的过渡桥梁，可缩短手术时间，减少失血，有效、节省时间和安全。

11.2 伤情评估

11.2.1 致命损伤

除颅脑伤、腹部和四肢损伤导致的大出血外，能立即危及生命的损伤包括颈部和胸部损伤，多数可以通过体格检查发现。

1.颈部

(1)气管移位，提示张力性气胸。

(2)颈部是否有伤口威胁气道和循环，在急诊科不要探查这些伤口。

(3)颈部皮下气肿提示气道破裂或气胸。

(4)喉部不完整则气道危险很大。

(5)扩张的颈静脉提示张力性气胸或心脏压塞。

2. 胸部
(1)气道梗阻。
(2)张力性气胸。
(3)开放性气胸。
(4)大量血胸。
(5)心脏压塞。
(6)浮动胸壁。

11.2.2　CRASH PLAN

为避免漏诊和检诊无序,多发伤患者的检查可以概括为 CRASH PLAN,即循环(cardiac)、呼吸及胸部(respiration)、腹部(abdomen)、脊柱脊髓(spine)、头(head)、骨盆(pelvis)、四肢(limb)、动脉(arteries)和神经(nerve)等多系统多部位。

11.2.3　3 次检查

为避免漏诊,对创伤患者应进行 3 次检查。
(1)初次检查　重点是气道、呼吸和循环等威胁生命的损伤。
(2)第 2 次检查　有助于明确身体各部位明显的损伤。
(3)第 3 次检查　从头顶到脚趾的检查。其中前两次均在急诊室内紧急状态下完成,第三次检查可在急诊科、ICU 或病房进行,常能发现在急诊科内遗漏的微小的损伤(有时是大的损伤),这些小的骨折和韧带损伤等常是长期功能障碍的主要原因。

11.2.4　穿刺检查

胸腔、腹腔穿刺等是简便、快速的诊断方法,有利于快速明确胸腹腔出血、积气等。

11.2.5　影像学检查

包括急诊室 B 超、X 线检查等,由于现代影像学技术的进步,在一些大型医疗单位,传统的 DPL、超声、胸片等已被多层螺旋 CT 代替。多层螺旋 CT 更具优越性,其以空间分辨力为基础的纵扫描覆盖范围增加,目前最长覆盖 40 mm;时间分辨力提高,球管最快旋转速度 0.33 s/周。只需数分钟即可完成全身的扫描,能够快速诊断血气胸、腹腔积血、实质性脏器破裂、肺挫伤、颅脑伤及各种骨折,指导手术方式。

对于严重创伤患者均应由医师陪同完成影像学检查。

11.3 紧急处理

可按 VIPCO 程序,即保证患者有通畅的氧道和正常的通气和给氧(ventilation),在纠正缺氧时快速建立多条液体通道(infusion),监护心脏搏动,维护心脏功能(pulsation),控制出血(control bleeding)和手术(operation),或者按 BSL 和 ASL 进行。

11.3.1 控制气道

上呼吸道梗阻可致严重通气功能障碍,是严重创伤患者早期死亡的主要原因之一。在昏迷患者中,梗阻原因以舌根后坠及异物、血凝块、黏稠痰液或呕吐物堵塞最为常见;清醒患者多因颌面部、咽喉部损伤或喉部水肿所致。

1.无创方法

清理口腔异物、手法畅通气道;头颈部轴线制动;徒手盲探或喉镜引导插入。

2.有创方法

(1)气管插管(经口、经鼻)

1)喉镜、可视喉镜直视插管。

2)纤支镜引导插管。

3)内芯带光源的插管。

4)临床急诊快速诱导紧急气管插管。

5)环甲膜穿刺、导丝引导、逆行气管插管术。

(2)环甲膜穿刺环甲膜切开术 需要紧急控制气道的可选择应用。但 12 岁以下儿童不推荐,以免术后气管塌陷或狭窄。

(3)气管切开术

1)指征

a.喉、气管的急性损伤。

b.气管内插管失败。

c.气管内插管有禁忌。

2)方法 包括常规标准气管切开和经皮扩张气管切开术。

(4)双腔双囊气管、食管导管经口插管术 在没有颈部损伤的一般气管插管困难时可考虑应用。

3.常见创伤气道控制

(1)口腔颌面部损伤

1)气道危险因素

a.吸入性梗阻 常见血凝块、碎骨块、泥土等异物吸入呼吸道。
b.肿胀性梗阻 喉外伤致声门水肿或口底、舌根、颈部水肿或血肿所致。
c.组织移位性梗阻 多见于下颌骨劲部正中粉碎性骨折舌后坠。
2)救治关键
a.重视呼吸道梗阻前驱症状,防止窒息。
b.早诊断,早处理,当机立断,宁可预防性气管切开。
(2)颅脑损伤合并严重颌面损伤
1)气道危险因素
a.出血快速阻塞呼吸道。
b.出血量大、止血困难。
c.易出现失血性休克。
d.多合并颅底骨折,易致血管损伤出血。
e.脑疝。
2)救治关键
a.尽早行气管切开(条件不容许时先行气管插管)控制气道,防止窒息;
b.后续抗休克,治疗脑疝。
(3)颈椎损伤
1)气道危险因素
a.复合创伤中多见。常因合并颅脑外伤、创伤致呼吸循环不稳定。
b.常合并面部或颈部创伤等。
2)救治关键 目前没有一种特殊的气道控制技术是绝对安全的,关键是要有防治医源性或其他二次损伤的意识。颈椎和气道处理有矛盾时,必须先考虑气道;没有神经系统症状患者可因颈椎固定获益;如果存在症状,损伤已经存在,院前急救和院内早期救治中的手法操作一般不会加重损伤。
a.环甲膜切开或气管切开。
b.快速顺序诱导、环状软骨按压、头颈部手法制动、经口插管术。
c.经鼻气管插管。
d.纤支镜引导气管插管。
e.喉罩。
(4)胸部损伤
1)气道危险因素 包括气道梗阻、张力性气胸、开放性气胸、大量血胸、心脏填塞和浮动胸壁等。
2)救治关键

a.气道控制是创伤急救、救命的首要环节;可选用相应的气道控制方法。

b.气道控制方式依具体情形选择;需重视胸腔闭式引流和相应的正压通气(气道内固定)等。

c.严重创伤致呼吸循环不稳定,注意大出血和饱胃等因素引起的呕吐窒息等。

11.3.2 维持呼吸功能

1.呼吸复苏

采取人工呼吸及气管内插管,或迅速做口对口人工呼吸,如有两名抢救人员,则可与胸外心脏挤压同时进行。心脏挤压与吹气频率之比为5:1。同时准备气管内插管取代人工呼吸,并正压给氧,多在心脏复跳后随之恢复自主呼吸。如呼吸恢复迟缓或恢复后呼吸浅慢者可给予呼吸中枢兴奋剂。

2.呼吸功能维护

(1)吸氧 任何严重创伤患者均应给予高流量氧气吸入。

(2)处理气道压迫、胸部创伤、头伤等常有通气不足。

(3)纠正由于低血容量导致的组织缺血缺氧。

11.3.3 维持循环功能

(1)心脏复苏 心跳停止包括心脏搏动无力和无效、心跳完全停止和心室颤动;心跳停止的突出表现为意识丧失,颈、股动脉等大动脉搏动消失,呼吸停止,瞳孔散大,皮肤及黏膜呈灰色或发绀等,复苏措施包括胸外心脏挤压、开胸心脏挤压、药物和除颤治疗等。

(2)确定性止血 首先应控制易于发现的外出血;存在胸腹腔内严重内出血时,应紧急手术止血。只有控制出血后复苏才能有效。

(3)容量复苏 失血量超过40%、应用胶体溶液等10～15 min不能稳定者可输入O型血(万能供血者),但不能超过4 U,以免发生严重溶血反应。在院前和控制出血前应根据出血情况复苏,在控制出血后应充分、足量复苏,必要时建立2～3个静脉通道补液,快速输注等渗盐水或平衡盐液1 500～2 000 mL,然后再补适量的全血或血浆及其代用品,并监测CVP、尿量和PAWP等,以指导补液速度和量。

(4)复苏效果评估 成人尿量超过30～50 mL/h说明液体复苏足够,如果达不到,应怀疑未充分纠正低血容量,或仍然存在大出血,再次评价是否存在心脏压塞、张力性气胸和急性心源性休克。但低体温可引起"冷利尿"(cold diuresis),可能导致低体温患者复苏中错误的判断,实际上是肾对水钠重吸收减少的结果。

(5)血管活性药物应用 在快速、大量输液输血的基础上,患者血压仍很低,随时有可能因冠状动脉供血不足而发生心跳骤停。为了争取时间挽救患者的生命,使用血管收缩药物以暂时提升血压是有益的。常用药物有重酒石酸间轻胺、多巴胺等。

11.3.4 紧急手术

手术是创伤救治的决定性措施,也是控制出血的最有效的手段,手术救治的主要目的是控制出血、修复或切除受损的组织和器官及血肿清除和减压,如开颅探查血肿清除及去骨瓣减压等以达到挽救生命和最佳功能恢复的目的。

1.常见紧急手术

(1)开颅探查颅内血肿清除术或去骨瓣减压术等。

(2)开胸探查止血、胸腔闭式引流术、心脏穿透伤的修补及心包引流和减压术、肺裂伤缝合术等。

(3)开腹探查脾切除术、肝修补术、肠切除肠吻合术等。

(4)四肢长骨骨折的内固定术和外固定术等。

(5)血管吻合术。

(6)创伤的介入止血治疗。

2.缩短院内术前时间

重庆第三军医大学大坪医院启动"严重创伤救治绿色通道"的要求是 PHI 大于 4 分、胸腹部贯通伤等。主要做法包括:

(1)统一协调、指挥。由创伤外科设立总值班,具有最后决定权。

(2)保持通讯畅通,创伤外科、急诊外科在接到电话和患者的第一时间,通知二线值班和总值班,确定进入绿色通道后通知相关科室(手术室、CT 室等)。

(3)所有合血、检查、化验不等待交费,并有医师陪同,以加盖"绿色通道"章申请单为依据,结果在第一时间报手术室。

(4)手术是复苏的关键,原则上在达到手术室前不补液或限制补液,强调快速通过,手术麻醉与建立深静脉通道和动脉监测等同步。

(张连阳 姚元章 周发春)

第12章 严重创伤救治中的损害控制

严重创伤后,全身各系统功能受到严重的损害,这会对生命构成巨大威胁。在创伤后早期(黄金1小时)立即有效地处理各种原发损伤,维持机体的内环境稳定,使患者安全度过创伤的急性反应期,是提高严重创伤救治成功率的关键。损害控制(damage control, DC)是指针对严重创伤患者进行阶段性修复的外科策略,旨在避免由于体温不升、凝血障碍、酸中毒互相促进而引起的不可逆的生理损伤。DC包括3个不同的阶段:首先采用快速的临时措施控制出血与污染,随后快速关闭胸、腹腔;其次在ICU进行致死性三联征的进一步纠正;最后进行有计划的再次手术,给予损伤脏器以确定性的修复。DC是严重创伤救治中一个极有实用价值的外科处理原则,可以有效降低复杂创伤患者的死亡率。近年来,DC从早期集中于腹部创伤逐渐拓展到骨关节、颅脑损伤,特别是多发伤的临床抢救中。为体现严重创伤救治、紧急救命、分期手术的内涵,目前国内外多采用损害控制外科(damage control surgery, DCS)及DCO作为DC的具体含义。

12.1 必要性

12.1.1 严重创伤特点

1.致伤动能大、严重创伤发生率高

社会在不断发展,高速公路及机动车辆普及,高层建筑物的不断涌现,高速、高能致伤武器在战争中的应用等,无论在平时或战时,致伤动能均在不断加大,创伤呈现出伤情重而复杂,武器杀伤力增强,组织、器官损伤的严重程度大大增加,单部位伤比例下降,多发伤、复合伤、多部位伤的比例显著增高。群死群伤发生频繁,事故现场死亡率或阵亡率增高。这些特点给创伤救治带来一定的困难,创伤外科医师面临高死亡率及高伤残率的挑战。

　　2.生理功能紊乱严重

　　严重创伤特别是严重多发伤,对全身各系统功能产生严重的损害,早期休克发生率高（>50%）,全身病理生理紊乱严重,对生命支持系统构成了巨大威胁。到达急诊科时,患者多处于生理功能耗竭状态。患者呈现出低体温、凝血功能障碍和酸中毒等病理生理耗竭的"死亡三角"状态。

　　（1）代谢性酸中毒　创伤后的持续低灌流,细胞能量代谢由需氧代谢转换为乏氧代谢,导致体内乳酸堆积,导致代谢性酸中毒。在复苏后期,乳酸廓清与氧输送量和氧耗量密切相关。严重创伤患者生存率与体内乳酸廓清有关。24 h内乳酸廓清患者100%生存,但48 h乳酸廓清患者仅有14%的生存率。

　　（2）低体温　由于失血、体液复苏、体腔暴露等因素使得热量丢失增加,导致严重创伤患者中心温度降低。严重创伤患者低体温者占66%。当中心温度从34℃降至32℃时,患者死亡率从40%升至100%。另一方面,低体温会使心律失常,心搏出量减少,外周血管阻力增加,Hb氧离曲线左移,氧释放减少,加重患者的酸中毒。

　　（3）凝血机制紊乱　创伤后大量失血、低体温会引起凝血酶、血小板数量减少和功能损害,部分促凝血酶原激活时间（APTT）、凝血酶原时间（PT）增加,BT延长,凝血因子Ⅴ、Ⅷ减少。血小板功能损害,包括血小板黏附、聚集、钙离子释放、前列环酸产物、血小板凝血酶受体复合物形成等功能均受损害,纤溶系统活化,纤维蛋白原裂解产物（FDP）增加。

　　3.外科医师对实施DC认识不足

　　面对严重创伤患者早期存在的生理功能严重紊乱,外科医师往往对其严重性缺乏充分认识,常进行Ⅰ期广泛切除毁损组织,重建修复组织器官等治疗,这无疑给患者生理潜能造成了更大的打击。虽然医师积极充分为患者补充体液,包括血液及血液制品,应用广谱抗生素、血管活性药物、类固醇激素、胃肠道分泌抑制剂、营养支持、膜肺等人工器官的强有力支持,但结果是花费巨资,延长患者在ICU的住院时间,最终患者仍将死于急性呼吸窘迫综合征（acute respiratory distress syndrome,ARDS）、多器官衰竭（multiple organ failure,MOF）。因此,实施DCO才是明智的选择。

　　4.濒死创伤患者到达医院的机会增加

　　全民急救意识的增强,急诊医学的发展,医学通讯网络、急救设备和急救措施的完善,院前现场急救和转运途中急救水平提高等因素,为濒死危重多发伤患者及时送到抢救条件较好的医院救治提供了可能。及时对此类严重创伤患者施行有限的、简便有效的、可行的DCO,可能会暂时改善患者的基础生理功能,为确定性手术创造条件,从而提高严重创伤的救治成功率。

12.1.2 创伤救治"黄金1小时"

随着创伤救治专业化体系的建立和创伤中心的发展，创伤救治中早期复苏"黄金1小时"的概念已被广泛接受。"黄金1小时"是指在手术室里的创伤患者出现生理极限，即体温不升、酸中毒、凝血障碍三联征之前的一段时间。其目的是在受伤后1小时内使患者得到确定性治疗，缩短损伤至手术的间隔时间。"黄金1小时"的概念被理解成进行创伤复苏的最快速度及有效性。"黄金1小时"对严重创伤早期救治提出了更高要求，为严重创伤患者早期救治实施DCO提供了依据。

12.1.3 非损害控制手术的危险

对严重创伤患者实施传统手术方法的主要危险因素在于患者容易出现凝血障碍、酸中毒与体温不升，不考虑严重创伤患者的生理紊乱而施行传统修复外科手术的预后往往是不良的。体温不升（<33℃）或重度酸中毒（BD）12 mEq/L），或中心体温低于35.5℃合并BD>5 mEq/L时，如果施行传统的修复外科手术，将增加患者的死亡率。因此，患者严重体温不升和凝血障碍，直接止血困难，仅能使用填塞等间接方法止血，不能正规关闭腹腔或胸腔等情况时，施行传统的修复手术已无机会，此时，应果断地甚至预见性地实施DCO。

12.2 适应证

大多数严重创伤的患者可按非DCO方式处理，并不需要采取DCO及计划再手术模式的进行处理。只有少数那些生理潜能临近或已达极限患者，虽然技术上能达到创伤I期修复和重建，但生理潜能临近耗竭，对这类患者进行大而复杂的外科手术则超过患者生理潜能极限，所以必须采取DCO处理模式。DCO处理模式的适应证不同于一般创伤手术适应证。与常规手术相比，DCO处理模式有逻辑含义差异，力求简单而有效，如纱布填塞止血，临时阻断破裂消化道近、远端以阻止消化液溢出污染，关腹，关胸等，以及术后医疗护理处置上的差异。因此，严重创伤DCO适应证的选择很难，通常取决于实施手术的医疗条件、患者的生理功能参数及损伤情况等。

12.2.1 医疗条件

平时，现场存在大批量伤员、基层医院急诊科设备等条件限制了实施DCO，此时应争取进行短时间的生命支持及有效的复苏后，尽快转送；战时，前线手术队面临战役进行中的大量严重伤员，战争环境的复杂性，有限的手术设备和术后治疗条件，可常规实施救命手术，以保全伤肢、控制污染，以便平稳、安全地将伤员转运到后方医院进行确定性手术。

12.2.2 生理参数

患者生理功能的一些参数,可作为实施紧急手术处理的选择标准。

(1)复苏和估计手术时间>90 min。

(2)有危险因素存在　DCO应于患者生理功能耗竭之前实施,否则,患者生存的希望很小,以生理功能参数作为标准,选择DCO适应证时,多为时已晚。

1)严重代谢性酸中毒(pH<7.30)。

2)体温<35℃。

3)凝血功能障碍,患者有内出血倾向。

4)输血量>10 U。

12.2.3 创伤类型

决定是否行DCO应以创伤类型为选择标准,而非生理功能参数。应根据创伤类型选择手术指征。

1. 致伤机制

1)高动能躯干钝性创伤。

2)多发性躯干穿透伤。

2. 损伤性质

1)大血管伴多脏器损伤。

2)多体腔内致命性大出血。

3. 重要脏器损伤

1)严重胸部心脏血管伤。

2)严重肝及肝周血管伤。

3)严重胰十二指肠伤。

4)骨盆血肿破裂和开放性骨盆骨折。

12.3 处理策略和原则

12.3.1 策略

1. 避免再损伤和伤情恶化

通过施行DCO,避免脏器因缺血、缺氧造成进一步损害,避免手术二次打击导致的生理功能进一步恶化。

2. 暂时控制与分期处理

严重创伤或多发伤，尤其是并发胸、腹部损伤者，伴有股骨干骨折时，宜先做简单的外固定，而应将确定性的骨折固定手术（如钢板内固定等）延至患者全身情况稳定以后再进行。如此处理可降低术后并发 ARDS 和 MOF 等的危险性。

3. 控制伤情发展

通过紧急手术、ICU 治疗及分期手术，以控制伤情并稳定全身情况。

12.3.2 原则

1. 快速

严重创伤患者的主要死因是颅脑伤、难以控制的大出血（休克失代偿）、休克后 MOF。大出血休克患者每延迟抢救 10 min，患者的生存率将下降 10%。因此，时间就是生命。应根据患者所处环境、伤情，迅速采取有效对策。

2. 就近处理

严重创伤患者因伤势严重，不允许作过多的搬动，且其伤情发展快，必须争分夺秒抢时间实施 DCO。因此，应当利用现有条件和设备就近处理。但无论是在野战环境中还是在和平时期的急诊科，医疗资源均是有限的，故手术应是较小的、有限的、简单有效的和救命的，如控制出血、包扎、固定等。

3. 平稳转送

倡导提高搬运水平，达到监护、治疗与转运同步进行。在任何情况下，均应在患者生命体征平稳的情况下转送，遵循边治疗边转送的原则。在无条件治疗的基层医院，应创造条件转院，避免转院途中出现生命危险。

4. 创伤专业化处理

严重创伤，尤其是严重多发伤，并非一个学科做一次应急手术就能使患者获救，严重多发伤的救治是涉及多个学科的。创伤中心的运行模式及与之相适应的"一专多能"救治小组，能够保证在严重创伤救治中，集中指挥、合理分配救治医疗资源，这有利于严重创伤的整体化、系统化救治。

12.4 主要步骤

严重创伤患者的急救，应从事发现场开始，由经过专业训练的院前急救人员实施。患者到达急诊室后，应给予积极的保温，对明显低体温的患者，还应予以静脉输入温热的液体和血液。此外，在复苏初期即应决定做 DCO，而不是在手术中无法稳定生命体征时才决定采用 DCO。

12.4.1 紧急手术

1. 控制出血

（1）暂时性控制

1）填塞止血 用大块无菌敷料或干净的织物填塞至创腔或创口内，加压包扎。

2）出血点压迫止血 是控制外出血最有效、最简便的止血方法。指压法压迫止血时应无菌，避免盲目地使用血管钳钳夹止血。

3）血管腔外气囊压迫止血 可用于控制周围血管伤、肝脏穿透伤出血等。

4）暂时性血管阻断 可暂时性控制腹主动脉血流、选择性阻断损伤脏器血管。

（2）快速简便修复止血

1）血管壁修补 适用于胸、腹及四肢大血管非横断性及血管壁失活的损伤。当伤情稳定后，宜尽早检查修复血管的通畅情况。

2）结扎 大出血严重危及生命的情况下，结扎损伤血管是唯一可选择的救命手术。但结扎损伤动脉可带来缺血性损害，如四肢动脉干结扎可导致筋膜间隔综合征、截肢，颈内动脉结扎可带来偏瘫的危险，应予高度警惕。

2. 控制感染

（1）胃、小肠破裂修补 严重腹部损伤者，可简单行胃及小肠的修补，防止胃及小肠内容物溢出到腹腔。

（2）暂时夹闭 在紧急情况下如不能进行必要的修补时，可钳夹空腔脏器的破裂处，将其放置于腹外，暂缓处置，待病情稳定后再行Ⅱ期修复。

（3）结肠造口 为防止远侧肠道内容物溢出，减少腹腔污染，可行结肠造口，术毕将造口开放。

（4）填塞 十二指肠、胆道、胰腺损伤后可置管外引流，并加填塞。肠乳头部创伤伴严重出血，填塞不能止血时，可行胰十二指肠切除，但不重建。

（5）缝合、结扎 幽门、胰腺颈、近端空肠可用闭合器缝合，胆总管可以结扎。

（6）引流 胆道损伤时可经胆囊造瘘引流，输尿管损伤时不宜直接缝合，应代以插管引流，导管近端直达肾脏，远端经腹壁另戳口引出。膀胱损伤也可置管引流，经尿道或耻骨上均可。膀胱广泛损伤时，可行双侧输尿管插管，使尿液改道，以后再次手术修补膀胱。未累及胰管的胰腺轻度损伤者不需要处理；如果可能，损伤处可放置负压封闭引流。但如已经进行了腹腔填塞及开放的情况下则不引流。

3. 简易关胸、关腹

当胸、腹腔的出血和污染得到控制后，暂时关闭胸、腹腔。因为需要早期再次手术，因而常规关腹既无必要，又浪费时间。暂时关闭胸、腹腔可防止体液、体热丢失，暂时关闭胸、腹腔的方法有以下 5 种。

（1）塑料单覆盖，负压吸引法　紧急情况下用塑料单或 3L 袋外层做成无菌塑料单覆盖胸、腹部伤口，并放置胸腔闭式引流管和腹腔引流管，后者行负压吸引。

（2）敷料填塞覆盖法　较大的胸、腹部软组织缺损伴内脏伤时，简单处理完胸腹腔脏器损伤后，用大块的厚敷料将伤口填塞覆盖。

（3）单纯皮肤缝合法　在关腹无张力情况下，不缝合腹直肌鞘，仅缝合皮肤，以避免术后腹腔间室综合征的发生。

（4）修复材料缝合法　采用合适的人工修复材料如人工补片等缝合关闭胸、腹腔。关腹前应该尽可能以网膜或以对肠管无侵蚀作用的薄膜覆盖肠管表面，防止修复材料侵蚀肠管引起的肠瘘。

（5）单纯筋膜缝合法　关腹无张力时，皮肤可用巾钳钳夹、单层连续缝合筋膜。

12.4.2　ICU 复苏

严重创伤患者手术完成后应立即送入 ICU 处理。其 ICU 复苏的主要任务包括以下 5 个方面。

1.恢复血容量，维持血流动力学稳定

在漂浮导管监测下，迅速输入 1~2 L 晶体液、全血、洗涤红细胞，使血细胞压积>0.35，右心室舒张末容积指数（EDVI）维持在 90~120 mL（EDVI<80 mL 表示补容不足；EDVI>120 mL 表示容量负荷）；心脏指数（CI）>3.5 L/min；混合静脉血氧饱和度（mixed venous oxygen saturation，SvO_2）>0.65，表示组织氧需求开始得到满足，动脉血氧饱和度（SaO_2）>0.94；应用拟肾上腺能药物，以增强心肌收缩力。

2.复温

保持室温，用光辐射加热器、电热毯、暖湿气体呼吸支持、复温输液装置等，使患者恢复热平衡。

3.纠正凝血机制紊乱

输新鲜冷冻血浆、血小板、凝血因子等是关键，应根据监测结果调整用量。

4.纠正代谢性酸中毒

氧债是休克患者的共同存在的问题，此时，细胞代谢由需氧代谢转化为乏氧代谢。患者体内产生的乳酸堆积，代谢性酸中毒偿还氧债和血清乳酸水平恢复正常成为休克复苏成功的标志。低灌流状态代谢性酸中毒治疗的基本原则是：扩容，提高血细胞压积和 Hb 浓度、提高动脉氧分压、提高碱储备。

（1）快速输入晶体液全血或红细胞；使心脏指数>3.5 L/min，红细胞压积>0.35。

（2）提高吸入氧浓度，采用呼气终末正压呼吸，减少肺内分流：使 SaO_2>0.94。

(3) 补充碳酸氢钠, 使动脉血 pH 恢复正常。

5. 使用抗生素

应用广谱抗生素预防和控制感染; 观察和预防并发症, 如腔隙综合征、遗漏的内脏损伤等。

12.4.3 确定性手术

如果患者的代谢性酸中毒、低温、凝血功能障碍得到纠正, 生命体征平稳, 治疗进入第三阶段, 便可以对患者行确定性手术, 手术在 24~48 h 内进行。手术时先取出填塞止血敷料, 彻底冲洗腹腔并进行彻底探查以防遗漏损伤。检查初期手术时处理的损伤脏器的情况, 对仍然存在的活动性出血进行彻底止血, 然后对损伤的器官组织进行确定性处理, 包括实质脏器的修补、切除或部分切除, 空腔器官损伤修补或切除、吻合, 血管损伤的修复等。术中要注意液体的继续补充, 如果患者出现生命体征不稳定或内环境紊乱, 则需要重复损害控制的分期治疗程序。手术顺利结束后, 需要认真评估腹壁的张力情况, 如果张力较高只简单缝合皮肤或者保持腹腔开放即可结束手术, 遗留问题等待下一步处理。在腹压增高, 腹壁紧张的情况下强行关腹, 则患者有可能出现腹内高压(intra-abdominal hypertension, IAH) 甚至腹腔间隙综合征, 导致气道压力增高、心排出量降低、尿量减少等情况甚至急性呼吸衰竭的发生。

(姚元章)

第13章 创伤患者的麻醉

13.1 概述

13.1.1 麻醉医生在创伤救治中的作用

麻醉医生应参与创伤患者救治的整个过程,包括院前急救和危重患者转运。

(1)急诊科或急救复苏区　初步伤情评估、紧急气道管理、复苏和早期剧痛处理。

(2)手术室　麻醉管理、生命监护和处置。

(3)复苏室或重症监护室(intensive care unit,ICU)　全身状态监护、危重抢救和疼痛治疗。

13.1.2 创伤患者的麻醉特点

1.病情紧急、危重和复杂

严重创伤患者病情紧急危重,如颅脑外伤后颅内压(intracranial pressure,ICP)增加,颌面部创伤后出血、分泌物或损伤组织肿胀阻塞呼吸道,胸部创伤的血气胸、心脏压塞,创伤后大出血导致低血容量休克等均需在麻醉下紧急处理。多发伤和/或复合伤将显著增加病情的复杂性。

2.紧张、疼痛

创伤后患者精神紧张、剧痛等对伤情的诊断治疗不利。在诊断明确的情况下给予适当的镇静镇痛剂处理是必要的,但以下情况不用镇痛剂。

(1)血流动力学不稳定。

(2)呼吸抑制。

(3)意识障碍。

3.饱胃

创伤为突发事件,如情况不明,应按饱胃处理。创伤后胃排空时间比正常人(4~6h)显著延长;如进食后1~2h内受伤,排空时间延长至8~10h,若进食后即刻受伤则排空时间甚至延长至12~24h。

13.2 高级创伤生命支持

高级创伤生命支持(advanced trauma life support, ATLS)为创伤患者的紧急处理提供了一个基本框架。入院后最初几小时内的救治极为重要,包括初期伤情评估、复苏、进一步伤情评估、精确治疗4个阶段。

13.2.1 初期伤情评估

优先确定和处理最具生命威胁的伤情。

1.气道(airway, A)

气道是否通畅,注意保护颈椎。

2.呼吸(breathing, B)

(1)通气是否规则、足够。

(2)有无开放性气胸、张力性气胸、血气胸、吸入性肺部损伤或连枷胸。

(3)对通气困难者提供辅助通气。

3.循环(circulation, C)

(1)循环是否稳定。

(2)有无活动性出血。

(3)有无血容量不足。

(4)抽取血液标本。

4.功能障碍(disability, D)

(1)活动是否受限。

(2)快速评估神经系统功能,可采用AVPU系统进行评估(awake, verbal response, painful response, and unresponsive),其分级包括清醒、言语反应、疼痛反应和无反应。若是时间允许,还可采用格拉斯哥昏迷评分(Glasgow coma scale, GCS)。

5.暴露(exposure, E)

在患者生命体征相对稳定时,才能将患者完全暴露,翻身检查患者后背,从头到脚检查是否存在可见的损伤或畸形。如疑有颈部或脊髓损伤应采取线性制动措施。

13.2.2 紧急气道管理

任何创伤急救复苏的前提都是确保气道通畅和维持足够的氧供。急性缺氧是即刻危及生命的最危险因素,应尽快确保气道充分开放和呼吸模式的合理。

1. 造成紧急气道原因

(1) 气道阻塞

1) 面部、下颌或颈部的直接损伤。
2) 鼻咽部、鼻窦、口腔或上呼吸道出血。
3) 继发于颅脑损伤、中毒或镇痛后的意识障碍。
4) 胃内容物误吸或异物残留。
5) 口咽通气道、喉罩或气管内导管使用不当等。

(2) 通气不足

1) 继发于颅脑损伤、休克、中毒、低温或镇静剂过量的呼吸抑制。
2) 胸部损伤的气管或支气管直接损伤、气胸或血胸、肺挫伤,胸壁损伤如连枷胸等。
3) 颈椎损伤。
4) 误吸。
5) 继发于烟雾或毒性气体吸入的支气管痉挛等。

2. 紧急气道处理

其目的是确保充分的氧供和通气,防止患者发生误吸和气道梗阻。

(1) 维持呼吸道通畅

1) 患者平卧、头后仰或托下颌给氧,必要时面罩辅助呼吸。
2) 清除口腔内异物、血凝块或呕吐物,控制口腔内活动性出血。
3) 临时放置口或鼻咽通气道、喉罩或喉旁通道,维持一个暂时的开放性气道。

(2) 紧急气管内插管

1) 指征

a. 即将发生气道梗阻,如颌面部损伤、面部烧伤和吸入性损伤等。
b. 胸部或神经系统损伤,继发性呼吸衰竭。
c. 心脏或呼吸骤停,有复苏性外科手术需要者。
d. GCS 评分<9。
e. 需要进一步检查的不合作者。

2) 注意事项

仔细检查气道通气情况,确定最佳的插管方法。若插管失败,应遵循困难气道处理的原则和方法。

紧急气管插管按饱胃患者处理。

防止气管插管加重损伤,与常规气管插管相比,需要更多的辅助人员。如颈椎损伤者则需要3人分别负责通气、压迫环状软骨和稳定颈椎于直线位。

并发血气胸者应先行胸腔闭式引流再行气管插管。

并发颅底骨折者禁忌经鼻气管插管。

(3) 建立有创气道

用于需要开放气道而不能或困难气管插管的创伤患者。

1) 环甲膜穿刺或切开　属于紧急开放气道的方法。

2) 气管切开。

(4) 分析原因,紧急处理

建立开放气道后低氧血症若无改善,应分析原因和紧急处理。

1) 血气胸者紧急行胸腔闭式引流。

2) 心脏压塞者紧急行复苏性胸廓切开术。

3) 如为胸部损伤致气管断裂、肺撕裂伤等情况,应采取胸腔闭式引流并急诊剖胸探查手术。

4) 如为肺部损伤如肺挫伤、误吸性肺炎等情况,应选择适当的呼吸模式,如提高吸入氧浓度(FiO_2)、呼吸末正压(positive end-expiratory pressure, PEEP)等。

5) 严重颅脑损伤影响患者呼吸功能时,及时给氧并控制呼吸。

13.2.3　早期容量复苏

创伤后持续出血可导致患者休克,严重者可致患者在数分钟至数小时内死亡。在活动性出血仍存在的情况下,早期容量复苏将面临棘手难题。快速恢复恰当有效循环血容量,保证组织供氧,是防止创伤后组织器官低灌注缺氧性损伤的重要措施。

1.创伤患者失血性休克的评估(表13.1)

表13.1　失血性休克分级(成人)

	Ⅰ级	Ⅱ级	Ⅲ级	Ⅳ级
失血量(%)	<15	15~30	30~40	>40
失血量(mL)	750	800~1 500	1500~2 000	>2 000
收缩压	不变	正常	下降	很低
舒张压	不变	升高	下降	不能测到
脉搏(次/分)	轻微过速	100~120	120(生命危险)	>120(极端致命)
毛细血管充盈	正常	变慢(>2s)	变慢(>2s)	不能测到
呼吸(次/分)	正常	稍增快(18~20)	急促(>20)	急促(>20)

(续表)

	Ⅰ级	Ⅱ级	Ⅲ级	Ⅳ级
尿量(mL/h)	>30	20~30	10~20	0~10
四肢	正常	苍白	苍白	苍白冷湿
面容表情	正常	苍白	苍白	青灰
意识状态	警觉	焦虑	烦躁不安或嗜睡	嗜睡,意识错乱甚至昏迷

2.早期容量复苏面临的问题

(1)活动性出血存在的情况下,积极补液的结果常常是短暂的血压升高,紧接着患者出血增加,再次出现低血压。而补充更多的液体,会导致血红蛋白(hemoglobin, Hb)下降、凝血因子水平下降、体温过低、电解质平衡紊乱等,从而降低患者的抢救成功率。

(2)活动性出血期间,容量复苏仅将血压维持在重要器官缺血阈值之上(充血性低血压),可最大限度发挥机体自主止血功能并增加长期存活率。

3.早期容量复苏的目标

在出血控制之前,容量复苏的目标是在合适的血压与出血之间寻求平衡,即把血压维持在刚好能对生命器官维持有效血供的水平。

(1)收缩压维持在 80~90 mmHg、平均压维持在 50~60 mmHg;老年人或高血压患者的收缩压维持在 100 mmHg。

(2)心率<120 次/min;尿量>0.5 mL/(kg·h)。

(3)血细胞比容(HCT)25%~30%,Hb 80~90 g/L,血小板计数>50 000×10⁹/L,剩余碱(base excess, BE)>-5,血清乳酸浓度<1.6 mmol/L。

(4)中心体温>35℃,脉搏血氧饱和度(pulse oxygen saturation, SpO_2)>96%。

(5)能准确听从指令。

4.早期容量复苏注意事项

(1)应尽快开放多条快速静脉通道。

(2)对严重创伤和失血性休克患者所有液体应加温输注(血小板除外)。

(3)进行动脉穿刺置管,以便血气分析和有创动脉监测。

(4)必须快速诊断和控制活动性出血,必要时迅速实施损害控制性手术。

13.2.4 伤情评估和确定性处理

初期伤情评估后,如伤情许可应进行更为细致的伤情检查,包括全面的病史和体格检查,必要的辅助检查、诊断和鉴别诊断、专家会诊等,制订精确治疗计划。若存在生命威胁的伤情应优先处理,待病情稳定后再进行其他处理。麻醉医师在确定手术方案、决定手术顺序以及判断是否能在病情稳定后再手术方面发挥着重要作用。

13.3 麻醉

严重创伤患者指严重多发伤或复合伤患者,如颅脑损伤、胸腹部损伤及多发性骨折等,常伴随失血性休克Ⅲ～Ⅳ级;危重创伤患者指美国麻醉医师学会(American society of anesthesiologists, ASA)分类属第Ⅴ类E级患者,如不立即进行有效处理,患者将于24 h内死亡。

13.3.1 麻醉前准备

1. 了解患者伤情及既往病史
(1)受伤史、致伤机制、进食时间与致伤时间。
(2)检查情况(体检情况、影像学及其他检查结果)以及伤情评估。
(3)已进行的复苏处理及效果。
(4)既往病史和用药情况等。
(5)对术前未能见到的患者,麻醉科医师应与创伤医师对病情进行完整的交接。

2. 麻醉科医师应尽可能参加术前讨论或会诊
(1)患者常需许多处理程序,应由多学科会诊讨论以确定最佳处理顺序。
(2)了解手术切口部位、体位、手术所需时间、特殊操作以及对麻醉的要求和影响。
(3)患者救治过程中病情多变,应对可能发生的变化、意外和并发症有预见以及处理预案。

3. 物品和设备准备
(1)氧源、麻醉机、无创监测仪、麻醉药、气管插管用具、急救药品和吸引器等。
(2)有困难气道者,备环甲膜穿刺器、逆行插管用具、纤维支气管镜、气管切开包等。
(3)大出血者尽早预约全血、红细胞、新鲜冰冻血浆、血小板等。
(4)中心静脉、有创动脉监测设备,必要时准备漂浮导管。
(5)中心体温监测、加温输液装置,有条件者可准备变温毯。

4. 饱胃处理
(1)如时间允许,且患者能够配合,于麻醉前安置胃管,吸引排空胃内容物。
(2)尽早静脉给抑制胃酸分泌药如雷米替丁 50 mg,和/或在诱导前给患者口服非颗粒状抗酸剂如 0.3 mol/L 枸橼酸钠 30 mL 以中和残余胃酸。
(3)选择清醒气管插管。
(4)若选择快速诱导插管时应将环状软骨压向颈椎(Sellick 法)以关闭食道。

(5) 这类患者病情紧急危重,加之医生对患者全部病情尤其是既往病史和当前各重要器官功能状态缺乏详尽资料,手术麻醉存在相当大的风险,术前应将麻醉危险性对手术者和患者家属交待,并取得知情同意。

13.3.2 麻醉前急救

麻醉前对每个患者根据 ATLS 流程进行最简要的快速评估,这些检查不会延误抢救时间,对存在生命威胁的伤情优先处理是提高麻醉手术安全的重要环节,主要措施包括紧急气道管理和早期容量复苏等。

术前应尽可能在有限的时间内改善或纠正患者的全身情况。但危重创伤患者在活动性大出血的危急情况下,只有手术止血才能挽救患者生命,应在早期容量复苏的同时,抓紧时间确定手术方案和手术顺序,及时麻醉和手术,以防延误救治。

13.3.3 麻醉方法选择

1.依据

(1) 患者的全身状况。

(2) 创伤部位、范围和程度。

(3) 拟定的手术方案(包括手术部位、切口、体位、手术可能持续的时间和对麻醉的特殊要求等)。

(4) 手术中可能出现的问题与困难程度。

(5) 麻醉医师的处理经验和理论知识水平。

2.基本原则

(1) 能满足手术要求,足够的镇痛与镇静。

(2) 便于麻醉操作、术中呼吸管理和循环管理。

(3) 麻醉实施者对所选方法、药品、设备充分了解,并能熟练应用。

13.3.4 全身麻醉

1.全身麻醉药物

(1) 异丙酚(propofol)和硫喷妥钠(thiopental) 麻醉诱导主要药物,但都有扩张血管和负性变力作用,不适用于严重创伤患者的麻醉诱导。

(2) 依托咪酯(etomidate) 由于其最佳的心血管稳定性常被选用。依托咪酯诱导用药引起的短暂肾上腺皮质抑制虽无临床意义,但禁忌用于 ICU 患者的长期镇静。

(3) 安定(diazepam)和咪唑安定(midazolam) 使左室舒张末压、心室壁张力和心肌耗氧量降低。对严重低血容量伴心血管功能不稳定的创伤患者,可用小剂量诱导麻醉。

(4)氯胺酮(ketamine)　引起儿茶酚胺释放,升高血压和增快心率,常用于创伤失血性休克患者的麻醉诱导;但它又可直接抑制心肌,对严重低血容量休克患者来说,由于儿茶酚胺储备耗竭,可导致心功能衰竭。因此,氯胺酮禁用于危重创伤患者的麻醉诱导,尤其是颅脑外伤、高血压及缺血性心功能损害的患者。

(5)琥珀胆碱(succinylcholine)　是起效最快(<1 min),作用时间最短(5～10 min)的肌肉松弛药。可引起眼内压、ICP和胃内压增高;高血钾导致心律失常。高血钾很少在伤后24 h内发生,可用于创伤后紧急气管插管,但对严重创伤后10～30 d的患者禁用。

(6)潘库溴铵(pancuronium)、维库溴铵(vecuronium)和罗库溴铵(rocuronium)　无明显心脏毒性,无组胺释放,肌松作用强,经肝肾代谢。可用于危重创伤患者的麻醉诱导和维持。罗库溴铵是起效时间最短的非去极化肌松剂,给予0.25～0.5 mg/kg后1.5 min达到最大阻滞作用。

(7)阿曲库铵(atracurium)　主要经Hofmann消除,不经肝肾代谢,有少量组胺释放,适用于肝肾功能不全的创伤患者。

(8)阿片类药　包括芬太尼(fentanil)、舒芬太尼(sufentanil)、阿芬太尼(alfentanil)和瑞芬太尼(remifentanil)等。芬太尼最常用;瑞芬太尼作用时间最短。

(9)吸入麻醉药　呈剂量依赖性抑制心肌收缩。氟烷=安氟烷>异氟烷=地氟烷=七氟烷。不适用于危重创伤患者的麻醉诱导,可用于术中麻醉维持。

2.麻醉诱导

由于病情紧急、危重和复杂,常无充分术前准备时间、循环功能可能极不稳定,麻醉诱导是围手术期的高风险时期。应尽可能平稳地将患者从清醒状态转入麻醉状态,并保持其间的循环稳定;有对心脏骤停、困难气道和误吸等紧急事件的处理预案,以便对更复杂的情况进行处理。

(1)对入手术室前已建立人工气道的患者,先给予适度麻醉镇静剂使其意识消失后,再视病情选用肌松药和镇痛药。

(2)对反应极迟钝或神志已消失的垂危患者,气管插管不需要使用任何麻醉药,或在少量表面麻醉下完成。

(3)对病情虽严重而神志反应仍然存在的患者,进行如下处理。

1)在表面麻醉下完成插管(低血容量危及生命的患者)。

2)仅用肌松药完成插管(低血容量危及生命的患者)。

3)用肌松药+芬太尼2～5 μg/kg完成插管。

4)插管后待血压稳定时,再追加安定或咪唑安定0.05～0.2 mg/kg以促使患者入睡和记忆消失。

(4)对早期容量复苏效果好,但仍存在低血容量的患者可用麻醉镇静剂+肌松药+芬太尼完成插管。选用对循环影响小的麻醉镇静剂（如依托咪酯）和无组胺释放的肌松药（琥珀胆碱、罗库溴铵、维库溴铵等）。

（5）对颈椎外伤患者施行气管插管时，应全程手法固定颈椎于直线位，以防脊髓进一步受损，可选用纤维支气管镜经鼻插管或口腔快诱导插管。

（6）对声门或口咽部复杂外伤患者，可采用异氟醚吸入麻醉慢诱导后完成气管插管，或直接做气管造口插管。

3.全身麻醉维持

创伤性休克患者维持麻醉所需麻醉药剂量应减少，且任何麻醉药物对此时患者的血压影响都比正常状态者更大。

（1）全身静脉麻醉　低血容量的危重患者可采用芬太尼全身静脉麻醉（芬太尼+肌松药维持麻醉），患者有可能出现"术中知晓"不良反应，必要时可辅用小剂量安定、咪唑安定或氟哌啶以消除。近年来，靶控输注技术（target-controlled infusion，TCI）在全身静脉麻醉中稳步发展，常用的静脉麻醉药输注方案见表13.2。对于严/危重创伤患者的麻醉维持，建议不用负荷剂量，维持输注从小剂量开始，肌松药间断静脉注射，对每一位患者都应根据对麻醉药物的反应来调定，在维持循环稳定基础上保证麻醉充分。全身静脉麻醉可控制性最佳的输注方案是异丙酚+瑞芬太尼输注方案。

表13.2　静脉麻醉药输注方案

药物	麻醉	
	负荷剂量（μg/kg）	维持输注[μg/(kg·min)]
异丙酚	1 000~2 000	50~150
咪唑安定	50~150	0.25~1.5
芬太尼	5~15	0.03~0.1
舒芬太尼	1~5	0.01~0.05
阿芬太尼	50~150	0.5~3
瑞芬太尼	0.5~1.0	0.1~0.4

（2）吸入麻醉　可选用异氟烷、地氟烷或七氟烷等吸入维持麻醉，需要静脉给予肌松药完善肌松，避免高浓度吸入引起循环抑制。

（3）静吸复合麻醉　即静脉麻醉+吸入麻醉。正确选择不同的组合，尽可能地以最小量的麻醉药达到完善的麻醉效果，并将各种麻醉药的毒副作用减少到最小。

4.术毕期

多数严重创伤者的术毕期，全身情况一般都有一定的改善，但仍需密切监测和治疗，待血流动力、呼吸、神志、血气、电解质、尿量等指标达到稳定状态以后，方可考虑停用机械呼吸，并拔除气管导管；如果情况不稳定，则应保留机械通气并送ICU继续密切监测治疗。

13.3.5 部位麻醉

1.局麻或神经阻滞麻醉

较适用于四肢损伤的患者,具有麻醉范围局限、全身影响小、无需气管内插管和用药等优点。但不适用于损伤范围大、失血量多、血容量明显不足的复合创伤危重患者。

2.椎管内麻醉

椎管内麻醉是危重创伤患者的禁忌证,尤以蛛网膜下腔阻滞是绝对禁忌证。经补充,血容量已达到相对正常的患者,如果创伤部位仅局限于下肢或会阴区,可慎重选用低平面硬脊膜外阻滞麻醉,以发挥其减少术中出血和防止术后深静脉栓塞的优点。

13.3.6 术中监测和容量管理

1.术中监测

应根据患者全身状况、创伤部位、范围、程度和设备条件选择监测项目,以便能更准确地获得患者对治疗的反应,客观地评价救治效果,调整治疗措施。

(1)基本监测 包括心电图、无创血压、呼吸频率、血氧饱和度、尿量、皮温和色泽,以及精神状态等。这些指标仍是判断和指导临床麻醉和休克复苏的常用指标;但不能即时、准确地反应患者有效循环血容量变化、微循环和氧代谢状态。

(2)化验及呼吸参数监测

1)血气、电解质、酸碱平衡、血糖、动脉血乳酸浓度等。

2)HCT 和 Hb。

3)凝血和纤溶系统监测,必要时可用血栓弹力计动态监测。

4)呼吸参数监测 潮气量、分钟通气量、气道压力、气道阻力、氧浓度、呼吸末二氧化碳($EtCO_2$)和麻醉气体浓度等监测。

(3)侵袭性监测

1)动脉穿刺置管 持续监测血压及变化,方便采血化验。

2)中心静脉穿刺置管 用于快速补液和监测 CVP。

3)肺动脉飘浮导管 续测肺动脉压、间断测肺小动脉楔压(pulmonary arteriole wedge pressure,PAWP),采混合静脉血监测组织氧供需平衡,热稀释法测 CO。PAWP 和 CVP 结合更有利于指导容量复苏。

(4)经食道超声 用于血流动力学测定、心肌缺血检测等方面。

(5)胃肠黏膜 pH(pHi) 表示全身组织灌注水平的指标。

2.术中容量管理

原则是在活动性大出血控制之前,容量管理按早期容量复苏处理。一旦手术已经控制活动性大出血，便进入后期容量复苏，其主要任务是在继续支持重要脏器功能的同时，迅速恢复所有脏器系统的正常灌注，维持术中各组织脏器氧合充分。对严重创伤血容量大量替换的患者，后期容量复苏常持续至术后ICU治疗。

(1) 后期复苏的目标

1) 维持收缩压>100 mmHg。

2) 维持HCT>30%。

3) 凝血功能恢复正常。

4) 保持电解质平衡。

5) 保持正常体温，恢复正常尿量。

6) 纠正全身性酸中毒，确保血乳酸水平在正常范围（1～2 mmol/L）。

(2) 对复苏终点的认识　复苏终点不是由恢复正常生命体征来确定，而是取决于全身器官和组织灌注是否充分。因此，传统临床指标对于指导治疗有积极临床意义，但不能作为复苏终点的指标。评估全身组织灌注水平的指标包括以下3条。

1) 混合静脉血氧饱和度（SvO_2）　维持在70%以上，SvO_2正常值>75%。

2) 动脉血乳酸浓度和血乳酸清除率　持续>4 mmol/L预后不好。

3) 胃肠黏膜内PCO_2（$PgCO_2$）和pH（pHi）　$PgCO_2$持续>70 mmHg者预后不好，正常值为（45.2±0.7）mmHg；pHi持续<7.30者预后不好，充分复苏应维持pHi>7.32。

13.3.7　术中并发症

1. 凝血障碍和弥漫性血管内凝血（disseminated intravascular coagulation，DIC）

术中持续低血压的患者较容易发生凝血障碍，与低温、酸中毒并称"死亡三角"。最重要的治疗是尽早控制出血、复温和完全复苏。对血容量大量替换的患者应在凝血和纤溶系统监测下补充适当的新鲜血浆、血小板浓缩物、冷沉淀和凝血酶原复合物。并通过综合处理，防止凝血障碍转化为DIC。

2. 心律失常和心功能不全

术中发生心律失常和心功能不全与术前患者心功能状态，创伤严重程度，出血速度和量，控制活动性出血是否彻底，容量复苏是否及时有效，体温维持正常与否，及是否伴有严重感染和心脏直接挫伤等因素相关。防治措施应针对不同原因积极处理，必要时应放置肺动脉漂浮导管指导容量复苏和血管活性药物的应用。

13.3.8　术后脏器并发症

1. 急性肺损伤（acute lung injury，ALI）和急性呼吸窘迫综合征（acute respiratory distress syndrome，ARDS）

患者发生 ALI 分为直接因素和间接因素。直接因素指直接造成肺实质损伤的因素，包括肺挫伤、误吸和肺部感染等；间接因素指作用于肺外器官或组织的损伤因素，如大量输血、多发性长骨骨折、脓毒症、胰腺创伤等。但低血容量性休克未发现是导致创伤患者发生 ALI 的独立危险因素。临床表现为难以纠正的进行性呼吸困难和低氧血症。ALI 患者病情加重成 ARDS，其死亡率甚高，可达 40%～60%，占所有外伤后期死亡总数的 1/3，应重视防范，早期诊断和及时治疗。主要治疗原则包括，积极处理原发病，机械通气支持（表 13.3），营养支持，肺外脏器支持等。

表 13.3 ALI 患者呼吸机参数设定策略

项目	参数设定
潮气量	6～8 mL/kg
PEEP	>压力容量环的低拐点（ALI 或 ARDS 推荐最低值为 10～15 cmH$_2$O）
限制峰压/平台压	<40/35 cmH$_2$O（过度肥胖或大容量复苏患者要较高压力使肺充分膨胀）
吸呼比（I∶E）	调整 I∶E 和呼吸频率达到上述参数
FiO$_2$	逐步降低 FiO2，维持 PaO$_2$ 80～100 mmHg，SpO$_2$ 93%～97%
通气模式	根据情况转换为压力—控制性反比通气，或 CPAP*，BiPAP*，NIPPV*

*注：CPAP，持继气道正压通气（continuous positive airway pressure）；BiPAP，双相气道正压通气（biphasic positive airway pressure）；NIPPV，非侵袭性正压通气（noninvasive positive-pressure ventilation）。

2.急性肾功能衰竭（acute renal failure，ARF）

术后 ARF 是常见的严重并发症之一，死亡率高达 70%～80%。主要危险因素包括肾脏低灌注、暴露于肾毒性物质的时间和程度，以及既往存在肾功能障碍的状态。围手术期要加强预防措施，包括尽可能维持有效血容量，减少肾毒性物质的作用，积极抗感染，避免使用肾毒性药物等。对已发生 ARF 的患者，应早期诊断和积极治疗。

3.多器官功能衰竭（multiple organ dysfunction syndrome，MODS）

患者术后的最大威胁是严重脓毒症和 MODS，其为病程中、后期死亡的主要因素。要树立预防重于治疗的观念，对创伤失血性休克患者最主要的预防措施是早复苏，提高复苏质量，不但要纠正"显性失偿性休克"，而且要纠正"隐性代偿性休克"，尽可能早地达到后期复苏的目标，并清除感染源。

13.4 部位损伤麻醉

13.4.1 颅脑损伤麻醉

对于头面部创伤患者首先要确定是否存在威胁生命的颅脑损伤（如颅内血肿），并对其迅速处理，以减少继发性脑损伤的发生。

1. 早期气管插管的指征
(1) GCS<9。
(2) 咽喉保护性反射消失。
(3) 气道受损,通气障碍,以及呼吸节律不规则。
(4) 癫痫发作。
(5) 意识水平明显恶化,即使患者尚未昏迷。
(6) 其他损伤处理的需要 大量出血流向口腔(如颅底骨折),双侧下颌骨骨折。

2. 气管插管和呼吸管理
(1) 气管插管前准备好气管切开装置,插管同时注意保护颈椎(颈椎情况不明)。
(2) 一般选择快速诱导,头颈轴线制动,压迫环状软骨插管。
(3) 可用硫喷妥钠 3～5 mg/kg,或异丙酚 1～3 mg/kg 加琥珀胆碱 1～2 mg/kg 和芬太尼 2～5 μg/kg。
(4) 维持 $PaCO_2$ 在 35～40 mmHg,只有当 ICP 增高无法控制时,才用过度通气将 $PaCO_2$ 降至 30 mmHg。
(5) 维持 SaO_2>95%。
(6) 输注异丙酚 1～3 mg/(kg·h)维持镇静。
(7) 经口放置胃管,排除颅底骨折前,禁忌经鼻放置胃管。

3. 循环管理
(1) 尽快建立静脉输液通道,必要时中心静脉置管指导补液。
(2) 维持正常血容量,防止血浆渗透压降低和胶体渗透压明显下降。
(3) 诱导后放置有创动脉监测,维持平均血压>90 mmHg,脑灌注压在 70 mmHg 以上。
(4) 液体选择上应先选晶体液,后选胶体液和输血,高渗盐水可能对严重颅脑损伤患者有利。
(5) 维持 HCT>30%,Hb>100 g/L;
(6) 低血压时在纠正或排除低血容量之后,可用血管加压药;

4. 麻醉用药和注意事项
(1) 除氯胺酮外,静脉麻醉药、镇痛药和镇静药均可降低脑血流量和脑代谢率,宜选用;氯胺酮不单独用于脑损伤患者(严重颅脑损伤禁用),可谨慎地与其他静脉麻醉药联合应用。
(2) 吸入性麻醉药剂量依赖性扩张血管,氟烷>安氟烷>异氟烷>地氟烷>七氟烷,后3者对脑血流量影响不大,可选用;安氟烷和七氟烷禁用于癫痫发作患者。
(3) ICP 明显增高的脑损伤患者不宜选用氧化亚氮(N_2O),可能存在颅内气腔的患者(如冲击伤或复合性颅骨骨折患者)禁用 N_2O。
(4) 可释放组胺的肌肉松弛剂(如箭毒、阿曲库铵)应少量分次用药,尽管琥珀胆碱有增加颅内压的作用,但当需要快速肌松时仍可选用。

(5) 严重颅脑损伤并伴有颅内高压的患者宜全凭静脉麻醉,或在打开颅骨切开硬脊膜后复合吸入麻醉。

(6) 麻醉手术中尽量避免血压波动,维持循环稳定。诱导期应防低血压,苏醒期注意避免咳嗽和急性高血压。

13.4.2 脊髓损伤麻醉

脊髓为"脑的缩影",易发生继发性损伤,其复苏原则类似于颅脑损伤,包括早期稳定脊椎,避免骨折移位加重脊髓损伤,维持呼吸和循环稳定,防止脊髓缺血缺氧。

1.早期支持治疗

(1) 对于颈椎骨折和四肢瘫痪的患者,需早期气管插管控制气道,避免低氧血症。

(2) 脊髓损伤从初始期(几分钟)很快便进入脊髓休克期,表现为低血压和心动过缓,在容量复苏的基础上,可适当应用升压药以维持平均血压达正常乃至较高水平（>85 mmHg）。

(3) 如果伤后 3 h 以内开始治疗,首次注射甲泼尼龙 30 mg/kg,随后 5.4 mg/kg 持续给 24 h;如在受伤后 3～8 h 开始治疗,则首次注射甲泼尼龙 30 mg/kg 后,5.4 mg/kg 持续给 48 h。

(4) 脊髓休克期可持续 3～8 d,外科手术通常限于威胁生命的紧急情况及其他并发损伤。

2.插管方法的选择

(1) 纤维支气管镜鼻插管　用于有自主呼吸者,在完善表面麻醉基础上清醒插管,或加瑞芬太尼 0.1～0.2 μg/(kg·min)镇痛,也可插管前给小量咪唑安定 1～2 mg、异丙酚 0.25～0.5 mg/kg、芬太尼 0.05～0.1 mg/kg。存在脑脊液漏者禁忌鼻插管。

(2) 经口插管　用于病情危重,自主呼吸受影响者,如插管条件好,可现场紧急快速经口插管。如果插管条件差,可暂时插入喉罩或食管—气道联合导管,必要时行气管切开。

(3) 环甲膜切开术　气管插管困难时,于紧急情况下采用。

(4) 行气管切开　用于伴颌面部损伤无条件经口和鼻插管者,或经口和鼻插管失败者。

3.脊髓休克期(主要指急性颈椎损伤)的麻醉注意事项

(1) 预先输注晶体液 500～1 000 mL 可减轻诱导时低血压。

(2) 在麻醉诱导过程中可能发生严重心动过缓甚至停跳,应先静脉注射阿托品 0.5 mg 或异丙肾上腺素 1～2 μg 预防,必要时注射异丙肾上腺素 1～4 μg/(kg·min)治疗心动过缓。

(3) 常用纤维支气管镜清醒鼻插管,经口快速诱导插管应保持颈椎在同一轴线上,最小幅度移动颈椎,防止加重颈椎损伤。

(4)在急性期(受伤 24 h 之内),琥珀胆碱能安全用于脊髓损伤患者,但此后至脊髓损伤 8 个月内琥珀胆碱易导致高血钾性心律失常,甚至心跳骤停,故禁用。

(5)维持 $PaCO_2$ 在 35～40 mmHg,SaO_2>95%。

(6)麻醉手术期间应动脉置管和中心静脉置管,以便指导输液和血管活性药物的应用,维持平均血压>85 mmHg。

(7)掌握好全麻醉药和肌松药的使用剂量和时机,术毕早期清醒,以便观察呼吸和神经系统功能。

13.4.3 胸部损伤麻醉

进一步病情检查时应注意确定致命的胸部损伤,如肺损伤、心脏挫伤、主动脉损伤、膈肌破裂和气管支气管损伤。严重胸部损伤往往合并颅脑损伤、腹部损伤和四肢损伤,有些伤情应优先处理,前述严重创伤患者的麻醉管理原则适用于这类患者。

1.肺挫裂伤

(1)肺挫裂伤是最常见的致命胸部损伤。

(2)全麻醉诱导前应注意有无气胸,如有气胸要穿刺排气或做胸腔闭式引流。

(3)诱导插管后用静脉复合全麻或静吸复合维持麻醉。

(4)肺保护性机械通气策略在肺挫裂伤后应尽早开始,以维持充分氧合(参见表 13.3)。

(5)合理的容量复苏,容量过负荷会加重肺挫伤。

(6)合并气管支气管断裂的患者应选择双腔气管导管或单侧气管导管插管,用纤维支气管镜引导气管导管置入适当的位置。

(7)严重肺挫裂伤患者应放肺动脉导管和经食道超声心动图,以便指导容量复苏、利尿剂和肺血管扩张药的应用。

2.心脏挫伤

(1)任何胸部受到严重钝器损伤(尤其是胸骨骨折)的患者都应考虑到心脏挫伤的可能。

(2)心电图示心律不齐、S-T 改变和心肌酶谱异常提示心脏挫伤,可做超声心动图和经食道超声心动图以明确诊断。

(3)低血压时 CVP 升高是严重心脏挫伤的早期征象,但应排除心脏压塞。

(4)严重心脏挫伤的患者常合并其他严重创伤。

(5)应按心肌缺血损伤处理,严重心脏挫伤者可能需要正性肌力药物支持。

(6)有心脏压塞的患者应紧急在局麻下心包穿刺减压,最有效的措施是立即行复苏性胸廓切开术。

3.肋骨骨折

(1)肋骨骨折是胸部钝性伤中最常见的损伤,应注意是否有肺挫裂伤和血气胸。

(2)严重疼痛患者,老年患者及已存在肺功能下降者适合硬膜外麻醉镇痛。

(3)相邻肋骨的多发性骨折引起连枷胸,一些患者可通过非侵袭性正压通气(NIPPV)治疗,减少行气管造口术的机会。

(4)合并肺损伤(尤其是肺挫伤)常引起连枷胸,应尽早采取肺保护措施,同时气管插管以纠正低氧血症。

(5)连枷胸气管插管的患者应注意拔管的时机,持续气道正压通气(CPAP)或双相气道正压通气(BiPAP)面罩有利于拔管后肺功能的恢复。

13.4.4 腹部损伤麻醉

腹部损伤患者首先要判定开腹手术的必要性问题,当临床检查不能确诊时,可行诊断性腹腔冲洗、腹部超声检查或 CT 检查,以便降低腹部探查的阴性发现率。对于血流动力学不稳定的腹部创伤患者,可遵循前述早期容量复苏和严重创伤患者的麻醉管理原则进行相关治疗处理。

1.麻醉选择

(1)对于不伴有其他部位损伤,血流动力学稳定的单纯腹部创伤患者,可选用硬膜外麻醉。

(2)对于循环、呼吸不稳定,考虑有腹腔实质性脏器损伤的患者宜用全身麻醉。

2.术前准备

(1)必须仔细评估术前患者状况与手术的紧急性。出血表现为低血容量休克者要立即手术。

(2)在允许的时间内尽可能改善患者的呼吸循环状况,可供准备的时间从几分钟至 12 h 或更长不等。

(3)术前应给予吸氧,特别是存在低血压或氧饱和度<95%的患者。

(4)腹部损伤大出血患者如脏器破裂、血管破裂,术前补液遵循早期容量复苏原则。

(5)腹部损伤合并颅脑损伤,若患者血流动力学不稳定则先行腹部手术,低血压会使颅脑损伤复杂化,应尽快控制出血;若患者血流动力学稳定可先行颅脑和腹部 CT 检查。

(6)考虑存在腹部创伤严重感染、肠腔破裂的患者,在应用抗生素前应先采血进行血液细菌培养,适时给予适当抗生素。

3.麻醉管理的注意事项

(1)腹部手术要求麻醉提供完善的肌松,硬膜外麻醉若阻滞不全或手术范围扩大应果断改为全身麻醉。

(2)全麻维持用吸入麻醉、全凭静脉麻醉或静吸复合麻醉都可以,但对于休克患者麻醉维持所需麻醉药剂量会明显减小,静脉麻醉药的代谢也降低,作用时间延长。

(3)腹部损伤合并颅脑损伤或脊椎损伤患者,静脉麻醉药物应选择短效、易调控的药物,如异丙酚、瑞芬太尼微量泵靶控输注,以便术后早期清醒观察神经系统体征。

(4)麻醉手术期间除基本监测外,应根据病情增加适当的监测项目。

(5)无肝、胆及胃肠破裂的腹腔血尽量回收再输入。

(6)处理腹部创伤合并脓毒症患者时,应充分认识维持术中组织氧合的重要性。

4.恢复和维持组织氧合的目标

(1)尿量>0.5 mL/(kg·h)。

(2)BE、血乳酸浓度恢复正常。

(3)SvO_2维持在70%以上,但脓毒症患者可出现组织摄氧能力下降,使SvO_2正常或升高,动态变化趋势更有意义。

(4)外周和中心体温差<2℃。

5.恢复和维持组织氧合的方法

(1)持续输液维持CVP 8~10 mmHg,PAWP>12 mmHg。

(2)输血维持Hb 90~100 g/L。

(3)在容量补足的情况下,如果血压低、尿量少,即使CVP正常,也应输注正性肌力药或血管收缩药。

(4)应增加吸入氧浓度(FiO_2),维持SpO_2>95%,如果FiO_2为50%仍表现低氧血症,则应增加PEEP,从5 cmH_2O开始,将气道峰压控制在30 cmH_2O以下,潮气量<10 mL/kg。

(5)注意保温,所有液体加温输入(血小板除外),有条件者加变温毯保温。

13.4.5 骨盆骨折麻醉

骨盆骨折是机动车事故后早期死亡的首要原因,可导致致命性隐匿出血,需立即识别和积极处理。

1.支持性容量复苏

(1)这类患者常处于创伤失血性休克Ⅲ期,气管插管应作为一项急救措施尽早实施。

(2)支持性容量复苏遵循早期容量复苏原则。

2.不稳定骨盆骨折的处理

(1)尽早使用骨盆外固定器,根据病情可在局麻或全身麻醉下进行。

(2)如果骨盆进行外固定后,生命体征未见好转,应立即寻找其他可能的活动性出血,如腹腔内出血(需开腹探查)或动脉出血(需血管造影),并考虑栓塞或紧急血管手术治疗。

(3)需要急诊手术麻醉处理的患者,遵循严重创伤患者的麻醉管理原则。

13.4.6 四肢骨折麻醉

四肢骨折可以是单独的或作为多发伤的一部分。术前应明确是否有其他严重胸、腹或头部损伤,有无脊椎损伤;是否存在肢体远端缺血和筋膜室综合征表现。

1. 麻醉选择

(1) 单独的四肢骨折如血流动力学稳定,无其他禁忌证,可根据手术部位,选择局麻、神经区域阻滞(臂丛、腰丛、股神经三合一阻滞等),硬膜外或蛛网膜下腔阻滞等。

(2) 四肢骨折如伴随血流动力学不稳定,或为多发伤需多部位同时手术应选择全身麻醉。

(3) 四肢骨折如有筋膜室综合征的危险,应避免局麻和硬膜外麻醉,宜用全身麻醉。

2. 麻醉管理注意事项

(1) 四肢骨折手术的出血量差异大,应根据骨折部位、伤情点选择开放静脉通道,不要在受伤肢体上开放静脉。

(2) 除基本监测项目外,可根据伤情和患者状况适当增加监测项目。

(3) 胫骨和股骨骨折后(几小时至数天)易出现脂肪栓塞。表现为突然呼吸困难、意识障碍和淤斑三联征。麻醉手术中应注意观察及时发现。治疗包括纠正右心衰、缺氧和紧急固定骨折。

(4) 筋膜室综合征,是肢体挤压伤的常见表现。麻醉处理时应注意患者肾功能受损程度,避免采用影响肾功能的药物,术中用晶体液复苏,维持尿量在 $1 \sim 2 \, mL/(kg \cdot h)$,甘露醇进行渗透性利尿和5%碳酸氢钠碱化尿液,以防止肌红蛋白在肾小管中沉积。

(陈力勇)

第14章
创伤患者营养支持

创伤后机体处于高分解代谢状态,氮丢失增加,机体为修复创伤所需的营养物质增加。创伤,尤其是严重创伤患者由于种种原因无法自己摄入足够而合理的能量,多数患者需通过临床营养支持来满足机体需要。科学合理的临床营养支持可显著改善创伤患者的预后。

创伤后营养支持的具体方法是首先估算总热量,再考虑3大营养物质的比例及电解质、微量元素、维生素的量。营养支持的途径包括胃肠道及静脉营养。胃肠道营养的途径为口服和管饲,静脉营养则有周围静脉及中心静脉两种。由于创伤后代谢改变的特殊性,创伤患者临床营养支持在支持途径、时机、部位、营养支持的需要量、监测指标及营养支持处方的组成方面有许多值得注意的地方。

14.1 概论

14.1.1 能量和底物需要量

1.基本原则

为创伤后高代谢患者提供充足的营养对这些患者获得最佳的治疗效果而言至关重要。如果不能满足能量需求可能会导致机体的消耗,接下来由于身体会尽量满足重要脏器能量的需要而出现负氮平衡。如果盲目地补充营养会导致肝功能、肺和免疫功能紊乱,也可导致与损伤患者营养不良同样严重的后果。

测定及估算总热量有3种方法,即直接测热法、间接测热法及公式估算。前两种方法相对较准确,但所需仪器价格昂贵,难以普及,故临床多采用 Harris-Benedict 公式 {男性 BEE(kJ/d)=[66.5+13.8×体质量(kg)+5×身高(cm)−6.8×年龄(岁)]×4.184,女性 BEE (kJ/d)=[65.5+9.6×体质量(kg)+1.8×身高(cm)－4.7×年龄(岁)]×4.184}来计算基础能量消耗(BEE)。许多公式提供个体患者能量和底物需要量的估计值。尽管这些公式提供了确切的估计,但是在实际工作中,可能由于其固有的因素导致过度营养。因此临床工作者们必须要弄清楚一点,那就是这些公式最多能提供患者能量和底物需要量的估计值,而在实际情况中,这些需要量随着病情和恢复会不断变化。

创伤患者的营养支持实施中,提供患者充足而适当比例的热量至关重要,并且热量平衡与重症患者的死亡率密切相关。目前多数学者主张糖占总热量比例为40%～60%,脂肪占20%～40%,蛋白质占15%～20%。

葡萄糖是临床常用的能源,但对于严重创伤的应激患者,特别是合并有多脏器功能衰竭者,使用大量高渗葡萄糖作为单一能源会产生某些有害的结果。应激时,糖的最大利用率为4～6 mg/(kg·min),对高代谢并有器官衰竭的患者而言,葡萄糖的输注不应超过4～5 mg/(kg·min),即每天葡萄糖供给量应少于350～400 g。另外,临床上也应用果糖、山梨醇作为能源。

脂肪乳剂是当前较为理想的一种能源,它具有等渗、能量密度大、创伤后脂肪的氧化利用不受抑制和富含必需脂肪酸等优点。但是,全部依赖脂肪乳剂并不能达到节氮效应,如与葡萄糖合用则可提供更多的能量并改善氮平衡。目前,临床上使用的脂肪乳剂以长链脂肪酸(LCT)和中、长链脂肪乳剂(LCT:MCT=1:1)为主。LCT含必需脂肪酸,其进入线粒体需要肉毒碱的参与,在严重创伤患者,肉毒碱可能存在内源性合成不足和排泄增加的问题,因此会出现LCT代谢障碍。而中、长链脂肪乳剂(LCT:MCT=1:1)进入线粒体无需肉毒碱,即使在危重患者其代谢清除也不会受到明显影响。正常成人在组织灌注良好的情况下,血中脂肪乳剂清除的最大速率是2～4g/(kg·24 h),通常脂肪乳剂的总剂量不宜超过2.5 g/(kg·24 h)。

氨基酸为机体合成一系列蛋白质的氮源,其补充的量折合成热量可按总热量的15%～20%估算,轻伤者其蛋白质应按1～2 g/(kg·24 h)补充,重伤者按2～3 g/(kg·24 h)补充。在补充蛋白质时必须同时给予适量的糖、脂肪,以免蛋白质作为热量被消耗。通常非蛋白热量与氮之比为629 kJ:1g,严重创伤者也可按418 kJ:1g补充。目前,营养支持中研究较多的是支链氨基酸、精氨酸和谷氨酰胺。

创伤患者对维生素、微量元素及电解质的需要量增加。微量元素及维生素应2倍于常规量,若有广泛的组织损伤,则维生素C应5～10倍于常规量。注意监测血电解质水平,维持内环境稳定。

2.临床建议

(1)重度颅脑损伤(GCS<8)非瘫痪患者应该给予大约30 kcal/(kg·d)的热量(安静状态下能量消耗的140%),瘫痪患者则应给予25 kcal/(kg·d)热量(相当于安静状态下

能量消耗的100%)。

(2) 脊柱损伤患者治疗的前2周，四肢瘫痪患者营养支持应该在20～22 kcal/(kg·d)(相当于用Harris-Benedict公式预计基本能量消耗的55%～99%)，无瘫痪患者则给予每天22～24 kcal/(kg·d)的营养支持(相当于用Harris-Benedict公式预计基本能量消耗的80%～90%)。

(3) 烧伤面积超过50%的患者，不应将全肠外营养(total parenteral nutrition, TPN)作为EN的补充以实现Currei所预计的能量需求量，因为这与高死亡率和T细胞功能紊乱有关。

(4) 严重烧伤的患者，每周1～2次用测热法确定能量消耗量可以避免过度营养和能量不足。

(5) 经常需要创面植皮的烧伤患者应在围手术期中给予EN。这种围手术期给予EN的方式是安全的，并且更容易成功地实现蛋白质和能量的营养目标。

(6) 对于大多数创伤患者来说，大约1.25 g/(kg·d)剂量的蛋白质就足够了，但是剂量达到2 g/(kg·d)也是合适的。

(7) 烧伤患者碳水化合物的供给量不应超过5 mg/(kg·min)，即25 kcal/(kg·d)，非烧伤性创伤患者的供给量还要少一些。超过这个限度易使患者遭受与过度营养有关的并发症的损害。

(8) 静脉注射脂肪乳应该严密监测，其量应该控制在总热量的30%以下。外伤患者在损伤的急性期给予零脂或低脂营养可以降低感染的易感性，并减少住院时间。

(9) 烧伤面积在20%～30%的患者与非烧伤患者相比，前者不需要额外补充热量。

14.1.2 供给途径

1.基本原则

肠外营养(parenteral nutrition, PN)与肠内营养(enteral nutrition, EN)两者之间优先选用EN。EN不能满足患者营养需要时可用PN补充。经周围静脉营养(peripheral parenteral nutrition, PPN)与经中心静脉营养(central vein nutrition, CVN)之间应优先选用PPN。营养需要量较高或期望短期改善营养状况时可用CVN。需较长时间营养支持者应设法应用EN；从EN过渡到PN须逐渐进行。

2.实用临床建议

(1) 钝/锐性腹部损伤患者应尽可能地实行EN，因为与PN相比，EN具有更低的脓毒症并发症发生率。

(2) 重度颅脑损伤患者应该优先选用早期EN，因为PN与EN对患者预后的影响相似，但EN的费用低并且并发症的发生率也较低。如果早期EN不可行或者患者不能耐受，则应该进行PN。

(3)危重创伤患者,如果不能成功进行 EN,TPN 应该在 7 d 之内开始。

(4)在伤后第 7 d,如果患者不能耐受经肠内途径至少 50%的每日总热能需要量,应该开始 PN。但是如果能够经肠内途径耐受大于 50%的每日总热能需要量就应该停止 PN。

14.1.3　监测

1.基本原则

尽管目前没有证据表明营养监测能改善患者的预后,研究者们仍进行了一系列对营养支持效果的监测。氮平衡监测被认为是目前评价营养支持是否足够的最佳指标和所有检测指标中的金标准。然而,氮平衡监测存在标本收集困难和数学计算可能导致过高估计氮平衡的问题,尤其是烧伤患者。在烧伤患者中,血浆前白蛋白水平与氮平衡有相当好的相关性,但没有证据表明应该以多大的频率来测定血浆前白蛋白水平。

在营养监测领域仍有很多工作要做。血浆蛋白标志物监测由于其简单、相对有效和廉价,将会是今后营养监测的主要方式。

2.临床建议

(1)在脑外伤和严重创伤患者,血浆前白蛋白是判断营养支持是否充分的最可靠血液指标。但没有充分的科学证据提示这一营养指标应该间隔多长时间测定一次。

(2)白蛋白水平与营养状态的相关性比较小,不应该作为判断营养是否充分的指标。

(3)一系列急性相反应物(如 C 反应蛋白、纤维蛋白原 α-1 糖蛋白),以及结构蛋白(如前白蛋白、视黄醇结合蛋白、转铁蛋白)的测定可以作为营养监测工具,促进结构蛋白水平的评估。

14.2　肠内营养

14.2.1　时机

1.基本原则

对严重的胸腹部钝/锐器伤、颅脑损伤的患者,经胃肠道直接小肠途径给予营养是营养成功的关键。颅脑损伤的患者大约在第 3～4 d 可以成功进行胃内营养,因为早些时候他们往往存在胃轻瘫。能够进行小肠营养的患者在给予小肠营养时有很好的耐受性。腹部钝/锐性伤的患者,小肠功能尚好时,在复苏完全、血流动力学稳定后,大多数患者可以给予肠内营养。腹部损伤指数(abdominal trauma index,ATI)评分高的患者,尤其是 ATI>40 的患者,其达到营养目标的进度很慢。另外,胃肠损伤部位在饲管口以下时也会减缓管饲的进度,但这不是直接胃肠营养的禁忌证。严重烧伤的患者胃内营养在复苏期应尽早进行,以防止或减少胃轻瘫的发生。当营养开始时间延迟,尤其是延迟超过 18 h 时,胃轻瘫的发生几率大增。TPN 在伤后可立即执行,最理想的是在血流动力学稳定、复苏完全后实施。

2.临床建议

(1)对于严重的钝/锐性伤患者,24 h 内开始 EN 与 72 h 开始 EN 比较,前者在预后方面没有明显优势。

(2)对于烧伤患者,胃内营养应尽可能早实行,因为延迟 EN(大于 18 h)将导致较高的胃轻瘫发生率并且此时患者需要静脉营养。

(3)重度脑外伤患者在受伤后 48 h 仍不能耐受胃内营养者应采用幽门后营养,如果可行并且安全的话比较理想的营养部位应超过十二指肠悬韧带。

(4)不完全复苏的患者不应该进行直接的小肠营养,因为有胃肠不能耐受和潜在小肠坏死的危险。

(5)经历了剖腹术的严重外伤患者,在休克复苏后如果可行就应开始采用直接小肠营养途径(通过鼻空肠管、胃空肠管或空肠造瘘术)和肠道喂养。

14.2.2 部位

1.基本原则

EN 比 PN 更符合生理过程,且价格便宜。将饲管插到胃还是空肠哪个部位更好目前还不清楚,但对所有的患者都必须格外小心以确保患者能够耐受营养支持,并且避免发生误吸。中重度颅脑损伤的患者显示胃排空延迟及食管下括约肌功能降低。这些消化功能异常限制了伤后前 2 周患者热量和蛋白质等营养物质的摄取。与胃内营养相比,鼻空肠营养可以更早地实现营养目标,而胃内营养有时会由于高位胃潴留而使其应用受到限制。

2.临床建议

(1)对于严重创伤患者,不能因为没有幽门后营养途径而拖延 EN 的实施。由于早期胃内营养是可行的,并且应用胃内营养的患者其临床效果与经十二指肠营养患者的临床效果相当。由于将饲管放到胃比放到十二指肠快且容易,因此,首先考虑胃内营养是合理的。

(2)由于胃潴留或胃食管反流存在而导致误吸高风险的患者应该接受经空肠 EN。

(白祥军)

第15章
创伤患者转运

15.1 转运类型

15.1.1 院前转运

院前转运指创伤患者从现场到医院的转送。是院前急救的重要组成部分,是现场急救与院内救治之间的桥梁,旨在最大限度地缩短运送时间,转运的原则是"安全、快速"。院前转运的质量与伤者的死亡率与伤残率密切相关。详细内容参见本书第10章"创伤院前救治"搬运部分。

15.1.2 院间转运

指创伤患者由基层医院向上级医院转送的院间救治全过程。包括稳定生命体征后的紧急院间转运和经过紧急手术后的院间转运。院间转运应该由转出医院、接受医院和转运队伍共同执行,综合决定最好的转运方式,并确认转运人员具有能应付患者的病情变化和可能并发症的技能和设备。

1.适应证

医护人员依据相关法律实施创伤院间转运,应考虑两方面因素。

(1)伤情需要 只要是基层医院不能提供确定治疗,或经处理后出现并发症的患者,应迅速转运。

(2)患者及家属要求 应仔细评估患者伤情后做出判断。

2.禁忌证

(1)休克未纠正,血流动力学不稳定者。

(2)颅脑伤疑有颅内高压,有可能发生脑疝者。

(3) 颈髓损伤有呼吸功能障碍者。
(4) 胸、腹部术后伤情不稳定，随时有生命危险者。
(5) 被转运人或家属依从性差者。
(6) 转运人和设备缺乏相应的急救能力、应变能力及处理能力等情况。

3. 随行资料

所有患者救治记录的完整文件均应同时送达。

(1) 所有治疗性和诊断性干预措施

1) 患者及其病史记录。
2) 致伤机制和事故环境记录。
3) 已完成的处理和患者的反应。

(2) 所有影像资料

15.2 转运原则

专业转运组一旦于现场稳定患者后，即根据优先级别决定患者转运至最近、最合适的创伤中心救治。

15.2.1 顺序

(1) 已经危及生命需要立即治疗的严重创伤者优先转运。
(2) 其次是需要急诊救治、可能有生命危险的患者。
(3) 再次是需要医学观察的非急性损伤者。
(4) 最后是不需要医疗帮助或现场已经死亡者。

15.2.2 联络

(1) 调度人员在接到求救电话后，明确联系人、联系方式、详细地址、转运路程等情况。
(2) 院前转运应询问患者受伤原因、病情、现场情况等。
(3) 院间转运应询问初步诊断、处理情况等。
(4) 途中与医院保持联系，需紧急检查、手术者，应通知医院相关人员和设备作好准备。

15.2.3 伤情评估

由于创伤患者病情变化快、伤势重、伤情复杂容易漏诊，应根据致伤机制、解剖和生理改变等快速评估伤情。

1. 致伤机制

根据致伤机制判断损伤严重度，以下情况需在有限的时间内转运到医院。

(1) 患者从机动车中弹出。

(2) 同车的乘客中有死亡者。

(3) 救出时间>20 min。

(4) 3 m 以上的坠落伤。

(5) 发生车辆翻滚事故。

(6) 高速撞击。

(7) 机动车撞击行人的速度>5 mph。

(8) 摩托车撞击速度>20 mph 或从自行车上摔下。

2. 损伤类型

(1) 头、颈、躯干、四肢近端穿透伤。

(2) 浮动胸壁。

(3) 2 处以上近侧长骨骨折。

(4) 烧伤>15%体表面积、面部和呼吸道。

(5) 骨盆骨折。

(6) 瘫痪。

(7) 肢体毁损。

3. 生理学参数

(1) 脉搏<60 或>100 次/min。

(2) 呼吸<10 或>29 次/min。

(3) 收缩压<90 mmHg。

(4) GCS<14。

(5) RTS<12。

15.2.4　知情同意

完成转运前伤情评估后，应根据伤情、到医疗单位的距离、时间、地理、气候、伤情是否稳定和局部资源等因素综合决定转运方式，并结合转运途中可能出现的意外情况、沿途的医疗单位及救治水平等作出转运中的安全评估。如病情相对稳定适合转运，向患者及家属交待病情，告知转运的必要性和途中可能发生的危险性，并签字后实施转运。

15.2.5 安全性判断

1.气道

再次检查气道,是否需气管插管。

2.呼吸系统

(1)开始转运前记录呼吸状态。

(2)检查呼吸肌功能。

(3)检查或安置鼻胃管以防止使用镇静剂或插管的患者误吸。

(4)检查其他所有插管的位置或装置(如胸腔引流管)是否可靠固定。

3.心血管系统

(1)在转运前记录心率、脉搏、氧饱和度和血压。

(2)准备控制外出血和再评估用于控制出血的绷带。

(3)固定大口径静脉导管。

(4)保证足够的血液制品和液体备用。

(5)侵入性通道(如动脉通道、CVP 通道、肺动脉导管)应连接于转运监测仪以便转运中持续进行血流动力学监测。

(6)患者连接于一心电图监测仪。

4.中枢神经系统

(1)开始转运前需记录神经系统检查结果和 GCS 评分,适当给予镇静药物。

(2)需要用固定装置固定头、颈、胸、腰段脊柱。

5.NEWS 原则

(1)"Necessary" 每一步骤是否必要?

(2)"Enough" 治疗是否充分?

(3)"Working" 治疗是否有效?

(4)"Secure" 转运是否安全?

15.3 转运方式

转运人员可以是医护人员、护士的不同组合,应根据患者状态和地区政策而定。转运工具主要有救护车、救护艇和直升机等,除具有运输功能外,还应具备监护和抢救功能。

15.3.1 陆地转运

是我国伤员转运的主要方式,包括急救车、救护车、装甲急救车等。

1. 监护型救护车设备

创伤转运不仅是运输问题，更重要的是安全问题，要在转运过程中建立全程监护和有效的医疗救护，实施病情观察、生命抢救等，以避免在转运过程中病情变化而发生意外。除病情轻等原因外，应常规使用监护型救护车实施转运。监护型救护车应具备以下设备。

(1) 铲式担架，或多功能自动上下车担架。
(2) 供氧系统。
(3) 心肺复苏机。
(4) 便携式呼吸机。
(5) 多参数监护仪。
(6) 除颤仪。
(7) 负压吸引器。
(8) 气管插管用物。
(9) 包扎、固定、止血等物品。
(10) 各类急救药物及物品。
(11) 车载电话等。

2. 转运中常见问题

(1) 呼吸障碍，包括呼吸困难、氧饱和度下降等。
(2) 心律失常。
(3) 静脉留置针滑脱或堵塞。
(4) 气管插管移位。
(5) 固定不当。

15.3.2 空中转运

基于朝鲜和越南战争的经验，空中医疗转运已经成为创伤救治的一个整体组成部分。我国限于多种因素，空中医疗转运尚属少数。我国在"两山"作战中，首次大规模长时期对伤病员进行空中转运，转运伤病员 4 051 人。毫无疑问，空中医疗转运是发展的方向，空中转运具有速度快、机动灵活、舒适安全、便于对伤员进行护理等优点，大大缩短后送时间，提高后送效率，尤其是在偏僻山区、岛屿及交通阻塞、道路中断等救护车不可能完成转运任务的情况下。

1. 空中转运条件
(1) 地面运输到创伤中心>15 min。
(2) 局部无可用的救护车。
(3) 接送患者有困难。

(4) 野外救援。
(5) 批量伤员。
(6) 其他原因。

2.安全原则

天气、地理、后勤和其他因素决定飞行的稳定性,接受任务的最终决定应由飞行员作出,机组人员安全是第一位的。

3.直升机转运

直升机是空中转运中使用较多的转运工具。

(1) 飞行高度在 2 000～2 500 m 之间,受低气压及高空缺氧等因素影响较小。
(2) 因受垂直气流影响较大,机身颠簸、晃动大,易引起晕机症。
(3) 直升机转运较救护车转运发生病情恶化的概率更高,血气胸伤员中易出现呼吸困难。
(4) 转运体位　一般采用头朝前,即朝向机头方向的体位,以避免加速度对伤员可能产生的不良影响。

15.3.3　水上转运

(1) 在海上、江湖水网地带,救护艇是常用的转运工具,但因受以下因素影响,应严格把握适应证,做好转运前准备。
(2) 水上转运影响因素　救护艇、医院船等受海区地理、水文、气象等自然条件的影响。
1) 救护人员站立不稳。
2) 物品难以固定。
3) 无菌区域难以保持。
4) 生命体征难以监测。
5) 护理技术操作难以完成等。

15.4　方法

15.4.1　转运前准备

1.患者准备

(1) 心理准备　做好患者的心理疏导,增强其治愈的信心和决心。
(2) 伤情　处理危及生命的损伤,确保伤情处于相对稳定状态。
(3) 物品准备　进行必要的物品及治疗经费的准备。

2.医务人员的准备
(1)做到对伤情心中有数。
(2)对途中可能出现的情况,要正确地估计、判断和处理。
(3)保持良好的身体状态。

3.转运前的处理
(1)按 ABC 原则完成气道通畅、呼吸和循环功能维持。
(2)镇痛、镇静
1)常用哌替啶和吗啡,颅脑外伤和呼吸抑制者或老人、儿童应忌用,改用安定。
2)避免用冬眠合剂,以防途中发生体位性休克。
(3)妥善处理创面　院前转运简单包扎伤口即可,有外出血者应压迫止血,少用止血带。
(4)适当补液
1)收缩压在 90 mmHg 以上时可不输液,直接送医院。
2)收缩压低于 90 mmHg 者应适当补液维持血压,并快速后送。
3)注意限制性复苏。
4)避免因补液导致转运延迟。
(5)合并骨折者应简单固定。
(6)合并中毒者应立即做相应处理。
(7)中、重度吸入性损伤者,应急诊气管切开或做环甲膜穿刺以防窒息。
(8)为便于了解休克情况,应留置导尿管等。

15.4.2　转运中处理

1.转运中体位
(1)顺车体而卧,以减少汽车运行时对患者脑部血流灌注的影响。
(2)重度昏迷者采取侧卧位。
(3)呕吐、咯血有窒息可能者,可取轻度头低足高位及头偏向一侧位。
(4)胸部损伤有呼吸困难者,应取半卧位,躯体妥善外固定于平车上,以避免剧烈振荡而加重出血和再损伤。
(5)颅脑损伤者将头部垫高等。
(6)上下坡时要保持头高位,以避免头部充血。

2.转运中监护和处理
　　一旦病情稳定,应立即开始转运,理想的转运中救治应达到接收医院的水平,但限于院外环境实际操作时很难达到。对于不稳定的患者应能提供恰当的救治,转运队伍必须有能力继续进行心肺支持和补充血容量，连续的血流动力学监测是必需的。有移动电话通讯设备。

(1) 常规心电、血压和氧饱和度监护，危重者应检测有创血压、尿量。

(2) 注意及时清除气道内分泌物，保持气道通畅。

(3) 加强固定　颈椎骨折者用颈托固定，使头颈胸呈一条直线等。

(4) 避免搬运和行车过程中的颠簸造成静脉通道、气管插管及固定夹板等的移位、脱落和阻塞。

(5) 外出血应妥善压迫止血。

(6) 保持与拟送达医院的联系，提前告知伤情和到达时间等，以便作好准备。

（张连阳　孙士锦）

第16章 多发伤

16.1 概论

16.1.1 定义

1. 多发伤(multiple injury, polytrauma)

指机体在单一机械致伤因素作用下，同时或相继遭受两个或两个以上解剖部位的创伤。

(1) 解剖部位　按 AIS-90 版划分为 9 个部位：头颅和脑、面部、颈部、胸部、腹部和骨盆、脊柱、上肢、下肢、体表和其他。

(2) 严重程度　根据 ISS 值确定，ISS 计分中的解剖部位分为如下 6 个部位。ISS≥16 为严重多发伤。

1) 头、颈部。
2) 面部(五官和面骨)。
3) 胸部(包括胸椎、膈肌和肋骨架)。
4) 腹部(包括腰椎、盆腔脏器)。
5) 四肢或骨盆。
6) 体表。

(3) 构成要件

1) 两个或两个以上解剖部位或脏器同时或相继发生创伤。
2) 各部位伤中至少有一处较严重，即使单独存在也可威胁患者的生命。
3) 各个部位伤中均为机械因素造成。

2. 复合伤

由两种以上不同致伤因素作用于机体造成的损伤。解剖部位可以是单一的，也可以是多部位，多脏器，如大面积烧伤合并骨折。

3. 多部位伤

在同一解剖部位或脏器有两处以上的损伤，如由投射物所致的小肠多处穿孔。

4. 多处伤

同一致伤因素引起同一解剖部位两处以上脏器损伤，如投射物造成的肠穿孔和实质脏器破裂。

16.1.2 流行病学

1. 和平时期

平时严重多发伤多见于交通事故伤、坠落伤、挤压伤，其发生率占交通事故伤的65%。高处坠落伤的严重多发伤比例更高，如从5楼坠落的患者中100%导致多发伤（但是我院创伤中心诊治2名从6层和4层摔下的5岁患儿，却无任何损伤）。

2. 战争时期

战时多发伤多由于火器伤所致。从各个战争分析：抗美援朝战争中所总结的材料中，多发伤占4.8%；对越自卫反击战中，多发伤占10.5%～18%；而中东战争中以色列统计的多发伤所占比例却高达74.5%；我"中心"统计资料显示多发伤患者占25.7%。从武器致伤分析：小型杀伤武器所致多发伤发生率可达70%；手榴弹、地雷等爆炸伤中多发伤可高达72%，且均为开放伤；这是现代战争中战伤的新特点。预计随着小型杀伤武器的不断改进，多发伤发生率将会更高。现代登陆渡海作战时多发伤发生率为50%～80%。

16.2 临床表现及诊断策略

16.2.1 临床特征

1. 病理生理紊乱严重

（1）休克发生率高　由于多发伤，特别是严重多发伤伤情重，损伤范围广，失血量大，休克发生率高达50%以上，且多为中、重度休克。有时低血容量性休克与心源性休克（由胸部外伤、心包填塞、心肌挫伤、创伤性心肌梗死所致）并存。

（2）低氧血症发生率高　尤其是颅脑损伤、胸部损伤伴休克及昏迷时，PaO_2常低至30.0～37.5 mmHg，常危及生命。早期低氧血症发生率可高达90%。低氧血症分2种类型。

1）呼吸困难型　缺氧症状及体征较明显，临床上易发现。

2）隐藏型　临床上缺氧的症状体征不明显，仅有烦躁不安表现，如不注意低氧血症，而给予强止痛剂,患者很快会发生呼吸停止。

(3) 死亡率高　由于休克、严重低氧血症,加上失血多、体液丢失多,常很快出现多器官功能不全综合征或衰竭,给救治带来困难,因此早期死亡率明显增加。

1) 腹内损伤脏器数　腹内 1 个脏器损伤,死亡率在 10% 左右;2～3 个腹内脏器损伤,死亡高达 30%;4 个脏器损伤,死亡率可达 100%。

2) 损伤部位数　受伤部位越多,死亡率越高。受伤 2、3、4、5 个部位的死亡率分别为 49.3%、60.4%、68.3% 及 71.4%。

(4) 感染并发症发生率高　由于严重多发伤伤情重、休克时间长,使机体防御机能下降并致广泛的软组织损伤、坏死、内脏破裂。如对伤口早期处理不当,以及监测和治疗时各种管道的应用等,使多发伤后感染发生率在 10%～22%。

2. 早期诊断治疗困难

(1) 早期容易漏诊误诊　漏诊、误诊率在 12%～15%,主要原因有以下 6 个方面。

1) 患者伴意识障碍,病史收集困难。

2) 深在的和隐蔽的症状与体征易被忽视,仅注意到局部创伤,而对局部创伤可能引发的全身应激反应及并发症重视不够。

3) 腹部空腔脏器伤易漏诊、误诊。

4) 各专科会诊时只顾本科的局限性方面,缺乏整体观念(只见树木,不见森林)。

5) 缺乏火器伤创伤弹道学知识,对远离伤道和远隔部位(远达效应)的损伤易漏诊、误诊。

6) 未行必要的辅助检查。

(2) 早期救治复杂　严重多发伤常常需要手术治疗,由于创伤的严重程度、部位和累及脏器或深部组织不同,故对危及生命的创伤处理重点和先后次序不一样,有时几个部位的创伤都很严重,处理顺序上就可能发生矛盾。如大的创面和活动性出血,常容易引起重视并作早期处理,而对腹内实质脏器损伤的处理却常被忽略。对腹部创伤大出血合并休克者,既要迅速扩容,恢复有效血容量及组织灌流,又要立即行手术止血。

16.2.2　诊断策略

及早准确地诊断伤情是救治严重多发伤,提高抢救成活率的关键。为此,详细而系统地询问病史和体格检查应放缓,但简明扼要地询问病史和重点查体是必要的。因此,创伤急救医师应牢记"CRASH PLAN"的检诊程序。

1. "CRASH PLAN" 检诊程序

(1) C (Cardiac)——心脏及循环系统　包括血压、脉搏、心率,注意有无心脏压塞的 BECK 三联征,即颈静脉怒张、心音遥远、血压下降,评价循环状况,注意有无休克及组织低灌注。

(2)R(Respiration)——胸部及呼吸系统　注意有无呼吸困难；气管有无偏移；胸部有无伤口、畸形、反常呼吸、皮下气肿及压痛；叩诊音是否异常；呼吸音是否减弱。常规的物理检查、胸腔穿刺、X线及心脏超声检查可确诊绝大部分胸部损伤，包括心脏损伤，对部分患者可行 CT 检查确诊。

(3)A(Abdomen)——腹部　有无伤痕、淤斑；腹腔是否膨隆，有无腹膜刺激征；肝浊音区是否缩小；肝、脾、肾区有无叩击痛；肠鸣音情况。意识不清者常规行 DPP 或 DPL。辅助检查有 B 超、CT 可选。腹部 X 线检查并非急需。

(4)S(Spine)——脊柱　脊柱有无畸形、压痛及叩击痛；运动有无障碍；四肢感觉、运动有无异常。辅助检查：脊柱各部位 X 线片、CT、MRI。

(5)H(Head)——头部　意识状况、有无伤口及血肿、凹陷；12 对颅神经检查有无异常；肢体肌力、肌张力是否正常；生理反射和病理反射的情况；GCS 记分；辅助检查：头颅CT价值最大。

(6)P(Pelvis)——骨盆　骨盆挤压、分离试验和 X 线片常可明确诊断。

(7)L(Limbs)——肢体　通过视、触、动、量及 X 线片检查多能明确诊断。

(8)A(Arteries)——动脉　明确各部位动脉有无损伤，必要时做超声多谱勒检查以明确诊断。

(9)N(Nerves)——神经　检查感觉、运动，明确各重要部位神经有无损伤及定位体征。

2.一看二摸三穿刺

重庆第三军医大学附属大坪医院全军战创伤中心通过对多发伤多年的临床救治，总结出简单、快速、有效的检诊方法，即"一看、二摸、三穿刺"。

(1)看　看面部及结膜颜色、瞳孔大小、呼吸情况、损伤部位情况。

(2)摸　摸皮肤、脉搏、气管、压痛及反跳痛、异常活动。

(3)穿刺　对可疑有胸腹部脏器损伤或昏迷患者，行胸腹腔多部位穿刺。

3.注意事项

经过上述检诊与判断，加上边查边治的原则，再追补病史和较详细的体格检查。必要时行腹腔灌洗，腹腔灌洗可诊断腹腔有无出血，其准确率高达 95%。X 线片、CT 以及 B 超检查(但必须是在伤情允许如血流动力学稳定的前提下)。在进行重点或特殊检查时应注意以下 6 个问题。

(1)颅脑和颌面损伤常与颈椎骨折或脱位同时存在，X 线片或 CT 检查时应注意有无骨折和脱位，昏迷或截瘫时应注意检查腹内有无损伤。

(2)昏迷或高位截瘫时应注意检查腹部有无损伤。

(3)胸部外伤尤其是左侧多发性肋骨骨折、血气胸，除常规行胸部X线检查外，要常规进行心电监测，注意有无心肌挫伤、外伤性心肌梗死及心脏压塞等。

(4) 严重腹部挤压伤尤其应注意检查膈肌有无损伤。

(5) 骨盆骨折要常规查尿，排除泌尿系损伤，行腹腔穿刺排除腹腔内脏器伤。

(6) 对一时难以确诊的损伤，可密切观察伤情变化，以免漏诊。

16.3 救治

严重多发伤的抢救措施必须快速、准确、有效。

16.3.1 院前急救

1. 急救

(1) 保持呼吸道通畅 使机体尽早获得良好的氧供，以减少长期缺氧或低氧所引起的机体和器官的损害，这是现场急救的首要任务。可用手指将口腔和咽喉部血凝块、黏液、异物、呕吐物及泥土等抠出；当下颌骨骨折时，用手将下颌托起，即可解除窒息；发现胸部穿透伤时应立即用大块敷料包扎胸部伤口；张力性气胸时，应立即用粗针头穿刺排气，并及时行胸腔闭式引流。

(2) 及时止血、防止休克发生或加重 肢体出血时，止血方法较多。当送到医院时应解除止血带，施行更安全、有效的止血措施。为防止休克加重，在止血的同时给予止痛剂，注意保温和准备输血、输液的设备。

(3) 防止加重损伤 尽可能固定骨折的伤肢，以防止加重骨折部位软组织的损伤和出血。如发现有脊柱、脊髓损伤，在搬运时应特别小心，以免引起脊髓继发性损伤。

2. 优先后送

多数患者伤情严重，在保持呼吸道通畅的情况下、妥善止血，并在初步抗休克治疗后，应不失时机地优先后送。

16.3.2 院内救治

1. VIPCO 抢救程序

(1) V(Ventilation)——通气 首先保证患者有通畅的氧道和正常的通气以及给氧。迅速清除口咽腔凝血块、呕吐物及分泌物。鼻导管给氧，放置口咽通气管、气管切开和辅助呼吸。昏迷患者应及早气管插管，颌面及喉部严重损伤者宜行气管切开术。有胸腔创伤发生通气障碍者，应行气管切开、胸腔闭式引流术。开放性气胸者宜用凡士林纱布填塞胸部伤口，予以包扎，预防纵隔摆动。张力性气胸者应行胸腔闭式引流。

(2) I(Infusion)——灌注 在纠正缺氧时应快速建立多条液体通道，迅速输血、输液补充血容量,以防止休克发生和恶化,一般选择上肢静脉、颈静脉,在有腹部伤时忌用下肢静脉通道。第 1 h 内输平衡液及血液 2 000～2 500 mL(其中血及血浆代用品>400 mL);如休克仍不见好转,在排除心源性休克后,可使用抗休克裤。对严重休克患者,应适当补充碳酸氢钠,以纠正酸中毒。7.5%高渗盐水的输注有改善血流动力学、提高生存率和升压效果,其输入量为失血量的 10%～20%,10～15 min 内可输入 200～400 mL,但对出血未能控制者此操作可加重出血,应慎用。

(3) P(Pulsation)——搏动　监护心脏搏动,维护心脏功能。及早发现和处置"心包填塞"征,否则后续通气或扩容都是无效的;对张力性气胸者应立即行胸腔闭式引流,对心肌挫伤可选用多巴胺治疗。

(4) C(Control bleeding)——控制出血　通过敷料加压包扎有效地控制外出血是多发伤抢救中最有效的方法之一;对大血管伤经压迫止血后应迅速手术进行确定性止血(结扎和吻合);一旦经胸腹腔穿刺或腹腔灌洗术明确了腹腔内出血,应立即剖腹探查止血。

(5) O(Operation)——手术　抢救严重多发伤患者,必须争分夺秒。时间和伤情不允许做过多的检查,将患者后送可能会延误抢救时机,应抢在伤后的黄金时间(伤后 1 h 内)内处理。

2. 手术治疗

多发伤优先处理顺序合理与否是抢救是否成功的关键,必须根据具体伤情作出决定。

(1) 颅脑伤伴有其他脏器损伤的手术处理顺序

1) 双重型　颅脑伤多为广泛的脑挫裂伤、颅内血肿等,合并其他伤如胸、腹腔内大出血。此时两者均需紧急手术,可以分组同时进行,以免延误抢救时机。

2) 颅脑伤重、合并伤轻　这类患者手术重点应放在颅脑伤,轻伤可行简单处理,后期再作进一步治疗。

3) 合并伤重、颅脑轻　颅脑伤可暂且保守治疗,不需手术,而合并伤如胸、腹腔内大出血,应积极行剖腹探查止血。

(2) 胸部外伤并其他脏器损伤的处理顺序

1) 胸部外伤应优先处理的情况　胸壁有较大的外伤性缺损或由此引起的开放性气胸,急性心肌损伤、心包堵塞、胸腔的大血管伤、大气管或支气管破裂,胸腹联合伤时的膈疝压迫肺造成呼吸困难或疝有绞窄等。

2) 胸腹联合伤、胸部伤伴腹腔内出血者　最好同时进行手术开胸(如进行性血胸)和开腹探查,如腹部伤情允许,可先开胸以解除呼吸循环障碍,稍后再行腹部手术;如腹腔出血量多,则先行闭式引流后行腹部紧急手术。需指出的是,在平时胸部伤中,其 90%均可以通过保守治疗达到良好的治疗效果。

(3) 腹部伤伴其他脏器伤的处理顺序

1) 腹腔内实质性脏器及大血管伤　需优先抗休克同时行剖腹手术；对空腔脏器损伤者则可先处理危及生命的损伤或先行抗休克治疗，然后再作相应处理。

2) 伴有躯干其他部位损伤　只要这些伤不危及生命，则可先处理腹部伤；待全身情况稳定后再行伴发伤的进一步处理。

(4) 头、胸、腹内脏损伤伴四肢骨折的处理顺序　在对头、胸、腹危及生命的损伤优先处理的原则下，当前认为越是严重的多发伤，越应争取时间尽早施行骨折复位及内固定术。国外一组资料显示，50%的多发伤患者在受伤当天行内固定，均取得良好效果。其优点是术后易于变动体位，肢体可早期进行功能锻炼，能显著降低肺部并发症、ARDS和脂肪栓塞。

(5) 急诊室手术　积极倡导在急诊科对多发伤患者要争分夺秒地抢救，如紧急开胸和及时剖腹术都是挽救危重和多发伤患者生命的有效举措。此外，目前我国也正在加强急诊科（院内）和院前急救力量。而反复搬运和拖延时间或远距离送往手术室，患者则随时有死亡的可能。

总之，救治多发伤患者时应遵循先治救命性损伤，后治其他伤；先治内伤，缓治表浅伤；先治头胸腹部伤，后治四肢脊柱伤；先治软组织伤，后治骨骼伤（或同时进行）；先多科联合抢救，后专科细治等原则。

(姚元章　张连阳)

第17章 颅脑损伤

17.1 头皮损伤

17.1.1 头皮擦伤和挫伤

(1)擦伤 指头部受到外力摩擦造成头皮表浅损伤,可能少量出血或渗血。只需对创面进行清洁处理,并保持局部清洁即可自愈。

(2)挫伤 指头部受到钝器打击或碰撞所致。头皮全层受损,皮下可有淤血或血肿,但皮肤组织完整连贯。表现为局部肿胀、压痛。对头皮进行清洁和消毒后,保持创面清洁可自愈。

17.1.2 头皮血肿

1.皮下血肿

(1)头皮的皮肤、皮下组织与帽状腱膜3层紧密相连。皮下组织的网状层有纵行纤维隔,将皮肤与帽状腱膜连接在一起。

(2)皮下出血时,由于受到纤维隔的限制,血肿体积一般较小,张力高,疼痛剧烈,中心稍软,周边隆起较硬,因此,易被误诊为凹陷骨折。

(3)摄头颅X线片可以明确有无凹陷骨折。

(4)皮下血肿无需特殊治疗。早期可冷敷以减少出血和疼痛,24～48 h后改为热敷促进吸收。

2.帽状腱膜下血肿

(1)帽状腱膜下层是一疏松的蜂窝组织层,血肿发生在这一层,就易向周围扩散,前面可达眉弓和眶上,后面可达枕部上项线,两侧可达颞肌,故血肿常较大。

(2)触之较软,波动明显,疼痛较轻,有贫血貌,婴幼儿巨大帽状腱膜下血肿,可引起休克。

(3)较小的血肿早期也可采用冷敷、加压包扎,24～48 h后改为热敷,待其自行吸收,一般7～10 d吸收。

(4)如果血肿较大,5～7 d仍未吸收,则应剃除拟穿刺部位的头发,严格消毒,以粗针头穿刺抽血,并予加压包扎,一般3～4 d一次,直至血肿消失。穿刺包扎后,不要用手来回推动包扎敷料,以免造成血肿复发。如血肿有感染,则需切开引流。

3.骨膜下血肿

(1)见于婴儿因产伤或使用胎头吸引助产者和有颅骨线形骨折患者。是由骨膜剥离或颅骨板障出血聚积于骨膜与颅骨表面之间所致,因此,血肿范围仅限于该块颅骨范围,极少超过骨缝。

(2)一般可在1～2周内自行吸收。早期以冷敷为主,对颅骨骨折引起者忌强力包扎,以防血液经骨折缝流向颅内,引起硬膜外血肿。较大的血肿如不吸收可穿刺抽血后加压包扎。

17.1.3 头皮裂伤

头皮裂伤是由于钝器或锐性致伤物造成的头皮组织断裂,损伤深浅不一。刃器伤造成的伤口边缘整齐无缺损,除少数锐器直接劈砍进入颅内造成开放性颅脑损伤外,大多数裂伤仅限于头皮,有时可深达骨膜。钝器或头部碰撞造成的头皮裂伤,裂口多不规则,创缘有挫伤痕迹。这类创伤往往伴有颅骨骨折或脑损伤。

1.头皮裂伤的特点

(1)新鲜裂伤在短时间内常出血很多,患者甚至发生休克。急诊处理时注意止血和抗休克。

(2)如帽状腱膜未裂开,则血管不易回缩,出血不易自行停止;如果帽状腱膜裂开,则伤口出血反而减少。

(3)裂开的伤口内头发、帽子碎片或泥沙等异物,容易造成创口感染,且感染有可能经导静脉进入颅内;对于伴有颅骨骨折者,在检查伤口时切勿在没有准备的情况下,拔除嵌入颅内的骨折片(尤其是靠近静脉窦处)或其他异物,以免引起突发性大出血。

2.头部伤口清洗和消毒处理

(1)至少剃光伤口周围8 cm头发。

(2)肥皂水(200 mL以上)冲洗创口周围,并擦洗周围血凝块和泥沙。

(3)生理盐水(300～500 mL)先冲洗创口周围,随后再冲洗创口,并将创口内游离头发、泥土、异物等清除干净。

(4)用无菌纱布擦干创口周围。

(5)碘酒、酒精消毒创口周围。

(6)对活动性出血点可用压迫或钳夹方法暂时控制出血。

(7)常规消毒铺巾。

3.头皮裂伤清创术

(1)头皮简单裂伤

1)较简单的裂伤,可用1%奴夫卡因行局部浸润麻醉,数分钟后进行清创。头皮创缘只需切除1～2 mm,切除过多可造成伤口张力过大,缝合困难。仔细检查伤口内有无头发,布屑等异物,彻底清除,然后分层缝合帽状腱膜和皮肤。

2)如皮肤缺损不能分层缝合时,可用垂直褥式缝合,以增加创缘的接触面。如果缝合困难,可潜行分离两侧帽状腱膜下层,一般向各方分离3～4 cm即能将1 cm宽的头皮缺损缝合。

3)如缺损过多,可用"S"形切口,减张切口或转移皮瓣等方法缝合伤口。供皮区可行Ⅰ期或Ⅱ期植皮术。如骨膜有缺损,则用转移皮瓣或中厚植皮覆盖裸露的骨面,以免颅骨坏死。

(2)头皮复杂裂伤

1)清创时应做好输血准备。

2)机械性清洁冲洗应在麻醉后进行,以免导致剧烈疼痛。

3)对头皮裂口应按清创需要有计划地适当延长,或作附加切口,以便创口能一期缝合或经修补后缝合。创缘修剪不可过多,但必须将已失活的挫伤皮缘切除,以确保伤口愈合能力。

4)对头皮缺损部分,可采用转移皮瓣方法闭合创面,供皮区保留骨膜,以中厚皮片植皮覆盖。

4.头皮撕脱伤

(1)多由于长发女性的头发被转动机器卷入所致。

(2)患者大量失血,常伴有休克。撕脱处常位于帽状腱膜与骨膜之间,有时连同部分骨膜也被撕脱。

(3)处理比较复杂,应根据患者就诊时间的迟早、撕脱头皮的情况(存活条件)、颅骨是否裸露及有无感染分别采取不同方法治疗。

1)头皮撕脱而未完全脱离且有血供时,可在清洁消毒处理后,剪除失活挫碎的组织,将头皮放回原处,皮下置引流,分层缝合,加压包扎。

2)头皮完全撕脱,但挫伤不严重,可分别将撕脱头皮和头部创面清洁及消毒处理。最好先试行头皮小血管吻合术,然后分层缝合撕脱的头皮。

3）如果撕脱的头皮碎裂严重，已不能用上述方法进行缝合，可将撕脱的头皮切成中厚皮片，植于颅骨骨膜上，缝合后加压包扎。

4）撕脱的头皮挫伤和污染严重，骨膜未撕脱，但挫伤的头皮已不能再用，转移皮瓣又不可能时，可于患者大腿取中厚皮片作游离植皮。

5）若骨膜同时被撕脱，颅骨外露，撕脱的头皮已污染失活不能再用，此时可先作帽状腱膜转移，覆盖于颅骨外露处，然后植皮。

6）若以上方法失败，受伤时间过长，则只能做颅骨外板钻孔，每隔1 cm钻一孔，待钻孔处长出肉芽，再行植皮。

17.2 颅骨骨折

17.2.1 线形骨折

1.临床表现

发生率最高，如未合并颅内损伤，常无显著临床症状，故不易查出，需摄头颅X线片方能确诊。但要注意与正常颅缝、血管沟、板隙静脉沟等鉴别（见表17.1）。

表17.1 线形骨折与颅骨X线正常结构的鉴别

X线显示的结构	位置	边缘	形态	透光度
线状骨折线	可发生于颅骨任何部位	锐利不平行	不定	大且清楚
血管沟	有一定解剖，分布方向和末梢分支	圆钝，边缘骨质密度增加	枯树枝状，由粗而细	较大
板隙静脉	多见于额顶部，方向不定	呈芒状或网状，常有静脉湖	圆钝平行，边缘密度增加	不显著
颅缝	颅骨交界处	圆钝且平行，边缘骨质密度增加	锯齿状	分布和方向固定

2.处理

(1)单纯线形骨折一般无严重危害，不需特殊处理。

(2)骨折线一般在几周内被纤维结缔组织充填，扁平骨与管状骨不同，其愈合慢，儿童在12周、成人在1～3年方可达到骨性愈合，骨折缝宽者骨性愈合更慢。

(3)有骨折线通过脑膜血管沟，颅内静脉窦或板障静脉时，要警惕硬膜外血肿的发生，骨折线通过气窦者可致颅内积气，此时要注意预防颅内感染。

17.2.2 凹陷骨折

1.临床表现及诊断

(1)是较大暴力垂直作用于颅骨的结果。

(2)多发生于额骨和顶骨。多为全层凹陷,少数只有内板凹陷。成人凹陷骨折周边呈环形骨折线,多从骨折片中心向四周呈放射状裂开,成为凹陷粉碎骨折。而儿童可无骨折线如乒乓球形陷凹。

(3)头颅X线片可确诊,骨折局部切线片位或头颅CT扫描可了解凹陷深度。

(4)凹陷骨折深度<1 cm,在非功能区,无脑损伤症状者可以不作特殊处理。

2.手术复位适应证

(1)凹陷深度>1 cm。

(2)有脑受压症状、局灶性癫痫或有骨折片刺入脑内者。

(3)骨折片位于重要功能区如中央区、语言中枢等。

(4)脑电图检查异常。

3.整复方法

(1)在骨折区一旁钻一骨孔,然后用骨膜剥离器伸到硬膜外,将凹陷骨折片撬起。

(2)对于闭合性凹陷粉碎性骨折者,手术时先将骨折片取出,修整边缘,取出的骨片可用医用生物胶拼粘后放回原处,如此可省去以后颅骨修补。

(3)对静脉窦上的凹陷骨折处理要慎重,术前应做好充分的准备,以防撬起凹陷骨折片时造成大出血导致患者死亡;如无静脉窦受压,无脑受压及出血症状可不处理。

17.2.3 颅底骨折

1.概述

(1)绝大多数为线形骨折,且为颅盖骨骨折的延伸。少数可为头颅挤压伤,如头部被夹于电梯门内或在工地上头部被倒下的预制板压于地上所致。

(2)按骨折的部位可分为前、中、后颅底骨折。

(3)与颅盖骨骨折不同,普通X线片仅30%~50%能显示骨折线,汤氏位摄片常能显示枕骨骨折,头颅CT扫描可有重要价值。

(4)诊断依据

1)延迟发生的皮下或黏膜下出血。

2)耳、鼻、咽部出血和/或脑脊液漏。

3)颅神经损伤。

2.分类

(1)前颅底骨折

1)主要表现为眼球结膜下出血,眼睑皮下淤血,酷似"熊猫眼"或称"眼镜征"。

2)脑脊液鼻漏,通过对漏出液的红细胞计数可与鼻出血相鉴别,测定漏出液的糖含量可与鼻涕鉴别;还可有嗅觉丧失和视力障碍。

(2)中颅底骨折

1)脑脊液耳漏。

2)口角歪斜(面神经损伤)。

3)听力障碍(听神经损伤)。

(3)后颅底骨折

1)表现为耳后乳突区皮下淤斑。

2)咽后壁黏膜淤血肿胀等。

3)也可能伴有饮水、吞咽呛咳,伸舌偏斜等后组颅神经损害症状。

3.处理

(1)颅底骨折如无合并颅内损伤,不需特殊处理。

(2)由于颅底骨折多为合并颅底硬膜和蛛网膜撕裂的开放性骨折,故要注意防治颅内感染。

1)有出血及脑脊液漏时严禁填塞,且不要做腰穿,以免造成脑脊液逆流感染。

2)避免用力咳嗽、打喷嚏和擤涕,取头高位,漏出液任其流出或咽下。

3)有脑脊液漏者应适当应用抗生素。

(3)绝大多数患者伤后2周内漏液多能自行停止,如果超过1个月仍未停止漏液者可考虑手术修补。

(4)个别颅底骨折患者伤后立即或经过一段时间后突然出现严重大量鼻衄,可因休克或窒息死亡。这往往是颅底骨折伴有颅内大血管(如颈内动脉)损伤或形成颈内动脉海绵窦瘘、假性动脉瘤破裂出血所致。遇到这种情况,应紧急处理,否则死亡率极高。主要方法:于颈部压迫患侧颈动脉(即触及到颈部搏动的大血管,用拇指将其压向后方的脊柱上),必要时床旁结扎颈动脉,气管插管,清除气道内血液,保持呼吸道通畅;随即填塞鼻腔,快速补充出血量。病情稳定后进一步检查处理。

17.2.4 儿童生长性骨折

(1)是发生于婴幼儿中的一种特殊类型的线形骨折。

(2)因为儿童的硬脑膜较薄,且与颅骨内板紧密贴附,当颅骨骨折裂缝较宽时,硬脑膜也同时撕裂,分离,使局部脑组织、软脑膜、蛛网膜突向骨折的裂缝。由于脑组织长期不断冲击,使得颅骨骨折缝越来越宽,脑组织继续向外突出,最后形成局部搏动性囊性脑膨出。

(3)表现为头部有一囊性包块,而且常伴有癫痫或肢体偏瘫等,摄头颅平片或CT扫描可见宽大的骨折缝。

(4)应早期手术修补硬脑膜缺损

1)对单纯生长性骨折脑膨出的患儿,应充分暴露颅骨缺口,经脑膨出之顶部最薄弱处切开,清除局部积液及脑瘢痕组织,尽量保留残存的硬脑膜,以缩小修补面积;修补硬脑膜切口。

2)颅骨缺损一般待后期再修补。

3)对于伴发癫痫患者,需要连同癫痫灶一并切除,然后修补硬脑膜。

17.3 脑损伤

17.3.1 脑震荡(轻型颅脑损伤)

是脑损伤中最轻的一种,主要表现为伤后立即发生短暂的意识丧失,清醒后检查无神经系统器质性损害表现,能迅速和完全恢复。

1.临床表现

(1)意识障碍 伤后立即发生,轻者仅为一时神志恍惚,重者昏迷,持续数秒至 30 min。

(2)伤后遗忘 清醒后不能回忆受伤当时及受伤前后的情况,患者刚清醒时常不知刚才所发生的一切,即逆行性遗忘。

(3)头昏、头痛、恶心、呕吐等症状,头痛多为钝痛和胀痛,持续数日减轻,一般呕吐数次,而儿童呕吐较重,持续时间较长。

(4)神经系统检查无阳性体征,腰穿脑脊液压力和成分正常。

2.诊断

不能只凭患者所述而定,不要把凡是有头部外伤者都诊断为脑震荡。

(1)有确切的达到一定程度的头部外伤史。

(2)有确切的头部外伤后立即发生的意识障碍,否则不能诊断为脑震荡,清醒后有逆行性遗忘者诊断更为可靠。

(3)神经系统检查无阳性体征,脑脊液压力及化验正常。

3.处理

脑震荡是一种可以完全恢复的脑损伤,一般不需特殊治疗。

(1)卧床休息 5～7 d。

(2)给予镇痛剂、镇静剂等对症处理,减少外界刺激,做好解释工作,消除患者恐惧心理。

(3)多数患者在 2 周内恢复。

17.3.2 脑挫裂伤

是脑挫伤和脑裂伤的总称，损伤程度较脑震荡重，脑组织有肉眼可见的器质性损伤，常有不同程度的蛛网膜下腔出血。

1.分类

(1)脑挫伤　是指损伤的脑组织有充血、淤血，软脑膜完整，皮层及皮层下可见散在或聚集的小出血点。

(2)脑裂伤　是指肉眼可见的软脑膜和脑组织破裂；伴有出血、脑组织水肿和神经细胞坏死。

2.病理

(1)脑挫裂伤最常发生的部位是大脑半球的前部，即额叶底部，额叶和颞极，其他部位相对较少。

(2)脑挫裂伤总是发生在暴力作用点的下方及其对冲部位，或两处都存在。当减速性损伤、枕顶部着力时，对侧额颞部发生挫裂伤的机会多且较严重。当静止的头部受到打击时，脑挫裂伤主要发生在受击部位。

(3)脑挫裂伤与颅底结构(眶顶凹凸不平，蝶骨嵴等)及硬膜隔(大脑镰、小脑幕)有密切关系。当脑移位与这些结构磨擦、相撞时，即可引起相应部位的脑损伤。

(4)颅盖和颅底骨折可引起相应部位的脑损伤，开放性损伤时，脑挫裂伤位于碎骨片或致伤物所直接累及的部位。

3.临床表现

(1)意识障碍

1)一般伤后立即出现，其持续程度和持续时间与脑挫裂伤的程度、部位和范围直接相关。

2)轻度脑挫裂伤者意识不完全丧失，表现为嗜睡或意识朦胧，或仅数分钟至数小时的昏迷。

3)程度较重者可出现昏迷和深昏迷，持续数日，数周甚至更长时间。

4)清醒后可有逆行性遗忘，持续时间与脑损伤的严重程度成正比。

(2)精神异常　脑挫裂伤患者从昏迷到清醒过程中发生精神异常者也较常见，尤其常见于语言优势半球损伤者。可表现为3期。

1)昏迷期。

2)谵妄期　精神兴奋，意识模糊，定向障碍，并有错觉和幻觉。

3)遗忘症期　意识清楚后出现遗忘症候群，以记忆障碍最为突出，特别是近事遗忘。

(3)头痛、恶心、呕吐

1)为脑挫裂伤最常见症状。

2)早期可因植物神经功能紊乱引起。

3)后期 ICP 增高,蛛网膜下腔出血刺激脑膜和前庭神经均可引起头痛、呕吐、昏迷,患者头痛可表现为躁动。

(4)伤灶症状　依损伤的程度和部位而异。

1)如果仅伤及额、颞叶者,可无神经系统异常表现。

2)若皮层功能区受损,可出现相应的瘫痪、失语、视野缺损、感觉障碍以及癫痫发作等。

3)如果早期没有神经系统阳性体征,以后逐渐出现定位体征,即应考虑发生继发性损害。

(5)脑膜刺激征　脑挫裂伤常伴有蛛网膜下腔出血,出现头痛、呕吐、烦躁、颈项强直及克氏征阳性等。随着脑脊液内血液的吸收,症状逐渐在 1～2 周减轻或消失。出血量大的患者,症状持续时间较长。

(6)生命体征变化　轻、中度脑挫裂伤者生命体征一般无明显改变,严重挫裂伤引起 ICP 升高时可出现呼吸、脉搏、血压、体温变化。

4.诊断

根据头部外伤史及临床检查,脑挫裂伤的诊断一般不困难,主要依据有以下 6 条。

(1)意识　头部外伤后意识障碍较显著,持续时间较长。

(2)定位体征　有原发性脑挫裂伤的定位体征如癫痫、锥体束征等。

(3)脑膜刺激征　有脑膜刺激征,脑脊液为血性,或扫描 CT 发现低密度水肿区中有点、片状高密度出血灶。

(4)腰穿　脑挫裂伤者,腰穿压力一般在 200～300 mmH$_2$O,脑脊液含血量的多少与脑损伤的程度密切相关。大量出血者伤后 2～3 d 脑脊液含血量达高峰,且红细胞开始皱缩和崩解,约 1 周后脑脊液中红细胞仅残留微量。出血后 4～12 h 即开始溶血,由于释出氧合血红蛋白,脑脊液上清液呈橘红色;2～3 d 时胆红素浓度更高,呈橙黄色;以后逐渐吸收呈淡黄色,约历经 3 周后脑脊液成分和颜色转为正常。若伤后不久行腰穿,压力超过 300 mmH$_2$O 以上,则应考虑合并颅内血肿,需要进一步检查明确,必要时行钻孔或开颅探查。

(5)CT 检查　为首选检查,可清楚地显示脑挫裂伤的部位、程度和有无继发性损害。

(6)MRI 检查　一般少用于急性颅脑损伤的检查,因为它的成像时间较长(一般需要 20 min 左右),某些金属急救设备不能进入机房,躁动患者难以合作。但在某些特殊情况下,如显示脑干损伤、微小挫裂伤灶、轴索损伤、早期脑梗死以及高密度的血肿,MRI 明显优于 CT。

5.治疗

(1)对于脑挫裂伤患者,应严密观察意识、瞳孔、肢体活动、生命体征的变化,如疑有颅内血肿应及时复查头颅CT,不能疏忽,以免耽误对颅内血肿的处理。

(2)轻度的脑挫裂伤不需特殊处理,卧床休息1~2周,加用药物对症处理;较为严重的脑挫裂伤要注意防治脑水肿,包括吸氧、保持呼吸道通畅、脱水、激素和冬眠治疗等,液体量限制在2 000 mL左右。

(3)严重的脑挫裂伤,继发严重脑水肿和ICP增高,经脱水降颅压等非手术治疗无法控制者,应及时手术,清除挫碎、坏死软化的脑组织,去除骨瓣减压,这有助于控制脑水肿,挽救患者生命。

(4)对于有蛛网膜下腔出血剧烈头痛者,可每日或隔日行腰穿放出一定量的血性脑脊液,可减轻头痛,也有预防或减少外伤性脑积水发生的作用。但腰穿对ICP增高者有诱发脑疝的危险,因此对严重脑挫裂伤处于脑水肿高峰期者应慎重或禁忌行腰穿。如果腰穿时发现压力很高,如超过400~500 mmH$_2$O以上,则不应放液,拔出穿刺针,留测压管内的脑脊液做化验,同时立即予20%甘露醇250 mL静滴脱水,防止脑疝的发生。

17.3.3 弥漫性脑轴索损伤

系头部遭受到加速性旋转暴力时,因剪应力而造成的神经轴索损伤,多见于交通事故伤。

1.病理改变

主要发生在脑的中线部位即胼胝体、大脑脚、脑干及小脑上脚等处。头颅CT或MRI检查可见上述部位有小点状出血,无占位效应,有时伴有蛛网膜下腔出血、脑室内出血等。

2.临床表现

伤后多表现为持续昏迷。轻者对痛刺激有反应,严重时呈深昏迷,一切反应消失,四肢软瘫,呼吸节律紊乱,心率、血压波动大,双侧瞳孔时大时小,眼球位置歪斜或凝视;也可为四肢肌张力增高,阵发性去脑强直,经常出现高热,消化道出血、顽固性呃逆等。这类患者影像学上的改变似乎不重,但临床症状往往很重,此点应引起注意。

3.治疗

尚无有效治疗方法。

(1)急性期的治疗主要是给予激素、脱水、降温、吸氧、纠正呼吸循环紊乱,尽可能维持内环境稳定,保护脑干功能不再继续受损。

(2)恢复期可予神经营养剂、高压氧等以促进神经功能恢复。

17.4 颅内血肿

颅脑损伤后颅内出血积聚于颅腔内一定部位,达到一定的体积,产生脑受压和ICP增高等临床症状,称为颅内血肿。急性幕上出血量>20 mL,幕下>10 mL 则称之血肿。

1. 分类

按病情发展速度可分为 5 类。

(1)特急性血肿　即伤后 3 h 出现脑受压征。

(2)急性血肿　伤后 3 d 内出现脑受压征。

(3)亚急性血肿　伤后 3 周内出现脑受压征。

(4)慢性血肿　伤后>3 周出现脑受压征。

(5)迟发性颅内血肿　伤后首次 CT 扫描未发现血肿,而复查 CT 时发现了血肿。

按血肿的解剖部位可分为硬膜外、硬膜下、脑内血肿、脑室内血肿、幕上血肿、幕下血肿、多发性血肿等。

2. 发生率

在钝性颅脑损伤中约占 10%,而在重型颅脑损伤患者中约半数发生。

3. 诊断

颅脑损伤后有下列临床表现者,应考虑存在颅内血肿。

(1)症状和体征有进行性 ICP 增高的症状和体征,如剧烈头痛、频繁呕吐等。

(2)意识障碍进行性加重　当伤后有昏迷→清醒或意识好转→再昏迷、伤后神志清楚→昏迷、伤后一直昏迷→昏迷加深等类型意识障碍者,不管有无其他症状和体征变化均应首先考虑颅内血肿。伤后昏迷,以后清醒但腰穿压力明显升高者应积极排除颅内血肿。伤后持续昏迷,经脱水、激素等治疗,意识障碍不见好转,或稍有好转又迅速恶化者,应考虑在脑原发损伤的基础上合并存在血肿。

(3)瞳孔变化　伤后继发性一侧瞳孔散大,伴上睑下垂、眼球运动障碍等动眼神经麻痹症状是颅内血肿的可靠临床征象。两侧瞳孔等大,一侧光反应迟钝者常是瞳孔扩大的前奏;一侧瞳孔稍扩大,迅速又自动恢复正常可能是钩回疝的早期表现;血肿侧瞳孔散大前常有短暂的缩小,但易被忽视。

(4)伤后逐渐出现一侧肢体偏瘫(多为轻偏瘫),或原有的轻瘫加重。

(5)生命体征改变　出现两慢一高,即脉搏慢、呼吸慢、血压升高。脉搏可为 40~50 次/min,血压升高以收缩压为主,脉压差增大。

4. 定位诊断

根据以下几方面确定血肿的部位。

(1)根据受伤机制

1)头部处于运动状态下致伤(如坠跌伤等)。

2)枕顶部着力时,着力部位和对冲部位(对侧额颞部)均可发生血肿,着力部位一般为硬膜外血肿;而对冲部位的血肿远远多于着力部位,一般为硬膜下和脑内血肿。

3) 头部处于静止状态下致伤(如打击伤等)者,一般血肿多位于受力部位及邻近部位。

4) 额部着力,无论头部处于静止还是运动状态,血肿多发生于着力部位,很少发生在对冲部位。

(2) 根据颅骨骨折部位

1) 血肿多发生于颅骨骨折处及其附近,如骨折线跨越脑膜中动脉沟、硬膜静脉窦时,其部位下常易发生硬膜外血肿。

2) 凹陷粉碎骨折易引起其下方的硬膜下或脑内血肿。

(3) 根据脑疝症状

1) 小脑幕切迹疝多为幕上血肿,枕骨大孔疝多为幕下血肿。

2) 血肿同侧瞳孔扩大,对侧肢体出现锥体束征。

3) 瞳孔改变还可有以下3种情况。

a. 血肿同侧瞳孔扩大,同侧锥体束征。

b. 血肿对侧瞳孔扩大,同侧锥体束征。

c. 血肿对侧瞳孔扩大,对侧锥体束征。

4) 入院时的瞳孔变化

a. 双侧瞳孔均已散大,可以从眼外肌来判断,如两侧提上睑肌的张力尚有差别,则张力较低的一侧常为动眼神经首先受损的一侧(先发生脑疝的一侧)。

b. 如经用甘露醇脱水后,一侧瞳孔缩小,另一侧仍然散大,则散大侧常表示为动眼神经受损侧,即为脑疝侧。

c. 如入院时两侧瞳孔大小尚有差别,较大的一侧有光反应,较小的一侧光反射减弱或消失,伴眼睑下垂,提上睑肌张力低,此时脑疝位于瞳孔较小的一侧。此系脑疝早期副交通神经受到刺激阶段,持续时间很短。如两侧瞳孔相差很少(<1 mm)则多为其他原因如脑挫裂伤、脑干损伤所致,没有脑疝定侧意义。

5. 钻孔探查

是诊断和处理急性外伤性颅内血肿的重要手段,但在CT问世之后其使用率已大为减少,该方法仅用于某些病情不允许的紧急情况,但对无条件进行CT扫描的基层医院,其仍是颅内血肿的早期诊断和处理的重要方法。

(1) 钻孔探查指征

1) 颅脑外伤后出现ICP增高。

2) 意识障碍加重或再昏迷。

3) 一侧瞳孔散大。

4) 存在一侧锥体束征阳性、生命体征改变等颅内血肿征象时。

其中,患者伤后出现再昏迷、继发性一侧瞳孔散大、继发性一侧肢体偏瘫为钻孔探查的绝对指征。

(2)钻孔探查部位 主要为暴力着力部位、对冲部位和骨折部位。

1)头部处于运动状态下受伤(减速性损伤),血肿多发生于着力的对冲部位,也可发生在着力部位,当枕顶部受力时,多发于对冲部位。

2)头部处于静止状态下致伤(加速性损伤),血肿主要发生于着力及邻近部位,应以探查着力部位为主。

3)额部着力,不管受伤方式如何,血肿均以着力部位及邻近部位为主,主要发生于额颞前部及额底部(表 17.2)。

表 17.2 减速性损伤所致颅内血肿钻孔的顺序

着力部位	钻孔顺序与部位	血肿类型
额部	①同侧额颞极部和底部; ②对侧额颞极部和底部。	硬膜下、脑内、硬膜外 硬膜下、脑内
颞部	①同侧颞部; ②同侧顶枕部; ③对侧颞部。	硬膜外、硬膜下、脑内硬膜外硬膜下、脑内
顶部	①同侧顶部; ②同侧颞部; ③对侧额底及颞极。	硬膜外、硬膜下硬膜外硬膜下、脑内
枕部偏一侧	①对侧额颞极部; ②同侧额颞极部; ③同侧枕部、后颅窝。	硬膜下、脑内硬膜下、脑内硬膜外
枕部中线	①双侧额颞极部及底部; ②枕部、后颅窝。	硬膜下、脑内硬膜外

17.4.1 硬膜外血肿

其血肿位于颅骨内板与硬膜之间,占外伤性颅内血肿的 30% 左右。其中,绝大多数为急性血肿,亚急性和慢性血肿较少,据报道后两者约占全部硬膜外血肿的 9%。

1.出血来源

(1)脑膜动脉,以脑膜中动脉最为常见,约占 3/4。

(2)脑膜中静脉和蝶顶窦。

(3)静脉窦,多见于横窦和矢状窦。

(4)板障静脉出血。

(5)导静脉和蛛网膜颗粒出血。

2.临床表现

因出血速度、部位及年龄差异而有所不同。动脉出血者血肿迅速增大,可在数小时内引起脑疝,威胁生命;静脉出血者则病情发展较缓慢,可为亚急性或慢性病程。

(1) 硬膜外血肿者意识变化的典型经过为伤后昏迷→清醒→再昏迷。这种典型表现者约50%～70%,原发性脑伤轻者,原发性昏迷时间短,少数可无原发性昏迷。中间清醒期的长短与损伤血管的性质和管径大小有关,脑膜中动脉主干或主支出血速度快,量也大,通常中间清醒期短,有的仅数十分钟。

(2) 在中间清醒期内常有明显的ICP增高症状,如频繁呕吐、躁动不安等。

(3) 多为头部一侧着力致伤,颞部有头皮软组织肿胀,95%合并有颅骨骨折,其骨折线跨越脑膜血管沟或静脉窦,血肿部位与头皮软组织损伤及颅骨骨折部位一致。

3.诊断

(1) 大多数依靠病史和临床表现可作出诊断。

(2) 头颅平片有骨折线经过脑膜血管沟或静脉窦。

(3) CT扫描见颅骨内板下有梭形高密度影。

4.处理

一旦明确诊断,原则上应立即手术,清除血肿,缓解ICP。可采用骨窗或骨瓣开颅清除血肿。

(1) 手术治疗

1) 骨窗开颅硬膜外血肿清除术　适用于病情危急,已有脑疝来不及行影像学检查,直接送手术室抢救的患者,先行钻孔探查,然后扩大成骨窗清除血肿。

2) 骨瓣开颅硬膜外血肿清除术　适用于血肿定位明确的病例。

3) 钻孔穿刺清除硬膜外血肿　适用于特急性硬膜外血肿的紧急抢救,为暂时缓解ICP、赢得时间,可先行锥孔或钻孔排出部分液态血肿。这种应急措施已用于院前急救。

(2) 非手术治疗

对于神志清楚、病情平稳;CT检查血肿<40 mL,中线移位<1 cm;无意识恶化、眼底水肿及新病征出现者;非中颅窝或后颅窝血肿者也可采用非手术治疗,治疗措施应是在严密观察患者临床表现的前提下,采用脱水、激素、止血及活血化淤药物治疗,并行CT动态监护,若病情加重或恶化则应及时手术治疗。

17.4.2　硬膜下血肿

其血肿位于硬脑膜与蛛网膜之间,即出血积聚于硬脑膜下腔,占颅内血肿的40%左右。可分为急性、亚急性和慢性血肿,最多见的为急性血肿,其次为慢性血肿,亚急性血肿少见。

1.急性硬膜下血肿

(1) 出血来源及血肿部位

1) 来源于脑挫裂伤所致的皮层动脉或静脉破裂出血。

2)静脉出血　血肿多位于额极、颞极、外侧裂区，后颅窝硬膜下血肿较罕见。

(2)临床表现　由于急性硬膜下血肿者多伴有严重的脑挫裂伤，故伤后表现与脑挫裂伤很相似，所不同的是进行性ICP增高更为明显。

1)原发性意识障碍较重，常呈持续昏迷，中间清醒期多不明显，或有清醒期但持续时间很短。

2)ICP增高症状显著，多由于水肿形成，加上脑挫裂伤病灶及其周围水肿所致，特急性血肿可在1～2 h内出现脑受压、脑疝危象。

3)由于蛛网膜下腔出血，脑膜刺激症状明显。

4)癫痫发生率较其他血肿高。

(3)诊断依据

1)有较重的头部外伤史，特别是枕顶部着力，伤后意识障碍较重，ICP增高症状明显。

2)头颅CT检查见颅骨内板下有新月形高密度影，血肿范围较大，较薄。

(4)手术处理　强调早期诊断、早期手术，清除血肿及碎裂、坏死的脑组织。手术方式有以下3种。

1)钻孔冲洗引流术

a.根据CT显示的血肿所在部位行钻孔引流。

b.若术前来不及进行CT定位需紧急钻孔探查，则应根据受伤机理及着力点，结合患者临床表现作出定位，然后按顺序钻孔（见表17.2）。

2)骨窗或骨瓣开颅术

a.适用于血肿定位明确的患者。

b.经钻孔探查发现血肿呈血凝块状，难以冲洗排出者。

c.钻孔冲洗引流过程中，有鲜血不断流出者。

d.血肿清除后，脑组织迅速膨起，ICP又复升高者。

3)颞肌下减压或去骨瓣减压术　伴有严重脑挫裂伤的急性硬膜下血肿或并发脑肿胀时，虽经彻底清除血肿及碎灭的脑组织之后，ICP仍不能缓解，脑组织依然膨隆时，则需行颞肌下减压或去骨瓣减压，必要时还需切除额极或颞极行内减压，然后才能关闭颅腔。

(5)非手术治疗

对于神志清楚、病情稳定、生命体征基本正常，症状逐渐减轻者；无局限性脑受压致神经功能缺失表现者；CT扫描脑室、脑池无明显受压，血肿<40 mL，中线移位<1 cm，ICP监护压力<25～30 mmHg者也可采用非手术治疗。

2.慢性硬膜下血肿

(1)好发于老年人及儿童，约占颅内血肿的10%，占硬膜下血肿的25%，其中双侧者约为15%。

(2) 绝大多数患者系额部或枕部受力时,脑组织在颅腔内的移动速度较大,撕破脑表面汇入上矢状窦的桥静脉出血所致。

(3) 从受伤到发病,时间一般为 1～3 个月。

(4) 临床表现

1) 轻微头部外伤后,患者逐渐出现头昏、头痛、乏力、智能低下、偏瘫、眼底水肿。

2) 老年人以痴呆、精神异常、偏瘫多见。

3) 儿童常有嗜睡、头颅增大、囟门凸出、抽搐等,酷似脑积水。

4) 很多患者就诊时早已忘记头伤史,或因有精神症状、痴呆或理解力下降,不能提供可靠病史,所以常误诊。

5) 头颅 CT 扫描及 MRI 检查可以明确诊断。血肿多为双凸形,可波及一侧或双侧额颞顶枕部,血肿量可达 100 mL 甚至更多。行头颅 CT 扫描时,对某些无占位效应或双侧血肿尤其是等密度的血肿,应行增强扫描,提高分辨度,以免漏诊。

(5) 处理 目前多采取颅骨钻孔引流,手术简便,疗效满意。

1) 手术在局部麻醉下进行,一般在顶后钻孔一个,切开硬膜即放出陈旧性血液,于血肿腔内置入一根 10～12 号头端剪有 3～4 个侧孔的导尿管,然后用生理盐水反复冲洗,血肿基本冲洗干净后,尿管在切口旁另截一小口引出并持续外引流,一般术后再引流 2～3 d。

2) 术后予输生理盐水 1 000～1 500 mL,必要时保持头低脚高位,以促进脑组织膨起,消灭血肿腔。

3) 钻孔引流术后,残腔积液、积气的吸收和脑组织的膨起需要 10～20 d,故术后早期复查 CT 发现硬膜下腔仍有积液者,不应急于再次手术。

4) 少数老年人因脑萎缩,术后脑膨起困难,或血肿包膜坚厚,硬膜下腔不能闭合;血肿腔内有血凝块未能彻底清除,或有新鲜出血,可致血肿复发。此时,可采用骨瓣开颅清除血肿。

17.4.3 脑内血肿

1.急性(亚急性)脑内血肿

是指伤后脑实质内形成的血肿,占颅内血肿 5% 左右。可发生于脑组织的任何部位,但额、颞叶的前端多见,约占 80%,多为对冲性脑挫裂伤所致,其次是顶叶和枕叶,约占 10%。

(1) 出血来源和血肿类型

1) 复合型脑内血肿 血肿发生于脑浅部,常伴有脑挫裂伤,为脑皮层血管的破裂出血所致,约占脑内血肿的 4/5。

2) 单纯型脑内血肿 血肿发生于脑深部,为脑深部血管破裂出血所致,脑皮层表面多无明显损伤,可发生于额、颞、顶叶及基底节区等部位,约占 1/5。

(2)临床表现

1)意识障碍 伤后意识障碍较重,昏迷时间较长。中间清醒期不明显。

2)ICP 增高症状显著,由于常伴有脑挫裂伤,硬膜下血肿等因素而病情变化较快,可很快发生小脑幕切迹疝。

3)局限性体征 取决于血肿所在部位,由于血肿多发生于额、颞极,早期缺乏定位体征。

4)头颅 CT 扫描可显示血肿的部位、大小、中线和脑室移位情况。

(3)治疗 脑内血肿伴有 ICP 增高、脑受压症状者应及时行开颅手术,清除血肿及挫碎坏死的脑组织,脑水肿严重者应行去骨瓣减压。对于少部分脑内血肿者,如脑挫裂伤不重,血肿<30 mL,临床症状轻,神志清楚,病情稳定或 ICP<25 mmHg 者,也可采取非手术治疗。

2.迟发性脑内血肿

指头部外伤后首次 CT 扫描未发现脑内血肿,经过一段时间再次复查 CT 发现的脑内血肿。

(1)本病多由于减速伤造成,着力部位多为顶枕部,血肿多位于额、颞部。

(2)发病机制

1)脑挫裂伤是迟发性血肿的基础,脑挫裂伤区内的小出血点汇集而成为血肿。

2)伤后早期 ICP 增高,经清除血肿或脱水治疗后 ICP 降低,因而 ICP 增高的填充作用消失,加上局部代谢变化,使原来在外伤时已遭到损害的血管破裂出血。

3)凝血机制障碍。

(3)临床表现和诊断 多见于年龄较大的颅脑损伤患者,发病高峰常在脑挫裂伤后 3 d 内或于清除其他颅内血肿突然减压之后。伤后首次 CT 扫描未见血肿,但症状、体征逐渐加重,或有局限性癫痫,意识进行性恶化,应及时复查 CT,即可明确诊断。

(4)处理 采取开颅血肿清除术。对于此类患者,临床上要密切观察病情,做到早期发现,及早手术,提高救治水平。

17.5 特殊类型颅脑损伤

17.5.1 横窦沟微型硬膜外血肿

(1)多因枕骨骨折引起横窦沟内出血,微型血肿压迫横窦造成静脉回流受阻而致急性 ICP 增高。

(2)常见于儿童及青年,原发性轻—中型脑伤,伤后逐渐出现 ICP 增高症状,约 1 周左右达高峰,虽经脱水治疗可获暂时性好转,但难以有效缓解。疑有此情况时,应行头颅 CT

或 MRI 检查,一般血肿只有 3 mL 左右。

(3)治疗方法为采取在局麻或全麻下于骨折线与横窦沟交叉处钻孔,稍扩大骨窗清除血肿,止血后悬吊硬膜,分层缝合头皮,硬膜外引流 24 h。

17.5.2 儿童颅脑损伤

1. 概述

(1)儿童颅脑损伤多为坠落伤,多见于 3～4 岁儿童。

(2)临床特点

1)儿童神经系统功能稳定性差,对损伤反应强而敏感,伤情变化快,机体抵抗力弱,耐受性差。

2)伤后容易发生呕吐,抽搐等,一般可持续数天。

3)婴幼儿外伤后易出现发热,可达 38～39℃,有可持续较长时间的低热,这可能与儿童体温中枢对损伤反应敏感有关。

4)因儿童全身循环血量少,故在开放性损伤,巨大帽状腱膜下血肿,颅内血肿,颅脑手术后均易发生贫血和失血性休克。

5)儿童头皮薄,颅骨质软,骨缝和囟门尚未封闭,因此缓解 ICP 增高的能力较强。

2. 主要类型

(1)头皮血肿 由于儿童头皮各层之间连接疏松,血管丰富,损伤后易引起广泛帽状腱膜下血肿。在处理头皮血肿的同时,注意有无贫血存在,并作相应处理。

(2)颅骨骨折

1)儿童颅骨较薄富有弹性,伤后易变形,故骨折多数为线形或凹陷骨折,颅底骨折及粉碎性骨折均较少见。对于凹陷骨折的处理应持积极态度,原则上以手术复位为主,以防止癫痫发作。

2)婴幼儿的乒乓球样凹陷骨折,偶因哭闹等致颅压增高的因素而自行复位,但如经过 2～3 周仍无复位者应手术复位。

(3)脑损伤

1)儿童脑损伤与成人有所不同,外力和损伤的程度往往不成正比。有时很轻的外伤可造成严重的脑损伤,有时外伤很重但脑损伤却很轻,故无论儿童受伤轻重均应严密观察。

2)儿童脑损伤后植物神经功能紊乱,症状体征如面色苍白、脉快、血压低、呕吐等较成人突出,脑水肿较成人严重,但预后较好,后遗症少,死亡率相对较低。

3)处理上应注意控制癫痫、脑水肿,注意水电解质平衡。有脑水肿时,一般补液量为 30～60 mL/(kg·d)(年长儿)或 50～100 mL/(kg·d)(幼儿)。对于存在癫痫者可用安定静注(每次 0.3～0.5 mg/kg),一般尽量避免鲁米那钠与安定合用,以免抑制呼吸。

(4)颅内血肿　儿童颅内血肿的发生率较成人低,血肿类型与年龄有一定关系,婴幼儿多发生硬膜下血肿或积液,硬膜外血肿较少。这是因为2岁以下儿童脑膜中动脉沟尚未形成,硬膜与颅骨粘连较紧,颅骨骨折时损伤脑膜中动脉的机会较少。处理原则与成人基本一致。

17.5.3　老年颅脑损伤

1.概述

平时老年人颅脑损伤多为跌伤和碰伤,虽然暴力不重,但因老年人自我保护能力和防御能力较差,伤情往往较重。

2.临床特点

(1)老年人颅骨钙质沉着多,弹性低,易发生颅骨骨折。

(2)脑组织对损伤、缺氧的耐受力低,代偿能力差,修复能力低,伤情一般较重,恢复慢、死亡率也较高。

(3)老年人因脑萎缩,桥静脉张力较大,外伤时脑移位易造成桥静脉损伤,故外伤性蛛网膜下腔出血多较重,故在治疗上应多行腰穿,放出血性脑脊液,以减轻急性期的头痛并减少外伤性脑积水的发生。

(4)老年人颅内血肿以对冲性额颞部脑挫伤合并硬膜下血肿,脑内血肿及慢性硬膜下血肿较多见,硬膜外血肿相对少见;老年人因脑萎缩,颅腔间隙大,为血肿扩大提供了较大空间,而且在一定时间内症状不明显,但因其耐受力差,代偿能力低,一旦出现症状病情常急骤变化。

(5)老年人有高血压、动脉硬化者较多。颅脑外伤后可并发脑血管意外(脑出血等),需注意鉴别。当头部外伤轻而意识障碍重且伴有完全的偏瘫时,应考虑脑血管意外的可能。

(6)老年人肺功能低下,常有慢性支气管炎,肺气肿等疾患,外伤后长期卧床易发生坠积性肺炎,应注意防治。

17.5.4　挤压性脑损伤

当胸部受到强大暴力突然挤压时(如建筑物倒塌,拥挤人群倒地时踩伤等),使胸腔内压骤然增高,将大量血液沿颈部大血管突然、猛烈地挤到头颈部,使小血管和毛细血管破裂,引起头面部广泛点状出血。其压力可经上腔静脉直接传到颅内,引起脑内毛细血管破裂,产生脑内广泛性点状出血和脑水肿。

1. 临床表现和诊断

(1) 胸部可有肋骨骨折,血、气胸等。

(2) 面部、颈部、上胸部皮下、眼结膜、口腔黏膜等处可见广泛的紫红色或青紫色出血点和淤斑。

(3) 患者有不同程度的意识障碍,重者昏迷,也可能抽搐、头痛、呕吐等症状。

(4) 腰椎穿刺,脑脊液压力增高并为血性。

2. 处理

卧床休息,用甘露醇、地塞米松等药物减轻脑水肿,并同时治疗胸部外伤。大多数预后良好,在短期内好转、恢复。

17.5.5 火器性颅脑损伤

1. 主要类型

多发生于战时,平时少见。根据投射物穿透组织的不同可分为3类。

(1) 头皮伤 主要损伤头皮,颅骨保持完整。

(2) 颅脑非穿透伤 头皮损伤、颅骨骨折,但硬膜仍保持完整。

(3) 颅脑穿透伤 头皮、颅骨、硬膜均有不同程度损伤。

2. 临床特点

(1) 伤口局部 常有脑脊液和液化脑组织外溢、出血和脑膨出等。

(2) 全脑症状 因投射物造成的脑损伤较局限,故意识障碍较闭合性损伤少见,有的伤后无意识障碍;枪弹伤易造成弥漫性脑损伤,伤后意识障碍较重。由于并发颅内血肿机会较多,加上脑水肿,故颅压增高症状较明显。

(3) 局限性症状 根据受伤部位不同而异,可表现为偏瘫、失语、感觉障碍、颅神经麻痹、癫痫发作等。

(4) 头颅X线或头颅CT检查 可确定颅内异物性质、数目及位置,对手术具有重要指导意义。

3. 分期处理

脑清创的原则为"一次性彻底清创",目标是将一个损伤、污染、出血、坏死组织、异物存留的脑伤道,通过手术变为一个将坏死组织和碎骨片清除干净、止血彻底的闭合性脑伤道。

(1) 早期处理 对伤后3d内者应立即进行清创术。

(2) 延期处理 对伤后3~6d,伤口如无明显感染者,仍可行清创,如有明显感染,应行伤口引流,抗感染治疗。

(3) 晚期处理 伤后7d以上,伤道多严重感染者,不宜手术,应先行抗菌治疗,引流伤口,待感染控制后再处理伤道。

术后处理原则与闭合性颅脑损伤基本相同,但应注意有无继发性出血、脑脊液漏等,加强抗脑水肿、抗感染和抗休克等。

17.6 头部外伤的并发症和后遗症

17.6.1 脑外伤后脑积水

重型颅脑损伤后继发脑积水者相当多见,发生率为10%～34%。

1. 急性脑积水

(1) 由于血凝块阻塞脑脊液循环通路,及蛛网膜绒毛被红细胞阻塞影响脑脊液吸收所致,多为梗阻性。

(2) 表现为伤后患者持续昏迷不醒,或病情稳定后意识状况又进行性恶化,伴有ICP增高表现。

2. 慢性脑积水

(1) 发生于伤后3～6周或6～12个月,为脑脊液吸收障碍所致,多为交通性。

(2) 典型者出现痴呆(智能低下)、步态不稳、尿失禁三联征。

3. CT扫描

可见脑室扩大,额角周围有低密度区即"戴帽现象",脑沟正常或消失。但要注意与脑萎缩鉴别,后者脑室扩大的同时伴有脑沟、脑池增宽,脑室周围无透亮区。

4. 治疗

一般采用脑室-腹腔分流术。对于严重脑挫裂伤,蛛网膜下腔出血者,伤后早期行腰穿放出血性脑脊液,这是减少和预防脑积水发生的有效方法。

17.6.2 颅骨缺损

(1) 脑外伤后的颅骨缺损大多是由于治疗需要所造成的,如凹陷粉碎性骨折摘除颅骨片后,或为缓解ICP行去骨瓣减压术等。

(2) 颅骨缺损小,而硬膜完整者,很少出现症状。较大面积的颅骨缺损破坏了颅腔完整性,使得ICP不能维持正常的平衡和稳定,易受颅内外环境变化的影响,如体位变动时可出现局部膨隆或塌陷;脑组织与局部脑膜之间的粘连,局部血循环、脑脊液循环的改变等可产生一系列临床症状,患者常有头昏、头痛、缺损部不适、怕震动、不安全感等,这些症状可随体位变动、咳嗽、用力或气候变化等而出现或加重。另一方面,颅骨缺损还影响美观。

(3) 缺损直径>3 cm者应行颅骨修补术。直径<3 cm及位于颞肌、枕肌下的颅骨缺损不必修补。

1）修补时间　一般在伤后 3～6 个月修补；感染伤口完全愈合后 1 年以上修补；儿童颅骨缺损不宜在 5 岁以前修补，常待 10 岁以后修补。

2）修补材料　有医用有机玻璃、钛板、硅橡胶板、仿生人造颅骨等。

17.6.3　外伤后低颅压

（1）脑外伤有部分患者可出现低颅压，即腰穿压力<70 mmH$_2$O，并有相应的临床症状。可分为原发性和继发性两种，前者系脑外伤后反射性脉络丛分泌减少或抑制所致，后者常见于有脑脊液漏，以及休克、长期脱水者，少数发生于腰穿后。

（2）临床上主要表现为头痛，坐位或头高位时症状加重（此点与 ICP 增高引起的头痛恰恰相反），平卧、头低位时疼痛减轻，尚可有头昏、恶心、呕吐、精神委靡等，上述症状可在脱水治疗或腰穿放液后加剧。诊断依据临床表现，腰穿测压可确诊。

（3）治疗

1）对症处理，静滴生理盐水 1 000～1 500 mL/d，经腰穿注入生理盐水、过滤空气或氧气。一般经 5～7 d 后症状多能缓解。在补液治疗期间，患者应尽量卧床休息，少进甜食，多饮水。

2）去除病因，有脑脊液漏者，若长期不愈应修补。因休克、长期脱水所致的低颅压应针对病因治疗。

17.6.4　迁延性昏迷

迁延性昏迷是指脑外伤患者伤后长期昏迷不醒，对外界失去反应的状态，也称为植物生存状态（植物人）。一般指昏迷至少持续 3 个月以上者。

患者多在伤后最初 1～2 个月呈深昏迷，1～2 个月以后刺痛时可出现睁眼反应。继而有本能的自发睁眼，或漫无目的的眼球运动，不能按吩咐动作，对语言无反应。逐渐对痛刺激有缓慢的肢体回缩反应，肌张力高，常有强握、吸吮、磨牙和咀嚼动作，患者终日处于似睡非睡状态，有时眼球随人或物移动，但缺乏有目的的动作，不能主动调整体位、不主动索食。四肢肌张力高，双上肢屈曲紧抱在胸前，被动强伸时可有痛苦表情，偶尔呻吟，双下肢内收、内旋，角膜反射、咳嗽反射均存在。

目前尚无有效的治疗方法。药物方面可用改善脑血循环药物，高压氧治疗，加强护理，维持营养，防治各种并发症。

17.6.5　外伤性癫痫

1. 分类

可分为早期发作和晚期发作两类，前者为伤一个月内发作，约占 16%，其中伤后 24 h

发作者称为即刻发作。

(1)早期发作　主要是由于凹陷骨折、脑挫裂伤、蛛网膜下腔出血、脑水肿、血肿等引起。

(2)晚期发作　指损伤后一个月以上发作者,占84%,主要由于脑挫裂伤,脑膜脑瘢痕、脑萎缩、脑内囊肿,蛛网膜炎、异物感染等因素引起。

2.临床表现

(1)早期发作时,70%为局限性发作。

(2)晚期以大发作为主。

3.治疗

以药物治疗为主,大多能控制,一般服药至少2年,完全控制后仍需继续服药1～2年,而后逐渐减量、停药。常用的药物有苯妥英钠、鲁米那钠、卡马西平、丙戊酸钠、安定等。对药物治疗无效的难治性癫痫者可行癫痫灶切除、胼胝体切开或γ-刀治疗等。

17.6.6　脑外伤后综合征

脑外伤患者在急性创伤已经恢复之后,仍有许多症状长期不能消除,但临床上没有确切的神经系统阳性体征,甚至通过CT、MRI等检查也无异常。

这类患者往往是轻或中型闭合性颅脑损伤患者,伤后一般情况恢复较好,但头昏、头痛及一些植物神经紊乱或精神症状却经久不愈。如果这些症状持续3个月以上仍无好转时,则称为脑外伤后综合征。

1.主要表现

头昏、头痛。头痛常为胀痛、跳痛,下午为重,常在额、枕部、头顶部有压迫感,环形紧箍感。患者终日昏沉,焦虑不安。头痛可因失眠、劳累、心情不佳或外界喧闹而加剧。患者还常有情绪不稳、容易疲劳、失眠、注意力涣散、记忆力减退、喜怒无常、易激动,有时尚可出现耳鸣、心悸、血压波动、多汗、性功能减退或月经紊乱等。

2.治疗

(1)耐心开导,解除患者对脑震荡及后遗症的恐惧心理。

(2)休息时间要适当,过长时间休息易使患者思想涣散,症状不易消除。

(3)要鼓励患者参加户外活动,做一定的工作,保持一定的生活规律。

(4)对症治疗包括给予止痛、镇静、神经营养药等。

(张云东　许民辉)

第18章 颌面部损伤

颌面部损伤具有以下特点：
(1) 口腔颌面部血运丰富，组织再生与抗感染力强。
(2) 口腔颌面部窦腔多。
(3) 口腔内有牙齿，易造成"二次弹片"伤；另一方面，有利于骨折的诊断与复位；
(4) 口腔颌面部是消化道和呼吸道上端的所在部位，损伤时常可影响其功能，甚至使患者发生窒息。
(5) 口腔颌面部有涎腺和面神经分布，如腮腺受损，可并发涎瘘；如面神经受损，则发生面瘫。
(6) 颌面部损伤可同时并发颅脑损伤和颅底骨折，患者可出现脑脊液鼻漏或耳漏。

18.1 初期评估及急救

坚持整体观念，纠正和克服局部观点，迅速发现和排除威胁生命的伤情，是颌面部伤早期检诊时必须遵循的基本原则。

18.1.1 解除呼吸道梗阻

1. 前驱症状
(1) 患者有烦躁不安、出汗、口唇发绀、鼻翼煽动和呼吸困难等表现。
(2) 严重者在呼吸时出现"三凹"征（锁骨上窝、胸骨上窝及肋间隙明显凹陷）。
(3) 如抢救不及时，随之发生脉搏减弱、加快、血压下降及瞳孔散大等危象以致死亡。

2.原因及对应策略

针对不同致伤机制采取适当的方法解除窒息是成功救治的关键。

(1)异物阻塞咽喉部

1)原因　口内血凝块、呕吐物、碎骨片、游离组织块及其他异物堵塞咽喉部或上呼吸道,尤其是昏迷患者更易发生。

2)处理　迅速用手指或器械掏出或用吸引器吸出堵塞物。

(2)组织移位

1)原因

a.颌骨横断骨折时,骨块向后下方移位,堵塞咽腔,压迫舌根。

b.颌骨颏部粉碎性骨折或双发骨折时,下颌骨前部向后下移位及舌后坠。

2)处理

a.将后坠的舌牵出　舌尖后约 2 cm 处用大圆针和 7-0 号线或大别针穿过舌的全厚组织,将舌拉出口外,并使患者的头部偏向一侧或采取俯卧位。

b.悬吊下坠的上颌骨骨块　在现场可临时采用筷子、压舌板等物品横放于上颌双侧前磨牙位置,将上颌骨骨折块向上悬吊,两端固定于头部绷带上。

(3)肿胀与血肿

1)原因　口底、舌根、咽侧及颈部损伤后血肿或组织水肿压迫呼吸道。

2)处理

a.对于咽部和舌根肿胀压迫呼吸道的患者,可经口或鼻插入通气导管,以解除窒息。

b.如情况紧急,又无适当导管时,可用 1~2 根粗针头作环甲膜穿刺,随后改行气管切开术。

c.对于呼吸已停止者,可紧急做环甲膜切开术进行抢救,随后改行常规气管切开术。

(4)吸入性窒息

1)原因　主要见于昏迷患者,直接将血液、唾液、呕吐物或其他异物吸入气管、支气管或肺泡内而引起窒息。

2)处理

a.立即行气管切开术,充分吸出进入下呼吸道的血液、分泌物和其他异物。

b.术后要特别注意防治肺部并发症。

18.1.2　控制出血

1.压迫止血

为不确切而且临时的止血方法,对于较大血管的出血,还需要作进一步的处理。

(1)指压止血法　适用于出血较多的紧急情况,作为暂时性止血。

1)于咬肌止端前缘的下颌骨面上压迫面动脉。
2)在耳屏前压迫颞浅动脉等。
3)在口腔、咽部及颈部严重出血时,可直接压迫患侧颈总动脉。
(2)包扎止血法
1)用于毛细血管、小静脉及小动脉的出血。
2)可先将软组织复位,然后在损伤部位覆盖多层纱布敷料,再用绷带行加压包扎。
3)注意包扎的压力要合适,勿加重骨折块移位和影响呼吸道通畅。
(3)填塞止血法
1)用于开放性和洞穿性伤口。
2)一般将纱布块填塞于伤口内,再用绷带行加压包扎。
3)在颈部或口底伤口填塞纱布时,应注意保持呼吸道通畅,防止发生窒息。
(4)结扎止血
1)常用而可靠的止血方法。
2)如条件许可,对于伤口内活跃出血的血管断端都应以血管钳夹住,作结扎或缝扎止血。
3)紧急情况下,可先以止血钳夹住血管断端,再连同止血钳一起妥善包扎后送患者。
4)口腔颌面部较严重的出血如局部不能妥善止血时,有条件时可考虑结扎颈外动脉。

2.药物止血
(1)适用于组织渗血、小静脉和小动脉出血。
(2)常用的止血药物有各种中药止血粉、止血纱布、止血海绵等。
(3)使用时可将药物直接置于出血处,然后外加干纱布加压包扎。
(4)全身可辅助使用止血药物。

18.1.3 休克复苏
(1)处理原则与一般创伤外科基本相同,但在急救中,不要应用吗啡。
(2)伴有颅脑损伤的患者,应卧床休息,严密观察生命体征及瞳孔的变化。
(3)如鼻孔或外耳道有脑脊液漏出,禁止做耳鼻内填塞与冲洗,以免引起颅内感染。
(4)病情恶化时,应及时作进一步处理。

18.1.4 感染防治
口腔颌面部损伤的创面,常被细菌和尘土等污染,易致感染而增加损伤的复杂性和严重性。

防治感染也是急救中的重要问题,有条件者应尽早进行清创缝合处理,无条件者应尽早包扎伤口,防止空气和尘土中细菌的继续污染。伤后及早使用磺胺类药物或广谱抗生素。

18.1.5 包扎及后送

1. 包扎的作用
(1) 压迫止血。
(2) 暂时固定骨折,减少活动,防止进一步移位。
(3) 保护并缩小伤口,减少污染。

2. 包扎的基本原则
(1) 绷带包扎应力求严密、稳定,并注意尽量舒适、美观清洁。
(2) 压力宜均匀,并应富有一定弹性。
(3) 松紧适度,利于引流。
(4) 尽量消灭死腔,防止出血。
(5) 经常检查绷带,如发现有松动、脱落时,应及时予以加固或更换。如有脓血外流或渗出,应酌情加厚或更换。

3. 绷带包扎的注意事项
(1) 无菌创口在包扎时应注意无菌操作,覆盖的无菌纱布,应有一定的厚度和范围。感染创口也要防止其再污染,所置的引流应保持通畅。
(2) 绷带在包绕颌下区和颈部时,应特别注意保持呼吸道通畅,防止压迫喉头和气管。
(3) 所施压力应均匀适度,防止组织受压过度而坏死。
(4) 腮腺区创口的包扎,应施以一定压力,并应富于弹性,以免发生涎瘘。

4. 绷带包扎技术
(1) 十字绷带包扎法。
(2) 单眼包扎法。
(3) 巴唐氏包扎法。
(4) 四尾带包扎法。

5. 运送
(1) 运送患者时应注意保持其呼吸道通畅。
(2) 昏迷患者可采用俯卧位,额部垫高,使其口鼻悬空,这有利于唾液外流和防止舌后坠。
(3) 一般患者可采取侧卧位或头偏向一侧,避免血凝块及分泌物堆积在口咽部,后送途中,应随时观察伤情变化,防止窒息和休克的发生。

(4)搬动可疑颈椎损伤的患者时,应多人同时搬运,一人稳定头部并加以牵引,其他人以协调的力量将患者平直整体移动抬到担架上。

(5)颈部应放置小枕,头部两侧加以固定,或戴用特制的颈托以防止头部的摆动。

18.2 诊断

18.2.1 体格检查

1.面部外形

(1)有无凸出或凹陷、伸长或缩短、鼻梁和口裂的偏歪以及眼裂的不对称等畸形出现。

(2)注意伤口的深度,估计肌层、神经、血管、涎腺导管等深层组织的损伤。

(3)触诊时应注意伤处有无骨性结构出现异常动度和骨擦音。

(4)口内触诊,沿上下唇颊沟由前向后触诊,可以发现上颌窦前壁、上颌结节、升支等处的异常。

2.张闭口运动检查

张闭口运动障碍是颌面外伤的重要征象。对此类患者要仔细查找张口功能异常的原因。

3.口腔检查

(1)包括口腔前庭、固有口腔、牙齿及口咽部。

(2)注意检查腮腺导管口有无唾液分泌。

(3)上下牙列的咬合关系。

(4)口腔黏膜有无裂伤、出血、淤血等。

(5)软腭及舌的运动是否正常。

(6)两侧颌下腺导管口唾液分泌是否通畅。

4.神经功能检查

(1)三叉神经及面神经损伤对面部影响较大,此外还有动眼神经、滑车神经及展神经等。三叉神经感觉神经支受损,所分布区域感觉异常有麻木或刺激症状。可根据患者主诉或用针刺试探判断。

(2)运动神经支受损则咀嚼无力,令患者用力咬牙,咀嚼肌缺乏正常紧张度;令患者尽量张口,因伤侧翼肌无力,颏部偏向伤侧(下颌偏向健侧)。

(3)三叉神经麻痹后,伤侧角膜反射可减弱或消失。

(4)面神经在颌面部神经中最易受损伤,面神经受损伤造成的面瘫多为周围性及单侧面瘫。不同部位的面神经损伤,可导致不同的病理生理变化,利用这种特点做不同的功能检查,可以诊断面神经损伤的部位。

5.伤口溢液检查

腮腺和颌下腺、舌下腺损伤时,可有涎液从伤口溢出,或聚集与皮下和黏膜下层组织内。涎瘘一般可根据损伤的部位和溢液的特征作出诊断。

(1)对于可疑患者,可采用枸橼酸刺激试验,抽取溢液测定淀粉酶含量证实其是否为涎液。

(2)测定是否为脑脊液。

1)将溢液滴在吸水纸、干纱布或手绢上,如血液中混有脑脊液,血液周围可出现一圈水印,如为纯血液则无此现象。

2)无血液污染的溢液,做葡萄糖定性试验阳性,可确定为脑脊液。溢液被血和鼻腔分泌物严重污染,或溢液甚少时,常规化验方法多不可靠。

18.2.2 辅助检查

1.X线摄片

颌面部的骨性结构复杂,互相龛合重叠较多,不同部位、不同类型的损伤须选用相应的X线拍摄位置才能显现损伤的特征。

(1)下颌骨后前位片 可显示全部上下颌骨后前位影像,尤以显示下颌升支较清晰,上颌骨骨折内外移位易在此片发现,不足为下颌联合与颈椎有重叠,上颌窦和鼻腔虽可显示,但影像较模糊。阅读此片尚须注意寰枢关节可重叠于上颌骨的下部影像上,不应将其视为上颌骨的骨折线。

(2)下颌骨侧位片 可观察到下颌骨体部、下颌角和部分下颌升支的细微结构,下颌管的显示十分清晰。下颌骨体部骨折在侧位片上多显示良好。下颌体部影像与对侧下颌骨体有部分重叠,需注意分辨。

(3)鼻颏位片(瓦氏位) 在口腔颌面外科临床最为常用,可显示上颌骨、鼻窦、眼眶特别是眶底和眶下线;还可用于观察颧骨及颧弓骨折。两侧鼻窦的发育可不对称,阅片时不应视为异常。

(4)上颌侧位片 此片主要显示额骨、额窦、鼻咽腔、硬腭,也可用以观察鼻骨。由于两侧上颌骨重叠,故上颌窦的观测不理想。

(5)颧骨后前位片 此片对颧骨、上颌骨外后壁显示较好。对颧骨骨折患者,在片上可观察喙突与颧骨、上颌骨后外侧壁间的关系,分析判断张口受限的原因。

(6)颧弓位片 此系经颧弓切线摄片,用于观察颧弓骨折的细节;颧弓的多发骨折在此片上才能清晰显示。

(7)鼻骨侧位片 可显示鼻骨、上颌骨鼻窦的骨折。

(8) 头颅后前位片和侧位片 此片对投照位置的要求不高,操作简便。可显示颅骨和上下颌骨的正面影像,侧位片显示两侧重叠的颅骨。此片对额窦、筛窦等显示亦较清晰,可以观察到部分颌骨骨折以及骨折段的内外侧移位情况。

(9) 咬合片 有多种投照方法,用于创伤检诊,主要为上下颌前部的咬合片。上颌前部咬合法可显示上颌骨的前部、前牙及牙槽突、硬腭的骨折及缺损;下颌前部咬合法可观察下颌骨体部和下颌联合处的骨折以及骨折段的内外侧移位情况。

(10) 曲面体层摄影(全景片) 为口腔颌面影像学特有的检查方法。显示全口牙、双侧上下颌骨、上颌窦及颞下颌关节等部位的体层影像,利于综合比较。

2.CT 检查

(1) 可以同时查明危重患者是否有颅骨骨折、颅内损伤和血肿,判断是否可早期进行手术治疗。

(2) 能清晰地反映颌面部不同层次的硬软组织结构的损伤情况,尤其可以显示眶底、眶尖部等深部结构的损伤。

(3) 可以较准确地进行异物定位。

(4) 三维重建可获得无重叠、高清晰度的立体结构图像,有助于医师选择适宜的手术方法进行精确的复位修复。

(5) 费用较贵,对于一般骨折患者,即采用常规 X 线检查能正确诊断者不应滥用。

3.造影检查

对于 X 线检查下无密度对比的组织,可注入造影剂以加强对比,来观察有无不正常影像以及不正常的功能状态。较常用于颌面创伤的 X 线造影检查有:涎腺造影、颞颌关节造影、血管造影。

18.3 软组织损伤处理

18.3.1 清创术

1.冲洗创口

(1)在保护创面的情况下,用肥皂水冲洗周围皮肤。

(2)麻醉下,以大量生理盐水、1%~3%双氧水冲洗伤口,清除异物。

2.清理创口

(1)消毒铺巾,清创处理,原则是尽可能保留组织。

(2)创缘略加修整即可,去除确已坏死组织。

(3)唇、鼻、舌、耳、眼睑处组织即使完全游离,若没有感染,便可原位缝回。

(4)处理创口内异物(表浅摘除)。

(5)对创口有急性感染,异物位于大血管旁,定位不准确,术前准备不充分者,可暂不摘除。

3.缝合伤口

(1)缝合的时间概念(组织血运、抗感染力强)

1)不受6h、8h限制。只要创口无明显感染,超过48h,充分清创后,仍可严密缝合。

2)已有明显感染的创口,不做初期缝合,可采用湿敷,待控制感染后再处理。

(2)缝合原则

1)首先缝合、关闭与腔窦相通的创口。

2)对裸露的骨面争取软组织覆盖。

3)创口较深者,消灭死腔。

4)有组织缺损者,或水肿、感染者,可先做定向拉拢缝合。

5)缝合用小针细线。

18.3.2 常见软组织损伤特点及处理

1.舌损伤

(1)缝合创口与舌长轴一致(前后方向)。

(2)舌、口底同时损伤时,应分别缝合,以防粘连。

(3)注意选用细长针、细线,缝合部位距创缘应略远,多带深层组织。采用三叠结,加褥式缝合。

2.颊损伤(贯通伤)

(1)无缺损时,缝合顺序为黏膜→肌层→皮肤。

(2)缺损时,应转移皮瓣、植皮,再定向拉拢缝合。如有遗留缺损,应二期整复。

(3)较大全层缺损者,应将黏膜与皮肤对缝,采用二期整复或一期皮瓣转移+植皮整复。

3.腭损伤

(1)组织无缺损者,应对位缝合。

(2)组织缺损者,但未形成口鼻相通时,应待创面自行愈合。

(3)组织缺损与鼻腔、窦腔相通者,应分层缝合、皮瓣转移,关闭穿通口。

4.腮腺及导管伤

其中心问题是防止涎瘘。

(1)对于腺体损伤者,应严密缝扎损伤腺体,并关闭腮腺筋膜。

(2)对于导管伤者,应采用吻合、改道缝合的方式,并于导管处放置引导管。

5.面神经损伤

(1)开放性损伤应检查面神经功能,如有面瘫应探查面神经分支,如有断裂应减张处理后行神经吻合。
(2)如有神经缺损,可就近切取耳大神经做神经移植术。

18.4 骨组织损伤处理

18.4.1 牙和牙槽骨损伤

(1)牙挫伤　牙结扎固定。
(2)牙脱位　牙齿脱位多因暴力撞击所致,治疗原则是尽量保存牙齿。
1)完全脱位　清创后再植(牙髓治疗后)并固定。
2)部分脱位　复位固定。
(3)牙折
1)可分为冠折、根折和冠根联合折。
2)牙折后,如牙髓暴露,应行根管治疗,尽力保存牙齿。
3)根折通过拍牙片可清楚显示。
4)冠折而牙髓未暴露者,可行脱敏并加以保存。
5)根折一般应将患牙拔除。
(4)牙槽骨骨折
1)粉碎性牙槽突骨折　多数伴有牙齿折断,通过清创将碎牙及游离碎骨片摘除,修整牙槽突边缘,缝合牙龈。
2)单纯牙槽突骨折　可见整列牙齿随骨折片移动,但牙齿排列整齐,行复位及牙弓夹板固定2～3周。
3)骨折线上两旁牙齿的处理　只要牙齿本身健康,都应予以保留,给予牙体治疗。

18.4.2 颌骨骨折

1.下颌骨骨折的临床表现
(1)骨折断端移位。
(2)咬合错乱　是颌骨骨折最常见的体征,可发生开𬌗、早接触、反𬌗等咬合错乱,因骨折端移位而造成,这对颌骨骨折的诊断和治疗有重要意义。
(3)骨折段活动异常　正常情况下,下颌骨为整体活动,只有在骨折时才会出现分段活动。
(4)下唇麻木。
(5)其他　骨折时可出现口内出血,牙龈撕裂现象,骨折处肿胀疼痛,骨断端摩擦音,张闭口受限,口齿不清等症状。

2.上颌骨骨折的临床表现

(1)骨折线　上颌骨骨折线易出现在骨缝和薄弱的骨壁处,Le Fort按骨折线的高低位置,将其分为3型。

1)Le Fort Ⅰ型骨折　又称上颌骨低位骨折或水平骨折,骨折线从梨状孔下方、牙槽突上方两侧水平延伸至上颌翼突缝。

2)Le Fort Ⅱ型骨折　又称上颌骨中位骨折或锥形骨折,骨折线自鼻额缝向两侧横过鼻梁、眶内侧壁、眶底、颧上颌缝,再沿上颌骨侧壁至翼突。有时波及筛窦达颅前凹,出现脑脊液鼻漏。

3)Le Fort Ⅲ型骨折　又称上颌骨高位骨折,骨折线自鼻额缝向两侧横过鼻梁、眶部,经颧额缝向后达翼突,形成颅面分离,面中部变长。可伴有颅底骨折,脑组织损伤及脑脊液鼻漏或耳漏等症状。

(2)骨折块移位　骨折块多随外力的方向而移位,或因重力而下垂。一般向后下移位。

1)咬合关系错乱　上颌骨块的移位必然引起咬合错乱,若一侧上颌骨下移较多,该侧就出现咬合早接触。

2)眶及眶周变化　上颌骨骨折常伴有眶及眶周组织出血,形成眼镜状眶周淤斑,睑、球结膜下出血,眼球移位而出现复视症状。

3)颅脑损伤　因其和颅脑比邻,故常伴有颅底骨折和脑组织挫伤以及脑脊液漏等。

3.颌骨骨折的治疗原则

(1) 处理时机　颌骨骨折患者应及早进行治疗。但如合并颅脑及重要脏器或肢体严重损伤,全身情况不佳时,应先抢救患者的生命,待稳定后再处理颌骨骨折。

(2)合并软组织伤的处理　清创后先缝合口内创口,再做骨折固定,最后缝合外部创口。有裸露的创面应采用皮瓣和皮片覆盖修复。

(3)骨折线上牙的处理　骨折线上的牙一般应保留,但若牙已松动、折断、龋坏,牙根暴露或有炎症者,则应拔除之。

(4)骨折段的正确复位和可靠的固定　应尽早地进行骨折段的复位与固定,并以恢复患者的原有咬合关系为治愈标准。一般上颌骨固定3周左右,下颌骨固定4周左右。

(5)促进骨折愈合的局部与全身治疗　如全身用抗生素预防感染,局部可采用消肿、止痛、活血、化淤等方法,促进血肿消散,促进骨折愈合。

4.颌骨骨折的治疗

(1)复位方法　颌骨骨折的复位标准,是恢复患者原有的咬合关系。根据不同的骨折情况,可选用不同的复位方法。

1)手法复位　主要用于新鲜的并且移位不大的线形骨折,如颏部骨折的复位。复位后应作颌间固定,属于非手术治疗。

2)牵引复位 主要用于手法复位不满意或已经纤维性愈合的患者。分为颌间牵引和颅颌牵引两种。

a.颌间牵引 是在上、下颌牙列上分别安置有挂钩的牙弓夹板,然后根据骨折需要复位的方向,在上、下颌牙弓夹板的挂钩上套上橡皮圈作牵引,使其恢复到正常的咬合关系。它既有牵引作用,牵引到位后,也有固定作用。主要用于下颌骨骨折的牵引固定。单纯使用时,下颌骨应固定6～8周,上颌骨固定4～6周。应注意当上、下颌骨同时骨折时,用颌间固定恢复咬合关系后,需将上颌骨做坚强内固定或加用颅颌固定,否则,当下颌骨做开口运动时,有可能将上颌骨骨折块牵拉移位。

b.颅颌牵引 主要用于上颌骨骨折。如上颌骨骨折并向后移位,可在上颌牙列上安放牙弓夹板,并在头部制作石膏头帽,将固定支架埋入石膏头帽,支架伸向前方,然后在牙弓夹板与支架间行弹性牵引,使上颌骨向前牵引复位。此法在坚强内固定技术引入之后已逐渐少用。

3)手术切开复位 主要用于有软组织伤口的开放性骨折,颌骨复杂性骨折或已有错位愈合的陈旧性骨折者。

4)固定方法 为保证骨折块复位后在正常位置上愈合,防止发生再移位,必须进行稳妥固定。常用方法有单颌固定、颌间固定、坚强内固定等等。以往采用牙弓夹板、颌间牵引或颅颌固定等传统方法。随着科学技术的进步,现在多采用钛板、可吸收板、螺丝钉等坚强内固定的方法治疗颌骨骨折。近年来,这些新技术在临床上得到了广泛的应用和推广,并取得了良好的治疗效果。

(杨茂进)

第19章 眼部损伤

19.1 分类及伤情评估

19.1.1 分类

1.眼损伤

(1)闭合性眼损伤　包括钝性伤、板层裂伤、表层异物。

(2)开放性眼损伤　包括穿透伤、球内异物、贯通伤、眼球破裂伤。

2.眼附属器损伤

(1)眼睑损伤。

(2)泪器损伤。

(3)眼外肌损伤。

(4)眶壁骨折。

(5)视神经损伤。

19.1.2 伤情评估

1.病史

初步判定眼部损伤类型及程度。

(1)致伤情况　包括致伤物类型、致伤时间及致伤经过等情况。

(2)眼部情况　包括受伤前后视力及视野的改变,有无眼部疼痛、出血等症状。

(3)全身情况　有无意识障碍以及其他身体部位的损伤,根据全身情况判定眼部损伤的地位,明确救治的主次关系。

2.体格检查
进一步判定眼部损伤的情况。
(1)视力　初步判定眼部损伤的程度及预后。
(2)眼前节改变　裂隙灯检查结膜、角膜、虹膜、前房及晶体的损伤情况。
(3)眼后节改变　眼底镜观察玻璃体及视网膜、脉络膜的损伤情况。
(4)眼附属器损伤情况　观察眼睑、泪器、眼球运动的改变。

3.辅助检查
明确眼部损伤类型及程度。
(1)眼压　眼球钝性伤时常引起眼压升高导致继发性青光眼，而低眼压是判定眼球破裂伤的重要指标。
(2)眼部B超　眼球钝性伤时可用于判断玻璃体及视网膜的情况，眼球穿通伤时禁用。
(3)眼电生理　视网膜电图(Electroretinogram，ERG)及视觉诱发电位(Visual eroked potential，VEP)用于眼外伤时，视网膜及视神经功能的检测。
(4)眼眶正侧位X线片　判断眼球内及眼眶内是否存在异物，尤其是金属异物。
(5)眼部CT检查　为眼外伤后判断眼球及眼附属器结构损伤情况及眼球内或眼眶内是否存在异物的重要方式，尤其对眶壁骨折的诊断是首选。
(6)MRI检查　对眼球、眼外肌、视神经等软组织损伤具有一定的诊断意义，对眶壁骨折的诊断不适用，如有球内或眶内金属异物则禁用。
(7)视野　检测视网膜及视神经损伤的情况。
(8)眼底荧光造影(Frndus fluorescein angiography，FFA)　检测视网膜损伤的情况。
(9)脉络膜造影(Indocyanine green angiography，ICG)　检测脉络膜损伤的情况。

19.2　闭合性眼损伤

19.2.1　眼球钝性伤

1.定义
突发性的外力造成眼球内部结构的损伤，而眼球壁结构完整。
2.症状
眼球疼痛、畏光、流泪伴视力下降等。
3.体征
(1)常伴有眼睑出血、肿胀。
(2)视力下降，严重者视力仅有眼前手动，甚至光感。
(3)球结膜出血，部分伴有结膜裂伤。

(4)角膜水肿,伴有不同程度的角膜上皮擦伤。
(5)前房出血。
(6)虹膜根部离断,瞳孔不圆,光反应迟钝。
(7)晶体脱位,晶体囊膜破裂,皮质溢出。
(8)玻璃体出血,混浊。
(9)视网膜水肿,出血,可伴视网膜脱离。

4.治疗

以非手术治疗为主,根据是否产生并发症决定手术的时间及方式。

(1)角膜损伤　抗感染,促进角膜上皮生长,减轻角膜水肿,以局部用药为主。

(2)前房出血　非手术治疗为主,如出现角膜血染,或继发性青光眼眼压药物控制不理想则需手术治疗。

1)前房出血分级

Ⅰ级　出血约占前房容积的1/3,积血平面位于瞳孔下缘以下。

Ⅱ级　出血约占前房容积的1/3～2/3,积血平面位于瞳孔上缘以下。

Ⅲ级　出血>前房容积的2/3,积血平面位于瞳孔上缘以上。

2)治疗原则　前房出血的首要治疗原则是半卧位休息,避免继发性出血,最好遮单眼。Ⅰ、Ⅱ级前房出血不伴眼压升高,以激素、止血、抗感染及降眼压等治疗为主。如发生眼压升高,出现血影细胞性青光眼,而药物降压无效,需行前房冲洗术。Ⅲ级前房出血如经药物治疗无明显血液吸收,出现角膜血染,或出现眼压升高等情况,应及时行前房冲洗术。

(3)晶体损伤

1)外伤性白内障　单纯性外伤性白内障不需急诊手术,一般在钝性伤两个月后行白内障摘除加人工晶体植入术;如晶体囊膜破裂使大量晶体皮质溢入前房,则可一期行单纯白内障摘除术,两个月后根据验光的情况决定是否植入人工晶体。

2)外伤性晶体脱位　有半脱位、全脱位,以及前脱位及后脱位之分,如半脱位没有引起继发性青光眼,则以抗炎等非手术治疗为主,待眼内炎症情况稳定后手术摘除晶体并植入人工晶体;如全脱位进入前房,则需急诊手术摘除晶体,以避免角膜内皮失代偿及继发性青光眼的发生;如晶体全脱位入玻璃体,则需根据角膜、前房及视网膜的情况决定手术摘除的时机。

(4)虹膜损伤　小的虹膜撕裂伤及虹膜根部离断可不处理,密切观察前房出血及眼压的改变;而大范围的虹膜根部离断导致双瞳孔的产生,需等前房炎症反应消失后再行手术修补。

(5)睫状体损伤　包括睫状体脱离、离断、破裂及出血,应用超声生物显微镜

(Ultrasound biomicroscopy, UBM)可明确诊断。治疗原则是促使睫状体复位,争取恢复睫状体上皮的房水分泌功能,防止低眼压的发生。

(6)脉络膜损伤　最常见的就是外力造成的脉络膜上腔出血,B超检查可明确诊断,治疗以非手术治疗为主,如出血吸收不明显,可于伤后1~2周之间手术放液治疗。

(7)玻璃体出血　原则上是非手术治疗,如伴发视网膜脱离需行玻切网膜复位术。而3个月后玻璃体内仍有大量积血影响视力时,可行玻璃体切除手术。

(8)视网膜损伤　轻者包括视网膜震荡伤及视网膜钝性伤,治疗原则以消除视网膜炎症,减轻视网膜水肿,神经营养,改善视网膜微循环,恢复视网膜功能为主。严重的外伤可导致视网膜裂孔及视网膜脱离,尤其是黄斑裂孔的发生,治疗以手术及激光治疗为主。

5.常见并发症

(1)继发性青光眼

1)机制

a.前房出血所致的血影细胞性青光眼。

b.晶体皮质溢出所致的晶体溶解性青光眼。

c.房角后退所致的房角后退性青光眼。

2)临床表现　伤眼眼球胀痛,眼压升高,结膜充血,角膜雾状混浊水肿,前房出血或大量晶体皮质溢出,房角后退。

3)治疗原则

a. 血影细胞性青光眼　全身及局部应用降眼压药物,必要时进行前房穿刺或前房冲洗。

b.晶体溶解性青光眼　手术摘除白内障,清除前房内晶体皮质。

c.房角后退性青光眼　局部及全身应用降眼压药物,常用碳酸酐酶抑制剂及β受体阻滞剂,如眼压控制不佳仍需行抗青光眼手术。

(2)外伤后低眼压

1)机制

a.睫状体损伤导致房水分泌减少。

b.脉络膜脱离、视网膜脱离等原因导致房水流出或吸收过多。

2)临床表现　视物模糊,角膜皱褶,前房变浅,视网膜及黄斑水肿等。

3)治疗原则

a.使脱离的睫状体复位,促进睫状体上皮功能的恢复。

b.使用大剂量的激素减轻睫状体的炎症及水肿。

c.手术恢复脉络膜及视网膜的脱离。

19.2.2 眼球板层裂伤

1.定义

指外力造成眼球壁和球结膜的部分裂伤,常由尖锐物体引起,损伤部位多发生在冲击位点。

2.临床表现

角膜板层裂伤由于使角膜曲率发生变化常影响视力,而巩膜板层裂伤常有结膜裂伤及球结膜下出血,如不伴有其他损伤,则对视力的影响较小。

3.治疗原则

(1)结膜裂伤　>5 mm的球结膜裂伤需缝合,或损伤位于肌肉止点而使肌肉暴露的结膜裂伤最好缝合。

(2)角膜裂伤　小的浅层角膜板层裂伤需加压包扎处理,而>5 mm 并且深度超过1/2角膜厚度的角膜裂伤最好行手术缝合,避免角膜穿孔。

(3)巩膜裂伤　巩膜板层裂伤基本不需要手术处理,以非手术治疗为主。

19.2.3 表层异物

1.定义

由投射物引起,异物停留在结膜和眼球壁上,未造成眼球壁全层的损伤,损伤可由锐力、钝力或两者共同造成。

2.临床表现

裂隙灯下可见异物嵌入结膜、角膜或前部巩膜壁,CT检查可发现后部巩膜壁异物。

3.治疗原则

(1)结膜异物　表面麻醉下直接取出,术后局部应用抗生素。

(2)角膜异物　浅层或小的角膜异物可用 1 mL 的空针在裂隙灯下直接取出,而大的深层角膜异物取出后易发生角膜穿孔,因此应该在手术室中进行操作,取出异物。

(3)巩膜异物　小的异物可直接取出,而大的或穿透巩膜全层的异物取出后需缝合巩膜,并行局部冷凝处理,以减少视网膜脱离的发生率。

19.2.4 影响预后因素

(1)损伤部位　密切相关,Ⅰ区、Ⅱ区、Ⅲ区的损伤预后依次加重。

1)Ⅰ区　球结膜、角膜及巩膜。

2)Ⅱ区　虹膜、晶体及房角。

3)Ⅲ区　睫状体、玻璃体、脉络膜、视网膜。

(2) 损伤后视力下降程度　下降越大，其视力恢复的程度越小。视力分5级。

1) A级 >0.5。

2) B级 0.2~0.4。

3) C级 0.025~0.19。

4) D级 0.02~光感。

5) E级 无光感。

(3) 瞳孔反应　损伤后出现瞳孔相对传入障碍者与没有出现瞳孔相对传入障碍者相比，前者预后差。

1) A级　有相对传入障碍。

2) B级　无相对传入障碍。

(4) 损伤类型　混合伤的预后相对较差。

1) A级　钝性伤。

2) B级　板层裂伤。

3) C级　表层异物。

4) D级　混合伤。

(5) 出现并发症的比没有并发症的预后差。

19.3　开放性眼损伤

19.3.1　眼球穿通伤

1. 定义

由锐力造成的眼球壁全层损伤。

2. 症状

眼球疼痛，视力下降甚至丧失。

3. 体征

角膜或巩膜伤口，常伴有色素膜的脱出。

4. 治疗

急诊手术，以恢复眼球壁的完整性。二期根据视力恢复的需要或并发症的情况行相应的手术治疗。

(1) 角膜穿通伤　行急诊清创缝合术，若脱出的虹膜组织无明显的感染应尽可能地还纳入眼内。如虹膜脱出时间太长，有明显感染迹象，或已坏死，则应把这样的虹膜组织剪除。如伴有外伤性白内障并且晶体皮质溢出前房，应同期行白内障摘除手术，二期行人工晶体植入术。如合并玻璃体出血或脉络膜出血，则以非手术治疗为主。如3个月玻璃体出血仍不吸收,需行玻璃体切割手术治疗。如合并有视网膜脱离,在有条件的情况下,一期行角膜穿通伤清创缝合+玻璃体切割网膜复位手术;如无条件则急诊清创缝合,尽快二期行玻璃体切割网膜复位术,如角膜损伤严重影响视力,也可同期行穿透性角膜移植术。

(2)巩膜穿透伤　行急诊清创缝合术,对脱出的葡萄膜及视网膜组织用抗生素及生理盐水冲洗后还纳入眼内,对损伤部位行局部冷凝处理。对玻璃体出血以非手术治疗为主,定期观察视网膜的情况,如有视网膜脱离需及时行玻璃体切割网膜复位手术治疗。

(3)角巩膜穿透伤　处理方法同角膜及巩膜穿透伤。

5.常见严重并发症

(1)交感性眼炎　穿透伤常导致伤眼发生葡萄膜炎,部分伤者在经过一定的潜伏期后,另一眼也发生同样性质的葡萄膜炎,这称为交感性眼炎。伤眼称为诱发眼,健眼称为交感眼。

1)机制　为自身的免疫反应失常有关,包括对葡萄膜、视网膜及晶体抗原的免疫反应。

2)临床表现　多发生于伤后2周~2月内,双眼的肉芽肿性葡萄膜炎,包括角膜羊脂状KP,Tyndall征阳性,虹膜结节,晚霞状眼底等改变。

3)治疗　同葡萄膜炎,主要是激素、扩瞳及免疫抑制为主。

4)预防措施　及时、正确处理伤口,尤其是色素膜脱出的伤眼,此外,糖皮质激素对预防交感性眼炎的发生具有非常重要的作用。特别应引起注意的是,摘除眼球并不能减轻交感性眼炎的发生率。

(2)化脓性眼内炎

1)指由外伤导致的眼内微生物感染,最常见的是细菌感染,也有真菌感染。

2)表现为视力急剧下降,裂隙灯及B超检查显示前房及玻璃体腔内积脓。

3)抽前房或玻璃体腔液体做涂片、培养及药敏试验。

4)最有效的治疗方式就是急诊玻璃体切除手术。

5)如没有条件可先行玻璃体腔内注药,如怀疑是细菌感染,可向玻璃体腔注入万古霉素1 mg,丁胺卡那400 μg,地塞米松400 μg。如怀疑是真菌感染,经涂片证实后可向玻璃体腔注入两性霉素5 μg及地塞米松400 μg。

19.3.2　球内异物伤

(1)定义　由异物高速击穿眼球壁而停留于眼球内所造成的眼损伤。

(2)症状　眼球疼痛,视力逐渐下降。

(3)体征　角膜或巩膜有伤口,但只有进口,而没有出口。

(4)辅助检查　X线片或CT检查显示球内金属异物。

(5)治疗

1)关闭伤口

2) 取异物 根据异物的化学性质活跃程度而采取相应的处理方式。对铁、铜等金属异物,应该尽快取出,最好在缝合伤口的同时取出球内异物,以减少异物在球内产生的化学反应损伤视网膜;而对玻璃等物体,由于其在眼球内不易发生化学反应,对视网膜的毒性相对要低得多,可以二期手术取出异物。

3) 合并感染的处理 如异物导致化脓性眼内炎,需行急诊玻璃体切割手术取出异物,并往玻璃体腔内注药。

19.3.3 眼球贯通伤

(1) 定义 异物高速贯通眼球壁所造成的眼损伤。
(2) 症状 眼球疼痛,视力下降或丧失。
(3) 体征 角膜及巩膜上都有伤口,并且一个是进口而另一个是出口。
(4) 治疗 关闭伤口,巩膜的伤口需行冷凝处理,如出口位于眼球后极部无法缝合,则暂不处理,二期行玻璃体切割手术复位视网膜。如出现前房出血、外伤性白内障及玻璃体出血,其治疗方式同前。

19.3.4 眼球破裂伤

(1) 定义 由钝力所致的眼球壁全层损伤。钝力撞击瞬间,眼内压突然增加,由内向外的损伤机制使眼球壁于薄弱处破裂,可以在或不在受力点破裂。
(2) 症状 眼球疼痛,视力丧失。
(3) 体征 眼球塌陷,眼内压低,有前房出血及玻璃体出血,多伴有色素膜的脱出。
(4) 辅助检查 CT 显示眼环结构不完整。
(5) 治疗 急诊手术,将脱出的葡萄膜及视网膜还纳入眼内,尽可能恢复眼球壁的完整性。二期行玻璃体切割手术恢复眼球的解剖结构,最好不要一期摘除眼球,如实在无法缝合再摘除眼球并行义眼台植入手术。

19.3.5 影响预后因素

1. 损伤部位

预后与损伤部位密切相关,Ⅰ区、Ⅱ区、Ⅲ区的损伤预后依次加重。伤口的位置在Ⅰ、Ⅱ区,最终获得 0.3 以上的视力者分别为 67% 和 68%,眼球摘除率仅为 6% 和 13%。伤口位置在Ⅲ、Ⅳ区,最终获得 0.3 以上的视力者分别为 25% 和 6%,眼球摘除率为 44% 和 82%。

(1) Ⅰ区 伤口位于角巩缘以内。
(2) Ⅱ区 伤口位于角巩缘后 5 mm 以内。
(3) Ⅲ区 伤口超过角巩缘后 5 mm 至赤道部。

(4) Ⅳ区 指伤口超过赤道部以后Ⅰ区。

2. 损伤后视力下降程度

外伤后视力下降的程度越大,其预后越差。最初的视力≥0.1,95%的患者视力可恢复到≥0.3。而对于眼球摘除的患者,50%的患者损伤后最初残留的视力是光感或无光感。视力分5级,参见本书19.2.4部分。

3. 瞳孔反应

参见本书19.2.4部分。

4. 损伤类型

眼球破裂伤的预后最差。

(1) A级 破裂伤。

(2) B级 穿透伤。

(3) C级 球内异物。

(4) D级 贯通伤。

(5) E级 混合伤。

19.4 眼附属器损伤

19.4.1 眼睑损伤

1. 眼睑挫伤 由钝力作用于眼睑所致,常导致眼睑肿胀,皮下出血。应在损伤后立即冷敷治疗,并加压包扎伤眼,可口服抗生素及止血药治疗。

2. 眼睑撕裂伤 由锐力切割导致眼睑部分或全层断裂,治疗方式以手术清创缝合为主。

19.4.2 泪器损伤

最常见的泪器损伤是泪小管断裂,可导致伤眼泪溢。治疗为急诊吻合泪小管。

19.4.3 眼外肌损伤

包括眼外肌嵌顿伤、撕裂及断裂伤等。眼眶壁骨折常伴有眼外肌的嵌顿,导致眼球运动障碍及复视,一般在伤后2~3周行手术复位眼外肌;眼外肌撕裂及断裂伤常由锐力切割所致,治疗时应争取在Ⅰ期清创缝合时修补。

19.4.4 眶壁骨折

1. 分类

(1) 爆裂性眼眶骨折 由钝力造成的眼眶壁骨折,但眶缘完整,常见于眶内壁或下壁骨折,而眶上壁及外壁非常少见。

(2)眶缘骨折　由锐力造成的包括眶缘在内的开放性骨折。

(3)眶上壁骨折　由于眶上壁骨折常伴颅脑损伤,因此需要格外重视。

2.诊断

(1)有明确的外伤史。

(2)常伴眼球运动障碍。

(3)眼眶 CT 检查可明确诊断,需行水平及冠状位 CT 检查。

3.治疗

(1)明确眶壁骨折是否伴有眼球损伤。

(2)如合并有眼球损伤,无论是闭合性还是开放性眼球损伤,恢复眼球的解剖结构,保护视功能是首要原则,其次才是眼睑、泪器及眶壁的治疗。

(3)如是眶上壁骨折,需首先明确是否伴有颅脑损伤。如伴有颅脑损伤,则应首先治疗颅脑损伤,其次才是眼球损伤及眶上壁骨折的治疗。

(4)眶壁骨折如没有产生明显的并发症,如颅脑损伤、眼外肌嵌顿、眼球内陷及视神经损伤,一般不需手术处理。

(5)爆裂性眶壁骨折的手术指征。

1)眼外肌嵌顿或粘连导致眼球运动障碍及复视。

2)眶内壁或下壁骨折导致眼球内陷或下陷。

(6)眶缘骨折在治疗时,对开放性伤口行清创术,清除眶内异物,对小的碎骨片可去除,并尽可能关闭副鼻窦与眼眶的破口。术后应用广谱抗生素防感染,并应用激素减轻眶内的炎症反应及水肿。

19.4.5 视神经损伤

1.定义

指外力直接或间接造成视神经的挫伤、撕裂或横断等病理改变,导致视力不同程度的损害,也称创伤性视神经病变。

2.机制

(1)视神经的直接损伤。

(2)视神经滋养血管的损伤。

(3)继发性炎症、缺血再灌注及氧自由基等导致的损伤。

3.诊断

(1)有明确的外伤史。

(2)视力下降的程度无法用眼球的损伤情况来解释,并且常不伴有明显的眼球损伤。

(3)瞳孔对光反射异常。
(4)CT及MRI检查可能无明显改变,但CT检查如能发现视神经管骨折可确诊。
(5)视觉诱发电位(VEP)显示波幅降低及传导延长。
(6)视野检查异常。

4.治疗
(1)大剂量激素冲击治疗,可减轻视神经炎症及水肿,常用甲基强的松龙1 000 mg静脉滴注。
(2)扩张血管,改善微循环。
(3)对于明确视神经管骨折者可行视神经管减压术。

19.5 特殊类型眼损伤

19.5.1 远达性视网膜损伤

(1)病因 常见于胸腹部严重挤压伤、头颅撞击伤、四肢粉碎性骨折等损伤情况下,眼球虽然没有受到外伤,但视力明显下降,也称Purtscher视网膜病变。

(2)机制 ICP及视网膜毛细胞血管内压增高,导致小动脉反射性收缩闭塞,致后极部视网膜发生出血、水肿及渗出等改变。

(3)诊断
1)眼部无外伤,但有明确的全身其他部位的外伤史。
2)视力突然下降,查体显示眼前节无改变,后极部视网膜水肿、出血、渗出。排除糖尿病、肾病等全身病变的眼底改变。
3)眼底荧光造影(FFA)可提供帮助。

(4)治疗 以全身病的治疗为主,对视网膜病变辅以支持对症治疗,可用激素及扩血管药物。

19.5.2 汽车安全气囊所致眼部损伤

(1)机制 高速打开的安全气囊对眼部造成冲击伤。

(2)临床表现
1)眼睑挫伤 眼睑皮肤淤血肿胀。
2)眼球钝性伤 最常见角膜擦伤、前房出血、虹膜根部离断,以及视网膜震荡,严重者晶体脱位,视网膜裂伤,玻璃体出血等。
3)严重者可发生爆裂性眼眶骨折及间接性视神经损伤。
4)如司机戴眼镜则破碎的镜片可能会造成眼球穿透伤及球内异物。

(3)治疗原则　同钝性伤及穿透伤的治疗。

19.5.3　蹦极跳所致视网膜损伤

(1)机制

1)蹦极时头向下做加速运动,视网膜毛细血管内压力急剧升高,造成血管破裂,出现视网膜出血。

2)在蹦极过程中,加速运动与减速运动的交替转换,使玻璃体在眼内的运动与眼球的运动速度不同步,从而产生玻璃体对视网膜的牵拉作用,造成视网膜的裂孔及网脱。

(2)临床表现　视网膜出血最常见,严重者可出现视网膜脱离。

(3)治疗原则　视网膜出血保守治疗,视网膜脱离需手术。

19.5.4　眼部爆炸伤

1.病因及机制

常见鞭炮、烟火、雷管等爆炸物对眼部的炸伤。损伤机制包括穿透伤、冲击伤及烧伤等复合伤。眼部表现有钝性伤、穿透伤,以及球内异物及眶内异物等改变。

2.临床表现

(1)视力严重下降,甚至丧失。

(2)眼睑皮肤烧伤,伴皮肤裂伤或异物存留。

(3)眼球伤情轻者仅表现为眼球钝性伤改变,如前房出血、晶体脱位、玻璃体出血等,重者表现同穿透伤,甚至破裂伤,多伴有球内及眶内异物。

(4)严重者眶壁骨折,甚至有颅脑损伤。

3.诊断

(1)明确爆炸药的性质,判断其可能造成的损伤程度。

(2)检查患者的意识情况,判断颅脑损伤的程度。

(3)CT检查可明确眼部及颅内的损伤情况。

4.治疗

(1)首要原则是保证患者的生命安全。

(2)若爆炸产生的是闭合性眼部损伤,则治疗同眼球钝性伤。

(3)若爆炸产生的是开放性眼部损伤,一期手术应尽可能地保眼球,二期则根据情况进行相应的手术治疗。

(4)对于爆炸产生的眶壁骨折,其治疗原则同前。

19.5.5 玩具枪所致眼部损伤

(1) 病因及机制　多见于儿童用玩具枪射击时，高速飞行的子弹对眼球产生的撞击伤，目前也见于成人的射击游戏。

(2) 临床表现　眼睑及眼球的钝性伤，多见眼睑淤血肿胀，角膜水肿，上皮擦伤，前房出血，视网膜震荡；如玩具枪威力大或受伤距离近时，还可出现虹膜根部离断，晶体脱位，玻璃体出血，视网膜挫伤等表现。

(3) 治疗原则　同眼球钝性伤。

（袁洪峰）

第20章 耳损伤

20.1 外耳损伤

20.1.1 病因
多为直接外力引起,包括挫伤、割伤、扯伤、咬伤、断离伤及火器伤等。

20.1.2 诊断
1. 明确的耳部损伤史
2. 症状
(1)损伤局部疼痛。
(2)局部血肿或出血。
3. 检查
(1)耳郭外伤常伴有临近组织外伤。
1)挫伤 皮下淤血或血肿形成,软组织肿胀。
2)割伤 伤缘收缩,软骨暴露。
3)扯伤和咬伤 伤口不规则,软骨破碎。
4)断离伤 耳郭全层完全切断,耳郭部分或完全缺失。
5)火器伤 轻重不一,不易清创。
(2)周围组织损伤的表现,如头皮外伤,颌面部软组织损伤等。

20.1.3 治疗
1. 耳郭损伤处理
(1)清洗创面
1)局部用生理盐水、1%双氧水清洗创面。

2)耳郭完全断离者可先用生理盐水冲洗,洗净后再用抗生素液浸泡15 min,有条件时用肝素冲洗动脉后立即对位缝合(最好在1 h内完成)。

(2)缝合伤口

1)修整创缘,尽量保留软组织。

2)准确对位,用小针细线缝合,避免贯穿软骨。

3)软骨部分缺损且未发生软骨膜炎者可将软骨略做修整后再对位缝合。

2.耳郭血肿处理

(1)较小的血肿　在无菌操作下用粗针抽出积血后进行加压包扎。

(2)较大的血肿　可于血肿上做一平行于耳轮的切口,排出积血或取出血块,再加压包扎,严格无菌操作,积极防治感染。

3.外耳道外伤处理

(1)预防感染,应用抗生素。

(2)清除外耳道内异物和血凝块,严禁外耳道冲洗,保持外耳道干燥。

(3)必要时可用消毒的抗生素软膏纱条、鱼石脂纱条或碘仿纱条填塞外耳道,以防止感染及形成狭窄。

(4)对于肉芽生长过多者,在感染控制后,彻底刮除肉芽组织,并将外耳道骨部凿去一部分,加以植皮,扩大外耳道。

20.2　中耳损伤

20.2.1　鼓膜外伤

1.病因

(1)直接损伤

1)外耳道异物或取出异物时造成损伤。

2)挖耳或冲洗外耳道耵聍时用力过猛。

3)外耳道误滴酸、碱腐蚀剂等。

4)颞骨骨折累及鼓膜。

(2)间接损伤

1)爆震、掌击、跳水。

2)乘机或下潜所引发的耳气压伤。

3)咽鼓管吹张,用力擤鼻,用力摒气等。

2.诊断

(1)临床表现　耳痛、耳聋、耳鸣,偶伴短暂眩晕。

(2)耳镜检查

1)外耳道或鼓膜受伤处可见新鲜血液或血痂。

2)伴有颅底骨折则可出血较多或内含脑脊液耳漏。

3)较多出血可经咽鼓管流入口鼻,形成口鼻耳出血。

4)鼓膜不规则穿孔,周围附有血痂,直接外伤穿孔多位于后下方,间接外伤穿孔多位于前下方。

(3)听力检查

1)直接外伤多引起单纯鼓膜穿孔,听力损失较轻,多为传导性耳聋。

2)间接外伤多伴有内耳损伤而导致混合性聋。

3.治疗

(1)保持外耳道干燥洁净

1)取出外耳道内耵聍及异物,附于鼓膜上的血痂可不予取出。

2)以消毒棉球堵塞外耳道口,严禁外耳道冲洗或滴药。

(2)预防感染

1)1%麻黄素滴鼻液滴鼻。

2)嘱患者暂勿擤鼻,禁止游泳及外耳道进水。

3)全身应用抗生素预防感染。

(3)其他。

1)中耳已发生化脓性感染者,在加强全身抗感染治疗的同时清洁局部。

2)颞骨骨折时,以救治颅脑损伤为主。

3)有内耳损伤出现耳聋、耳鸣时,可试用改善微循环的药物和营养神经药物。

4)经上述治疗没有感染的鼓膜穿孔多能自行愈合,长期不愈者可择期行鼓膜修补术。

20.2.2 乳突外伤

1.临床表现

(1)轻者仅限于乳突。

(2)重者可波及外耳道、鼓室及内耳,出现耳溢血、耳鸣、听力下降等。少数累及面神经和颅脑,出现面瘫、脑脊液漏等。

2.治疗

(1)单纯乳突外伤只需清除污物、碎屑、已坏死或化脓的乳突气房即可,可不行乳突根治以保存听力。

(2)存在鼓室或迷路并发症时,宜行鼓室探查。

20.2.3 听骨链损伤

1.病因

与鼓膜损伤的病因基本相同,即直接或间接机械性损伤导致鼓室与听骨链损伤。

2.诊断

(1)临床表现 早期与鼓膜损伤类似,有耳聋、耳鸣,偶伴短暂眩晕。但后期(特别是鼓膜穿孔愈合后),耳聋无好转。

(2)耳镜检查

1)早期在外耳道或鼓膜受伤处可见听骨链变形、脱位或断裂。

2)后期部分患者可见鼓膜愈合后萎缩斑。

(3)听力检查

1)多为传导性耳聋,纯音骨导在 50～60 dBHL。

2)间接外伤者多伴有内耳损伤而导致混合性聋。

3)声导抗检查,听骨链中断顺声值增高,鼓室压图呈 Ad 曲线;粘连者则呈 As 曲线。

3.治疗

在全身情况平稳的基础上,可行鼓室探查术,术中依据损伤情况,重建听骨链。

20.2.4 颞骨骨折

1.病因

交通事故伤、坠落伤或直接外力打击等因素引发的头部损伤,是颅底骨折中最常见的一类,常伴有不同程度的颅脑或胸腹脏器等组织损伤。

2.分类

(1)纵行骨折。

(2)横行骨折。

(3)混合型骨折。

3.检查

颞骨 X 线检查阴性不能排除颞骨骨折,高分辨率 CT 扫描可反映骨折损伤部位及颅脑损伤情况。

4.临床表现

(1)全身症状 昏迷、颅脑损伤等神经系统症状。

(2)耳道出血 纵行骨折多见。

(3)听力下降及耳鸣

1)纵行骨折 传导性耳聋多见,可伴发耳鸣,多为低频。

2)横行骨折 重度感音神经性耳聋,耳鸣较多见,症状重,持续高频耳鸣。

3)混合型骨折 居两者之间,以混合性耳聋多见。

(4)脑脊液耳漏、鼻漏、耳鼻漏 3种类型的颞骨骨折均可因损伤硬脑膜引起脑脊液耳漏、鼻漏或耳鼻漏。

1)外伤后耳内、鼻内流出清水样液体或淡红色液体。

2)头痛及电解质紊乱。

3)收集新鲜漏出液做实验室检查 可采用试纸法,葡萄糖定量法或漏口定位诊断法。

(5)眩晕

1)纵行骨折 眩晕少见。

2)横行骨折 眩晕多见,常伴耳聋。

(6)面瘫

1)纵行骨折 面瘫少见,发生率约为15%。

2)横行骨折 面瘫多见,发生率约为50%,常为永久性面瘫。

5.治疗

(1)早期以急救及神经外科处理颅脑并发症为主,注意呼吸道通畅,维持循环功能。

(2)耳科治疗

1)全身应用抗生素。

2)清洁外耳道,严禁外耳道滴药及填塞。

3)全身病情稳定后,传导性聋可行鼓室探查术,以恢复听力。

4)经2～6周治疗无效的面瘫可行面神经探查、减压或修复。

(3)脑脊液耳漏的治疗

1)全身应用抗生素。

2)取坐位或半坐位,限制入水量。

3)外耳道消毒,大量无菌敷料包扎并及时更换,禁止填塞。

4)1周后,脑脊液耳漏不能自止者,需转神经外科行脑脊液漏修补术。

20.3 内耳损伤

20.3.1 迷路震荡

1.病因

直接或间接外力打击头部,压力波经气导和骨导传递到内耳,引起内耳组织损伤。

2.诊断

(1)临床表现 耳聋、耳鸣,偶伴短暂眩晕。部分患者合并存在脑震荡。

(2)体格检查

1)外耳道正常,部分患者可见鼓膜周边充血或出血,少数有鼓膜穿孔。
2)部分患者合并颅脑外伤,多以闭和性损伤为主。
(3)听力检查
1)多为感音性耳聋,高频损伤多见。
2)间接外伤所致的内耳损伤可有混合性耳聋。
(4)前庭功能检查可发现周围性眼震,部分患者可出现半规管不全麻痹。

3.治疗
(1)患者需安静休息,以卧床休息为主。
(2)口服抗晕药物,如眩晕停、安定。
(3)营养神经,改善内耳微循环。

20.3.2 外淋巴瘘

1.病因
头部外伤、用力咳嗽、打喷嚏、举重或过度负重等原因,使得中耳或脑脊液压力突然增高,引起内耳窗膜破裂。

2.诊断
(1)临床表现
1)听力突然减退,可呈波动性改变。
2)发作性眩晕,部分患者为位置性眩晕。
(2)专科检查
1)外耳道或鼓膜正常。
2)部分患者有位置性眼震。Tullio 现象(+)。
3)听力检查
a.多为重度感音性耳聋,早期为低频损伤,以后可发展为全频程听力下降。
b.外爆性途径所致的损伤可有混合性耳聋。
4)前庭功能检查,可发现周围性眼震,以位置性眼震为主,部分患者可出现半规管不全麻痹。

3.治疗
(1)患者需安静休息,以卧床休息为主,头高位。
(2)口服抗晕药物,如眩晕停、安定。
(3)手术治疗。保守治疗无效时,可行鼓室探查术,术中在显微镜下寻找外淋巴瘘口,利用颞筋膜修补瘘口。

(陈继川 胡长涛)

第21章 颈部损伤

21.1 颈部血管损伤

21.1.1 颈部动脉损伤

1. 临床表现及诊断
(1) 颈部外伤史。
(2) 喷射状大出血。
(3) 休克表现。
(4) 颈部血肿及呼吸道梗阻（呼吸困难）。
(5) 搏动性血肿可闻及收缩期杂音。
(6) 伤侧远端血管搏动较健侧减弱。
(7) DSA、颈部CT血管重建、彩色超声等有助于明确诊断。

2. 现场急救
(1) 指压止血　用手指于伤侧将颈总动脉出血的远、近端压向脊柱侧。
(2) 填塞止血　以无菌纱布堵塞伤口并加压包扎（不可环形加压包扎），没有做好手术准备前不要轻易取出填塞纱布。
(3) 抗休克。
(4) 呼吸道梗阻时需行气管切开。

3. 院内治疗
积极抗休克和防治感染，早期进行确定性手术。
(1) 切口　沿原伤口延长，沿胸锁乳突肌前缘切口可显露颈总动脉损伤；疑锁骨下动静脉出血时，可做锁骨上切口。

(2)颈总、颈内、锁骨下动脉不可结扎,没有做好手术准备前不要轻易取出填塞纱布,根据情况行损伤动脉修补、断裂动脉吻合或人工血管重建。

(3)颈部分支动脉或无名动脉可结扎。

(4)颈内动脉缺损严重,不能修补时,可牺牲颈外动脉上段结扎,下段与颈内动脉上段吻合修补颈内动脉。

21.1.2　颈静脉损伤

1.临床表现及诊断

(1)颈部外伤史。

(2)颈部大静脉损伤所带来的主要危险是空气栓塞。

1)空气进入大脑可出现昏迷、意识改变等。

2)空气进入肺动脉可导致胸痛、呼吸急促等。

3)空气进入心脏可致心跳停止。

(3)大出血可致休克。

(4)颈部血肿及呼吸道梗阻(呼吸困难)。

(5)DSA、CT血管重建、彩色超声等可明确诊断。

2.院前急救

(1)以无菌纱布填塞伤口防止空气进入。

(2)将头、颈及上身放低,防止颅内气栓。

(3)抗休克。

(4)出血不多而心跳骤停者,应考虑空气进入心脏,此时立即行右心室穿刺,抽出空气。

3.院内治疗　取头低足高位,防止气栓。积极抗休克和防治感染,早期行确定性手术。

(1)对于小裂口,应尽可能修补缝合。

(2)对于一侧颈内静脉、颈外静脉及锁骨下静脉严重破裂者可行结扎。

(3)对于双侧损伤者,应设法保持一侧颈内静脉通畅,可采用修补、移植或人工血管等。

21.2　颈部气管损伤

21.2.1　临床表现及诊断

(1)颈部外伤史　多因锐器、投射物致伤,分为穿透性和钝性损伤。

(2)疼痛、失音或声音嘶哑、咳嗽、咯血。

(3)窒息、呼吸困难、吸入性喘鸣(随呼吸运动,颈部伤口出现气流进出的吸吮声)。

(4)颈部肿胀、局部压痛、皮下气肿、血肿、气管移位等。

(5)如有骨折可扣及软骨碎片。
(6)喉镜、CT检查及喉腔造影有助于诊断。

21.2.2　院前急救

(1)吸氧、吸痰。
(2)保持呼吸道通畅，清除气管内异物和血凝块。
(3)经裂口插入气管导管为紧急措施。
(4)低位气管切开术指征如下。
1)呼吸困难逐渐加重。
2)皮下气肿进行性加重。
3)喉外假道形成。
4)喉腔内骨折片阻塞。
(5)抗休克治疗。

21.2.3　院内救治

(1)吸氧。
(2)手术指征　力争伤后48 h内进行。
1)进行性呼吸困难。
2)皮下气肿进行性加重。
3)明显的环状软骨骨折。
4)广泛喉黏膜水肿。
5)广泛组织撕裂、错位，无法进行闭合复位者。
6)喉软骨骨折，包括多发性喉、颈气管软骨骨折，严重塌陷、堵塞气道，喉腔内软骨暴露。
7)声带固定。
(3)手术方法
1)先于低位行气管切开术，防止呼吸困难及皮下气肿加重。
2)复位受损黏膜及软骨　直接在喉镜下用喉钳或特别复位器推抬复位。
3)气管修补术　可吸收微桥线缝合，间断外翻缝合修补，缝合后用周围组织加固。
4)气管吻合术。
5)气管的大缺损须行自体软骨移植修补术。
6)应用喉扩张模及T形硅胶管等防止喉狭窄。
7)充分引流。
(4)其他　颈部冷敷。应用抗生素及肾上腺皮质激素，鼻饲等。

21.3 颈部食管损伤

21.3.1 临床表现及诊断

（1）颈部外伤史，比如有吞咽硬食物，误食尖锐异物，吞咽过热食物、食道镜、胃镜等病史。

（2）吞咽疼痛，可向背部及左肩胛下放射，吞咽困难。

（3）伤口漏液、呕血、唾液多且带血。

（4）吞气实验及美蓝实验阳性。

（5）食管 X 线检查、食管 X 线造影检查、食管镜检查等可帮助诊断。

21.3.2 治疗

（1）绝对禁食，鼻饲饮食或胃造瘘支持治疗（黏膜损伤不需治疗）。

（2）左胸锁乳突肌前缘斜切口，缝合撕裂气管破口（一般不纵缝，以避免狭窄），损伤在 24 h 内一期缝合，损伤>24 h 者放置引流。

（3）对于食管断裂者，需充分游离后行吻合术，严重者行结肠等食管替代移植术。

（4）积极防治感染。

21.4 颈部神经损伤

21.4.1 臂丛神经损伤

1.临床表现及诊断

（1）上神经干损伤（$C_{5、6}$）

1）臂不能外旋、外展。

2）前臂弯曲及后旋无力。

3）三角肌区、前臂及手的桡侧面感觉障碍。

（2）中神经干损伤（C_7）

1）腕伸肌无力。

2）指屈肌无力。

3）指伸肌无力。

4）上臂背上感觉障碍。

（3）下神经干损伤（C_8）

1）爪形手。

2)皮肤消肿、发绀。
3)指甲营养障碍。
4)Horner 征。
5)尺神经支配区感觉障碍。
(4)全臂丛神经损伤
1)上肢浮肿。
2)皮肤营养障碍、脱毛、变薄。
3)患肢下垂。
4)可出现肩肱关节半脱位。
5)出现(1)(2)(3)症状及感觉障碍。
2.治疗
(1)闭合性臂丛神经损伤者
1)患肢固定于功能位。
2)给予神经营养。
3)给予物理治疗及康复治疗。
(2)开放性臂丛神经损伤者
1)对于创面清洁,神经损伤小者,清创后一期吻合。
2)对于创面污染重者,拉近断端结扎在一起,防止回缩,二期吻合。
3)对于神经缺损大者,行神经移位术。
4)伤口愈合2～3周后,行神经吻合术,最迟不超过3个月。

21.4.2 其他神经损伤

1.喉上神经损伤
(1)临床表现及诊断 外支损伤后声调降低,内支损伤后易误咽,喉镜检查可帮助诊断。
(2)治疗 多行保守治疗。
2.喉返神经损伤
(1)诊断 咳嗽无力,声音嘶哑,严重者可出现呼吸困难,喉镜检查可帮助诊断。
(2)治疗
1)单侧喉返神经损伤多行保守治疗。
2)双侧喉返神经损伤需行神经吻合手术或声带外展术等治疗。
3.后组脑神经损伤
后组脑神经包括舌咽神经、迷走神经、副神经和舌下神经,创伤引起者少见,多由手术损伤引起，神经吻合成功率较低，吻合失败可行肌腱移植等替代治疗。

21.5 甲状腺损伤

21.5.1 临床表现及诊断

(1)喉鸣音高亢。
(2)喉部血肿。
(3)血肿压迫导致窒息、呼吸困难、气管移位等。

21.5.2 治疗

(1)治疗要点　止血困难时可结扎甲状腺上、下动脉。
(2)止血。
(3)清除破碎甲状腺组织，争取使甲状腺组织残留1/4以上。

21.6 胸导管损伤

21.6.1 临床表现及诊断

(1)颈部外伤史。
(2)伤口内不断流出大量乳白色液体，24 h达数千毫升以上。
(3)胸腔穿刺抽出乳糜液。
(4)创伤性胸导管损伤者多发生左侧乳糜胸。
(5)X线检查、淋巴管造影有助于诊断。

21.6.2 治疗

(1)局部加压包扎　对于小的胸导管破裂伤，加压包扎。
(2)手术指征　局部加压包扎无效时。
1)局部乳糜液漏出>500 mL/d。
2)胸腔引流乳糜液>1 500 mL/d。
(3)手术探查，结扎胸导管。

（张　宇　姚元章）

第22章
胸部损伤

22.1 概论

22.1.1 病理生理和分类

1.病理生理

胸部创伤后最主要的病理生理改变为呼吸和循环功能障碍,可由以下因素引起。

(1)胸廓骨折后完整性遭破坏,胸壁顺应性下降,疼痛也使呼吸活动受限,导致有效通气量减少。

(2)血气胸使胸腔负压被破坏,造成肺萎陷;张力性气胸、开放性气胸、连枷胸、膈疝等造成的纵隔移位、纵隔摆动和纵隔器官受压等,同时会给呼吸和循环带来严重干扰。

(3)心脏出血或渗液致心脏压塞,心肌或心内结构损伤,纵隔气肿、血肿致纵隔高压,均可使心脏回流和排出下降,严重的纵隔高压也可引起通气障碍。

(4)肺挫伤后肺泡和间质水肿、渗出、充血和出血,使肺顺应性下降和气道堵塞,气体交换不足。

(5)支气管损伤,尤其是主支气管完全断裂时,即使行胸腔引流,全部潮气量也将被吸出,无法保证健肺通气。

(6)胸腔大出血将迅速导致严重低血容量性休克。

(7)严重胸伤容易诱发ARDS,也可继发感染,更进一步干扰呼吸循环,并造成机体广泛的病理生理改变。

2.分类

近20年来,国外倾向于将胸部创伤分为穿透伤和钝性伤,学者们认为此分类与损伤严重性和预后更具相关性；对开放性和闭合性的提法已较少使用。

(1) 胸部穿透伤　指胸部有伤口且胸膜已破，同时有入口和出口时称作胸部贯通伤；此名称也适用于脏器伤，如心脏穿透伤或贯通伤、肺穿透伤或贯通伤。穿透伤的最常见原因为锐器，如刀具、钢筋、铁棍、竹竿、玻璃等；也可为高速或低速投射物，如枪弹、霰弹、弹片或其他爆炸和飞溅物体；较少见者为食管内异物所致食管穿透，如鸡骨、鱼刺和假牙等。此外，心血管导管检查可引起医源性的心脏或大血管穿透伤，气管插管和气管、食管镜检查可致相应的穿透伤。

(2) 胸部钝性伤　多无伤口入胸，但若肋骨骨折造成开放伤口时，可致开放性血气胸。伤口未穿破胸膜、无胸廓骨折和胸内脏器伤时，称胸壁软组织伤（裂伤和/或挫伤）。胸部钝性伤的常见原因为交通事故、高处坠落、坍塌、撞砸、冲击波等。胸部遭受直接暴力打击为主要损伤机制，但间接暴力也可引起胸内脏器损伤，例如高处坠落下肢着地时或撞车时的减速伤、车后遭遇追尾时的加速伤，即使胸部未遭直接撞击，胸内脏器也可因剧烈位移造成损伤。

22.1.2　临床表现及诊断

1. 病史和体格检查

除应了解受伤原因、遭受暴力部位、加速或减速伤等损伤机制以及受伤时间等详细情况外，穿透伤还应查明利器形状和长度；并应询问患者伤后有无呼吸困难、胸痛、咯血，或头昏、眩晕、烦渴等休克症状。查体时首先注意生命体征，注意其有无呼吸困难、缺氧、休克和心脏压塞等表现。并检查患者有无面颈部肿胀、发绀、结膜和皮肤瘀斑或出血点等。检查胸部体征时注意有无擦伤痕迹，若有伤口，可用软探子了解伤道方向、深度，是否进入胸腔或可感知心脏搏动。注意有无以下胸部体征：气管移位、呼吸动度减弱或不对称、胸壁塌陷或反常呼吸、肋间膨隆或变窄、骨擦音或皮下捻发感、肋骨和胸骨压叩痛、叩诊浊音或过度反响、一侧呼吸音减低和心音移位、心音遥远或心律失常等。

2. 辅助诊断方法

(1) 普通 X 线检查

1) 诊断价值

a. 简单、经济、易行，对患者状况和设备条件的要求相对比 CT 和核磁扫描低。

b. 对胸伤的宏观诊断和动态观察（例如透视观察心脏压塞时心搏的减弱，胸片对肋骨和胸骨骨折的直观了解）不能被 CT 扫描等取代。

2) 检查方法

a. 站立后前位和侧位片为观察血气胸的较好体位，可较准确地判断血气胸量。

b. 患者有休克、瘫痪或下肢骨折不能站立时，可摄"侧水平位"片，即伤侧朝上，侧卧于检查床，X线球管和片盒分置于患者胸部前后，如此可较好显示伤侧血气胸。

c.需要时应结合透视，了解心脏搏动或做异物定位等。

(2)造影检查

1)诊断价值

a.对膈疝、食管或气管伤、心血管伤等，是重要的检查手段。

b.心脏大血管穿透伤时，造影常受病情限制。

c.钝性心血管伤可出现室壁瘤、假性主动脉瘤、夹层动脉瘤等隐匿类型，且因暂未大出血而有检查时间，故与穿透伤不同，心血管造影常是必需的诊断手段。

2)检查方法

a.消化道碘水或钡剂造影，用于诊断食管损伤、食管气管瘘和膈疝等。

b.气管支气管碘剂造影，用于诊断气管支气管损伤。

c.心血管造影，有选择性地用于心血管系统损伤。

(3)螺旋CT或磁共振扫描(MRI)检查

1)诊断价值

a.较普通X线检查诊断灵敏度高，可更早发现损伤，或检出隐匿性损伤，避免漏诊。在心血管和支气管等严重损伤的诊断中，已是重要的检查手段。

b.不能完全取代普通X线检查。

c.经济耗费增高。

d.需相应设备条件。

2)检查方法

a.普通断层。

b.增强扫描。

c.三维成像。

(4)内窥镜检查

1)诊断价值

a.可直视损伤，明确解剖部位和损伤程度，提高诊断的灵敏度和准确度。

b.减少盲目的剖胸探查术。

c.可同时作为微创手术治疗某些损伤，从而取代剖胸术。

d.该检查要求在患者血流动力学状况相对较稳定的条件下施行。

e.需相应设备条件。

2)检查方法

a.电视胸腔镜　已普遍用于胸内损伤的诊断并同时做某些治疗，如心、肺、膈裂伤。

b.纤维支气管镜　为支气管破裂的重要诊断手段。

c.食管镜 用于食管异物和食管破裂的诊断和治疗。

(5)心电图检查

1)诊断价值

a.穿透性心脏损伤时,假阴性率较高,常无特异性,但出现异常心电图对诊断有提示意义。

b.钝性心脏损伤时常可有异常心电图出现,故在胸部钝性伤时心电图应作为常规检查项目。

c.伤后早期未出现异常心电图者,不能排除钝性心脏伤的诊断。

2)检查方法

a.推荐使用急诊室床旁心电图。

b.如作心包穿刺,宜将电极接穿刺针,在心电监测下进行。

c.对可疑钝性心脏伤的患者,应作连续性的监测。

(6)超声心动图检查

1)诊断价值

a.在钝性心脏大血管伤,为重要的诊断手段,可了解心肌、瓣膜、间隔损伤和心包积血等,50 mL以上积血即可被检出,尤其经食管超声心动图(TEE)的价值更大,凡可疑者均应施行。

b.要求患者血流动力学状况相对较稳定的条件下施行。

2)检查方法

a.普通超声心动图。

b.TEE探头更接近心脏大血管,能显著提高诊断灵敏度。

(7)心肌酶谱和肌钙蛋白

1)诊断价值

a.乳酸脱氢酶及其同功酶、肌酸磷酸激酶的同功酶对心肌损伤有诊断意义,肌钙蛋白更具特异性。

b.穿透性心脏损伤时假阴性率较高。

c.钝性心脏伤时,该检查为反映心肌挫伤的重要指标,凡可疑者均应做检查。若1周内多次复查心肌酶谱和肌钙蛋白均阴性,可基本排除心肌挫伤。

2)检查方法 立即急诊做心肌酶谱和肌钙蛋白测定。1周内多次检查。

(8)放射性核素

1)诊断价值

a.可用于心肌损伤诊断。

b.穿透性心脏伤时,假阴性率较高。

c.需相应设备条件。
d.急诊条件下,实际较少使用。
(9)血气分析
1)对于胸部损伤本身,该检查无解剖定位和定性意义。
2)可了解胸伤对呼吸影响程度,并指导治疗方法的决定,检验治疗效果。
3)为胸伤时必不可少的检查项目,重症患者应随时监测。
3.常用诊疗技术
(1)胸腔穿刺术
1)诊断价值
a.简单、安全,对于危重患者而言,是主要诊断手段。
b.伤后早期(6 h 内)阴性结果不能排除血胸的诊断,应反复进行。
2)治疗适应证
a.病情稳定的小量血气胸。
b.包裹性血胸。
3)操作要点
a.患者取低半卧位向伤侧稍倾斜。穿刺点气胸者为第 2 肋间隙锁骨中线外侧,血胸者为第 6 肋间隙腋后线之前。注射器接 9 号针头,局麻后经肋上沿进针,突破胸膜时有落空感,此时即回抽。
b.嘱患者屏气或浅呼吸,轻微进退针同时抽吸,抽出血性泡沫可能系刺入肺内,应稍退再抽吸。
c.张力性气胸时,气体可能将针栓推出。
d.用作治疗时,应使用三通针或针尾连接乳胶管以便反复抽吸,抽吸结束退针时令患者浅呼吸,避免医源性肺裂伤。
(2)心包穿刺术
1)诊断价值
a.可了解有无心包积血。
b.因凝血块等因素,有较高的假阴性率,故不能作为排除诊断的依据。
c.有增加医源性损伤的可能。
d.胸部钝性伤时,由于心前区无伤口,心脏损伤诊断难度比穿透伤大,故行诊断性心包穿刺的意义较大,并可了解系出血或心肌挫伤后渗出。
2)适应证
a.个别穿透性心脏伤心包积血已有严重心脏压塞表现,因技术或其他特殊原因紧急剖胸术又无法立即进行者。

b.心肌挫伤后心包渗液较多,出血不多,无手术指征者。

c.较大量气心包,已做胸腔引流排气,但心包内积气消散较慢,有心脏压塞表现者。

3)操作要点

a.患者低半卧位,局麻后用 16～18 号长针头经剑突下偏左进针,与腹壁呈 30°,朝向左肩,边进针边抽吸,感知搏动则达心肌,稍退再抽吸。

b.穿刺可在心电监护下进行,心前导联接穿刺针,刺入心肌可见损伤电流或出现室性早搏。

c.用作治疗时,宜用软质外套管穿刺针,进入心包腔后退出硬针芯,如此能较安全地抽吸。

(3)胸腔引流术

1)适应证

a.中量以上血气胸。

b.小量血气胸在引流的同时需要观察伤情发展。

c.虽无血气胸,但有巨大肺内血肿、纵隔血肿、胸膜外血肿或可疑假性动脉瘤或室壁瘤等,为避免因破裂突发致命性延迟性血胸时不能及时发现,应放置预防性排血管,以便观察。

d.虽无明显气胸,但有多根肋骨骨折和肺挫伤,全麻或呼吸机治疗前应放置排气管,以预防正压呼吸诱发张力性气胸。

2)操作要点

a.选取质地软硬适度,弯曲超过 90°时,呈 U 型而非 V 型,即不易折闭的透明胸腔引流管,排气管内径>0.6 cm,排血管内径>1.0 cm,以保障引流通畅。距引流管前端 1.0 cm 处剪一侧孔,如原侧孔距前端过远,应重新修剪,排气管也可采用穿刺套针。

气、血胸的引流管安放部位,分别同前述穿刺部位。

气、血胸均需要引流时,应分别安放排气、排血管。

b.局麻后皮肤做小切口,从肋骨上沿用血管钳分离至肋间肌,不应突破胸膜甚至扩大引流口。

引流管后端连接水封瓶或暂夹闭,前端用尖头血管钳成锐角方向夹持并送入引流口,顺肋骨上沿适度用力突破剩余肋间肌和胸膜,使引流管进入适当深度,排气管约 4～6 cm,排血管约 6~8 cm。钳夹进入时应稍斜向上,勿与肺表面垂直,避免医源性损伤。

左手固定引流管防止退出,右手放松夹闭前端的血管钳并轻柔退出,使胸膜与管周紧贴,勿张开钳尖扩大胸膜破口造成置管后皮下气肿。

引流管连接水封瓶后松开夹闭管尾的血管钳,调整引流管使之通畅,并使液柱波动明显。

缝合引流口和粗丝线固定引流管,并用大块胶布密封固定。

c.可一次引尽血气,但大量血气胸在引出 1 000 mL 后宜短暂间歇,肺萎陷数日后骤张可诱发致死性肺水肿,故陈旧性大量血胸应做控制性间歇引流。

密切观察胸腔引流量以决定治疗方针,但应结合生命体征和胸部体征来做出判断,因为凶猛出血时来不及去纤维化,大量胸血凝固,不能被引出。

漏气量较大或持续漏气者,应加低负压吸引装置。

伤后 24 h 内的胸血可回输。

保证引流通畅,有血块堵塞可挤压引流管;若误置入肺内应及时发现和退出。

引流瓶定时消毒更换,妥善固定各个接头,慎防漏气。

d.搬运患者做辅助诊断和其他治疗时,不可采取夹闭引流管取下引流瓶的做法,尤其在张力性气胸者这将是致命的;应同时携带引流瓶,维持不间断的引流。

e.通常引流 3~5 d,剖胸术后常规引流 2~3 d;持续漏气时应延后拔管时间。

拔管前,液柱应上升且固定无波动,X 线复查肺已复张。

深呼气末屏气的瞬间,迅速拔出引流管;同时以油纱布封闭伤口,再以大块胶布密封,3 d 后换为普通敷料。

(4)纵隔引流术

1)适应证

a.进行性纵隔气肿已有面颈肿胀或颈静脉怒张者。

b.急剧扩展的纵隔血肿造成纵隔高压,循环呼吸明显障碍,已准备立即劈开胸骨手术探查者,应先做暂时控制性纵隔减压。

c.颈段气管伤者做气管修复术的同时,应加纵隔引流。

2)操作要点

a.胸骨切迹上一横指处,做长约 5 cm 的横切口,切开气管前筋膜,手指沿气管向下分离达主动脉弓后上方,即可见气体溢出。

伤口内注水观察气泡,可证实操作的可靠性。

置多孔乳胶管于气管前,缝线固定。

b.切口暂不缝合,松填盐水或抗生素浸液纱布。

乳胶管连接水封瓶,可观察气泡溢出情况。

c.纵隔血肿紧急减压只做手指可伸入的小切口,达血肿间隙适当减压后立即堵住,缝合一针并紧急手术。

d.操作中应妥善止血,尤其有颈段气管穿透伤时,慎防出血流入气道。

(5)心包引流术

1)适应证

a.少数心脏伤心包积血或陈旧性积血合并渗液,又因特殊原因未手术者。

b.穿透性心脏伤后或手术治疗后合并心包腔感染者。
c.心脏损伤手术后常规引流。
2)操作要点
a.同心包穿刺术,但采用导管针留置硅胶管引流。
b.Arom氏剑突下开窗法,在同时准备剖胸手术的前提下使用。
c.膈神经后开窗引流,在心脏损伤手术后常规使用。
d.胸骨正中劈开手术者,在心包腔底部放置橡皮片或硅胶管,经胸骨后下方引出。

4. 通气障碍和休克的急救

(1)心肺复苏 已发生心搏骤停时,立即做心脏按压和人工呼吸。

(2)改善通气 通气障碍是比休克更快的致死因素,应首先迅速处理。

1)胸壁穿透伤口用油纱布封闭,将开放性气胸变为闭合性气胸,以减少对呼吸和循环的干扰。

2)对于张力性气胸或大量血气胸者,应立即迅速安放胸腔引流管。

3)需要时尽早行气管插管或气管切开,并使用呼吸机。

(3)纠正休克

1)液体复苏 迅速建立静脉通道,纠正过低的血容量,维持基本的灌注压,避免脑、心等重要生命器官因长时缺血缺氧发生不可逆损害。使用平衡盐液和适量的血浆增量剂,并输入必需量的全血或红细胞,使红细胞比容维持在20%以上。重视"延迟性复苏"即"限制性(低压性)复苏"的原则,即在手术控制大出血前大量快速输血输液可能有害无益,甚至诱发更大的出血,断送手术时机。宜将收缩压控制在80~90 mmHg之间。

2)紧急剖胸术 心脏大血管伤出血时,任何输血输液都无济于事,分秒必争地紧急剖胸止血才是真正有效的抗休克措施。

5. 胸腔和纵隔积气积血的处理原则

气胸、血胸和纵隔气肿、纵隔血肿都只是临床现象,另有原发损伤引起,除了本节提及的一般处理,病情较重时还需查清原发伤并做相对治疗。气胸、血胸和纵隔气肿、纵隔血肿在穿透伤时均为开放性,钝性伤时绝大多数为闭合性。气胸和血胸可同时存在,称为血气胸。此外,自发性血气胸不在本章讨论范围。

(1)气胸 气胸来源可为空气经胸壁伤口(或同时有腹壁和膈肌破口)进入胸腔、气体经损伤的肺或支气管溢出、食管破裂引起、膈肌与胃肠同时破裂。气胸按占据胸腔容量分为小量(<30%)、中量(30%～50%)、大量(>50%)。气胸可分为开放性、闭合性和张力性气胸(肺或胸壁形成活瓣,气体只进不出,胸腔正压进行性增高,并推移纵隔)。

1)诊断
a.中量以上或张力性气胸者,表现为严重呼吸困难和窘迫。

b.胸部体检发现伤侧皮下气肿、胸廓膨起、肋间饱满和增宽、气管和心尖搏动向健侧移位、语颤减弱、叩诊过度反响、听诊伤侧呼吸音降低等。
　　c.胸腔穿刺有气体。
　　d.X线胸片可了解肺压缩程度,站立位利于显示气胸,不能站立者可摄"侧水平位"胸片。
　　e.CT或MRI对小量气胸的诊断敏感度高,病情许可时可采用。
　　2)治疗
　　a.穿透伤者用油纱布封闭伤口,将开放性气胸变为闭合性,以减轻对呼吸循环的干扰。
　　b.小量气胸者可穿刺抽吸,<15%的气胸也可观察待其自行吸收。
　　c.中量以上的气胸者均应放置胸腔引流,同时有血胸需引流时,分别放置排气、排血管。
　　d.大量或持续漏气加低负压吸引仍无效者应手术。
　　(2)血胸　血胸来源可为胸壁、肺或支气管、心脏大血管和膈肌等损伤后出血,但应注意,膈肌破裂时可主要为腹内脏器出血,因胸腔负压(尤其当平卧位时)而表现为血胸。血胸按出血量分为小量(<500 mL)、中量(500~1 500 mL)、大量(>1 500 mL)。又可按其性质分为急性血胸(伤后立即出现)、进行性血胸(引流胸血>200 mL/h,持续3 h以上)、稳定性血胸(出血未继续)、包裹性血胸(血胸未及时吸出而粘连包裹,可为多个)、陈旧性血胸(出血停止数日未吸出,尚未凝固)、凝固性血胸(伤后1~2周血胸未有效吸出,在胸内凝固)。
　　1)诊断
　　a.中量以上血胸可出现呼吸困难、面色苍白、烦躁不安、脉搏速弱、血压下降等休克体征。
　　b.胸部体检发现伤侧胸廓膨起、肋间饱满、气管和心尖搏动向健侧移位、语颤减弱、叩诊浊变、听诊伤侧呼吸音降低等。
　　c.胸腔穿刺为简便可靠的诊断手段,但因血凝块等因素存在假阴性,而且伤后6 h内的阴性穿刺结果不能作为排除血胸的依据。
　　X线检查为重要的确定性诊断方法,并可估计出血量,伤后6 h内的阴性结果也不能作为排除血胸的依据,站立位摄片有利于血胸观察和判断出血量,不能站立者可摄"侧水平位"胸片。
　　CT或MRI对小量血胸诊断敏感度高,病情许可时采用。
　　电视胸腔镜可同时用作诊断和治疗,但当患者为进行性血胸和休克时,应根据出血速度和休克程度谨慎决定是否使用。
　　2)治疗
　　a.小量血胸可穿刺抽吸治疗,<300 mL也可待其自行吸收。
　　b.中量以上者应放置胸腔引流。

c.严密观察胸腔引流量,有剖胸术指征者应紧急剖胸。
　　d.对于大量陈旧性血胸者应采取间歇引流,以避免肺受压过久后骤张诱发肺复张后肺水肿。
　　e.对于包裹性血胸者主要采取穿刺抽吸,宜在X线透视定位下进行,有时须多点穿刺。
　　f.凝固性血胸小量者可自行吸收,中量以上者应手术,否则将发展为纤维性血胸,在肺表面和胸壁形成厚纤维板,使肺和胸壁的顺应性明显下降,肺功能严重障碍;手术宜在伤后2～3周间进行,过晚则肺表面纤维板已形成且血管化,此时手术由简单的凝固性血胸清除术改为纤维板剥脱术,手术难度和术后漏气、渗血、继发胸腔感染等并发症将明显增加;电视胸腔镜手术是凝固性血胸清除术的最佳选择。
　　(3)特殊类型血气胸的诊断和治疗
　　1)延迟性血气胸
　　a.受伤6 h后X线胸片阴性,2 d后出现血和/或气胸,多不伴休克,为隐匿型,常发生于多根肋骨骨折、肺挫伤患者。
　　b.受伤1 h后X线胸片阴性,数小时或数日后突发大量血胸,常伴休克,为突发型,可发生在肺内血肿、胸膜外血肿、纵隔血肿向胸膜腔内破裂,也可因假性动脉瘤或室壁瘤破裂引起。
　　c.受伤6 h后X线胸片仅发现少许血气胸,2 d后复查稳定,以后出现大量血和/或气胸,来源多与先前无关,仍属延迟性血气胸,可为隐匿型或突发型。
　　隐匿型可通过胸腔引流、穿刺等非手术治疗处理;突发型则多需要及时剖胸止血。
　　2)基底性血胸(肺底积血)
　　a.左侧站立位胸片因常可见胃泡,不难判断。
　　b.右侧发生者易误诊为膈肌抬高,还需与膈疝、膈神经损伤后膈肌瘫痪、先天性膈膨升症等鉴别。
　　c.主要X线特征有两点:①假"膈顶"的最高点偏至外1/3;②平卧15 min后再摄后前位X线胸片,假"膈顶"消失,真膈肌显现,同时因血胸流散背部,伤侧胸腔透光度明显减低。
　　d.肺底积血量一般不大,无需手术治疗,可采取平卧位穿刺抽吸治疗。
　　(4)纵隔气肿　纵隔气肿来源可为气管或主支气管纵隔内段或食管破裂;气胸时气体经纵隔胸膜破口进入;肺泡或细支气管破裂引起肺间质气肿后,气体可沿支气管树和肺血管周围进入纵隔(Macklin效应)。严重的进行性纵隔气肿可迅速由面颈向全身扩展,并形成纵隔高压,从而干扰循环呼吸和威胁生命。
　　1)诊断
　　a.较重时有气促、胸闷、胸前胀痛和烦躁不安。
　　b.体检可见紫绀、颈静脉怒张、心音和脉搏减弱,以及血压下降等类似心脏压塞的表现;胸壁和面颈部皮下气肿致肿胀和有捻发感,甚至可弥散至上肢、腹部和阴囊等处。

c.X 线胸片或 CT 扫描可见纵隔气影。

d.疑有气管、支气管破裂应做纤维支气管镜检查。

e.疑有食管破裂应做食管吞钡或碘水造影和食管镜检查。

2)治疗

a.小量纵隔气肿未扩展者如无症状,可不做特殊治疗。

b.进行性或已有纵隔高压表现者,立即做纵隔减压引流。

c.合并气胸时同时做胸腔引流。

d.气管、支气管或食管破裂如被证实,应立即手术。

e.使用抗生素预防纵隔炎。

(5)纵隔血肿　纵隔血肿患者有潜在危险,应高度重视,尤其是前上纵隔血肿常提示大血管损伤,一旦向胸膜腔破裂,往往来不及救治。

1)诊断

a.血肿较小时可无临床表现,容易漏诊,应予警惕。

血肿较大引起纵隔高压时,出现类似心脏压塞的临床表现。

血肿压力增高破入胸膜腔,则表现为突发的严重失血性休克,伴一侧大量进行性血胸。

b.X 线胸片见纵隔影增宽,多为前上纵隔,向一侧突出,分别提示主动脉和腔静脉伤的可能性。

侧位胸片可与脊柱损伤(如横突骨折)引起的椎旁血肿鉴别。

螺旋 CT 和 MRI 可更精确地诊断,并发现血管损伤。

血肿较大或有扩展者,应做主动脉造影和 TEE 等检查。

对早期发现的较小血肿,应做严密的临床观察和及时的 X 线复查,了解血肿有无扩展。

2)治疗

a.对于进行性血肿者应紧急剖胸探查,前上纵隔血肿多用胸骨正中劈开,或加"活板门"切口。

必要时同时做体外循环准备。

纵隔高压已严重干扰循环、呼吸,危及生命时,可在劈开胸骨前先做控制性纵隔减压。

纵隔血肿未扩展但较大者,在未确定诊断和决定手术前,宜在血肿偏向的一侧胸腔内安放预防腔引流,一旦血肿破裂可及时发现和紧急手术。

纵隔血肿较小且未扩展时,可在严密观察下非手术治疗。上腔静脉或分支的较小裂伤有自行愈合的可能。患者应低半卧位,限制上肢过度活动或剧烈咳嗽,勿经上肢、颈和锁骨下静脉途径输液,也避免大量快速输液。

b.适当使用止血药和预防性抗生素。

c.酌情使用药物做控制性低血压治疗,采用微量泵并密切监测血压,精确用药。

6. 剖胸术

胸部创伤的剖胸术依其紧急程度和实施时间可分为:①紧急剖胸术,情况危急时可行急诊室剖胸(emergency room thoracotomy,ERT),甚至院前急救阶段在现场或装备良好的救护车上进行,或迅速送入手术室紧急剖胸;②急诊剖胸术;③早期剖胸术;④后期剖胸术。紧急剖胸和急诊剖胸无明确界限。

(1)适应证

1)即刻大量或进行性血胸。即伤后 6 h 内引出 1 500 mL,且出血未能停止;或伤后 24 h 内引出 1 500 mL 后,引出量仍>200 mL/h,持续超过 3 h。

2)引流胸血量不大但休克加重,这可能为凶猛出血来不及去纤维化,凝固而未能引出。

3)有心脏压塞或纵隔高压表现,即出现心音遥远、颈静脉怒张、脉搏微弱等。

4)迅速扩展的前上纵隔血肿,尤其是偏向左侧者。

5)心前区、颈根部、剑突下或脊柱旁穿透伤口,伴有休克,怀疑心脏大血管伤者。

6)辅助检查证实,心脏大血管损伤。

7)伤后大咯血,表明同时有严重的肺或支气管和血管破裂。

8)张力性气胸引流后症状无改善者,表明有较重的支气管损伤。

9)纵隔气肿经纵隔引流加胸腔排气引流无改善,甚至进行性加重者。

10)气胸持续漏气,低负压胸腔引流 1~2 周无改善,表明有难以自愈的破口。

11)纤维支气管镜检查证实气管支气管伤,破口超过管腔周径的 1/3。

12)支气管破裂后软骨环移位或肉芽形成致狭窄,顽固性肺不张伴感染,纤维支气管镜治疗无效。

13)食管异物未能用食管镜取出,或食管破裂经辅助检查证实,甚至有食管气管瘘等并发症者。

14)食管或气管损伤后并发危险的急性纵隔炎,需做纵隔扩大引流者。

15)有膈肌损伤证据。

16)乳糜胸非手术治疗无效。

17)"胸廓出口综合征"。

18)高危部位胸内异物。

19)中量以上凝固性血胸。

20)创伤后脓胸。

(2)术前准备

1)扩容只能在分秒必争紧急剖胸的前提下同时进行。

2)注意"延迟性复苏"的原则。

3) 不过分要求正规备皮等准备。

4) 情况紧急和伤口较大者,术前不必费时安放引流,但使用麻醉机前应将堵住伤口的油纱布取除,以防正压呼吸诱发张力性气胸。

5) 病情危急时,术区消毒可采用"泼洒法"。

(3) 麻醉选择

1) 剖胸术均需全身麻醉。

2) 一侧支气管破裂或肺裂伤大咯血时,应做健侧选择性插管。

3) 濒死患者不等待麻醉,在气管插管的同时迅速剖胸控制出血,再完善麻醉进一步手术。

(4) 手术入路

1) 穿透性心脏伤宜选前外侧切口,多数为左侧。

2) 大血管伤常做胸骨正中劈开、横断胸骨双侧开胸、颈纵联合切口或向肋间延长为"活板门"切口。

3) 处理肺门伤、严重肺穿透伤、降主动脉伤、食管损伤或异物、膈肌破裂时,用后外侧切口,经肋间可迅速进胸。

4) 膈肌破裂如不伴胸内大出血,无休克,可经腹手术。

(5) 术中要点

1) 开胸发现严重肺穿透伤、贯通伤或肺门伤大出血,首先钳夹控制肺门,可起到3个作用。

a. 立即控制凶猛出血,抢得时机,然后吸去胸腔积血,清楚显露损伤部位,并快速进行液体复苏,心搏骤停者此时做按压。

b. 如有支气管断裂,阻断近断端后可避免全部潮气量溢出,即使未做健侧选择性插管,也在此时恢复了健侧肺的正常通气。

c. 如有肺静脉破口,阻断后可防止冠状动脉气栓这一致命的并发症。

2) 阻断肺门的操作,应在不先吸出胸血的条件下,即在血泊中进行。因为,肺门被胸血淹没时,即使有少量气胸,或开胸时外界空气进入胸腔,也不至于进入肺静脉;但如不先钳闭肺门,吸出胸血显露出肺门和肺静脉破口后,气体将进入肺静脉,带来上述致命危险。

3) 心脏大血管伤采用指压破口、侧方钳闭、阻断或气囊止血等法暂时控制,必要时做转流;如有穿透、贯通心脏大血管的锐器存留,在出入口预置缝线,退出锐器的同时打结。

4) 经以上紧急处理后,待血流动力学状况稍改善,再按具体伤情进一步施行确定性手术。

7. 术后治疗及综合治疗措施

(1) 注意胸腔引流情况,通常48 h后拔除。

（2）鼓励咳嗽，防止肺不张；分泌物多而不能咳出的重症患者，及时气管切开；肺不张做一般呼吸物理治疗无效时，行纤维支气管镜治疗，有时须多次进行。

（3）预防性使用抗生素，防治肺和胸腔感染。

（4）心、肺挫伤合并腹部脏器或其他损伤出血时，注意抗休克治疗矛盾，一旦血压回升即限制水、钠补入，并使用激素和利尿剂。

（5）注意避免其他部位多发伤的漏诊，同时治疗多发伤。

22.1.3 高危胸部损伤

有以下情况时，胸伤的发生和治疗具有特殊性，死亡率也明显增加，应视为胸伤的高危组，在诊断和治疗上予以更多重视。

（1）双侧胸伤　通气障碍更重，无足够的正常肺代偿。

（2）脑伤合并胸伤　中枢性的呼吸衰竭与周围性通气障碍相加，缺氧加重，处理变得更为复杂。

（3）老年胸伤　老年人脏器有退行性变，使胸伤时不易代偿。例如，在肺气肿的基础上发生肺挫伤、血气胸，此时的通气障碍更加严重和难以纠正；动脉粥样硬化后心血管调节机制差，胸伤出血时血流动力学状况更易迅速恶化。

（4）呼吸系统疾病伴胸伤　原有慢性肺胸膜病变时，胸伤后呼吸代偿困难。

（5）儿童胸伤　由于儿童胸部面积和胸内脏器体积小，胸部遭受暴力时，重要脏器受损范围相对比成人广泛，程度也更重；儿童肋骨比成人不易折断，常可无肋骨骨折而有广泛肺挫伤或支气管破裂等胸内严重损伤，易发生早期漏误诊；此外，儿童肺发育不完善，代偿能力差。

22.1.4 穿透伤及钝性伤预后

（1）胸部穿透伤和钝性伤需要手术治疗者分别约占30%、6%。

（2）胸部穿透伤的主要死亡原因为失血性休克；钝性伤除少数心脏大血管伤外，多死于通气障碍或合并伤。

（3）胸部穿透伤损伤常较局限，即使严重休克者也易经紧急剖胸术获救；钝性伤常损伤广泛且合并多发伤，许多情况下难以靠手术解决问题。ERT在两者的效果差别也很大。

22.2 胸部穿透伤

22.2.1 肋骨和胸骨骨折

胸部穿透伤时，可引起开放性肋骨或胸骨骨折，利器较宽时可致多根肋骨骨折，常伴有肋间动脉或胸廓内动脉断裂出血,枪弹伤可引起粉碎性骨折。

1. 诊断

(1)经伤口可见或扪及骨折断端。

(2)X线胸片能更准确地显示骨折情况,胸骨骨折应摄侧位片。

(3)常伴有血气胸表现,应同时注意有无肋间动脉或胸廓内动脉断裂出血。

(4)对骨折下方的脏器损伤应做进一步诊断。

2. 治疗

(1)开放性胸骨骨折往往伴有胸廓内动脉断裂出血,由于该血管周围缺乏肌肉,出血量大且难以自行止血,就诊患者出血量常在2 000 mL以上,应立即手术结扎止血。

(2)开放性肋骨骨折如伴肋间动脉断裂出血,尤其在多根肋骨骨折时,需要手术结扎止血。

(3)开放性肋骨骨折或胸骨骨折,可在清创术或剖胸手术结束时,行内固定术。

22.2.2 心脏穿透伤

心脏穿透伤的伤因主要为枪击和戳刺,在美国等西方国家以前者为多,我国则主要为后者。心脏枪击伤因常为贯通伤和多心腔伤,死亡率较高;而锐器刺伤只要抢救及时,存活率一般均在90%以上。

1. 临床分型

(1)心脏压塞型 心包裂口较小,容易被血凝块堵塞,造成心包积血。

(2)休克型 心包裂口较大,不易被血凝块堵塞,出血形成大量血胸而非血心包。

(3)混合型 出血过快,同时形成大量血胸并在心包内积聚,兼有心脏压塞和休克表现。

(4)隐匿型 心脏伤口较小或非全层裂伤,尤其在受伤早期出血量小或暂停止,但仍有突然加重的可能。

2. 诊断

(1)心前区或剑突下伤口;或伤口距心脏稍远,但致伤利器较长且伤道朝向心脏。

(2)手指或软探子经伤道感知心脏搏动。

(3)部分患者有颈静脉怒张、脉弱(脉压小)、心音遥远等心脏压塞表现。

(4)有血胸伴失血性休克体征。

(5)心电图虽无特异性,但有时可出现异常心电图。

(6)超声心动图可发现心包积血;多用于后期对心内结构损伤的检查。

(7)X线透视在轻度心脏压塞可见左心缘搏动减弱;胸片发现血心包,有时可能出现气心包,这些均为心脏穿透伤的确凿证据;X线检查亦是发现和定位心脏异物的主要手段。

(8) 病情稳定、诊断未明的少数患者，CT 或 MRI 有助诊断。
(9) 病情稳定、诊断未明的少数患者，可采用电视胸腔镜检查，但某些部位显露困难。
(10) 伤道经纵隔引起的心脏穿透伤可无血胸，伤口较大时也可无心脏压塞，但有休克。

3. 治疗

(1) 手术指征

1) 伤后有上述 1～4 项之一的临床证据时，即应作出诊断，积极手术，不做过多辅助检查。

2) 未紧急剖胸的患者，有上述 6～9 项的检查发现时，也应及时剖胸手术。

3) 伤后早期无症状体征，未积极手术，突发延迟性血心包时，应迅速紧急剖胸。

4) 由于某些原因早期未手术，有陈旧性血心包，无论有无心脏压塞临床表现，均应手术做血心包清除。穿刺治疗不彻底时，可形成纤维性血心包，并带来创伤性缩窄性心包炎的严重后果。

5) 未急诊手术或手术后，影像学发现心腔内异物或心肌壁内较大异物存留。

6) 后期有心内结构损伤（外伤性间隔缺损或瓣膜关闭不全等）的明显临床症状，并经检查明确诊断。

(2) 术前准备

1) 低血压、心脏伤口血凝块、心脏压塞和血气胸对心脏伤口的压迫，是暂时限制出血的因素。在实际情况容许的程度下，术前不宜打破这一平衡。按"延迟性（限制性）复苏"的原则，术前扩容应适度，勿过多提升血压。

2) 不将心包穿刺作为术前常规步骤，因血凝块造成的假阴性使诊断价值不大，缓解心脏压塞的作用可被不强求麻醉的迅速剖胸所取代。

3) 术前可不安放胸腔引流，全麻前揭去堵住伤口的敷料，即可防止正压呼吸所致的张力性气胸。

4) 术前准备从简，紧急情况下术区消毒用"泼洒法"，一切服从于分秒必争地剖胸。

5) 如有利器存留在心脏伤口，术前不可移动，应简单固定，剖胸后直视下拔除。

(3) 麻醉选择

1) 濒死病例或已心搏骤停时，不应等待任何麻醉，在紧急气管插管的同时，迅速经第 4 肋间开胸，控制心脏伤口和心脏按压复跳后，再完善全麻，进一步手术。

2) 心脏穿透伤尤其是锐器戳刺伤，通常均无需体外循环，多数情况下也来不及准备。

(4) 手术入路

1) 常用第 4 肋间前外侧切口，切断上或下一肋软骨，根据胸部穿透伤口位置选择左或右侧，左侧较多。必要时（如发现右侧损伤）可横断胸骨（切断的胸廓内动脉可在心脏止血后再结扎）。

2) 已知为前后壁贯通伤时,做后外侧切口。

(5) 术中要点

1) 充分显露并找到心包伤口,用手指堵住心肌伤口以控制喷血,再剪开心包清除积血,以防止心包骤然减压后大量涌血难以控制。

2) 在心脏伤口处先做一针褥式缝合控制出血。若已停搏,此时即做心脏按压,复跳后再做确定性修补。心房伤口可用心耳钳控制后修补。

3) 可用丝线或无损伤缝线对心肌伤口做间断缝合,心肌脆弱时可加垫片。

4) 打结后引起心律失常的缝线应立即调整,重新缝合。

5) 伤口紧邻冠状动脉时,经血管下方做褥式外翻缝合,以避免结扎该动脉。冠状动脉远侧干损伤可结扎。

6) 发现心脏后壁伤口时,难以手术操作,应先手压或小块纱布轻填伤口,并迅速改变患者体位为侧卧,延长切口为后外侧切口。先前在后壁的伤口,此时变为侧壁,即容易进一步控制和手术修复。

7) 如为利器存留的心脏贯通伤,开胸后在心脏的进出伤口预置缝线,逐一拔出的同时打结。

8) 术中注意动作轻柔,操作与心搏同步,勿托起心脏过久,心脏表面可点滴利多卡因以降低心肌应激性。

9) 常规行膈神经后心包开窗引流,心包切口仔细止血后稀疏缝合。

10) 急诊手术通常不处理心内结构损伤,也不提倡手指伸入心腔盲目探查。

(6) 心内结构损伤的治疗 术后有临床表现者,进一步检查明确诊断后,通常在受伤3个月后,择期行体外循环手术。

22.2.3 胸内大血管穿透伤

胸内大血管指胸主动脉及其3大分支、上腔静脉和无名静脉、肺动静脉。穿透伤后生存到院者较少,最致命者为胸主动脉伤;而上腔静脉和无名静脉小的裂伤者有较高存活率。

1. 诊断

(1) 颈根部、上胸胸骨旁、脊柱旁有穿透伤口,伤口涌血。

(2) 有进行性血胸或纵隔血肿表现,患者迅速出现休克或纵隔高压体征。

(3) 锁骨下血管穿透伤,如形成大血肿而尚未破入胸膜腔,则可出现伤侧脉搏消失或明显减弱,有时可伴有臂丛神经损伤表现。

(4) X线胸片见纵隔血肿,即上纵隔影增宽;偏左应怀疑主动脉损伤,偏右多为上腔静脉、无名静脉或升主动脉损伤;破入胸膜腔时可见大量血胸,这也是降主动脉和肺动静脉穿透伤的主要表现。

(5) 螺旋 CT 和 MRI 可能发现损伤处；如发现异物，也能更好地显示与血管的关系。

(6) 条件允许时可做 TEE 检查。

(7) 主动脉造影与 CT 和 TEE 等相比，在穿透性损伤的检查中更有价值，病情许可时应及时进行。

2. 治疗

(1) 手术指征

1) 多数均应立即手术，尤其是动脉穿透伤者；大量血胸伴休克、纵隔高压表现，或伤口涌血时，不可做更多辅助检查明确诊断，应紧急剖胸探查。

2) 未急诊手术或手术后，影像学发现血管壁或血管旁有较大或尖锐的异物存留，有潜在威胁，应及时手术摘除。

3) 未急诊手术者经检查发现假性动脉瘤、夹层动脉瘤或动静脉瘘等。

(2) 术前准备

1) 注意"延迟性（限制性）复苏"原则，扩容适度，勿过多提升血压。

2) 对个别血流动力学状况相对稳定，未紧急剖胸而待进一步明确诊断再决定手术的病例，可酌情使用药物作控制性低血压治疗，采用微量泵并密切监测血压，精确用药。

(3) 麻醉选择

1) 危急情况下不要求完善的麻醉，尤其在濒死病例或已发生心搏骤停时。

2) 根据血管损伤位置、程度和患者缓急状况，决定是否做体外循环准备。

3) 可采用低温和控制性低血压。

(4) 手术入路

1) 颈根部和上胸胸骨旁穿透伤多伤及升主动脉、近段主动脉弓、上腔静脉、无名静脉、锁骨下和颈血管等，应经胸骨正中劈开入路；或劈开至第3肋间水平，横断胸骨，做成"⊥"形切口；必要时沿伤侧锁骨上延长为颈纵联合切口，或再向该侧第3肋间延长做成"活板门切口"。

2) 锁骨下血管或颈血管伤有时需切断锁骨。

3) 降主动脉和肺门血管伤则选择经后外侧切口入路。

(5) 术中要点

1) 控制出血 能生存到院的胸内大血管穿透伤，尤其是锐器戳刺伤，通常伤口不大，可采用指压、侧方钳闭、破口远近端阻断和气囊止血等法控制出血；降主动脉可阻断不超过 30 min，左颈总动脉分支前的主动脉弓和升主动脉如不能指压直接修补而需要阻断时，应采用转流技术。

2) 修复方法 根据损伤程度采用侧壁缝合、静脉片贴补、对端吻合、自体血管移植、人造血管和同种异体移植等。

3）一侧无名静脉及其分支如缺损大,修复困难时可予结扎；肺动静脉损伤除非在叶分支后者方可做肺叶切除止血,肺动脉主干损伤应竭力修复,勿轻易行全肺切除术。

(6)非手术治疗

1）患者情况不能接受剖胸手术时,可采用血管内放置支架以治疗胸主动脉损伤。

2）上腔静脉或无名静脉小裂伤表现为不扩展的纵隔血肿时,可暂时以非手术方式治疗。

3）酌情使用药物做控制性低血压治疗；并用止血药和抗生素。

22.2.4 肺穿透伤

肺穿透伤在胸部穿透伤中最为常见。根据损伤程度不同可分别引起肺裂伤、肺贯通伤、肺内血肿（包括气囊肿）、肺门损伤等。无大出血和较大支气管分支断裂时,常可经非手术方式治愈；但具备剖胸术指征时,应紧急手术治疗。

1. 诊断

(1)胸部穿透伤经关闭胸壁伤口和胸腔引流后,仍不断有气体引出。

(2)伤后有咯血。

(3)脊柱旁有伤口进胸,应高度怀疑肺门穿透伤。

(4)X线胸片发现血气胸、肺内血肿（或气囊肿）等；或发现和定位肺内异物。

(5)CT和MRI对肺内血肿（或气囊肿）和肺内异物可做更精确的了解。

(6)电视胸腔镜可同时用作诊断和治疗。

(7)有时因其他指征剖胸时,发现肺穿透伤。

2. 治疗

(1)较小的肺裂伤可在胸腔引流肺膨张后自行愈合。

(2)有剖胸术指征时应立即手术。

(3)较深肺裂伤和肺贯通伤,若仅仅采取填塞明胶海绵后做浅表缝合,术后可发生致命性大咯血。应敞开伤道,结扎深部断裂血管和小支气管分支,再修补缝合。避免不必要的肺叶切除。

(4)肺叶严重毁损,或肺门伤时,肺叶支气管和血管同时损伤者,应做肺叶切除术；全肺切除尽量避免。

(5)无大出血时,可采用电视胸腔镜手术。

(6)未急诊手术或手术后,影像学发现较大或尖锐的肺内异物,尤其是位置靠近肺门旁者,应手术摘除。

(7)肺内血肿（或气囊肿）继发感染后反复咯血或咯脓痰和感染症状者,应择期行肺叶切除术。

22.2.5 气管、支气管穿透伤

胸段气管穿透伤常见于颈根部戳刺伤,支气管穿透伤可由脊柱旁和上胸胸骨旁戳刺伤引起;与钝性气管、支气管伤不同,穿透伤时大多同时伴有血管损伤,而有大失血和休克。

1. 诊断

(1) 颈根部穿透伤口,伤道向下,伤口涌血带有气泡、咯血,或有颈部皮下气肿等纵隔气肿体征,表明有气管穿透伤。

(2) 上胸或脊柱旁穿透伤后,伤者气促、咯血,或大量血气胸伴休克,引流后大量气体溢出,表明存在支气管穿透伤。

(3) 全麻或呼吸机治疗拔管后,患者迅速出现纵隔气肿,表明有插管所致的医源性气管穿透伤。

(4) X线胸片见皮下气肿、纵隔气肿和血肿或大量血气胸。

(5) 血流动力学状况相对稳定的患者,纤维支气管镜检查可提供准确的诊断。

2. 治疗

(1) 大多数患者需要紧急剖胸止血并做气管、支气管修复;气管伤经上段胸骨劈开,主支气管伤经后外侧切口入路手术。

(2) 叶支气管伴血管穿透伤者应做肺叶切除术。

(3) 气管缺损在2 cm以内者,仍可将两端稍游离后做对端吻合,术毕采取头前倾固定位。

(4) 气管插管引起的穿透伤一般较小且不伴出血,可采用非手术治疗措施,包括纵隔引流、重新气管插管(气囊在损伤以下,1周后拔管)。

(5) 主支气管吻合术后注意保证吻合口通畅,避免分泌物积聚,这常需治疗性纤维支气管镜多次吸痰;必要时气管切开;后期如有肉芽致管腔狭窄,可经纤支镜激光烧灼。

22.2.6 食管穿透伤

食管穿透伤发病率虽不高,但常致危险并发症如纵隔炎、脓胸、食管气管瘘、食管主动脉瘘大呕血等,需及时诊断治疗。伤因多见于食管异物或颈根部向下的锐器穿透伤,其次为高速投射物、食管镜医源性损伤等。食管异物引起者多在第1、第2狭窄处,前者属颈部伤。

1. 诊断

(1) 颈根部向下穿透伤口、吞咽异物史(如假牙、鸡骨、鱼刺等)或食管镜检后,出现下咽困难、胸骨后疼痛、呕血、声嘶等症状,或有颈胸皮下气肿等纵隔气肿体征。

(2) 后期有发热、呼吸困难和呛咳等;发生食管气管瘘者可咳出食物;食管主动脉瘘者

可大呕血。

(3) 体检可有胸骨叩痛等纵隔炎体征；引起脓胸时则有胸腔积液体征。

(4) 有纵隔炎、脓胸等并发症时，实验室检查可见白细胞计数显著增高。

(5) X线胸片有时可见纵隔气肿、纵隔影增宽（纵隔炎）等；并可对异物定位。

(6) 吞碘水造影可明确穿破部位以及是否向胸膜腔或气管穿透，但破口小者可为假阴性。

(7) 已有脓胸时，吞服美蓝溶液可从胸腔引流证实食管瘘。

(8) 食管镜可用作诊断，并有部分治疗用途。

2. 治疗

(1) 食管穿透伤一经诊断均应及时手术。

(2) 颈段伤经左胸锁乳突肌前缘切口；弓上段可做上段胸骨劈开，但更多用后外侧切口。

(3) 手术除取异物、修补破口外，纵隔、胸腔和颈部应充分引流。

(4) 某些异物可先用食管镜试取，但遇困难即应终止。强性取出可引起主动脉损伤大出血，如发生，立即在食管内填塞纱布块压迫，并迅速剖胸。

(5) 食管气管瘘经充分准备后，根据部位经颈或胸手术修复；全身或局部条件不适合剖胸术修复时，可先用食管镜安放支架，患者情况改善后再做修复手术；有严重感染并发症的复杂食管气管瘘，有时须先做旷置手术，即断离瘘口远近端，另做短路吻合或胃（或空肠）造口保证营养，瘘口处充分引流，后期再行重建术。

(6) 食管穿透伤的主要死亡原因为纵隔炎、脓胸和气管瘘或动脉瘘等严重感染并发症。因此，除食管伤均应早期诊断及时手术外，纵隔和胸腔充分引流极重要，否则广谱抗生素亦无济于事。病情迁延者还应注意营养支持。

22.2.7 胸导管穿透伤

胸导管穿透伤发生率很低，可由利器较长的戳刺伤引起。临床所见多为食管手术时医源性损伤。较小损伤可自愈，损伤重时因持续大量乳糜胸可造成水电解质紊乱和营养障碍，非手术治疗无效时，需要手术治疗。

1. 诊断

(1) 胸部有较长利器所致穿透伤或高速投射物伤（如霰弹等），或食管手术后，出现乳糜样或"可可样"胸液。

(2) 胸液呈碱性反应，与乙醚混合时乳白色消失，口服淋巴液着色染料可进一步证实。

(3) 若大量乳糜胸持续存在，可引起水电解质紊乱和营养障碍的全身表现和生化检查结果。

(4) X线胸片可发现胸腔积液或纵隔影增宽。

2. 治疗

(1) 一般先以非手术方式治疗，包括胸腔引流、抗感染、纠正水电解质紊乱和加强营养支持治疗；深静脉营养还有利于减少乳糜液量。

(2) 超过2周不愈，或大量乳糜胸造成患者迅速消耗时，应手术治疗。

(3) 手术入路可用低位右后外侧切口；在瘘口两端结扎胸导管；寻找瘘口困难时，在膈上结扎胸导管也可，瘘口上端有瓣可阻止淋巴反流。

22.2.8 膈肌穿透伤

参见本书"22.4 胸腹联合伤"部分。

22.3 胸部钝性伤

22.3.1 肋骨和胸骨骨折

肋骨骨折包括简单肋骨骨折和复杂肋骨骨折。前者指1～2根单处肋骨骨折；后者指多根多段肋骨骨折，第1、2肋骨骨折，或合并锁骨、肩胛骨骨折。多根多段肋骨骨折时胸壁稳定性受破坏，常引起反常呼吸，又称为"连枷胸"（或浮动胸）。复杂肋骨骨折表明胸部遭受巨大暴力，应想到更重的胸内脏器损伤。胸骨骨折发生在胸部正面受撞击时，例如，撞车事故时司机被方向盘撞击损伤。胸骨骨折时易合并钝性心脏伤。

1. 诊断

(1) 有胸部遭受暴力撞击的外伤史。

(2) 呼吸、咳嗽有固定部位胸痛，多根肋骨骨折时常有呼吸困难。

(3) 骨折处肋骨或胸骨有局部压痛、叩痛和骨擦感，或有胸壁皮下气肿（捻发感），有时在呼吸时可闻及骨擦音；多根多段肋骨骨折时可表现为"连枷胸"，出现反常呼吸，即呼气时胸壁抬起，吸气时反而下陷。

(4) 如有第1、2肋骨骨折，有时可引起"胸廓出口综合征"的表现，即因骨折移位、血肿、骨痂形成或纤维化等因素造成的压迫，引起臂丛和锁骨下血管受压的症状和体征，包括伤侧上肢感觉运动障碍，比健侧脉搏减弱、血压降低，或伤侧上肢回流性肿胀等。

(5) X线胸片能显示骨折情况，胸骨骨折应摄侧位片；但肋软骨骨折时X线胸片不能显示，主要靠局部体征诊断。

(6) 对骨折下方的脏器（肺、心和血管等）损伤应做进一步了解。胸骨骨折和前壁型连枷胸时，钝性心脏伤的发生率高，应警惕。

第22章 胸部损伤

2. 治疗

(1) 简单肋骨骨折不需特殊治疗,疼痛较剧烈时可做痛点或肋间神经封闭。

(2) 连枷胸的反常呼吸已造成通气障碍时,应对浮动胸壁做固定,尤其是前壁型连枷胸,对呼吸循环的干扰更大;方法包括外固定和内固定。

1) 外固定 尤其在多发伤救治中,是快速、便捷、迅速见效和便于调整的方法。常用方法:

a. 巾钳悬吊牵引 经济简便、效果确切。操作要点:①选取浮动胸壁中央1~2根肋骨,局麻后切开皮肤至肋骨表面,切开骨膜稍剥离,用巾钳紧贴肋骨下方夹住肋骨;②用胶布缠绕钳柄以免弹开,缝合伤口,巾钳系绳经牵引架做重力牵引;③开始重量以恰好使塌陷胸壁提起和反常呼吸消失为度,次日按胸壁状况稍减为维持重量;④牵引持续3周,此时胸壁已基本稳定。

b. 胸壁外固定架 以胸壁为支点的固定架上有肋骨钩可提起断肋,纠正反常呼吸。对未合并骨盆、下肢和脊柱骨折的患者,有利于下床活动。

c. 其他外固定器材 如带孔有机玻璃加钢丝肋骨固定等种种方法,但大多取材不便,操作欠简易,使用不普遍。

2) 内固定 主要用于另有胸内损伤需剖胸者,尽量少仅因为肋骨骨折行内固定术;应固定连枷胸中央1~2根肋骨,以及严重错位可损伤肺的肋骨断端;不应过分扩大手术范围、增加肋骨固定根数,否则,广泛胸壁剥离增加损伤,更降低胸壁顺应性,如此非但达不到治疗效果,反增加严重并发症。常用方法包括以下3种。

a. Judet架,为目前较好的内固定材料。

b. 其他内固定材料,如钢板、钢丝、克氏针等,可因地制宜使用。

c. 呼吸机正压通气,作为对反常呼吸的"气体正压内固定",被一些医生推荐使用;但这一治疗方法存在两个主要问题:①在多根多段肋骨骨折常合并严重肺挫伤的基础上,正压通气将增加延迟性血气胸的发生机会,从而加重病情;②肋骨骨折的固定需要3周才能稳定,呼吸机使用时间的延长将明显增加种种并发症,而数日即可撤除的呼吸机,恐非连枷胸固定所需。因此,呼吸机的使用宜主要用于肺挫伤导致的难纠正的低氧血症。

(3) 一些古老的传统固定方法如宽胶布粘贴、棉垫加压包扎、弹性胸带等,不宜使用;因其以限制胸腔容量为代价,将明显增加并发症。

(4) 治疗连枷胸时在对浮动胸壁做固定的同时,还应针对肺挫伤做综合治疗(参见本书"22.3.2 肺挫伤"部分)。

(5) 肋骨骨折伴肋间动脉断裂有进行性出血,尤其在多根肋骨骨折时,需要手术结扎止血。

(6) 胸骨骨折有移位时用钢丝做内固定术;术中观察纵隔、心包内有无积血,如有须予探查。

(7) 肋骨和胸骨骨折疼痛影响呼吸时，可在伤后 3 d 使用镇痛药，必要时可持续静脉滴入。

(8) 对于"胸廓出口综合征"者应手术治疗，主要手术方式为切除第 1、第 2 肋骨。

22.3.2 肺挫伤

胸部遭受钝性暴力时，常导致肺挫伤，可伴或不伴肋骨骨折；但连枷胸时，常有广泛而严重的肺挫伤。肺挫伤时的主要病理改变为水肿、渗出和出血。肺挫伤不应与创伤性湿肺混淆，后者指严重创伤时机体整体反应在肺部的表现，并非胸部遭受暴力所致。

1. 诊断

(1) 轻者无症状，较重时有呼吸困难、咯血和低氧血症表现。

(2) 伤侧呼吸音低，闻及湿啰音；严重时叩诊浊音；血块或分泌物堵塞可导致肺不张的临床表现。

(3) X 线可见密度不均阴影；或可发现肺内血肿、假性气囊肿、肺不张等影像。

(4) CT 和 MRI 提高诊断灵敏度，尤其对肺内血肿等显示更清晰。

(5) 有肺不张时，纤维支气管镜检查是鉴别诊断的工具，同时也是肺挫伤所致肺不张的治疗手段。

(6) 血气分析为肺挫伤诊断和治疗中的重要监测项目。

2. 治疗

(1) 肺挫伤合并其他损伤大出血时，一旦休克基本纠正即应限制水和钠的输入。

(2) 适当使用激素和利尿剂，可在伤后持续用 3～5 d。

(3) 呼吸物理治疗，包括鼓励咳嗽、拍背、体位排痰、吸痰、肺不张时吹气球等。

(4) 分泌物过多难以咳出时，及时做气管切开或治疗性纤维支气管镜反复吸痰。

(5) 氧治疗，一般可用鼻导管给氧，需要时可用面罩给氧，低氧血症难以纠正甚至出现 ARDS 先兆时，及时使用呼吸机治疗。

(6) 使用抗生素、祛痰药，肋骨骨折疼痛限制咳嗽时适当使用镇痛剂。

22.3.3 肺裂伤

胸部钝性伤时的肺裂伤通常同时伴有肺挫伤，即为肺挫裂伤。裂伤可发生在伤后当时，也可因挫伤后肺组织缺血坏死，发生延迟性血裂伤，并可引起延迟性血气胸。按损伤程度不同，可分别引起肺表面裂伤、实质内裂伤（肺内血肿或气囊肿）、肺门裂伤等。

1. 诊断

(1) 胸部钝性伤后只要有气胸，常表明有肺表面裂伤，因食管破裂引起者极少见。

(2)伤后有咯血,多为肺实质内裂伤,可伴有肺内血肿。
(3)X线胸片发现血气胸、肺内血肿(或气囊肿)等。
(4)CT和MRI可提高诊断灵敏度,尤其对肺内血肿等。
(5)肺表面裂伤较小时,电视胸腔镜可同时用作诊断和治疗。
(6)有时因其他指征剖胸时,发现肺挫裂伤。
(7)大咯血时,纤维支气管镜检查可了解出血来自肺的某一区域,有助于制订治疗方案。

2. 治疗

(1)无大出血和未合并较大支气管分支断裂时,可非手术治疗,较小肺裂伤可在胸腔引流肺膨张后自行愈合。
(2)有剖胸术指征时应立即手术。
(3)较深肺裂伤如采取填塞明胶海棉后作浅表缝合,术后可发生致命性大咯血。应敞开伤道结扎深部断裂血管和小支气管分支,再修补缝合。避免不必要的肺叶切除。
(4)肺叶严重毁损,或肺门伤时叶支气管和血管同时损伤,做肺叶切除术;全肺切除尽量避免。
(5)无大出血时,可采用电视胸腔镜手术。
(6)肺内血肿(或气囊肿)继发感染后反复引起咯血或感染症状时,应择期行肺叶切除术。

22.3.4 肺爆震伤

实系特殊类型的肺挫裂伤,一般累及双肺,由爆炸和其他任何因素造成的冲击波引起。由于双肺损伤且常并发全身其他部位的爆震伤,患者情况较严重。肺的病理改变基本与肺挫伤相似,只是程度更严重、范围更广泛。

1. 诊断

(1)有遭遇爆炸或其他冲击波伤害的病史;患者常有明显通气障碍的表现,如呼吸困难和胸痛、咯血、胸前紧迫感等。
(2)常有双侧胸部体征,可为某一侧更重,如血气胸表现、呼吸音减低、广泛湿啰音等,有时可有皮下和纵隔气肿。
(3)X线胸片可见血气胸、双肺广泛密度不均的阴影、肺内血肿或气囊肿等。
(4)CT和MRI可更精确了解损伤情况。
(5)血气分析为了解低氧血症必不可少的监测项目。

2. 治疗

(1)有其他部位出血时,注意液体治疗矛盾。

(2) 根据血气胸的量采取胸腔引流或穿刺。

(3) 参照前述肺挫伤的治疗原则；常需要更为积极的气管切开和呼吸机治疗等措施。

(4) 有大咯血、张力性或交通性气胸引流无效或其他剖胸指征时，应立即手术。

(5) 后期肺内血肿或气囊肿感染后反复咯血或咯脓痰者，应做肺叶切除。

22.3.5 创伤性窒息

胸部遭受暴力时，声门暂时紧闭，胸腔内压骤然增高，使右心血液经缺乏静脉瓣的上腔静脉和奇静脉逆流到头面、颈和上胸部，造成淤血和出血。有时合并肺挫伤或其他胸伤。严重时可有视网膜、视乳头或脑损害。

1. 诊断

(1) 胸部有暴力挤压史；面颈部胀感，胸前紧迫感，或有口鼻出血；合并较重肺挫伤时可有呼吸困难；少数较重的患者伤后有短暂意识障碍、暂时性截瘫、视力障碍等表现。

(2) 体检可见面颈和上胸部肿胀并呈紫红色，眼结膜及皮肤有淤斑和出血点；合并其他胸伤时有相应体征。

(3) 伤后 24 h 的 X 线胸片可能出现双肺斑片状阴影。

(4) 血气分析在合并较重肺挫伤时，为重要监测项目。

(5) 眼底检查可了解视网膜和视乳头的改变。

(6) 必要时做脑 CT 检查，了解有无脑水肿等改变。

2. 治疗

(1) 创伤性窒息貌似凶险，但一般除应卧床休息外，不需要特殊治疗，多在 2 周内肿胀和淤血自行吸收。

(2) 针对合并的肺挫伤和其他胸伤做相应的治疗。

(3) 较重的创伤性窒息，可能需要对脑水肿作治疗。

22.3.6 心脏钝性伤

心脏钝性伤近年来越来越多地引起重视，多数文献报告，其在胸部钝性伤中的发病率可达 15%~25%。尤其是当胸部遭受正面撞击时，例如撞车时司机被方向盘损伤，应充分警惕。损伤类型可为心肌挫伤、血或气心包、冠状动脉挫伤后血栓形成、创伤性室壁瘤、心内结构损伤（外伤性间隔缺损和瓣膜关闭不全等）、心脏脱位或扭转，直至心脏破裂。由于心脏破裂者多数死于现场，而发生率最高的心肌挫伤又表现隐匿，常被其他胸伤掩盖，因此，其实际发生率远高于获得诊断者。近年来，心脏破裂等严重损伤成功救治的报告不断增多。

1. 诊断

(1) 胸部遭受暴力，尤其有双侧胸伤、胸骨骨折或前壁型连枷胸，或一侧胸与对侧上腹脏器"对角线损伤"时，应高度怀疑心脏损伤。

（2）心肌挫伤较轻时可无症状，较重时则有心慌、心悸、胸骨后不适或疼痛，甚至出现心脏压塞或类似心肌梗死的症状。患者有烦躁、呼吸困难、紫绀等急性心力衰竭或休克表现。

（3）体检可能发现心律失常，心肌挫伤时最常见为心动过速；或有颈静脉怒张、脉弱（脉压小）、心音遥远等心脏压塞表现；如有心内结构损伤，可闻及杂音或扪及震颤。广泛心肌挫伤或心脏脱位等则可出现严重心律紊乱及血压下降等心源性休克或急性心力衰竭体征。

（4）心包穿刺在钝性伤时比穿透伤时有较多指征，疑有心包积血、渗液时可谨慎施行。

（5）心电图检查在钝性心脏损伤远比穿透伤时重要，应动态观察。常可见各种类型的心律失常以及ST-T改变等，但阴性结果不能排除心脏损伤。

（6）超声心动图尤其是TEE，不仅可发现心包积血、渗液，并可对心肌和心内结构损伤作出诊断。

（7）心肌酶谱中肌酸磷酸激酶同功酶和乳酸脱氢酶同功酶的增高有意义，其中肌钙蛋白尤具特异性，在伤后同时测定，有重要诊断价值，1周内多次复查阴性可基本排除心肌挫伤。

（8）X线胸片有时可能发现血或气心包，透视观察左心缘搏动对心脏压塞的了解更直接。

（9）CT和MRI可提供更精确灵敏的影像学诊断依据。

（10）心导管和其他导管检查是心内结构损伤的重要确诊手段；血流导向气囊导管（Swan-Ganz导管）测定PAWP可了解心肌挫伤时对心排血量的影响；疑有冠状动脉血栓形成或室壁瘤等类型损伤时，亦应做心血管造影。

（11）放射性核素可作为心肌挫伤的辅助诊断，但临床实际应用不多。

2. 治疗

（1）心肌挫伤时，若另有其他损伤致失血性休克，应注意"液体治疗矛盾"，勿过量补液，一旦休克基本纠正即应限制水和钠，并适当使用激素和利尿剂，可在伤后3～5d连续使用。

（2）注意心肌保护，避免一切增加心脏负荷的因素。

（3）心律失常和心功能不全的药物治疗与心内科原则相同。

（4）有严重传导阻滞时应安置起搏器。

（5）气心包发生在气胸而有心包破裂时，只需对气胸及时引流；但应想到心肌会同时有挫伤，按上述相应措施处理。

（6）当出现心包渗液缓慢增多以及张力性气心包致心脏压塞表现等情况，应立即心包穿刺，可置管引流；如效果不佳，改为手术引流。

（7）遇心脏破裂、脱位或扭转等情况时，应紧急剖胸。

(8)室壁瘤明确诊断后及时手术,以免发生致命的延迟性破裂;心内结构损伤可根据临床表现和检查结果,考虑后期手术,心功能严重失代偿,被迫在急性期手术者死亡率高。

(9)严重广泛心肌挫伤伴有多处瓣膜破坏者,治疗困难、预后不佳,多数死于急性心力衰竭。

22.3.7 胸内大血管钝性伤

胸部遭受直接暴力和减速伤时,均可引起胸内大血管损伤,生存到院者较少。最致命者为胸主动脉伤,约93%发生在峡部,这与减速伤时该处有肺动脉韧带相连有关。近年来,由于院前急救效率的提高和血管外科技术的发展,救治生存率有改善。

1. 诊断

(1)伤后迅速发生大量血胸、进行性血胸或纵隔血肿,患者有严重休克或纵隔高压表现。

(2)锁骨下血管伤如形成大血肿而尚未破入胸膜腔,可引起"胸廓出口综合征"。

(3)X线胸片见纵隔血肿,即上纵隔影增宽,偏左者应高度怀疑主动脉损伤,偏右者可能为上腔静脉、无名静脉或升主动脉损伤;假性主动脉瘤和夹层动脉瘤等亦可发现;纵隔血肿和动脉瘤破入胸膜腔时可见大量血胸,这也是降主动脉和肺动静脉穿透伤的主要表现。

(4)螺旋CT和MRI可能发现损伤部位。

(5)TEE检查可提高诊断的灵敏度。

(6)主动脉造影对动脉破裂、假性主动脉瘤和夹层动脉瘤等而言,都是重要的确诊手段。

2. 治疗

(1)大量血胸、进行性血胸、扩展性纵隔血肿,或临床表现休克、纵隔高压者,应紧急剖胸探查。

(2)血流动力学稳定,但影像学诊断发现大血管损伤,如假性动脉瘤、夹层动脉瘤、动静脉瘘等,应尽早手术,以防致命性延迟破裂。

(3)其余参见本书"22.2.3 胸内大血管穿透伤"部分。

22.3.8 气管、支气管钝性伤

胸部钝性伤时,胸段气管破裂发生率极低;但主支气管则常因剪切力导致破裂。破裂部位通常距隆突约2.5 cm。患者可死于严重通气障碍,也可因表现隐匿未能早期诊断,带来远期严重并发症。钝性支气管伤与穿透伤时不同,大多不伴有血管损伤而无失血性休克,这也是容易早期漏误诊的原因之一。重视张力性气胸、顽固性肺不张、"肺坠落征"这三个主要临床特征,及时做纤维支气管镜检查,是获得早期诊断的关键环节。

1. 诊断

(1) 胸部遭受暴力后,有张力性气胸或进行性纵隔气肿的临床表现。

(2) 伤后有或无张力性气胸,以后出现顽固的全肺、肺叶或肺段不张,经非手术治疗后可能一度肺膨,但不能巩固。

(3) 伤后近期或远期,患者表现为固定区域反复发作的"慢性肺炎"。

(4) X线胸片见皮下气肿、纵隔气肿和血肿或大量血气胸,常为张力性气胸,即有气管、纵隔移位等;或发现固定区域反复的肺不张,以及该区域"阻塞性肺炎";或出现典型的"肺坠落征",即主支气管断裂后,肺组织坠落呈现的该侧肺门下方心膈角旁的膈上阴影,但此征临床并不多见。

(5) 螺旋 CT 和 MRI 可提供进一步的诊断依据。

(6) 纤维支气管镜检查是支气管损伤最重要的确诊手段,但应由有经验的胸外科医师施行。该检查可发现破口、软骨移位、血块堵塞和肉芽形成等,为治疗方案的选择提供依据。

(7) 支气管造影较少使用,主要用在某些慢性期患者。

2. 治疗

(1) 严重的张力性气胸可令患者在几分钟内死亡,因此应迅速做胸腔引流。

(2) 主支气管横断伤时,纵然立即胸腔引流,患者全部潮气量也将会被引出,健肺的通气也无法保证;此时必须立即做选择性健侧支气管插管,或紧急剖胸迅速钳闭主支气管近断端,这才是挽救患者生命的有效措施。

(3) 经纤维支气管镜证实破口<1/3 周径者,可先行非手术治疗观察。

(4) 大多数患者需要早期手术治疗,主支气管破裂应做修补或吻合,尽可能避免全肺切除术;叶支气管损伤小可修补,但横断伤吻合术后易因狭窄致反复肺不张和感染,宜行肺叶切除。

(5) 主支气管吻合可在选择性健侧插管下完成;或用丝线束缚纱球堵塞近断端,完成后壁吻合,预置前壁吻合缝线后拉出纱球并打结。

(6) 主支气管吻合术后注意保证吻合口通畅,避免分泌物积聚,常需治疗性纤维支气管镜多次吸痰;必要时气管切开。

(7) 非手术治疗或手术后有肉芽形成致管腔狭窄者,可经纤维支气管镜激光烧灼治疗。

(8) 慢性期发现者,叶支气管伤做肺叶切除;主支气管断裂只要远端肺能通气,应吻合,文献报告伤后 10 余年吻合后肺功能尚部分恢复;但有严重肺化脓症或肺纤维化者,只能做全肺切除。

22.3.9 食管钝性伤

胸部钝性伤时食管破裂罕见,应与"食管自发性破裂"区别,前者有胸部外伤史。发生机制一般解释为：遭遇胸部暴力时大量咽气而贲门紧闭，食管内压瞬间增高所致。一旦发生，常致危险并发症如急性纵隔炎。又因表现隐匿难以早期诊断，故属虽少见但易忽略而又危险的损伤。

1. 诊断

(1) 胸前区遭受暴力撞击后，出现下咽困难、胸骨后疼痛、呕血等症状，或有颈胸皮下气肿等纵隔气肿体征。

(2) 后期有胸骨后疼痛加重、胸骨叩痛和发热等纵隔感染表现。

(3) 引起脓胸时则有胸腔积液体征。

(4) 有纵隔炎、脓胸等并发症时，实验室检查可见白细胞计数显著增高。

(5) X 线胸片有时可见纵隔气肿、纵隔影增宽（纵隔炎）等；或发现胸腔积液。

(6) 吞碘水造影为重要诊断手段，如有溢出，可明确破裂部位，但破口小者可为假阴性。

(7) 已有脓胸时，吞服美蓝溶液可从胸腔引流证实食管瘘。

(8) 引起食管气管瘘时，有呛咳、咳出食物等症状；口服美蓝可咳出；造影可证实。

(9) 食管镜检查有重要诊断价值。

2. 治疗

(1) 食管破裂一经诊断应及时手术。胸段食管破裂在 24 h 以内，感染不严重，可 I 期缝合修补；穿孔时间较久，直接修补不可能时，可用膈肌瓣、胃底覆盖，或在食管腔内放入 "T" 形管，经胸腔引出，胸腔感染严重者可先将颈段食管造口，贲门封闭，行胃或空肠饲食，留待 II 期食管重建。

(2) 食管气管瘘经充分准备后手术修复；全身或局部条件不宜手术修复时，可先安放管腔内支架，情况改善后再手术修复；有严重感染并发症的复杂食管气管瘘者，可先做旷置手术，即断离瘘口远近端，另做短路吻合或胃（或空肠）造口保证营养，瘘口处充分引流，后期再行重建术。

(3) 食管破裂主要死亡原因为纵隔炎、脓胸和气管瘘或动脉瘘等严重感染并发症。因此，除食管伤均应早期诊断及时手术外，纵隔和胸腔充分引流极重要，否则使用广谱抗生素亦无济于事。病情迁延者还应注意营养支持。

22.3.10 胸导管钝性伤（乳糜胸）

胸部钝性伤时乳糜胸的发生率要比穿透伤时高，可为胸段脊柱骨折的合并伤。多数可自愈，但非手术治疗无效时仍需要剖胸手术。

1. 诊断

(1) 胸部钝性伤后，出现乳糜样或"可可样"胸液。

(2) 胸液呈碱性反应，与乙醚混合时乳白色消失，口服淋巴液着色染料可进一步证实。

(3)大量乳糜胸持续存在,可引起水电解质紊乱和营养障碍的全身表现和生化检查结果。

(4)X线胸片可发现胸腔积液或纵隔影增宽。

2. 治疗

(1)一般先非手术治疗,包括胸腔引流、抗感染、纠正水电解质紊乱和加强营养支持治疗;深静脉营养还有利于减少乳糜液量。

(2)流量大的乳糜胸(>1 000 mL/d),数日观察流量不见减少,应及时手术;流量不大(500 mL/d),观察2周不愈,亦应手术。

(3)手术入路可用低位右后外侧切口;在瘘口两端结扎胸导管;寻找瘘口困难时,在膈上结扎胸导管也可,瘘口上端有瓣可阻止淋巴反流。

22.3.11 膈肌钝性伤

参见本书"22.4 胸腹联合伤"部分。

22.4 胸腹联合伤

胸腹钝性伤和穿透伤均可致胸腹联合伤。患者常有胸腹以外多发伤,从而使伤情互相掩盖,造成早期诊治延误。胸腹联合伤生理扰乱大,尤其合并膈疝时如未得到及时诊断治疗,将带来严重后果。

22.4.1 定义

(1)胸腹联合伤指暴力导致一侧胸腔与腹腔同时损伤,且伴有膈肌破裂。

(2)不伴膈肌破裂的胸腹同时损伤称为胸腹多发伤。

(3)来自膈伤的血胸和血腹是否另算胸、腹伤,膈肌属胸还是腹,是否应另有胸和腹的脏器伤才能算入等问题仍未澄清,因此国外较少提"胸腹联合伤",而多称作"创伤性膈肌破裂"。

22.4.2 分类

1. 穿透性胸腹联合伤

(1)损伤原因 在我国,大多由下胸上腹戳刺伤引起,尤其易发生在第4肋间以下和剑突、肋沿下的刀刺伤。

(2)好发部位 左侧伤发生率明显高于右侧,而且穿透伤入口较多在左前下胸,伤道向内下穿破膈肌进入腹腔。主要原因为,多数袭击者用右手持刀,正面攻击受害者的左前胸,从外上往内下方向插入。因此,下胸穿透伤时的胸腹联合伤发生率很高。

(3)膈疝发生率　穿透伤时膈破口常较小,膈疝发生率较低,一旦发生则容易嵌顿并绞窄。

2. 钝性胸腹联合伤

(1)损伤原因　钝性伤时,膈肌破裂的主要原因为暴力使腹压骤然增高所致;有时也可因肋骨骨折刺破膈肌。

(2)好发部位　亦为左侧发生率明显高于右侧,原因与右侧有肝脏缓冲了腹压的骤然增高,减少了膈肌破裂的发生机会有关。

(3)膈疝发生率　膈肌破裂一般较大,腹内脏器容易进入胸腔,大多伴有膈疝。

22.4.3　诊断

1. 病史

(1)胸腹部遭受暴力史。

(2)下胸上腹部有穿透伤史。

(3)伤后同时有胸腹部症状体征,如气促、胸痛、咯血、腹痛、腹胀、呕吐等。

(4)如伴有膈疝嵌顿,可出现绞窄性肠梗阻症状。

(5)个别患者如发生心包膈疝,则可出现心脏压塞临床表现。

2. 体检

(1)气管向健侧移位,伤侧胸部叩浊、呼吸音减低、闻及肠鸣。

(2)穿透伤时,下胸或上腹部有伤口。

(3)伤口检查

1)胸壁穿透的伤口有大网膜等腹内容物脱出。

2)手指经胸或腹部伤口已扪及膈肌破口,或在膈上扪及大网膜、脾和胃肠等。

3. 胸腔穿刺和引流

胸腔引流或穿刺发现胃肠内容物,早期提示膈肌破裂伴胃肠破裂;延迟出现系膈疝漏诊后绞窄穿孔。

4. X线检查

(1)钝性膈肌破裂大多伴有膈疝,X线胸片、透视和造影有典型影像学征象,容易得出诊断;主要表现为"膈抬高"、膈面模糊不光滑、膈顶不规则、膈上高密度块影或胃肠液气腔影、胃管影在膈上或胃肠造影剂进入膈上等。

(2)穿透性膈伤破口多数较小,可不伴膈疝,此时仅可见血气胸等,不易出现膈损伤的直接 X 线征象。

(3)X线检查时,平卧或头低足高位并在腹部加压,可增加发现膈疝的机会。

(4) 血胸可掩盖膈疝，引流后应复查胸片避免漏诊。

(5) 站位胸片时胸内血液可流入腹腔而不显示；卧位时腹内血可因负压吸入胸腔。应结合血流动力学状态和体征来判断。

5. CT 和 MRI

在膈疝时可提供更清晰的诊断，但无膈疝时仍难以发现较小的膈肌裂伤。

6. 电视胸腔镜

对不伴膈疝的较小膈肌裂伤，有特殊诊断价值并可进行治疗；与腹腔镜相比有以下优点：

(1) 不需气腹，减少了相应并发症；

(2) 视野清晰；

(3) 对右膈的检查治疗不受肝脏阻碍。

7. "越位征"（offside sign）

笔者提出此征，用于判断穿透性膈伤，在无膈疝时具有临床价值。此征意指，伤口在胸或腹部却远在腹或胸部也有阳性体征或影像学征象，应视作膈伤证据，除非胸腹部同时有穿透伤口。例如，胸部穿透伤口却有腹部压痛、腹膜刺激征、腹腔穿刺阳性或X线检查见膈下游离气体等；或腹部穿透伤口却有该侧胸部呼吸音减低、胸腔穿刺或X线、CT扫描证实血气胸等。胸腹同时有穿透伤口时，"越位征"无意义；但对腹膜已破的穿透伤，宜剖腹探查，膈伤可在术中发现。

22.4.4 治疗

虽然近年来，有人对常规手术治疗膈伤提出异义，认为长度<2 cm的膈伤可自行愈合，但多数学者仍主张不论裂口大小均应手术。因膈随呼吸运动，裂口难以自愈，咳嗽等腹压增加因素使裂口延长，致出血加重或膈疝发生。而且膈伤即使不大，也很难排除腹部脏器伤，非手术治疗风险大。笔者曾指出，胃肠破裂污染延长的危害远大于阴性探查。

1. 手术指征

(1) 钝性伤时主要为发现膈疝证据而获得胸腹联合伤的诊断。

(2) 穿透伤无膈疝者，"越位征"可作为判断胸腹联合伤的证据。

2. 手术入路

(1) 穿透性胸腹联合伤伴失血性休克者宜经胸手术，因为此时许多患者胸伤比腹伤重，常有肋间动脉断裂、肺贯通伤甚至心血管损伤，经胸才能迅速控制胸内大出血；无胸内大出血时可经腹手术。由于膈肌的解剖形态，穿透伤时经胸从膈裂口处理腹伤容易，但不可试图经腹从膈裂口处理胸伤。如先系剖腹切口，发现胸内大出血从膈裂口涌出时，应即毫不迟疑地迅速另行开胸。

(2) 钝性胸腹联合伤一般宜经腹，因钝性胸伤多数不需手术，腹内却常有大出血和多脏器伤，经腹方可全面探查和确切处理。一般主张右膈伤和陈旧性膈疝经胸手术。前者因肝脏阻挡，经腹补膈困难；后者疝内容在胸内粘连，经胸利于分离。但也有人主张慢性膈疝仍经腹手术。

(3) 剖腹术前放置胸腔引流，术中术后观察，如出现剖胸指征，可再行剖胸术。若胸腹伤均严重，可分组同时手术。宜分别剖胸和剖腹，胸腹联合切口增加呼吸干扰和胸腔感染机会，应尽量避免。

3. 膈疝手术要点

(1) 疝入组织活力判断　膈疝手术的关键是准确判断疝入胃肠的活力。盲目切除会造成器官损失并增加手术并发症，急诊结肠切除危险更大；但遗留血供障碍的胃肠，将招致延迟性破裂的灾难性后果。

(2) 慢性膈疝的解剖

1) 慢性膈疝如经腹手术，勿紧靠疝入脏器分离，可在其前方距膈裂口约 1 cm 处切开膈肌。对胃肠的胸内粘连做钝、锐结合的解剖分离，完全分离后顺膈裂口后方剪下，勿将胃肠强行从膈肌剥离。

2) 待补膈后视还纳的胃肠有无狭窄环和血运障碍作相应处理。

(3) 膈肌的修补

1) 膈肌随呼吸运动，并承受手术后可能的腹腔压力增加（尤其是左膈）。因此，膈肌破口的修补必须牢靠，一旦修补失败，出血、膈疝嵌顿、通气障碍等严重并发症都将发生。

2) 宜用较粗的不吸收缝线，如 7 号丝线。

3) 不可做连续缝合，否则，一处断裂，全部崩溃；也不做一般结节间断缝合，因膈肌供血丰富，容易在两针空隙间出血；可采用 8 字或褥式缝合，两针间交锁，缝合范围两端应超过破口。

4) 缝合前先用两排血管钳将膈肌破口两侧全层夹持住，以保证为全层缝合。

（高劲谋）

第23章
腹部损伤

23.1 概论

腹部损伤常危及生命,除了全身合并伤的因素以外,腹部损伤的预后取决于:①受伤脏器的数目,被累及的脏器愈多,死亡率就愈高;②受伤脏器种类,如大血管、胰、十二指肠、肝、结直肠损伤则后果严重,而小肠、膀胱等损伤则危险性较小;③脏器损伤程度;④受伤与确定性手术的间隔时间及治疗方法。

23.1.1 损伤分类

1.损伤分类

按受伤后皮肤是否完整,将腹部损伤分为闭合伤及开放伤两大类。

(1)闭合伤 可以仅累及腹壁,也可以累及腹腔内脏器。闭合伤以脾、肾、小肠和肝最易受累。

(2)开放伤 按腹膜是否破损又分为穿透伤和非穿透伤。穿透伤以肝、小肠、胃和结肠最容易受累。

1)穿透伤多数伤及脏器。

2)有入口和出口者为贯通伤。

3)只有入口没有出口者称盲管伤。

2.损伤部位

(1)前腹壁 指肋缘与腹股沟韧带和耻骨联合间、两侧腋前线间的区域。

(2)季肋部 指腋后线与腋前线之间,第6肋间到髂嵴之间的区域。

(3)胸腹部 指乳头下、前肋缘上,肩胛骨下和后肋缘上之间的区域。

(4)背部　指肩胛下角连线、髂后上嵴连线之间,两侧腋后线间的区域。

23.1.2　损伤原因

1.钝性伤原因
(1)钝性暴力,包括拳、脚或棍棒等直接打击致伤。
(2)交通事故伤。
(3)爆炸气、液冲击波伤。
(4)坠落伤。

2.穿透伤原因
(1)冷兵器及其他利器伤　包括刺刀、刀刃、长矛、钢钎、树枝、牛角等致伤。
(2)火器伤　如枪弹、弹片等投射物致伤。

3.其他损伤原因
除上述致伤原因外,导致腹部损伤的原因还有行为和过失,如剖腹自杀、医源性损伤等,后者主要包括:①腹腔或相邻部位手术中误伤;②某些有创性诊疗操作,如纤维胃镜、结肠镜检查或治疗、血管造影或气囊扩张引起血管破裂等。

23.1.3　临床表现

1.腹部或腹部邻近区域受伤史
(1)询问清醒患者、现场目击者等。
(2)了解受伤时间,受伤经过,受伤时姿势,致伤物种类,作用部位、方向等。

2.临床表现
(1)腹部损伤后的临床表现可从无明显症状体征到出现重度休克甚至濒死。
(2)肝、脾、胰、肾等实质器官或大血管损伤,主要表现为腹腔内(或腹膜后)出血。
1)患者面色苍白,脉搏细数,血压下降,脉压变小。
2)持续性腹痛,轻中度压痛、反跳痛及肌紧张,移动性浊音是腹腔内出血的晚期表现。
(3)胃肠道、胆道等空腔脏器破裂,主要表现为弥漫性腹膜炎。
1)上胃肠道破裂时,立即引起剧烈腹痛、压痛、反跳痛及腹肌紧张等表现。
2)下胃肠道破裂时,腹膜炎表现呈渐进性,但造成的细菌性污染远较上胃肠道破裂重。随着腹膜炎的发展,逐渐出现发热、腹胀,肠鸣音常消失。
3)胃、十二指肠或结肠破裂后可有肝浊音界缩小或消失。
4)腹膜后十二指肠破裂的患者有时可出现睾丸疼痛、阴囊血肿和阻茎异常勃起等表现。

23.1.4 诊断

腹部损伤的诊断有时并不容易。一方面意识障碍的患者往往不能提供腹部症状，颅脑伤、胸部伤、脊柱骨折及四肢伤等常掩盖腹部损伤，造成诊断困难，因此常需应用实验室检验、影像诊断等手段；另一方面应当力求避免烦琐，不进行不必要的检查，以免延误确定性手术。

1. 外伤史和临床表现

询问了解患者受伤情况及受伤后到就诊时的病情发展经过，如有无腹痛、出血及伤口流出物情况等。

(1) 对重症患者，应先粗略地全身检查以发现其他威胁生命的损伤，如气道阻塞等，然后再对头面部、颈部、胸部、腹部、四肢及脊柱进行全面检查。

(2) 腹部穿透伤，因伤口存在，一般都能得到及时的诊断和处理。但应注意以下4种情况。

1) 穿透伤的入口或出口不在腹部而在胸、肩、腰、臀、会阴等部位时，仍有伤及腹部脏器的可能。

2) 投射物未穿透腹膜的切线伤，也可因冲击效应而损伤腹部脏器。

3) 伤道并非连接入、出口的直线，投射物常在行进中改变方向，患者在受伤瞬间的姿势也影响伤道的走行。

4) 创口的部位比其大小更重要。

(3) 腹部闭合伤的诊断相对困难。腹肌紧张和压痛是腹部脏器伤的重要体征，但应与腹壁挫伤相鉴别。腹壁挫伤的患者安静休息时疼痛减轻，做腹肌收缩动作时则明显加重，整个病情有逐渐减轻的趋势；而腹部脏器伤时，疼痛与腹肌收缩关系不大，病情呈进行性加重。下列情况应考虑有腹部脏器损伤。

1) 早期出现休克。

2) 有持续性腹痛，伴恶心、呕吐等症状，有加重趋势。

3) 有固定的腹部压痛和肌紧张。

4) 呕血、便血或尿血。

5) 腹部出现移动性浊音。

在多发伤时，凡全身情况不好而难以用腹部以外部位损伤来解释者，应想到腹部伤的可能。若有腹部伤的多发伤患者发生顽固性休克，其休克原因常是腹腔内损伤。

2. 辅助检查

(1) 化验检查

1) 由于未发生血液稀释，伤后未补液前查红细胞、Hb与红细胞压积等均正常，不能反映失血程度。但补液复苏后红细胞等下降则提示失血。

2) 白细胞总数及中性粒细胞升高可见于腹部脏器损伤时,这同时也是机体对损伤的一种应激反应。

3)血或尿淀粉酶升高提示胰腺损伤或胃肠道穿孔。

4)血尿是泌尿系损伤的重要标志,但程度与伤情可不成正比。

(2) X线检查 腹部脏器伤诊断一经确定,就不必再行X线检查,以免延误治疗。但如伤情允许,经一般检查未能明确诊断者可行X线检查。

1)平片 包括胸片、腹部立卧位平片,侧卧位片用于重患者,可明确有无骨折、胃肠道破裂、腹腔内异物和除外胸部损伤等,当前后位片发现投射物时,应补充侧位片以定位。腹腔内有50 mL以上游离气体时,X线片上便能显示出来。腹膜后积气提示腹膜后十二指肠或结、直肠破裂。腹膜后血肿时,腰大肌影消失。左侧膈疝时多能见到胃泡或肠管突入胸腔。

2)胃肠道造影 疑有胃肠道破裂者禁忌行钡餐或钡灌肠等检查,以免加重腹腔污染。碘水在胃肠道通过迅速,进入腹腔后也能被吸收,为确定胃肠道有无破裂及其部位,在情况允许时,可行口服碘水胃肠道造影。

3)伤道造影 当刺伤或枪伤不能确定是否穿透腹膜时,可行伤道造影,有助于判断腹膜是否穿透。但常不能明确有无内脏伤,故应用价值不大。

(3)腹腔穿刺

1)腹部损伤后疑有肝脾胃肠道等脏器损伤者,特别是对外伤史不明、伤后昏迷以及休克难以用其他部位损伤解释者,可行腹腔穿刺。

2)选择距病变较近、叩诊浊音或腹腔较低的部位,但应避开手术瘢痕、肿大的肝和脾、充盈的膀胱及腹直肌。

3)注意有无气体逸出,吸出物中有无血液、胆汁或肠内容物,并收集标本做细胞计数、细菌涂片及培养,必要时进行淀粉酶测定。

4)如抽出血液,应注意观察其能否凝固,0.1 mL以上不凝血液为腹腔积血,迅速凝固者为针头刺破血管的结果。

5)阳性结果有肯定的诊断价值,阴性结果则不能完全排除内脏伤。

(4)腹腔灌洗(DPL)

1)适用于临床怀疑腹内有损伤,而腹腔穿刺未能明确的患者。

2)禁用于已经确定需要剖腹探查者。

3) 一般在脐下中线处做小切口或直接用套管针进行穿刺,肥胖者可选用无脂肪组织的脐下缘。将有侧孔的塑料管送入腹腔,一般需插入20～25 cm,塑料管末端连接在盛有500～1 000 mL无菌等渗盐水的输液瓶上,倒挂输液瓶,使瓶内液体缓慢注入腹腔。当液体注完或患者感觉腹胀时,把瓶放正,转至床下,使腹腔内的灌洗液借虹吸作用回流入输液瓶内。

4)符合以下任何一项即属阳性。

a.灌洗液含有肉眼可见的血液(25 mL 血可染红 1 000 mL 灌洗液)、胆汁、胃肠内容物。

b.显微镜下红细胞计数超过 $0.1 \times 10^{12}/L$,或白细胞计数超过 $0.5 \times 10^9/L$。

c.淀粉酶 20 IU/L 以上为阳性。

d.碱性磷酸酶 3 IU/L 以上。

e.灌洗液沉渣染色涂片找到细菌、胆汁、蔬菜等。

5)DPL 是一项很敏感的检查,假阴性结果少,但有 10% 以上的阳性者经剖腹证明其实并不需要手术。因此,不宜把灌洗阳性作为剖腹探查术的绝对指征。

(5)超声检查

1)是评价腹部实质性脏器(肝、脾、胰和肾等)损伤的有效方法,对大多数损伤可明确其部位及大致程度,并动态观察,在急诊科可常规应用,或由外科医师操作。

2)但超声诊断水平在较大程度上取决于检查者的技术和经验;且医用超声无法穿透骨骼和含气组织,肥胖、胸腹壁增厚、手术瘢痕等容易影响图像质量;与CT相比,超声不能清晰地对腹膜后组织器官成像等,对于膈肌损伤和空腔脏器穿孔诊断准确性差,故超声检查在腹部损伤中的价值有限,不宜单用作为是否选择手术的依据。

3)血流动力学不稳定的患者,腹腔内有液体作为判断腹腔内出血的标志,可代替DPL。

(6)CT 检查

1)是诊断肝、脾及肾等实质性脏器损伤的首选方法,简便、迅速、安全、无痛苦,且分辨率高,解剖关系清楚,可明确损伤部位、程度等。

2)血流动力学稳定、有以下情况者应做腹部 CT 检查。

a.腹部检查体征可疑有腹内脏器损伤。

b.合并颅脑、脊髓伤并可疑有腹内脏器损伤。

c.腹部损伤合并血尿患者。

d.有诊断性腹腔穿刺禁忌证或诊断性腹腔穿刺可疑有腹内脏器损伤者。

e.骨盆骨折需排除腹内脏器损伤者。

3)严重损伤患者行腹部 CT 检查时,应连续扫描整个腹部,上部图像应包括肺部。

4)同时使用静脉注射和口服造影剂,有助于提高诊断率。

5)三重造影(口服、静脉注射和直肠内注入造影剂)有助于明确腹膜后损伤。

(7)MRI 检查

1)仅在伤情允许,诊断困难时才考虑使用,可用于包括肝、胰、脾、肾损伤,腹主动脉夹层、腹主动脉瘤破裂等的检查。

2)腹部 MRI 检查时间相对较长,故对危重患者检查时应密切观察,以防意外。

(8)选择性血管造影

1)选择性动脉造影对于诊断腹部脏器损伤、出血有一定帮助。

2)腹部损伤患者大多伤情严重,选择性动脉造影属侵入性检查手段,有一定危险性,只有在伤情允许,其他诊断方法不能确诊,如肝、脾、肾等脏器损伤及腹内动脉伤的定位等少数情况下才有必要选用。

3)可同时对肝、脾损伤后出血行选择性动脉栓塞术止血。

(9)诊断性腹腔镜检查

1)根据临床表现及上述辅助检查仍不能明确诊断时应用。

2)有助于降低腹部刺伤等情况下的剖腹探查阴性率。

3)禁忌证

a.血流动力学不稳定。

b.已明确需剖腹探查者。

c.腹腔内广泛粘连。

d.严重的心肺疾患。

e.急性或陈旧性心肌梗死。

23.1.5 治疗原则

1.初期处理

(1)院前处理

1)遵循 ABC 法则,包括迅速控制气道、维持呼吸循环功能,控制外出血等。

2)穿透伤伤口应及时包扎。

3)当肠管从腹壁伤口脱出时,一般不应将脱出肠管送回腹腔,以免加重腹腔污染。脱出的肠管可用大块无菌敷料覆盖后扣上饭碗,或用宽皮带等做成圆圈代替饭碗,进行保护性包扎。

4)如腹壁缺损过大,肠管大量脱出,不易保护,过多肠管脱出牵拉肠系膜血管影响血压,或脱出肠管嵌顿等情况下,则可将肠管送回腹腔,包扎腹部伤口。

(2)急诊科处理

1)腹部损伤常是全身多发伤的一部分,不能把腹部损伤作为孤立的、局部的损伤来处理,而要权衡各部位损伤的轻重缓急。

2)首先处理对生命威胁最大的损伤,如保持呼吸道通畅、控制明显的外出血、处理开放性气胸或张力性气胸,尽快恢复循环血容量,控制休克,处理进展迅速的硬膜外血肿等颅脑外伤。

3)救治和伤情判断应同时进行,优先紧急复苏,随后根据患者血流动力学的稳定性、损伤的机制和合并伤等因素,全面、详细询问受伤史并进行体格检查,合理选择诊断性检查项目,交叉配血,迅速处理严重合并伤,并安置胃管和导尿管等。

2.剖腹探查术

（1）手术适应证　正确选择剖腹探查术是降低腹部损伤后死亡率和并发症发生率的关键。

1)有明确的腹膜刺激征。

2)持续低血压而难以用腹部以外的原因解释。

3)伤道流血较多,或流出胃肠道内容物、胆汁、尿液者。

4)肠管经腹壁伤口脱出者。

5)腹部X线片膈下有游离气体、腹内金属异物存留、腹腔穿刺或灌洗阳性、胃肠道出血、尿血等提示腹部脏器伤时。

6)腹壁穿透伤者,或腹部、下胸部或腰腹部高速投射物贯通伤或盲管伤。

（2）术前准备　缩短术前时间是提高救治水平的关键,应简化术前准备的程序,包括不等待化验检查结果、不安置鼻胃管等。胸部有穿透伤或多根多段肋骨骨折和严重肺挫伤者,无论是否有血胸或气胸,麻醉前都应先做伤侧胸腔闭式引流,以免正压呼吸诱发张力性气胸。

（3）麻醉　选择气管内插管、静脉全身麻醉。

（4）消毒、铺单

1)血流动力学不稳定、直接送到手术室的患者,应快速完成皮肤消毒,范围包括从大腿上部到颈中部(甲状软骨)、两侧到手术台。

2)铺单应完全暴露前胸腹壁,两侧至腋中线。

3)对于穿透伤,应尽量显露各伤口以便探查伤道。

4)当合并存在头、颈和更广泛的损伤时,铺单范围可更大。

（5）切口　常应用正中切口,该切口可彻底探查腹腔内所有部位且能快速切开和缝合。

1)腹部有穿透伤时,不可通过扩大伤口去探查腹腔,以免发生伤口愈合不良、裂开和内脏脱出。

2)同时存在头、胸和腹部伤的患者,如果先进腹,可以应用胸骨劈开切口开胸；如果先进胸,在胸部出血控制、患者血流动力学稳定的条件下,应在关闭胸部伤口后开腹；应尽可能不做胸腹联合切口,而在胸部和腹部分别做切口。

（6）术中处理

1)控制出血　清除腹腔积血后应首先控制出血,暂时性措施包括钳夹、填塞或压迫等方法,确定性措施包括血管结扎、实质性脏器出血处理等。

a.如果进腹后大量血液涌出腹腔,应立即清除积血,快速用至少两个吸引器、勺、纱垫等清除。

b.如果出血量大、鲜红,应在膈肌下缘压迫主动脉,但时间不应超过 20～40 min。可经肝左外叶上方或经肝胃韧带(切开韧带,肝左叶牵向上、胃向下)直接显露腹主动脉。

c.在打开一个知名动脉周围血肿前,应先控制动脉。

d.遇静脉出血,肝、脾和肾出血时,常可用几块大的纱布垫压迫以控制出血。

2)探查 应有序地探查全腹腔脏器,明确损伤部位,控制腹腔污染。

a.出血控制后,或无腹腔内大出血时,应系统探查腹腔脏器。

当发现肠管穿孔时,可暂时用肠钳夹住,避免更多肠内容物污染腹腔,然后继续进行系统探查,最后进行修补。

可依次探查右上腹、左上腹、小肠及系膜、结肠及系膜,以及盆腔内各脏器。

必须完成系统的探查,绝不能满足于找到一、二处损伤,避免遗漏导致功亏一篑的严重后果。

b.腹内有胃肠道内容物积聚和气体溢出者,应先探查胃肠道,然后再探查腹内各实质脏器。

如见到食物残渣先探查上胃肠道。

见到粪便先探查结直肠。

见到胆汁先探查肝外胆道及十二指肠等。

c.胃肠道前壁穿破时,必须探查后壁。

d.未显露的胰腺周围、肠旁、系膜上、十二指肠旁的血肿可能隐藏着严重的、有生命威胁的损伤。

3)确定性处理,根据腹腔损伤和患者的全身情况,完成各损伤脏器处理、重建,或腹部损害控制(参见本书"第 12 章 严重创伤救治中的损害控制"一章)。

4)冲洗

a.脏器伤处理完毕后,应彻底清除腹腔内的异物、组织碎块、食物残渣和粪便等。

b.用大量等渗盐水冲洗腹腔。

c.污染严重的部位更要重点反复冲洗。

d.注意勿使膈下和盆腔积存液体。

5)留置引流物

a.肝、胆、胰、泌尿道损伤者。

b.十二指肠、结肠等空腔脏器修补后有可能漏者。

c.局部已形成脓肿者。

d.若估计引流物很多(如肠瘘、胆瘘、胰瘘),需放置双套管或封闭负压引流。

23.2 腹部穿透伤

23.2.1 概论

1.腹部砍刺伤

(1)因为凶器常持于犯罪者右手,故左上腹是最常见的刺伤位置。

(2)60%的前方刺伤伤口累及腹膜。

(3)50%需要行腹腔内脏器修补,其中前方或侧方损伤最常见,其次是胸腹部刺伤,最后是背部刺伤。

2.腹部火器伤

(1)85%的前腹壁枪伤穿透腹膜,绝大多数需要手术修补腹腔内损伤。

(2)脏器损伤的机会与其所占腹部的面积相关 以下脏器穿透伤机会递减:肝、小肠、结肠、脾、肾、胰。

3.诊断

(1)体格检查

1)常属重伤,应立即检查远侧脉搏的节律和强度,判断血压水平。

2)检查腹部是否存在腹膜刺激征。

3)检查伤口位置和外观。

a.不在现场或急诊室探查伤口,避免加重损伤,导致不可控制的出血。

b.轻柔地分离皮肤边缘,检查伤口深部情况。

4)导尿 尤其在有腰部或下腹部刺伤时,导出血尿可提示肾或膀胱损伤。

5)肛管直肠指检 臀和会阴穿透伤时,可通过肛管直肠指检发现肛管直肠损伤。

(2)实验室检查

1)血常规

2)尿常规和淀粉酶 缺乏血尿并不能除外泌尿生殖系统损伤,出现血尿要考虑泌尿生殖系统损伤。

3)育龄期妇女应行尿妊娠试验。

(3)放射线检查

1)用不透 X 线标志物标记伤口。

2)摄取前后位站立胸片和仰卧位腹部/骨盆平片。

3)放射线检查发现金属异物时,补照侧位片以定位。

4)站立位胸部平片 有助于诊断气胸,气腹提示腹膜穿透(包括空腔脏器损伤)。

5)腹部刺伤时,以下影像改变提示腹内脏器损伤。

a.腹腔内液体使肠襻分离。
b.腰大肌影消失。
c.右肾周围积气或沿腰大肌边缘积气。
(4)超声检查
1)对于膈肌损伤和空腔脏器穿孔诊断准确性差。
2)对于胸腹部刺伤,有经验的超声诊断医师能发现皮下和筋膜层,筋膜层完整可除外腹内脏器损伤。
(5)CT检查
1)对于侧腹部和背部刺伤,CT检查有助于评价肾和后腹膜损伤。
2)对于腹前壁和胸腹部伤,CT检查有助于判断实质性脏器损伤部位及程度。
3)当伤口探查不能进行或禁忌时,用于弹丸等金属异物的定位。
4)用于有造影剂外溢,或游离气体,以及其他阳性结果,需紧急剖腹手术的情况。
(6)腹腔穿刺和DPL 由于其敏感性和特异性较低,应用渐少。
1)与CT相比,该检查更准确地诊断小肠和膈肌损伤,常用于前腹壁和胸腹部刺伤。
2)灌洗阳性者,应紧急剖腹探查。
3)灌洗阴性者,应住院观察和动态腹部检查。
4.处理
(1)术前准备
1)必要时建立两条静脉通道。
2)准备4单位洗涤红细胞。
3)给予破伤风类毒素和抗生素。
4)胸腹穿透伤应安置胸腔闭式引流,并准备紧急剖胸手术。
(2)局部伤口探查(local wound exploration,LWE) 用于腹部刺伤、低能量火器伤时确定腹膜是否穿透。禁用于已经明确需要剖腹探查术、多处刺伤、胸腹部存在火器伤伤口和操作困难者。
1)局麻下通过延长的切口,分离伤道。
2)在清楚见到伤口底部,腹膜未受累的情况下,在适当处理伤口后可结束手术。
3)无法确定时,需要行进一步的检查诊断(或CT),或剖腹探查。
4)明确穿透腹膜者,则剖腹探查。
5)火器伤腹膜完整,应行超声、DPL、CT等检查除外脏器损伤。
(3)剖腹探查术指征
1)血流动力学不稳定。
2)内脏脱出。

3）鼻胃管或直肠肉眼血液。
4）腹部查体有腹膜炎体征。
5）异物存留。
6）探查发现伤道或弹道进入腹腔。
7）膈肌损伤的临床或放射学证据。
8）腹部切线伤，但有腹部检查阳性的证据。
9）其他临床有需手术处理的腹腔内脏器损伤证据者。

23.2.2 腹壁损伤

1.临床表现

（1）腹壁有伤道，刺伤伤缘整齐，伤道四周组织损伤较少、污染轻，压痛范围较局限。

（2）火器伤常有入口和出口，伤缘周围皮肤有灼伤、淤血或组织坏死，组织挫伤和污染重，伤道内可有异物存留。

（3）若伤道有胆汁、肠内容物或尿液流出则提示合并存在内脏损伤。

2.诊断

（1）应了解伤道部位、方向、深度、流出物的量和性质。

（2）伤道造影可有助于判断腹膜有无穿透。

（3）腹腔穿刺、DPL有助于鉴别是否存在腹腔内脏器损伤。

（4）CT、超声等影像学诊断方法能显示腹壁血肿的位置、形态，腹壁肌肉、腹膜完整与否，是否有腹腔内脏器损伤等，有助于明确腹壁损伤情况。必要时可行腹腔镜检查或剖腹探查。

3.治疗

（1）仅处理腹壁损伤前，应除外腹腔内脏器损伤。

（2）对于非穿透性腹壁开放伤者，应行清创术，然后做一期缝合或延期缝合，必要时可放置引流。

（3）穿透性腹壁伤，需另做切口探查腹腔，处理脏器伤后再对腹壁伤进行清创缝合。

4.损伤后腹壁缺损处理

（1）一期关闭腹腔 为防止体液、体热丢失，应一期关闭腹腔。可单用或联合应用以下方法。

1）单纯皮肤缝合法 最常用，应力争缝合皮肤，肌层缺损可二期修复。若清创后皮肤不能直接缝合者，可转移皮瓣覆盖封闭腹腔。

2）修复材料缝合法 用于皮肤缺损过大不能缝合时，可用修复材料填补伤口缺损，如橡胶、聚丙烯、聚四氟乙烯等，应无张力缝合，保护内脏免受侵蚀，待长出肉芽后再做植皮。

3)敷料填塞覆盖法　不能防止体液、体热丢失,仅在无其他条件时应用。

(2)二期腹壁缺损修复　由于伤后早期炎症水肿,组织脆弱,合并污染或感染,或严重腹腔内脏损伤,肌层缺损宜在伤后3～6月行二期修复。修复时间也不宜太晚,否则腹壁组织缺损可进一步增大,导致修复困难。组织缺损不多时,按腹壁解剖层次游离后,分层缝合修复。组织缺损过多时,应避免张力缝合,可选择适当的方法修复。

1)腹膜缺损　可选用大网膜、阔筋膜等自体组织,或聚四氟乙烯材料。聚四氟乙烯材料为非通透性膜片,能与肠管等脏器直接接触,但抗张力性和固定性较聚丙烯差,与组织相容缓慢,故一旦有血肿存在较易感染。

2)腹壁肌层缺损　可采用肌瓣、筋膜瓣转移或人工补片(聚丙烯网片等)修复,如带蒂的髂胫束和阔筋膜张肌肌肉瓣,经筋膜肌肉瓣下潜行游离后,旋转向下腹壁缺损区域,用于修复。

术后应积极防治肺部并发症,避免腹胀、便秘、咳嗽等腹内压增高因素,局部有积液时应及时抽吸或引流,术后使用有效腹带,卧床休息1周,半年内不做重体力劳动。

23.2.3　肝损伤

(1)穿透伤多由于锐器刺伤、枪弹和弹片贯穿胸腹壁而损伤肝脏,约占腹部损伤的28%～36%,占肝损伤的35%。

(2)诊断　穿透伤导致的肝损伤,患者常有不同程度的腹腔内出血、腹膜刺激征和失血性休克表现,可通过伤口和致伤物的路径来判断受伤的脏器,通常在剖腹探查术中明确肝损伤诊断。

(3)手术治疗　根据肝损伤的部位、程度及病理分型,采用不同的处理方法。

1)控制肝门入肝血流以暂时止血,确认出血来源。

2)损伤处清创,探查损伤的血管和胆管,分别给予缝合、填塞、结扎、切除等处理。

3)肝周引流。

23.2.4　肝外胆道损伤

(1)穿透性损伤多由于枪弹、弹片贯穿腹壁造成损伤或由锐器直接刺伤。由于胆囊的解剖位置相对较表浅,内有胆汁呈膨胀状,易被伤及;而肝外胆管的位置深在隐蔽,直径较细,很少被损伤。

(2)诊断　肝外胆道损伤往往合并有腹内其他脏器损伤,临床表现主要为腹痛、腹膜炎、休克等。腹腔穿刺、DPL可见胆汁样液体,但并无特异性,因肝脏、十二指肠损伤也有胆汁外溢,如无胆汁也不能否定诊断。通常在术中确诊。

(3)治疗　包括有效控制腹腔内出血和修复损伤的胆道。

1）术中出血控制后，应仔细探查胆囊、胆总管、肝门、十二指肠、胰腺等脏器。

2）肝十二指肠韧带有胆汁染色，常提示肝外胆管损伤，若探查未见损伤，可应用水溶性造影剂，行术中胆道造影。

3）明确诊断后，根据损伤的部位、性质决定采用胆囊切除术、胆管修补、胆管内支撑、胆肠吻合术等。

23.2.5 胰腺损伤

1. 穿透性损伤

多见于战伤，为高速子弹、爆炸物、刀或其他利器直接损伤，除造成胰腺断裂、组织缺损等外，同时胰腺的其他部位可因冲击、振动等而致严重的挫伤、出血明显。胰腺穿透伤常伴有胃（54%）、肝脏（49%）及肾脏（44%）的损伤。胰腺穿透伤患者的死亡率为25%。

2. 诊断

上腹部穿透伤后腹部疼痛、腹膜刺激征阳性，血、尿淀粉酶升高，应疑有胰腺损伤，但多数患者需行剖腹探查，常在术中明确胰腺损伤的诊断。

3. 剖腹探查术

（1）下列情况提示有胰腺损伤可能

1）胰腺或胰周有血肿、淤斑、水肿等。

2）大网膜或肠系膜上有脂肪坏死皂化斑。

3）腹腔内有棕色液或血性液体而未发现出血来源。

4）空肠起始部系膜根部或横结肠系膜根部血肿。

5）右侧腹膜后十二指肠旁血肿、组织水肿明显，或见局部胆汁黄染及积气等。

（2）胰腺探查

1）打开小网膜囊，探查胰腺表面全貌。

2）切开十二指肠降段外侧后腹膜（Kocher切口），必要时将右半结肠向内侧翻转至肠系膜血管起始部，显露十二指肠的第1、2、3段，胰头后方，直至腹主动脉及左肾前方。

3）切断Treitz韧带，可探查十二指肠第3段远端及第4段。

（3）应注意主胰管有无损伤、断裂。在探查中凡见下述情况之一者，可认为有主胰管损伤。

1）胰腺完全横断者。

2）在胰腺断裂面可清楚见到主胰管裂伤或断裂者。

3）胰腺断裂、撕裂直径>胰腺的1/2，特别是在胰颈、胰体中上部断裂者。

4）胰腺中心部较大的穿透伤者。

4.手术处理

(1)处理原则

1)胰腺创面严密止血。

2)切除失去生机的胰腺组织。

3)胰周充分引流。

(2)手术术式　根据胰腺损伤的部位及程度、是否有主胰管破裂、是否合并有十二指肠及其他腹内脏器损伤和患者的全身状态等因素决定。主要有外引流、内引流、切除,或3种方法联合应用,根据胰腺受累的部位选择不同的术式。

1)胰尾部切除术加断端的缝合修补术用于严重胰尾部的损伤。

2)胰体尾部切除术可做保脾的胰体尾切除术,加近侧断端缝合修补,或近侧断端与空肠 Roux-en-Y 吻合术。

3)胰管吻合、胰腺断裂缝合修补术,近侧断端缝合修补、胰体尾切除术,近侧断端缝合修补、胰体尾断端与空肠 Roux-en-Y 吻合术等用于胰体部、胰颈体交界处的部分或完全断裂伤。

4)胰管吻合修补及胰腺组织修补术、胰头大部切除术用于严重胰头部的损伤。

5)十二指肠憩室化手术、胰头十二指肠切除术用于胰头十二指肠损伤。

23.2.6　脾脏损伤

(1)穿透性脾脏损伤多见于战时火器伤,如枪弹和弹片贯穿胸腹壁而损伤脾脏,或由于锐器刺伤,约占腹内脏器伤的 3.9%～8%,若及时手术死亡率<1%。

(2)诊断　邻近脾脏的胸腹部穿透性损伤,都应想到有脾脏损伤的可能。伤者常以腹腔内出血、休克和腹膜刺激等为主要表现。常在紧急剖腹术中确诊。

(3)治疗　穿透伤导致的脾损伤常不考虑非手术治疗,应紧急手术,进腹后用吸引器迅速吸出腹内积血,快速进行脾脏探查,凝血块聚集或血液积存较多处,常是出血部位所在。如发现其破裂,可用手捏住脾蒂,暂时控制出血。将脾脏托出切口外,若有一定困难可予以适当游离后再托出,通常行全脾切除术。之后应细致有序地进行腹腔内探查,注意检查有无其他实质脏器或空腔脏器的合并损伤。

23.2.7　胃损伤

1.损伤原因

上腹或下胸部的穿透伤常伤及胃,占腹壁穿透伤的 7%～20%,且多伴有肝、脾、膈及胰等脏器损伤,伤情复杂;战时胃损伤的死亡率达 7.3%,并有一定的并发症发生率。

2. 诊断

根据受伤史、致伤部位、伤道方向、深度、伤道流出物等结合患者的临床表现,多可明确诊断。

3. 剖腹探查术

(1)入腹后首先应控制出血和胃内容物溢出,有序、全面探查各脏器。

(2)注意检查胃底贲门部、肝胃韧带附着部小弯区,并切开胃结肠韧带探查胃后壁,绝不能满足于发现胃前壁破裂而放弃探查胃后壁。

(3)必要时可经胃管内注入气体或亚甲兰溶液,避免遗漏。

4. 手术处理

(1)绝大多数胃裂口可止血后直接缝合,或修整后缝合,应全层间断缝合。

(2)荷包缝合可能导致胃黏膜回缩,引起术后出血,应避免采用。

(3)少数胃损伤由于胃部分或完全横断、血管撕脱、胃壁缺血坏死而需采用胃部分切除术。

(4)火器伤时胃壁挫伤严重,应行较大范围的胃壁清创,切除失活的胃壁组织,避免术后胃瘘。

(5)在贲门、幽门区损伤处施行缝合修补时,注意避免术后狭窄。

23.2.8 十二指肠损伤

1. 损伤原因

由上腹穿透伤引起者常见,包括高速投射物和刀刃等利器刺伤。

2. 临床表现

腹腔内十二指肠破裂伤后,患者出现右上腹剧烈刀割样疼痛、恶心呕吐,腹痛迅速蔓延扩散到整个腹部,呈现持续性钝痛,甚至休克。查体有上腹或全腹部压痛、反跳痛及腹肌呈"板状",肝浊音界缩小或消失,肠鸣音减弱或消失等。腹膜后十二指肠破裂早期常缺乏典型表现,少数患者由于腹膜后积聚的十二指肠液体及气体的弥散,可出现颈部、上胸部和腋下皮下气肿,或盆腔腹膜后气肿。穿透性腹膜内或腹膜后十二指肠破裂,伤道均可有胆汁样肠内容物漏出。

3. 辅助检查

腹部平片可见到膈下游离气体,碘水造影可见造影剂溢出肠外。腹膜后十二指肠损伤时,腹部平片见腹膜后间隙、膈肌脚、右肾周围和第一腰椎前有积气征象,肾脏阴影则更为清晰,但腰大肌阴影常较为模糊。CT检查可见消化道造影剂通过中断、肠腔外气体和液体积聚等。

4. 剖腹探查术

（1）发现下列情况应重点探查十二指肠。必要时可压迫十二指肠远侧，这有助于发现十二指肠穿孔；或将胃管引入十二指肠，经胃管内注入适量气体或亚甲蓝溶液，观察后腹膜有无气肿和亚甲蓝染色。

1）伤后右上腹、右腰部疼痛和压痛，呕吐物血性，伤道流出胆汁样液，阴茎异常勃起，以及腹部 X 线片右腰大肌附近气肿、腰大肌阴影模糊或消失等。

2）后腹膜胆汁染色者。

3）后腹膜或右侧结肠系膜水肿，脂肪坏死和捻发感者。

4）十二指肠旁有血肿者。

5）右肾、肝、胰腺和下腔静脉有损伤者。

（2）十二指肠显露　十二指肠第一、四段为腹膜内位脏器，显露较容易。第二、三段大部位于腹膜后，探查显露其后侧较为复杂，常用以下 3 种方法。

1）切开十二指肠降段外侧后腹膜（kocher 切口），将十二指肠降段向内前方翻转显露降段后方。

2）将横结肠和小肠推向右上侧，显露 Treitz 韧带和十二指肠第四段；切断 Treitz 韧带，向内上方翻转十二指肠第四段，显露十二指肠第三段远侧和第四段后方。

3）切开右半结肠外侧腹膜，将右半结肠和小肠翻向前内侧，显示十二指肠第二、第三段连接部和整个十二指肠第三段后侧面。

5. 手术处理

（1）特殊处理方法

1）十二指肠憩室化手术　通过旷置十二指肠，减少胰腺分泌，可促进修补处愈合。方法包括胃窦切除、迷走神经切断、胃空肠吻合、十二指肠残端和胆总管造瘘等。

2）损伤修补加幽门旷置术　是在修补、吻合的基础上，通过胃窦部切口，应用可吸收线将幽门做荷包式缝闭，做或不做胃空肠吻合，幽门在 3 周以后再通，恢复食糜正常走行，此法较十二指肠憩室化手术简便、损伤小，且只是暂时旷置十二指肠，不带来长远不良后果。

3）"多管减压术"　由于十二指肠是由边缘动脉供血，有胆汁、胰液和胃液等滞留，内压较高，因此愈合能力较差，缝合口容易破裂成瘘。通过手术肠腔内置管，术后有效减压，有助于预防缝合处瘘。故在全层损伤修补吻合后常行"多管减压术"，即胃造瘘、十二指肠近端造瘘和吻合远侧十二指肠逆向插管造瘘和空肠营养造瘘，同时需肠外留置引流管。

（2）手术治疗　根据穿透伤的部位、类型和程度，选择手术方式。

1）十二指肠破裂　多数破裂裂口不大，边缘整齐，血运良好且无张力者，清创后直接横行缝合修补。大的破裂，直接双层缝合修补术后有肠狭窄、瘘的危险，常选用十二指肠裂口与空肠 Roux-en-y 侧侧吻合、带蒂空肠浆肌瓣贴敷修补术或带蒂空肠片修补术等；如破裂位于十二指肠球部或降段近侧,可行胃大部切除、胃空肠吻合和十二指肠残端造瘘术;如破裂位于第二、第三段交界处,可做十二指肠远侧关闭、十二指肠近侧断端与空肠做 Roux-en-y 吻合术;损伤在第三、四段,可做十二指肠远侧断端切除、十二指肠近侧断端空肠吻合术。

2)十二指肠大部断裂　可选用十二指肠对端吻合术,或十二指肠远侧端切除、近侧端与空肠吻合术。

3)十二指肠横断　凡球部横断可做 Billroth Ⅱ 式半胃切除、十二指肠残端造瘘术。其余部位损伤性横断者应争取一期十二指肠端端吻合术。Vater 壶腹以远十二指肠横断,可行十二指肠远侧断端切除、近侧端与空肠吻合术。

4)Vater 壶腹区域十二指肠损伤

a.十二指肠在壶腹附近破裂或断裂,壶腹紧贴断裂上缘者,可先施行常规的乳头成形术,将胰胆管开口尽量上移,腾出边缘,再修复十二指肠,避免伤及乳头。

b.胆总管和乳头从固定于后腹壁的十二指肠上撕脱,而胆管、胰管并未断裂,可以修补十二指肠破口,另行乳头空肠植入、Roux-en-y 吻合术。

c.十二指肠第二段严重毁损已不可能修复但乳头尚完好者,可切除该段、保留乳头,将空肠上提与十二指肠第一段(或胃)作端端吻合,并将乳头植入该段空肠。

d.十二指肠第二段毁损,胰头脱离十二指肠但本身尚完整者,切开胆总管探查找到其下端开口,确认胰管无缺损后,将壶腹断端环绕支撑管,间断缝合于周围胰头组织上,形成新的乳头;然后切除严重毁损的十二指肠,上提一段空肠与十二指肠第一段(或胃)吻合,并在该段空肠壁做戳孔,将新乳头连同支撑管插入肠腔,周围缝合固定。

5)伴随胰腺损伤的十二指肠损伤

a.十二指肠损伤修复和胰腺周围引流,适用于未累及主胰管的胰腺浅表裂伤,胰腺裂伤可采用细丝线间断缝合,胰腺血肿一般可不予处理。

b.十二指肠憩室化手术和胰腺周围引流,适用于合并无主胰管损伤的胰腺损伤者,较胰十二指肠切除术安全。

c.胰十二指肠切除术,适用于严重十二指肠损伤、广泛十二指肠壁坏死、十二指肠乳头部严重毁损、胰腺及胆总管完全撕脱、胰头严重多发性裂伤及十二指肠胰腺合并损伤其中之一不能保留者等严重情况,术后死亡率在 40% 左右。

23.2.9　小肠损伤

1.损伤原因

小肠穿透伤大多数由各种投射物及刀刃锐器所致。战争时期腹部枪伤中,小肠损伤的发生率超过 80%,刀伤中小肠损伤占 30%。

2.诊断

根据腹部受伤史,结合伤后临床表现,诊断多无困难。腹腔诊断性穿刺或 DPL 有助于诊断。腹部立位或侧卧位 X 线摄片可出现气腹征象。

3.剖腹探查术

(1)切开腹膜时若有气体逸出,提示有空腔脏器破裂。绿色清淡的溢液,可能为上段空肠破裂;而有粪臭的黄色混浊溢液,则可能是下段回肠破裂。

(2)探查要求系统有序、全面仔细,小肠的探查应从上而下或自下而上,逐段检查。

(3)如肠内容物从肠裂口不断外溢,可先用组织钳夹闭,大的裂口可先用肠钳阻断。

(4)每段小肠及系膜由术者与助手分别两面查看,对可疑之处可使肠段充盈,并适当挤压,以免遗漏。

(5)对小肠的起始与终末端、有粘连的肠段、系膜缘有血肿处要特别注意。

(6)在腹部枪伤患者,发现奇数肠破裂,提示可能有遗漏肠损伤,或者弹丸在肠壁内。

(7)凡探查发现邻近肠壁的血肿,必须打开血肿探查肠壁的完整性,避免遗漏浆膜下小肠破裂。

(8)有系膜损伤时,应判断相应肠襻的血运。

4.手术处理

(1)小肠破裂 多数破裂可做双层修补。下列情况下应考虑行小肠切除吻合术。

1)无法修补的小肠撕裂或断裂伤。

2)邻近的多发性肠多处撕裂伤,或修补缝合后易致狭窄梗阻者。

3)多个破裂虽不太集中,但分别修补费时较久,且切除肠段不长,术后不致发生营养障碍者。

(2)小肠系膜损伤 应根据具体情况决定,处理时既要妥善止血,又要避免缝扎尚未受累的血管。下列情况应行肠切除。

1)系膜损伤小肠血供障碍者。

2)小肠系膜缘破裂,修补缝合困难者。

23.2.10 结肠损伤

1.损伤原因

结肠损伤多数为穿透伤,包括火器伤、刺伤等。

2.临床特点

(1)结肠中充满粪便,细菌含量高,每克干粪中含大肠杆菌 $10^6 \sim 10^8$,厌氧菌 $10^{11} \sim 10^{12}$,故结肠损伤后易发生严重感染。

(2)结肠壁薄,血液供应较小肠差,伤口愈合能力较差。

(3) 升、降结肠后壁位于腹膜后,损伤后早期症状不明显,易漏诊,而致严重腹膜后感染。

(4) 结肠损伤合并伤多,开放伤多。

3. 诊断

穿透性结肠损伤的确诊多在剖腹探查术中做出。战争条件下结肠损伤的漏诊率高达54%～58%,以结肠腹膜外部分多见,原因包括由于多发伤掩盖结肠伤、早期无明显表现、外口小或不在腹部等,应考虑到伤道的各种可能。

4. 剖腹探查术

(1) 结肠损伤本身不会致死,其主要死因是粪便污染后的感染并发症,治疗的关键是早期确定性手术。对疑有结肠损伤者,应及时剖腹探查,及早控制污染,在重度感染形成前处理,并避免漏诊。

(2) 结肠位于腹腔的四周,探查要求照明良好、腹壁肌肉松弛。

(3) 强调全面、有序地探查全结肠,对任何小的肠壁血肿,均应仔细探查;腹腔内污染物的多少不能反映有无结肠损伤,有时即使存在结肠破裂,粪便干结,腹腔内污染也不严重;尤其注意肝曲、脾曲和结肠的腹膜后部分,若这些部位有血肿,应切开后腹膜探查;如发现升结肠或降结肠前壁有伤口,应探查后壁。

5. 手术处理

根据患者全身情况、是否休克、损伤部位和时间、腹腔污染情况及治疗条件等综合决定。

(1) 一期缝合修补或切除吻合术 不需再次手术、住院时间短、术后并发症少。

1) 适应证

a. 低速枪弹或刺伤引起的单纯结肠损伤。

b. 伤后6～8 h以内施行确定性手术。

c. 术前无休克,腹内出血量少于1 000 mL。

d. 轻度腹腔污染。

e. 无其他脏器损伤。

f. 无广泛腹壁组织缺损。

g. 年龄<60岁。

2) 方法 锐器刺伤、非贯通伤等可清创后修补缝合;枪弹射伤和高能投射物致伤等火器伤,由于肉眼不易分辨组织损伤范围,常导致清创不足,利用缺血的边缘缝合,可能增加瘘的危险性,应扩大清创范围或行肠段切除吻合术。

(2) 结肠造口术 造口的目的是粪便转流,保证损伤修复处愈合,减轻腹腔内感染,避免术后修补处或吻合口瘘等。适用于不具备上述结肠一期修补或切除吻合条件者,包括长时间的低血压、严重的腹膜炎、广泛的粪便污染、同时存在多个脏器损伤,尤其是胰腺和泌尿系损伤,以及结肠修复或吻合完整性有疑问时等。

1) 结肠造口有4种术式。
a. 单腔造口。
b. 标准式襻式造口。
c. 远端肠道关闭法襻式造口。
d. 双腔造口。
2) 应用方式主要包括以下4种,应根据损伤的部位、程度、腹腔污染程度等选择。
a. 损伤处修补或切除吻合后近端保护性造口。
b. 损伤肠管外置造口。
c. 切除损伤肠段后双腔造口。
d. 切除损伤肠段后远端关闭近端造口。

(3) 结肠外置术 对修补和吻合存在疑虑时,可将损伤结肠襻外置5～10 d,待愈合后再回纳腹腔。外置术手术操作简单,不必行广泛的解剖分离,特别对危重患者争取抢救时间有益。缺点是住院时间长、并发症多、需再次手术,有些部位如升结肠、肝曲外置困难等。

23.2.11 直肠肛管损伤

1. 损伤原因

穿透性直肠肛管损伤常见于刺伤、火器伤及同性恋经直肠性交损伤等。

2. 临床特点

(1) 直肠内粪便成形,细菌含量多,损伤后污染严重。
(2) 直肠周围为疏松结缔组织,易发生严重感染并发症。

3. 分类及诊断

(1) 腹膜内直肠损伤 临床表现同腹膜内结肠损伤。
(2) 腹膜外直肠损伤 指腹膜反折以下、肛提肌以上的直肠损伤。诊断有时并不容易,以下情况应考虑。
1) 凡下腹部、臀部、骶尾部、肛门周围及会阴部有外伤史。
2) 出现便血、腹痛、肛门坠胀、发热、血尿或尿液从肛门流出等症状。
3) 剖腹术中直肠周围、腹膜外血肿形成等。
(3) 肛提肌以下的肛管损伤 损伤部位表浅,诊断容易,应判断是否合并括约肌损伤、会阴部撕裂伤、阴道损伤等。

4. 治疗

除浅表的肛管皮肤撕裂伤可行非手术治疗外,其余肛管直肠损伤均应手术治疗,避免或控制严重感染的发生。

(1) 术前疑有直肠损伤者,手术应取截石位,便于术中行直肠乙状结肠镜检查,以及远侧直肠灌洗、骶前引流等。

(2) 应根据损伤原因、部位、伤情、就诊时间等综合选择手术方式。

1) 腹膜内直肠穿透伤　伤口较小时可双层修补，然后近侧结肠去功能性造口；肠段损伤重如毁损伤等应切除损伤段，远端关闭，近端提出腹壁造口，即 Hartmann 手术。仅在损伤后时间短、直肠空虚、损伤肠壁无明显炎症改变时行一期修补。

2) 腹膜外直肠穿透伤　对腹膜外直肠损伤应慎重选用一期修补，适应证仅为术前已行肠道准备的盆腔、会阴盆底手术中意外损伤者。

a. 去功能性结肠造口术　去功能性结肠造口是直肠损伤治疗的基本原则，可根据具体情况选择应用标准式襻式造口、远端肠道关闭法襻式造口、双腔造口、Hartmann 手术，或者经腹会阴直肠切除、乙状结肠造口。

b. 骶前引流　骶前引流用于直肠腹膜外伤口行经腹修补者、已形成肛提肌上方的直肠周围感染或脓肿时，对预防直肠破裂后的感染并发症作用不大，多不需切除尾骨。

c. 远侧直肠灌洗　远侧直肠灌洗可减少直肠内细菌的数量，但可能因灌洗液流入造成直肠周围感染，是否应用争议较大。事实上多数直肠损伤者直肠相对空虚，取截石位时大多数粪便可手法掏出，常不需直肠灌洗。如果发现直肠旁间隙有粪便，应设法灌洗清除。

d. 直肠伤口修补　腹膜内段直肠损伤应修补或切除，但腹膜外段损伤由于显露损伤困难，需游离大部分直肠，技术上有时难以达到，并可能增加感染并发症。伤口修补适应证包括：①容易显露的损伤处；②在暴露探查周围脏器如膀胱、髂内血管、阴道时，同时发现的损伤；③伴泌尿生殖系统损伤时，应修补以避免直肠尿道瘘、直肠阴道瘘发生。对于经腹途径难以显露的伤口，则不强求直接修补，只要转流彻底、感染得到控制，未经修补的直肠损伤，除毁损伤外，一般都能自行愈合。

3) 肛管穿透伤

a. 浅小的外伤只需单纯清创缝合。

b. 损伤严重，累及括约肌和直肠者，应行乙状结肠造口，仔细清创，注意保留尚未累及的括约肌，并修复已损伤的直肠和括约肌，以期尽量保存肛管的功能。

c. 对括约肌损伤应分期手术，即先去功能性乙状结肠造口；肛管及括约肌损伤处清创后修补，或在感染控制后（1～2月后）修补，并肛管成形；之后2～3月还纳造口。

d. 伤口愈合后应定期扩张肛管和直肠，防止狭窄。

e. 肛管、肛门括约肌、腹膜外直肠严重毁损伤时，行经腹会阴直肠切除、乙状结肠造口术。

23.2.12　腹部大血管损伤

1. 损伤原因

腹部大血管指腹主动脉、下腔静脉、髂总动（静）脉、髂外动（静）脉、髂内动（静）脉、门静脉、肝静脉、腹腔动脉、肠系膜上动(静)脉、肠系膜下动(静)脉及肾动(静)脉等,这些血管多位于腹腔深处或腹后壁,位置较深,或有骨盆保护,损伤较少见,主要由高速投射物、刀刃等利器致伤,一旦发生则伤势严重,腹主动脉、下腔静脉和门静脉损伤死亡率仍达33%~71%。

2. 临床表现

腹部大血管损伤由于迅猛的出血,患者多在现场死亡,少数能存活,送达医院者也往往处于重度休克甚至濒死状态。

(1)腹部穿透伤伤口大量流血、进行性腹胀和重度休克提示腹部大血管损伤。

(2)早期患者精神紧张,面色苍白,出冷汗;脉搏快速,血压下降。

(3)随后,表情淡漠,躁动,四肢冰冷,脉搏细弱,血压继续下降,呼吸浅快。

(4)随病情进展,患者逐渐昏迷,脉搏和血压均不能测得,呼吸微弱,瞳孔散大,最终心搏停止而死亡。

(5)腹主动脉损伤可出现双下肢动脉搏动明显减弱或消失。

(6)一侧髂总动脉、髂外动脉损伤,伤侧下肢疼痛,皮肤苍白,肢体冰冷,动脉搏动微弱或消失,伤肢活动受限,甚至下肢因急性缺血而迅速发生坏疽。

3. 诊断

腹部大血管损伤后,短期内即出现失血性休克,而无其他部位出血者,高度怀疑腹部大血管损伤。应立即将患者送至急救室,或直接送手术室。由于出血凶猛,病情的迅速恶化不允许进行全面检查,只有立即剖腹控制出血才有救治的可能。

4. 救治

(1)对于腹部大血管损伤的患者而言,时间就是生命,伤后6 h特别是第1 h是抢救此类患者的"黄金时间",挽救生命的关键是控制出血而不仅仅是维持血流。要使患者在最短时间内到达有效治疗机构,在心跳停止前控制住出血。不可强求血压回升、休克纠正后再手术。

(2)应经上肢静脉或颈静脉建立通道输液,经下肢静脉输液时由于液体从下腔静脉或髂静脉破裂处溢出而达不到扩容的目的,或术中一旦需阻断下腔静脉或髂静脉,下肢输液自然中断,再穿刺将耽误抢救。

(3)手术处理

1)术前准备 应留置尿管和建立足够数量的静脉管道,给予广谱抗生素。另外,至少应准备两台吸引器。对于血流动力学不稳定的患者,应快速送至手术室、完成皮肤消毒,铺单应完全暴露前胸腹壁,两侧至腋中线。

2)探查 经中线切口进腹后快速清除出血,如果出血量大、鲜红,应由助手自膈肌下缘压迫主动脉,如果操作不能在40 min内完成,应每隔20 min开放腹主动脉血流至少10 min;若在肾动脉水平以下阻断,则时间可延长。

a.腹部大血管损伤93%合并有不同程度的腹腔脏器损伤,应按先控制出血后处理合并伤的顺序。
　　b.腹主动脉损伤形成的血肿呈搏动性,动静脉瘘所形成的血肿有连续性震颤。
　　c.门静脉损伤出血通过压迫肝十二指肠韧带多可控制,确定肝动脉未受损伤后,应恢复肝动脉血流。
　　3)控制出血　最好的控制出血方法是解剖出受伤血管的远近端并加以控制。
　　a.进腹后腹腔充满血液,应自膈下阻断腹主动脉;考虑腹主动脉伤则应预先阻断膈上胸主动脉。
　　b.破口小者可指压、侧方钳闭或填塞。
　　c.缺损、横断或贯通伤时做损伤两端钳闭或束带阻断。
　　d.肝后下腔静脉大出血经填塞不能控制时,应阻断肝上和肝下的下腔静脉及肝十二指肠韧带,无法在膈下阻断者应迅速开胸,下腔静脉阻断可能因回心血量骤减而诱发停搏。切记未控制主动脉前勿冒然打开中线附近高张力的腹膜后血肿,避免招致灾难性后果。
　　4)血管结扎　是最可靠的止血措施。
　　a.肾静脉平面以下的下腔静脉、髂静脉均可结扎。
　　b.极端情况下,门静脉、肠系膜上静脉也可以考虑结扎,但可引起大量液体向第三间隙转移,需要大量补液。
　　c.髂总动脉、髂外动脉结扎可引起严重肢体缺血,应慎行。
　　d.静脉壁薄,修复比动脉难,术后易因血流缓慢而形成血栓;大口径静脉移植取材难,许多静脉如脾、左肾静脉可结扎,多数无严重并发症发生。
　　5)血管修复　包括直接修补缝合、静脉片贴补、对端吻合、自体血管移植和移植替代物等。
　　a.修整后缺损在2cm以内,或内膜完整者可端端吻合。
　　b.缺损>2cm,一段血管多处损伤及严重挫伤者应血管移植。
　　c.下腔静脉、腹主动脉、门静脉、肠系膜上血管、髂总血管、髂外血管等应力争行修补或血管移植。
　　d.有条件时,大静脉仍应争取修复。

23.3　腹部钝性伤

23.3.1　概论

1.损伤原因
腹部钝性伤可以仅累及腹壁,也可以累及腹腔内脏器,实质性脏器常发生钝性损伤,在最初数小时内腹腔内积血可仅引起轻微的腹膜炎体征。

2.致伤机制

(1)突发直接力量导致实质性脏器破裂。

(2)突然升高的腹腔内压力导致空腔脏器破裂。

(3)突然减速(或加速)导致附着点处结构剪断损伤。

3.脏器钝性伤发生率

以下脏器钝性伤发生率逐渐下降,脾、肝、肾、腹腔内小肠、膀胱、结肠、膈肌、胰腺、腹膜后十二指肠。

4.诊断

(1)腹部检查

1)由同一检查者全面检查有助于提高阳性率,醉酒、中毒、意识障碍、疼痛分散、瘫痪等可影响腹部检查。

2)钝性伤后皮肤有挫伤或擦伤。

3)腰式安全带处淤血,20%伴系膜、肠道、腰椎损伤,常见于无肩固定带的儿童。

4)40%的血性腹膜炎开始时无腹膜刺激征。

5)即使有数升腹腔内积血也可以无明显腹部扩张。

6)骨盆试验可发现伴随的骨折。

(2)直肠指诊

1)指套血迹提示结肠直肠损伤。

2)下段直肠或肛管损伤可扪及缺损等。

3)确认前列腺位置,有无尿道断裂。

4)判断肛门括约肌有无损伤,评价肛门括约肌张力。

(3)腹部平片检查 有助于发现骨折、膈下游离气体等。

(4)腹部CT检查

1)优点

a.非入侵性。

b.可定量诊断腹腔内积血,游离血液可见于肝肾隐窝、肝周间隙、脾周间隙、结肠旁沟和盆腔。

c.提供特异性诊断,敏感性达95%～100%。

d.明确损伤脏器,可见凝固血液附着于实质性脏器,称为"哨兵血凝块",常是损伤的可靠准确征象。

e.有助于量化实质性脏器损伤,指导非手术治疗。

f.明确腹膜后血肿或损伤。

g.与胸片相比,可发现少量的血胸和气胸。

h.一种体位即可诊断头颅、面部、颈部、胸部及骨盆骨折。

2)缺点

a.需要有经验的检查者。

b.在放射科,患者血流动力学可能不稳定。

c.较 DPL 需要更长的时间。

d.与必要时可在手术室检查的 DPL 和 FAST 相比,在剖腹手术前该检查将花费更长的时间。

e.对比剂有潜在的过敏反应和导致肾功能障碍的危险性。

3)禁忌证

a.任何程度的血流动力学不稳定或在放射科患者可能出现不稳定情况者。

b.已经确定需行剖腹探查术的患者。

(5)腹腔镜

1)优点

a.准确观察脏器损伤的程度,决定是否需行剖腹探查术。

b.诊断腹腔内损伤并安全地行非手术治疗。

c.对于膈肌损伤和空腔脏器损伤较 DPL 和 CT 更敏感。

2)缺点

a.气腹可能升高 ICP,增加机械做功。

b.常需要全麻。

c.观察脾脏困难。

d.要求患者血流动力学稳定。

3)并发症

a.套管安置可能引起出血或损伤。

b.合并实质性脏器或静脉损伤、建立气腹时可能发生空气栓塞。

(6)剖腹探查术指征

1)腹膜炎。

2)气腹或腹膜后积气。

3)膈肌损伤证据。

4)胃或直肠肉眼血液。

5)低血压时腹部膨隆。

6)内脏脱出。

7)阳性诊断试验结果需手术修补。

5.生命体征不稳定患者策略

(1)CT或腹部超声检查

1)发现腹腔内积液,患者仍不稳定,则行剖腹探查手术。

2)发现腹腔内积液,患者趋于稳定,根据实质性脏器损伤情况决定是否手术。

3)未发现腹腔内积液,可考虑行DPL以增加腹腔内出血检查的敏感性,注意除外其他体腔内出血的来源。

4)未发现腹腔内积液,若伴严重骨盆骨折,可考虑行盆腔血管造影。

(2)腹腔穿刺或DPL

1)穿刺阳性,则行剖腹探查术。

2)灌洗阳性而患者不稳定,未发现其他出血来源或引起低血压的原因,则行剖腹探查术。

3)灌洗阳性而患者稳定,考虑CT检查肾脏,选择实质性脏器损伤的患者作为非手术治疗的候选。

4)穿刺液和灌洗液均是阴性,寻找其他出血的原因和低血压的原因。

6.生命体征稳定患者策略

(1)腹部CT后行腹腔穿刺或灌洗

1)存在游离腹腔积液可能不是血液(如腹水)。

2)CT阴性但高度怀疑肠道损伤(如转氨酶试验或腰带征存在等)。

(2)动态腹部检查(体格检查、CT、超声等)

7.非手术治疗指征

(1)初始复苏后患者血流动力学稳定。

(2)48 h连续监测,有随时中转手术的条件。

(3)足够的ICU支持和转运设备。

(4)无腹膜刺激征,感觉功能正常。

(5)患者选择首先基于血流动力学状态,其次基于损伤解剖分级。

(6)血管栓塞造影可能改变外科手术干预的策略。

(7)所有实质性脏器损伤行非手术治疗的患者都需要住院观察、动态血细胞压积监测并进行反复的CT扫描。

23.3.2 腹壁损伤

1.临床表现

感腹壁疼痛,局部皮肤淤血或皮下血肿,压痛。轻者仅伤及腹壁组织,重者可伤及腹壁全层,甚至伴有腹内脏器损伤。

2.诊断

重点是判断有无腹内脏器损伤。单纯腹壁损伤生命指征平稳,腹痛和压痛较轻、范围局限,不伴有恶心、呕吐等消化道症状和腹膜刺激征,肠鸣音存在,并随时间病情逐渐减轻。合并内脏损伤者,除具有腹壁损伤的各种表现外,还有腹部内脏伤的表现,常伴随腹膜炎、失血性休克等。

3.非手术治疗

如能排除腹部脏器伤,可行非手术治疗,包括卧床休息、止血、抗生素应用等。

4.手术治疗

参见本书"23.2.2 腹壁损伤"。

23.3.3 肝损伤

1.损伤原因

肝脏钝性伤是由于腹部、右下胸部或腰背部受到直接钝性外力的交通事故伤、挤压、爆震或高处坠落等原因,致使肝脏受到冲击或遭到间接对冲力量作用而破裂,占肝损伤的65%。腹部钝器伤会导致广泛的肝实质破裂,主要为星状破裂和广泛而跨解剖分界的破裂,即使没有严重的合并伤,往往也会危及生命。

2.致伤机制

(1)撞击能量通过腹腔急剧的压缩变形而直接作用于肝脏,使其产生严重的相对位移和不均匀性压缩变形,致使肝脏发生撕裂性或破碎性损伤,如肝叶膈面广泛性包膜下出血纵形破裂伤等。

(2)当肝脏受到瞬时强烈挤压时,肝脏急剧变形,肝脏撞击侧和对侧局部曲率明显增大。同时又受到胸前壁和脊柱的挤压,并形成应力集中,因而容易发生破裂。

(3)腹部急剧压缩变形的同时,压力波对胸腹主动脉、腔静脉亦产生压缩及挤压,使血管内血流压力急剧增高,同时门脉系统血流压力也骤然升高,从而导致肝内毛细血管的破裂和肝脏的出血性损伤。

3.诊断

钝性伤的患者,特别是当有合并伤、伤情复杂或患者神志不清者(如同时有脑外伤),则诊断往往有困难。

(1)外伤史 凡有右下胸部或右上腹的外伤史,均应考虑肝损伤的可能。应了解致伤原因、外力作用的部位及方向。

(2)临床表现 肝损伤的主要临床表现是腹腔内出血、休克和腹膜刺激症状。当合并其他脏器伤或多发伤时,临床表现变得复杂。若仅为包膜下或实质内血肿,只表现为肝区疼痛、肝肿大或上腹肿块,而无腹内出血和腹膜炎表现。肝包膜下血肿也可因肝包膜张力过大而突然破裂,继而出现急性腹痛和腹腔内出血症状。

(3)腹腔穿刺 肝脏损伤时腹腔穿刺阳性率达89%～95%,当抽出0.1 mL不凝固血液时,即有诊断价值。但有时可出现假阳性,为避免这种情况,应做连续的不同部位的穿刺。包膜下血肿时则可阴性。

(4)DPL 若腹腔穿刺尚不能诊断而临床怀疑腹内脏器损伤,可行DPL。

(5)超声检查

1)肝脏挫伤表现为局限性增强回声,边界欠清楚,内部回声分布不均匀。

2)肝包膜下血肿表现为肝脏增大,肝边缘处可见液性暗区或低回声区。

3)肝脏断裂伤表现为条状不规则性液性暗区,裂口表浅者仅可见肝包膜回声中断或不规则,对于表浅的肝裂伤,尤其是裂口位于膈顶部时,超声不易显示裂口的直接征象,而仅见腹腔积血时,应建议CT扫描。

(6)CT检查 具有高度敏感性和特异性。

1)急性包膜下血肿在横断面CT平扫上表现为新月形或双凸透镜状高密度影,边界清楚。

2)肝实质内血肿多表现为不规则形高密度影,比正常肝实质密度高,边界模糊,随时间延长,其密度可逐渐减低。

3)肝实质断离或肝实质梗死分别表现为单一或多发的线样、不规则形或扇形的低密度区,边缘模糊,增强后一般不出现强化表现。

(7)选择性肝动脉造影检查 对肝损伤的诊断与治疗有重要意义,它能明确肝内血管损伤的部位和程度。

1)肝血管破裂表现为造影剂外溢。

2)血管断裂或闭塞还可表现为肝实质呈尖端指向肝门的楔形充盈缺损。

3)肝实质断裂或有血肿时,可见充盈缺损和裂缝或血管受压移位。

4.非手术治疗

在适当选择的患者,非手术治疗可获得90%的成功,尤其是儿童,指征包括:

(1)神智意识清醒,有条件严密观察病情变化和重复检查;

(2)无中、重度的休克表现,血流动力学较稳定或经补液治疗后便趋稳定;

(3)CT扫描提示Ⅰ～Ⅱ级肝损伤,腹腔内游离液体少;

(4)无明显的腹膜刺激征,或仅限于右上腹,无其他腹腔内脏器损伤的证据;

(5)在观察期间,Hb24 h内不低于90 g/L,输血量不超过4个单位,凝血功能正常。

5.手术治疗

(1)手术适应证

1)经输血输液800～1 000 mL血流动力学仍不稳定。

2）合并腹内其他脏器伤。
3）有腹膜炎表现。
4）血肿出血量超过 250 mL。
5）检查发现血肿进行性增大。
6）非手术治疗中血流动力学突然发生改变。
7）血肿继发感染而形成脓肿。

(2) 手术方式　根据肝损伤的部位、程度及病理分型，采用不同的处理方法。

1）阻断肝门　入腹后，迅速清除局部血块及积血，明确腹内脏器损伤情况后，对肝损伤用盐水纱布垫填塞伤处暂时止血，如出血多可暂时用左手拇指和食指捏住肝十二指肠韧带中的肝动脉和门静脉，也可采用细尿管、乳胶管或套有橡皮管的弯肠钳等扎住或夹住肝蒂，做暂时性阻断肝门血流以控制出血。阻断的时间，在常温下一般为 15～20 min。在暂时止血情况下，应立即采取有效的止血方法。

当肝创面出血用局部压迫和阻断肝门都不能有效控制时，应怀疑有主肝静脉或肝后下腔静脉破裂。

2）缝合止血法　适用于浅表性肝裂伤而无活动性出血者。

3）填塞止血法

a.可吸收材料填塞　常规处理后创面仍有广泛渗血或出血不止者，可用大网膜、明胶海绵、可吸收止血纱布、纤维蛋白胶填塞止血。

b.纱布填塞法　作为控制损伤的一种有效手段或暂时控制出血的措施常被采用。若患者生理状态恢复稳定，应于 48～72 h 内取出纱布，若发生再出血则需行确定性手术止血。

4）肝创面血管和胆管结扎法　当肝创面有活动性出血，如能找到血管和胆管断端，将其结扎，是最有效的止血方法。若血管和胆管断端都已缩入肝组织内，可做分离找出断端——结扎。若寻找血管和胆管确有困难，可在肝创面做"8"字缝合。

5）清创性切除术　指清除外伤造成的失去活力、脱落、毁损的肝组织，并直接在创面上止血。多应用于周围型肝损伤。

6）不规则性肝切除术　适用于肝门裂伤或肝多发性裂伤等造成的部分肝组织坏死，同时无法止血时。方法是在肝门血流阻断后，迅速以指捏法或钝性分离法离断受损的肝组织，肝实质内的管道分别结扎，肝断面可予缝合或大网膜覆盖，留置双套管负压引流。

7）规则性肝切除术　可能会牺牲过多健康的肝组织，且手术复杂，仅用于严重肝破裂或贯通伤。生命体征平稳，无凝血障碍，则可根据损伤范围及程度，行肝叶、半肝或肝三叶切除。

8）肝动脉结扎　适用于广泛性肝包膜下血肿、肝创面弥漫性出血、凝血机制障碍时。但对大块的失活肝组织、肝静脉或肝后下腔静脉损伤无效。结扎肝动脉时，应争取选择性地结扎肝左或肝右动脉,尽量避免结扎肝固有动脉。

9)肝静脉和肝后下腔静脉损伤的修补　肝静脉与肝后下腔静脉损伤是肝损伤最危险的合并伤,常因大量失血或空气栓塞,使患者伤后早期死亡。发生率约占肝损伤的10%,其死亡率高达30%~100%。术中阻断肝门入肝血流后,肝后方、小网膜腔、肝创面仍然出血不止者,应考虑为近肝静脉损伤。在血源困难,技术条件不具备,术野显露不良的情况下,切忌强行翻动肝脏,探查出血处,以免造成更大的血管撕裂伤。可根据情况采用直视下缝合修补损伤处、阻断全肝血流缝合修补损伤处、腔静脉内分流后缝合修补损伤处等方法。

10)门静脉损伤的处理　门静脉主干一旦损伤,应尽量做修补或吻合,若静脉壁缺损较大则应做血管移植。若修复门静脉困难很大,在肝动脉供血正常的情况下,可结扎门静脉主干,近端做门腔静脉吻合术。

23.3.4　肝外胆道损伤

1.损伤原因

肝外胆道可因腹部受到直接钝性外力的撞击、挤压、交通事故、爆震或高处坠落等原因,受到冲击或遭到间接对冲力量作用而破裂;或由于快速减速产生强大的剪力所致,胆囊可从肝脏胆囊床上撕脱等。

2.诊断

单独发生肝外胆管损伤的情况虽然较少见,但也最容易造成临床上的漏诊或误诊。从损伤胆管中溢出的未浓缩胆汁对腹膜的化学性刺激较小,临床症状轻微,缺乏典型的腹部体征;而由胆囊溢出的浓缩胆汁造成的腹痛起初剧烈,但数小时后可因大网膜的包裹局限等原因而有所减轻,故患者经常被延迟到受伤后几天,甚至于几周后至出现发热、黄疸、腹水、陶土样便等症状时才被诊断。因此,患者有腹部外伤史,又高度怀疑肝外胆道损伤时,应及早进行腹部CT、B型超声、ERCP等辅助检查,及早明确诊断。

胆管挫伤可因瘢痕收缩,引起迟发性胆道狭窄,发生时间一般在伤后2~3周者较为多见,也有发生在6周以上者。临床表现为黄疸、腹痛、胆管炎、纳差、消瘦。行CT、ERCP、PTC、磁共振胆胰管造影等检查常可发现胆总管中下段狭窄闭塞。若能结合外伤史多能明确诊断。

3.手术治疗

胆囊钝性伤通常采用胆囊切除术,胆管损伤术式选择则要根据患者的全身情况、损伤部位和性质决定。对于血流动力学稳定、术野清洁的患者,在术中即可行彻底性手术治疗。而患者一般情况差、受伤时间长、腹腔污染重或技术力量不足以完成一期缝合术时,最好先行清创、近端胆管外引流,延期二次手术。

(1) <管壁周径1/2的胆管裂伤　治疗应包括缝合损伤的管壁、放置T管外引流。

(2) 胆管部分断裂或缺损不大者　可酌情选用脐静脉、胆囊、带血管蒂的胃或空肠浆肌瓣修复，并加用内支撑。

(3) 复杂性胆管损伤　一般采用胆肠吻合术。

1) 基本原则

a.彻底清创。

b.解剖显露清楚。

c.无张力的重建。

d.黏膜对黏膜的单层吻合。

e.放置T管支撑引流。

2) 手术方式

a.肝管空肠吻合和胆囊切除术　适应于肝总管的复杂损伤。

b.胆总管空肠吻合术　适应于复杂的胆总管损伤。

c.胆总管十二指肠吻合术　常用于远端胆总管损伤。

d.胆囊空肠吻合和胆总管结扎术　远端胆总管损伤时可应用，但也不被提倡。

23.3.5　胰腺损伤

1.损伤原因

胰腺钝性伤主要见于撞击伤和挤压伤，如交通事故伤等。在外力较大时，特别是在伤者无防备的情况下，腹壁肌肉无自卫性收缩时，暴力可直接作用于胰腺，导致胰腺直接挤压伤；汽车驾驶员在撞车或紧急刹车时，上腹部在无防备的情况下撞在方向盘上，是常见的胰腺闭合性损伤致伤形式。胰腺钝性伤时常伴发肝脏(36%)、脾脏(30%)、肾脏(18%)、结肠(18%)及大血管损伤。

2.致伤机制

(1) 外力直接作用于脊椎右侧，使胰头部损伤，并常有肝脏上移、裂伤，胃十二指肠动脉撕裂，结肠下移，大网膜及结肠中动脉、结肠右动脉撕裂或断裂。

(2) 暴力直接作用于正中上腹，致胰腺完全或不完全断裂。胰腺裂伤的部位在其背侧或腹侧，可无其他组织损伤。

(3) 外力直接作用于脊椎左侧，造成胰尾挫伤或撕裂伤，也常伴有脾损伤。故了解外力的方向有助于判断胰腺损伤的部位。

3.诊断

(1) 上腹部钝性伤的患者，要了解外力的性质，作用方式和作用部位等。

(2) 体格检查　注意有无腹膜刺激征、腰部压痛等，但无特异性，临床上如损伤机制相符，上腹部存在不同程度的触痛，都要怀疑有胰腺损伤，应反复仔细检查腹部体征。

(3)淀粉酶测定

1)血、尿淀粉酶升高时应怀疑有胰腺损伤。

2)持续性及进行性的血、尿淀粉酶升高对胰腺损伤诊断更有意义。

3)血清淀粉酶在伤后12～24 h多有明显的升高，一般在伤后48 h以后常可下降至正常。

4)尿淀粉酶在伤后12～24 h可逐渐升高，持续时间较血清淀粉酶长。

5)腹腔穿刺或行DPL并测定腹腔液的淀粉酶值，对诊断胰腺损伤有较高的诊断价值。应该注意十二指肠损伤及上消化道其他部位的穿孔，这些部位的损伤也可因肠内容物流入腹腔而引起血和腹腔穿刺液淀粉酶升高；面部受伤及近期饮酒的患者其血淀粉酶也可能升高。

6)血清淀粉酶正常并不能除外胰腺损伤。

(4)超声检查　有助于明确胰腺周围液体积聚、是否存在假性胰腺囊肿等。

(5)CT检查　CT对胰腺损伤有较高的诊断价值，可明确伴随的十二指肠损伤、胰腺肿胀、胰脾间积液，以及胰腺形态异常。高度怀疑胰腺损伤，但又尚无手术指征的患者，首先应考虑行CT检查。CT检查尤其适用于诊断12～24 h后的胰腺损伤和胰腺损伤术后的晚期并发症。

(6)DPL　广泛用于腹部钝性伤中，当患者有明显的胰腺损伤时，其灌洗液淀粉酶含量增加。但对于胰腺等腹膜后损伤，阳性率并不高。

(7)内镜逆行胰胆管造影(endoscopoc retrograde cholangiopancreatography, ERCP)可显示主胰管损伤，造影剂由胰管外溢或聚集成团，而主胰管损伤是腹部探查的绝对指征。但在临床上应用较少，多数情况下，患者手术指征明显，或行CT检查，仅在少数怀疑有胰管损伤的患者，有助于决定是否手术。

4.剖腹探查术

(1)手术指征　对于是否有胰腺损伤或胰腺损伤的部位、程度，术前多难于作出诊断和准确估计。因此，除伤情较轻，又无明显腹膜刺激征的患者可行保守治疗外，凡高度怀疑有胰腺损伤，又有明显腹膜刺激征，而患者的情况又不允许做过多的检查和观察等待，或已明确腹部有其他脏器损伤者，均应积极地施行剖腹探查术。

(2)胰腺损伤的探查参见本书"23.2.5　胰腺损伤"。

5.手术治疗

具体手术方式参见本书"23.2.5　胰腺损伤"，主要原则包括以下5个方面。

(1)胰腺创面严密止血　清除坏死胰腺组织后，对胰腺的出血点应用细丝线做与创面平行的间断褥式缝合，注意缝线打结不能过紧，缝合时不宜过深，以免误伤主胰管导致胰瘘、损伤性胰腺炎等。一些浅表的渗血或小出血点可用电凝止血或热盐水纱布压迫止血。

（2）切除失去生机的胰腺组织　彻底清创以及尽可能多地保留胰腺功能在术中必须兼顾，若清创不彻底，遗留已失去生机的胰腺组织，术后可能发生胰瘘、胰周脓肿等并发症。当胰腺损伤严重，需切除部分胰腺时，应考虑到胰腺内、外分泌功能的保护。当两者不能充分兼顾时，彻底清创和切除已失去生机的胰腺组织，对于防止术后发生致命的胰瘘和胰周脓肿等并发症更为重要。

（3）胰周充分引流　严重的胰腺损伤，大量胰液、十二指肠液等可致腹腔及腹膜后严重渗出和炎症，术后发生腹腔积液、继发感染和胰瘘，另外手术可能遗漏的小的胰腺裂伤也常导致胰瘘、胰腺假性囊肿或脓肿等严重并发症。因此，充分有效的腹腔及胰周间隙引流，是保证胰腺损伤治疗效果、防治并发症的关键措施之一。引流虽不能防止胰瘘，但可以减少胰液在胰周的积聚，减轻胰液对自身组织的消化腐蚀，可以预防腹腔内的严重感染及胰周脓肿和胰腺囊肿的发生，并可使小的胰瘘早日封闭，免除再次手术。

根据胰腺损伤的部位、程度及所采用的术式，可应用一根或多根引流管。负压封闭引流（vacuum sealing drainage，VSD）可使胰周液体积聚减为最少，有效地减少了胰瘘和感染并发症。

（4）严重胰腺损伤时应附加胆道引流术　严重胰腺损伤手术后，为防止胆汁逆流于胰管内激活胰酶，诱发外伤性胰腺炎，可行胆总管T管引流术，使大部分胆汁经旁路引出体外，可减少胰液的分泌，有利于胰腺损伤的愈合。

（5）正确处理其他脏器和血管合并伤　胰腺损伤常合并有肝、脾、空腔脏器及大血管的损伤（如门静脉、肠系膜上静脉、脾静脉、下腔静脉及肝动脉等），手术时首先进行快速有效的止血，行损伤血管的结扎或修补、肝脾破裂的修补或切除等。然后处理对于腹腔污染较重的空腔脏器破裂，最后再处理胰腺损伤。

23.3.6　脾损伤

1.损伤原因

多见于平时，由于腹部、左下胸部或腰背部直接受到钝性外力的撞击、挤压、暴力打击、高处坠落等原因致使脾脏受到冲击或遭到间接对冲力量作用而破裂；另外，冲击伤（气浪或水波）或汽车安全带综合征等，受伤部位虽在左肩、右腹、足和臀部等，但其形成的冲击外力可传导至脾脏致其损伤。在腹部钝性伤中，脾脏破裂发生率居腹内脏器损伤之首位，约占40%～50%。脾脏破裂可发生在多发伤或复合伤中，其伤情多严重复杂，常伴危及生命的大出血、休克、心跳骤停以及其他严重的生理功能紊乱等。脾脏钝性伤的死亡率为5%～15%，合并其他脏器损伤为15%～40%。

2.诊断

脾脏破裂的诊断主要应以临床表现、体征,并结合几项必要的化验检查为主。只有在患者血流动力学稳定的情况下,方可酌情选用有关的辅助检查,如超声、CT等。

(1)外伤史 凡是腹部伤或邻近脾脏的胸腹部钝性伤,都应想到有脾脏损伤的可能,特别是左季肋部或左上腹部伤、左下部肋骨骨折、腹腔内出血或失血性休克者。

(2)临床表现 被膜下或实质内血肿,只表现为脾区疼痛、脾肿大或左上腹肿块,而无腹内出血和腹膜炎表现。若疼痛逐渐加剧时应警惕被膜下可能还在继续出血,有可能因脾被膜张力过大而突然破裂,继而出现急性腹痛和腹腔内出血症状。腹腔积血和脾损伤时可出现左肩部疼痛,即Kehr's征。

(3)腹腔穿刺和DPL 腹腔穿刺多选择左下腹,抽出暗红色不凝固血液时,即有诊断价值。DPL时灌洗液红细胞>0.1×10^{12}/L时有诊断价值。

(4)X线检查 可显示肋骨骨折(左第9~10肋);左膈肌升高,运动受限(透视时);脾脏阴影扩大,胃泡向内移位,胃大弯呈锯齿状;结肠脾曲受压、下降移位等。

(5)超声检查 可及时诊断脾损伤的程度、估计腹腔内出血量。超声显像一般不易显示脾损伤破裂口,但可根据脾脏血肿及腹腔内积血,并结合外伤史判断脾损伤的存在。

1)脾破裂表现为脾包膜回声明显不规则或连续性中断、局部回声模糊,或有局限性无回声区,严重破裂者脾脏失去正常轮廓。

2)脾实质内血肿表现为实质内有圆形或不规则形无回声或低回声区,且有杂乱的分隔光带及网眼,血肿边缘多不整,无囊壁回声。

3)脾包膜下血肿表现为脾实质边缘与包膜之间出现条带状或梭形无回声区或低回声区。

4)腹腔大量积血可探及无回声区。

(6)CT检查 平扫和增强CT扫描诊断脾损伤的敏感性和准确性达95%。

1)脾内血肿表现为稍高密度和等密度影,呈圆形或不规则形,对于等密度血肿应做增强扫描才能显示,因为正常脾实质增强后出现明显强化,而血肿则无强化呈低密度影,两者存在明显密度差异。

2)脾撕裂则表现为脾边缘裂缝,外形不完整或模糊,脾周血凝块的发现可准确地诊断脾撕裂的存在。

3)脾包膜下血肿可见沿脾边缘呈圆形突出的等密度或稍高于脾密度的阴影,多需增强扫描才能识别,当初次CT扫描阴性时应密切观察,并定期做CT复查,以避免遗漏延迟性脾破裂的诊断。

(7)选择性脾动脉造影 是诊断、治疗脾损伤的有效方法,临床应用少。

1)当脾破裂时可出现脾动脉阻塞,导致脾楔形梗死,而且可见到无血管区,此外可见造影剂外溢,脾轮廓显示不清。

2)脾包膜下血肿表现为脾影增大,脾实质受压,脾内血管拉直。

3)当脾内有血肿时,可见脾内动脉小分支闭塞,血肿区无血管分布,偶尔可见造影剂外溢或静脉早期显影。

4)明确为脾破裂出血,即可同时行脾动脉栓塞术,以达到止血的目的。

3.非手术治疗

在成人或儿童中恰当选择的患者,非手术治疗成功率超过90%。

(1)适应证

1)血流动力学稳定,是最重要的指标,输血在400~800 mL以内,其他适应证可以适当放宽。

2)AIS分级标准为Ⅰ~Ⅱ级。

3)B超和CT监测血肿未扩大,腹腔内游离液体少,或脾动脉造影无或极少量造影剂外溢。

4)诊断明确的单纯脾外伤,排除腹腔内其他脏器损伤。

5)排除病理性脾,无凝血功能障碍。

6)患者年龄<50岁。

7)具备随时中转手术治疗的条件。

8)具有重症监护病房(ICU)或相应监护条件。

(2)方法

1)有效监测 通过各种监测手段,评价病情进展、治疗效果及预后。

a.脉搏应不超过100次/min。

b.收缩压不低于90 mmHg。

c.尿量不少于30 mL/h。

d.CVP应维持在正常范围内。

e.动态检测血常规、血电解质、肾功能及凝血功能。

f.定期复查B超、CT。

g.必要时可行脾动脉造影检查。

2)一般治疗

a.绝对卧床,限制活动。

b.禁饮食。

c.腹胀明显者应持续胃肠减压。

d.48~72 h后逐渐恢复饮食。

e.积极治疗咳嗽等腹压增加症状。

f.维持水、电解质和酸碱平衡。

g.输血量24 h内一般不应超过400～800 mL。

h.应用广谱抗生素预防感染。

i.应用H_2受体阻滞剂预防应激性溃疡。

3)止血药物的应用 给予止血敏、止血芳酸、立止血、生长抑素等。

4)脾动脉栓塞

a.可大大减少脾灌注量,但胃短动脉、胃左动脉及胃网膜左动脉分支的侧枝循环仍能保留脾脏的血供,从而保留脾脏的功能。

b.超选择性脾动脉造影时,根据造影剂外溢阴影大小判断损伤程度,根据损伤的程度和范围可决定脾动脉主干栓塞或部分脾栓塞。

c.栓塞材料包括明胶海绵、硅橡胶、不锈钢圈、组织黏合剂、无水乙醇、自身凝血块等,其中明胶海绵最为常用。

d.脾动脉主干栓塞止血更确切有效。

(3)再出血

1)经保守治疗止血一段时间后再次出血,常由起床活动或咳嗽等因素诱发。

2)临床表现为突发腹痛,伴有血流动力学指标变化,类似于初发脾破裂,但程度往往较轻。

3)伤后3～5 d的再出血多因脾裂伤累及较大血管或伤口坏死组织脱落所致,出血量较大,常需手术处理。

4)而发生在保守治疗一周后的再出血,因裂口处及脾周已有粘连,限制了出血量,一般出血较少,腹痛也会较局限,经保守治疗仍可治愈,不必急于手术。

(4)中转手术指征

1)腹痛程度加剧,范围扩大,出现腹膜刺激征者。

2)输血量24 h内超过每千克体质量40 mL,血流动力学指标仍不能稳定者。

3)监测过程中血细胞比容稳定24 h后又下降0.06以上,或降至0.25者,输血800 mL不能迅速纠正者。

4)监护期间发现合并有腹腔内其他脏器损伤者。

4.手术治疗

入腹后直视下,控制脾破裂出血后,根据脾损伤的严重程度确定手术方式,遵循"抢救生命第一、保留脾脏第二"的原则。

(1)纤维蛋白黏合胶止血 适用于脾被膜下血肿、被膜撕裂伤或浅表的脾实质裂伤。清除血块后直接将纤黏胶喷洒或涂敷在脾创面上,再加压3～5 min即可止血或使被膜与脾实质重新黏合,多不需要游离脾脏,其操作使用简便,止血效果可靠。

(2) 脾缝合术 用于破裂伤口较浅者。控制脾蒂,清除血凝块和失去生机的组织;必要时游离脾脏提出切口外;结扎或缝扎破裂口内的活动性出血;破裂口可用肠线或可吸收缝线,做"8"字或水平褥式缝合;可用带蒂网膜填塞伤口、应用纤黏胶或行脾动脉结扎等。应注意避免越缝裂口越大或因缝得广而深致血运障碍,不得不进行脾切除。

(3) 脾网罩包裹术 用于重度脾破裂者,如一个或多个深及脾实质扩展至被膜的裂伤,脾脏呈分叶状裂口,脾实质出血等情况时。常用可吸收的薇乔网片,先完全游离脾脏,修剪网片使其有一个脾动静脉能穿过的小窗,使脾脏被可吸收的包裹织物从各游离缘包裹。可应用止血药物控制局部出血,如仍有某些部位出血,通过包裹网可持续局部加压。如出血仍不止,则需部分或全脾切除。

(4) 脾动脉结扎术 多用作其他保脾手术的辅助方法,如脾缝合术、部分脾切除术时应用。脾动脉结扎后,尚有胃左血管和胃网膜左血管等侧枝循环,可保证脾脏血供及功能。故脾动脉结扎时务必保留胃短动脉和胃网膜左动脉,结扎脾动脉宜在距离脾门 4~5 cm 处。脾动脉结扎后,裂口出血减少,张力下降,填入明胶海绵,缝合数针即可。阻断或结扎脾动脉后若脾脏颜色变紫变暗,则应行全脾切除术。

(5) 部分脾切除术 适用于脾脏上极或下极的严重损伤,患者全身情况较好,生命体征平稳,无严重致命合并伤及严重污染性合并伤。包括不规则部分脾切除和规则性部分脾切除术。切除的范围可分为脾上、下极切除,半脾切除,节段性脾切除和次全脾切除术等。切除的脾不能超过 2/3,最好控制在 30%~50% 范围内,且保留的脾组织要有良好的血供,才能有效维持脾脏功能。

(6) 全脾切除术 严重脾损伤时,为挽救患者生命,宜果断施行脾切除术,止血彻底可靠,手术操作也不复杂。全脾切除后,自体脾片移植是弥补脾功能的简单有效的方法,适用于全身情况允许、腹腔内无污染及非病理脾脏时,常用去被膜小脾块大网膜前后间隙内移植。全脾切除术适应证包括以下 4 条。

1) 全脾破碎无法修补。

2) 脾脏血管完全断裂,失去血供。

3) 合并腹内脏器损伤,生命体征不稳定或有颅脑外伤等,需尽快止血处理并结束手术者。

4) 缝合术等不能有效止血或失败者。

23.3.7 胃损伤

1.损伤原因

由于有肋弓保护,活动度较大,且肌层组织富有韧性和弹性,腹部钝性伤时胃很少受累,仅占 0.4%~1.7%,多见于胃膨胀时。

2.临床表现

与其损伤的范围、类型和合并脏器伤的情况有关。

(1)不完全性胃撕裂,如浆膜或浆肌层裂伤、黏膜裂伤,可无明显症状。

(2)完全性破裂,则伤后可立即出现剧烈腹痛,恶心呕吐,腹部存在压痛、反跳痛,腹肌呈板状,肝浊音界消失,肠鸣音减弱或消失。

(3)半数以上患者出现呕血、柏油样大便,或胃管引流出血液,提示胃黏膜损伤。

(4)由于腹胀、腹式呼吸消失、膈肌抬高,患者出现呼吸短促;在合并膈肌破裂及食管撕裂者,常存在纵隔气肿、液气胸,出现颈部、上胸部气肿和严重呼吸困难。

3.诊断

钝性闭合性胃损伤者,除胃黏膜撕裂伤可借助胃镜检查确诊外,多在术中确诊。必要时,站立位 X 线片和腹腔穿刺有助于诊断。

4.治疗

凡考虑胃损伤者,应立即给予胃肠减压。胃黏膜撕裂出血者,如出血量小、未合并其他脏器损伤者,可禁食、降酸、止血,冰盐水洗胃,给予胃黏膜保护剂等,并严密观察。若出现腹膜刺激征、休克、胃管内抽出大量血液等,应及时手术。

(1)剖腹探查术　参见本书"23.2.7 胃损伤"部分。

(2)手术治疗

1)胃黏膜撕裂出血应采用胃壁切开,直视下缝扎止血。

2)胃壁血肿可切开血肿处浆肌层,清除血肿,缝扎止血,再缝合浆肌层。

3)胃全层裂伤处理参见本书"23.2.7 胃损伤"。

23.3.8　十二指肠损伤

1.损伤原因

少数由钝性伤引起,以交通事故伤中司机腹部受方向盘撞击、坠落伤等常见,损伤的部位多在第二、三部(3/4 以上)。

2.致伤机制

(1)由于暴力直接作用将十二指肠碾轧于脊柱上。

(2)由于暴力,引起处于紧闭状态的幽门与屈氏韧带之间的十二指肠闭襻内压力骤升而发生胀裂。

3.临床表现

(1)十二指肠肠壁血肿　较为少见,多数为儿童受轻微暴力,如自行车把、足球撞击腹部和腹部遭受拳击、脚踢等致伤,常在伤后 24～48 h 内出现厌食、恶心、呕吐,感上腹及脐周围疼痛,有压痛和局限性包块。少数出现黄疸,说明血肿波及十二指肠乳头区域。

(2)腹腔内十二指肠破裂 较常见。伤后出现右上腹剧烈刀割样疼痛、恶心呕吐,腹痛迅速漫延到整个腹部,呈现持续性钝痛,甚至休克。查体有上腹或全腹部压痛、反跳痛及腹肌呈"板状",肝浊音界缩小或消失,肠鸣音减弱或消失等。

(3)腹膜后十二指肠破裂 主要表现为上腹和右腰部疼痛,疼痛向肩胛、会阴及大腿内侧放散,少数患者可以出现右侧睾丸疼痛和阴茎异常勃起。常伴恶心呕吐,呕吐物可呈血性。查体右上腹和脐周围压痛,伤后早期一般无反跳痛、腹肌紧张;一旦后腹膜破裂,可呈现典型的腹膜刺激征。早期右侧肋脊角局限性压痛,以后沿腰大肌的内侧缘呈广泛的压痛和叩击痛。少数患者由于腹膜后积聚的十二指肠液体及气体的弥散,可出现颈部、上胸部和腋下皮下气肿,或盆腔腹膜后气肿。

4.诊断

(1)根据上腹部外伤史,结合伤后临床表现,如上腹疼痛,伴有恶心、呕吐,或右腰疼痛,伴肩胛区、会阴、大腿内侧放射性疼痛,睾丸疼痛、阴茎异常勃起和右脊肋角或腰大肌内侧缘有叩痛、压痛者等,应高度怀疑十二指肠损伤。

(2)钝性伤所致的腹膜后十二指肠破裂诊断较困难,其早期症状体征多不明显,伤后往往有一段相对的缓解期,甚至经剖腹探查术,漏诊率仍达25%~30%。

(3)X线检查

1)十二指肠肠壁血肿腹部平片可以显示血肿以上十二指肠肠腔充气、扩张,十二指肠充气阴影突然中断和肠腔内肿块阴影等。

2)上消化道碘水造影可见"弹簧样"十二指肠黏膜,为十二指肠环形黏膜皱襞水肿增厚的结果。

3)腹膜后十二指肠损伤腹部平片见腹膜后间隙、膈肌脚、右肾周围和第一腰椎前有积气征象,肾脏阴影则更为清晰,但腰大肌阴影常较为模糊。

(4)CT检查 表现为十二指肠后方有渗液及血肿所形成的软组织密度肿块,并可见消化道造影剂通过中断,肠腔外气体和液体积聚等。

5.剖腹探查术

十二指肠钝性伤除少数血肿可行非手术治疗外,多数需行手术治疗。十二指肠探查适应证及方法参见本书"23.2.8 十二指肠损伤",注意以下4点。

(1)外科医生应提高对本病的认识和警惕性。

(2)手术野有良好的显露,并按顺序全面探查腹腔内脏。

(3)根据前述征象,必要时完整探查十二指肠。

(4)压迫十二指肠远侧有助于发现十二指肠穿孔。

6.手术处理

十二指肠损伤特殊处理方法及全层破裂处理参见本书"23.2.8 十二指肠损伤"。

(1) 十二指肠肠壁血肿
1) 在血肿下缘做横切口,清除血肿,缝扎止血,缝合浆肌层,十二指肠旁留置引流。
2) 注意勿在肠壁血肿正中切开浆膜层或浆肌层,避免做垂直分离,以免分破黏膜层,污染腹腔和增加形成十二指肠瘘的危险。
3) 伴有黏膜撕裂和黏膜坏死者,可行血肿切除,参照十二指肠破裂处理。
(2) 十二指肠壁挫伤
1) 对组织生机有疑虑,直接单纯缝合恐难愈合时,可切取带蒂胃浆肌层组织片、带蒂空肠浆肌层组织片予以覆盖加固修补缝处。
2) 或选用一段空肠襻,将空肠浆肌层直接贴附在十二指肠损伤修补处,并缝线固定。

23.3.9 小肠损伤

1. 损伤原因
小肠钝性伤占腹部损伤的 5%～15%。
2. 致伤机制
(1) 撞击、碾压等钝性伤,由于暴力直接撞击腹部中央时,小肠中段易被挤压于脊柱上而破裂。
(2) 坠落和摔跌等钝性伤,以剪切和撕扯形式的强大间接暴力,常引起相对固定的肠段,如空肠起始段和回肠末段的损伤。
3. 诊断
小肠钝性伤的临床表现,取决于损伤的严重程度、合并脏器损伤的情况,以及伤后的就诊时间等。
(1) 症状
1) 首先出现腹痛,早期局限于受伤部位或受伤小肠所在的部位,如果肠内容物外溢可出现全腹疼痛。
2) 部分患者腹痛可有数分钟到数小时的暂时缓解或消失,即所谓"间歇期"。
3) 常伴恶心、呕吐和腹胀。
(2) 体格检查
1) 查体有腹部压痛、反跳痛及腹肌紧张,程度则取决于小肠损伤、内容物外溢多少以及腹内其他脏器损伤的程度。
2) 伤后早期肠鸣音消失或减弱,不久即可恢复,若不恢复说明腹腔损伤严重,或腹膜炎。
3) 肝浊音界消失或缩小。
(3) 腹腔诊断性穿刺或腹腔灌洗 有助于诊断。
(4) 腹部立位或侧卧位 X 线平片 可出现气腹征象。

(5) CT检查

1) 小肠壁增厚。

2) 肠襻间积液。

3) 系膜"划线"征。

4) 口服造影剂外溢。

5) 肠道有高密度凝块附着(哨兵块)。

6) 腹腔内积气,50%的肠道损伤缺乏。

4.剖腹探查术

小肠及其系膜损伤,一经确诊应立即手术治疗。剖腹探查术参见本书"23.2.9 小肠损伤"。

5.手术治疗

小肠的血运良好,愈合能力强,允许做相当部分的切除,常预后较好。其处理方式根据其损伤程度、数目、相隔距离及部位而定。全层破裂参见本书"23.2.9 小肠损伤"部分。

(1) 肠壁挫伤 肌层及小肠全层的挫伤,虽无穿破但必须处理。

1) 小的挫伤或肠管横向挫伤,可做浆肌层缝合包埋挫伤处。

2) 片状挫伤,包埋缝合可致肠管狭窄或梗阻时,需行肠切除术。

(2) 小肠不完全性撕裂 可直接缝合撕裂处。大的撕裂或纵行撕裂修补后易致肠管狭窄时,应行切除吻合。

(3) 肠壁血肿 应切开探查,清除血肿、止血后缝合浆肌层。

(4) 小肠系膜损伤

1) 应根据具体情况决定,处理时既要妥善止血,又要避免缝扎尚未受累的血管。

2) 系膜挫伤及系膜撕裂伤无系膜血管出血者,可不必处理。

3) 肠系膜小血肿、无增大趋势、相应肠管无坏死征象的可不作处理。

4) 若血肿位于肠管系膜缘,应切开血肿探查有无肠壁损伤。

5) 大的血肿,应切开清除积血并彻底止血。

6) 肠系膜撕裂、出血,应及时止血。

7) 下列情况应行肠切除

a. 系膜损伤导致小肠血供障碍者。

b. 小肠系膜缘破裂,修补缝合困难者。

c. 肠系膜与肠管剥脱超过3 cm者。

d. 严重挫伤合并系膜血管损伤者。

23.3.10 结肠损伤

1.损伤原因

结肠钝性伤少见,主要由交通事故伤引起。

2.诊断

(1)由于结肠内容物对腹膜无剧烈化学刺激,且流动性小,扩散慢,故早期症状局限而隐蔽,早期诊断困难,至腹腔或严重腹膜后感染出现时,诊断则较容易,但已丧失早期治疗的机会。

(2)应仔细询问病史,注意伤后腹痛、便血情况等。

(3)查体时注意有无腹膜刺激征、肝浊音界改变等,直肠指诊指套有血迹提示结直肠损伤。

(4)腹部平片部分可见膈下游离气体,但禁忌行钡灌肠检查。

(5)腹腔穿刺、腹腔灌洗和腹腔镜检查有助于诊断。

(6)腹膜后损伤患者B超、CT可显示结肠后积液,腹膜后积气,腰大肌阴影模糊。

(7)结肠损伤的确诊多在剖腹探查术中作出。

(8)战争条件下结肠损伤的漏诊率高达54%～58%,以结肠腹膜外部分多见,原因包括由于多发伤掩盖结肠伤、早期无明显表现等。

3.结肠钝性伤的探查和处理

参见本书"23.2.10 结肠损伤"部分。

23.3.11 直肠肛管损伤

1.损伤原因

由于有骨盆保护,直肠肛管钝性伤较少见,多数为骨盆骨折引起的继发性损伤。

2.诊断

(1)直肠腹膜内破裂的临床表现同腹膜内结肠损伤。

(2)腹膜反折以下直肠损伤后腹痛不明显,可无腹膜炎表现。主要表现为肛门出血、会阴部、肛门或下腹部疼痛,或里急后重、肛门坠胀等,有时直肠出血或局部疼痛是惟一症状。若损伤同时累及膀胱、尿道,尿液和粪便即会互相沟通而排出。

(3)腹膜外直肠钝性伤的诊断并不容易,参见本书"23.2.11 直肠肛管损伤"。

1)应常规进行肛管直肠指检。

a.肛管括约肌的松紧度。

b.肛管直肠有无破裂口。

c.指套是否染血。

d.男性患者应检查前列腺。

e.女性患者应行阴道检查。

2)疑有直肠损伤而指检即使阴性,也应行直肠乙状结肠镜检查,可据伤情决定在检查室或手术室进行。

3)X线骨盆摄片有助于了解有无骨盆骨折和异物存留。肛管直肠腔内超声对判断括约肌损伤有重要价值。

3.手术治疗

手术目的是避免或控制严重感染的发生。

(1)手术方式包括转流性结肠造口,直肠伤口修补,骶前引流,远侧直肠灌洗,可单用或合用上述几种方法。应根据损伤原因、部位、伤情、就诊时间等综合选择手术方式。参见本书"23.2.11 直肠肛管损伤"。

(2)术前疑有直肠损伤者,手术应取截石位,便于术中行直肠乙状结肠镜检查,以及远侧直肠灌洗、骶前引流等。

23.3.12 腹膜后血肿

1.腹膜后间隙解剖

上自横膈,下至盆隔,两侧相当于第十二肋尖至髂嵴的垂直线,且左右侧之间无明显间隔;壁层腹膜为其前界,后界为椎体、腰大肌、腰方肌、腹横肌以及骶骨和梨状肌等。肠系膜根部两层腹膜之间的潜在间隙也与腹膜后间隙相通。

2.腹膜后血肿

是骨盆、腰椎、肾、胰腺、腹膜后大血管及其主要分属支等严重损伤的常见并发症。由于腹膜后组织疏松,且前方腹膜腔容量极大,故腹膜后血肿可积血达3 000～4 000 mL,甚至更多。多由交通事故伤、碾压伤、挤压伤等钝性伤引起。

(1)腹部腹膜后血肿 常见于脊柱骨折、肾、胰腺和腹膜后静脉丛等损伤后,多数需手术治疗。

(2)骨盆腹膜后血肿 常继发于骨盆骨折,若未合并其他脏器、大血管损伤,常可经非手术治疗治愈。

3.临床表现

(1)症状 临床上多伴有腹膜后脏器和间位脏器损伤,临床表现差异较大,主要症状包括以下3点。

1)腹痛、背痛及相应部位的压痛。

2)腹胀、肠鸣音减弱或消失等麻痹性肠梗阻表现。

3)失血性休克,严重骨盆骨折所致的血肿,腹膜后积血可达3 000～4 000 mL,而无明显的腹部膨隆表现。

(2)体征

1)腹膜后血肿可向腹部两侧、前腹壁和盆腔延伸而出现侧腹部和腰部淤斑。

2)腹部或直肠指诊可以扪及压痛性包块。

3)血肿穿破后腹膜可导致腹内积血和腹膜炎,术前难以与腹腔内出血相鉴别。

4)某些部位腹膜后血肿具有特征性症状和体征,如腹部中央腹膜后血肿可扪及膨胀性、搏动性或逐渐增大的肿块;肾区、骨盆腔前部之腹膜后血肿,可有血尿等泌尿系症状和体征。

4.诊断

(1)损伤后出现腹痛、腰背痛、腹胀、肠鸣音稀少和全身失血表现,尤其是骨盆或椎体骨折时,应考虑腹膜后血肿的可能。

(2)若生命体征平稳,腹部平片、超声、CT 及 DSA 有助于明确诊断。

5.治疗

腹膜后血肿常因其他脏器损伤,或因失血性休克而剖腹探查,术中得以明确诊断。损伤后迅速出现休克,经快速输入晶体溶液、血浆代用品或全血 2 000 mL 无改善者,提示有大量出血,宜果断地行剖腹探查术,不应强求血压回升、休克纠正后再手术。

(1)小的腹膜后血肿,或未引起血流动力学改变的较大血肿,尤其是因骨盆骨折、腰椎骨折、后腹壁组织损伤所致的腹膜后血肿,常可吸收,可行非手术治疗。但应密切观察 6～8 h,若出现血压不稳或下降,或出现腹膜刺激征等,则应积极处理。

(2)腹膜后血肿切开探查指征 除腹部火器伤等所致穿透性损伤引起骨盆腹膜后血肿应探查外,钝性伤腹膜后血肿切开探查指征包括:

1)搏动性血肿或血肿进行性扩大;

2)中线部位的腹膜后血肿要考虑有腹主动脉或下腔静脉损伤的可能性,切开探查前应做好充分准备,先控制膈肌角平面的腹主动脉;

3)血肿位于十二指肠、升降结肠旁、胰腺周围等处,疑有这些脏器损伤时。

(3)术中发现的骨盆骨折等导致的腹膜后血肿,只要血肿主要局限于盆腔并不再扩大,又排除泌尿系损伤,可不探查,以免引起更大量的、难以控制的出血。若无法查清出血点或出血广泛无法控制者,宜结扎双侧髂内动脉。

(张连阳)

第24章
泌尿生殖系统损伤

24.1 肾脏损伤

根据临床特点并结合病理分型,将肾损伤分为轻、中、重3型。

24.1.1 轻型肾损伤

1.病因

腰部遭受直接或间接暴力所致。如跌倒、腰部撞于硬物上、交通事故时腰部或上腹部受到大撞击、体育运动中腰部被踢伤,或腰腹肌强烈收缩挤压肾脏等。刺戳伤或肾穿刺活检有时也可造成肾皮质裂伤。

2.分类

(1)肾挫伤。

(2)闭合性肾浅度裂伤。

(3)开放性肾浅度裂伤。

3.临床表现及诊断

(1)病史 明确的腰部受伤史。

(2)临床表现

1)疼痛。

2)血尿。

3)腰区压痛及叩痛。

(3)辅助检查

1)静脉尿路造影(intravenous urography,TVU) 正常或肾脏轮廓增大,边缘不整齐。

2)肾脏 B 超、CT　可有肾实质或肾被膜下小血肿和肾脏体积增大。

4.治疗

(1)治疗原则　非手术治疗。

(2)持续监护生命体征,Hb 含量及血细胞压积变化,血尿程度的变化。镇静止痛,给予止血剂和抗生素,鼓励多饮水。

(3)绝对卧床休息至少 2 周,2 个月内不参加重体力劳动。

24.1.2　中型肾损伤

1.病因

腰部遭受直接暴力所致肾实质破裂。通常指肾实质深度裂伤。

2.分类

(1)闭合性肾实质深度裂伤。

(2)开放性肾实质深度裂伤。

3.诊断

(1)病史　明确的腰部受伤史。

(2)临床表现

1)休克　早期由于损伤剧烈疼痛可致原发性休克,随后可有低血容量性休克,晚期可出现中毒性休克。

2)疼痛。

3)血尿。

4)叩痛及压痛。

5)包块　受伤侧腰部可扪及包块。包块大小可随血肿或尿外渗范围而发生变化。

(3)辅助检查

1)尿液检查　可发现肉眼血尿或镜下血尿。应动态观察尿液颜色深度和 Hb 定量。

2)血常规　动态观察 Hb 和血细胞压积。

3)B 超检查　首选方法。观察肾脏被膜的完整性、肾周血肿或尿外渗、肾盂内血块等。

4)IVU 检查　伤情允许时进行。一般采用大剂量。

5)CT 检查　CT 检查可清楚观察到不同程度的肾脏裂伤、肾被膜下和肾周血肿、肾盂内积血、肾脏集合系统黏膜是否完整等,增强 CT 扫描可判断伤肾和健肾的功能状况,造影剂有无外渗,对肾血管有无损伤也可初步提示。

4.治疗

(1)治疗原则　迅速判断肾损伤的程度,休克程度,是否合并其他脏器损伤。强有力的抗休克和支持治疗,严密观察血压、脉搏、血尿和腰腹部包块的情况,做好随时手术及介入治疗的准备。一旦病情变化,迅速处理。

(2)全身治疗

1)绝对卧床休息两周以上,3个月内不参加重体力劳动和激烈运动。

2)抗休克、保暖、止痛、镇静、输液及输血。

3)抗感染。

(3)手术治疗

1)手术指征

a.IVU 或增强 CT 扫描有造影剂明显外溢或肾脏不显影者。

b.并发腹腔脏器损伤者。

c.经抗休克治疗后血压不能回升或升而复降者。

d.开放性损伤。

e.肾周感染、积脓,有高热、败血症表现者。

2)手术方法

a.肾裂伤修补术　清除肾周血肿及坏死组织,控制裂伤处出血,仔细探查裂伤深度。肾实质裂伤内明显出血点应缝扎止血,如裂伤深达集合系统黏膜,应先用 4-0 可吸收线缝合黏膜,再用 2-0 可吸收线间断褥式缝合肾实质裂口,可在线结下垫肌肉或脂肪以防肾实质被割裂。术毕肾周置引流条,绝对卧床休息 2 周以上。

b.肾动脉栓塞术　适用于重度挫伤或裂伤伴有严重血尿。检查发现血管段损伤者或肾裂伤迟发性大出血已难以手术处理者,先行肾动脉造影,确定出血血管后,用暂时性血管栓塞剂做选择性肾动脉栓塞。栓塞剂一般采用自体血凝块或明胶海绵。术毕股动脉穿刺点加压包扎 24 h,绝对卧床休息 2 周。

c.肾周围引流术　肾损伤有尿外渗,未能早期手术已并发感染者。清除肾周围血肿、外渗的尿液及污染坏死组织。如为火器伤,应探查清除弹道内火器碎片或游离骨片。对肾脏表面裂伤活动性出血,用可吸收线缝扎止血,缝合困难者可用止血剂或明胶海绵压迫止血,如出血不多,肾周放置香烟引流,出血较严重者可用长纱布条由深至浅依次折叠压迫止血,尾端置于伤口外,以便日后逐渐拔除。如出血不多,肾周放置香烟引流。

24.1.3　重型肾损伤

1.病因

腰腹部遭受强大的直接暴力,如交通事故、工伤所致。

2.分类

(1)肾碎裂伤及断裂伤。

(2)肾蒂伤。

(3) 自发性肾破裂。

3. 诊断

(1) 病史 明确的腰部受伤史。

(2) 临床表现

1) 休克 为失血性和损伤性休克,晚期可能为感染性休克。

2) 疼痛。

3) 血尿。

4) 叩痛及压痛。

5) 包块 受伤侧腰部可扪及包块。包块大小可随血肿或尿外渗范围而发生变化。

(3) 辅助检查

1) 尿液常规检查

2) 血常规检查 动态观察 Hb 和血细胞压积。

3) B超或CT检查 此类紧急情况的患者应在维持生命体征的同时,迅速进行B超和增强CT扫描,可以发现肾脏碎裂程度和肾周血肿尿外渗情况,也可同时了解对侧肾功能和形态,为尽快制订进一步检查方案和紧急手术提供极有价值的资料。

4) 肾动脉造影检查 肾动脉DSA检查可明确肾动脉的栓塞、破裂或断裂,是诊断肾蒂伤最准确的方法,可为治疗方法提供明确指导,并可对致命性大出血进行抢救性肾动脉栓塞。

4. 治疗

(1) 治疗原则 迅速抗休克治疗,维持生命体征平稳,以简便快速的方法明确肾损伤的程度,迅速手术治疗,抢救生命。

(2) 全身治疗

1) 抗休克。

2) 止血。

3) 抗感染。

(3) 手术治疗 重型肾损伤一旦明确诊断,大多需紧急手术治疗,争取时间抢救患者生命,尽量挽救肾功能。手术入路一般采用剖腹探查切口,以便探查尚不明确的腹腔脏器损伤,也便于迅速控制肾蒂。

1) 肾碎裂伤的清创修补术 剖腹探查切口入路,翻转后腹膜首先控制肾蒂,仔细探查伤肾情况,清除破碎、游离的肾组织,对有活跃出血的肾组织应尽量保留,可吸收线严密缝合破裂的集合系统黏膜,缝扎断裂的小血管,注意保留肾被膜以便修补。

2) 肾部分切除术 肾脏一极严重碎裂伤无法修补时可行肾部分切除术。首先控制肾蒂,用无损伤血管钳暂时夹闭肾动静脉,在伤肾拟切除一极纵行切开肾被膜并钝性分离至正常肾组织，然后横行切断碎裂的肾脏，缝扎断面血管断端，用可吸收线缝合集合系统黏膜，断面覆盖自体肌肉或明胶海绵，缝合肾被膜或用游离腹膜缝合关闭肾创面。

3) 肾切除术　肾脏严重碎裂伤，大出血无法控制危及生命者，严重肾蒂伤如破裂、血栓形成，肾脏热缺血时间过长，功能无法恢复或血管无法重建者，在确定对侧肾功能正常的情况下，可行肾切除术。

4) 肾血管重建术　肾蒂损伤明确诊断较早、伤肾缺血时间在12h以内、对侧肾功能情况不明确时，可考虑伤肾肾血管重建术。按肾切除方法控制肾蒂后，迅速清除血肿，游离肾脏和肾蒂，在肾动静脉损伤的近端钳夹无损伤血管钳，修整肾动脉，行肾动脉端端吻合，缝合肾静脉，开放血流。如肾动脉较短，难以原位缝合，可行髂窝自体肾移植，或人造血管替代术。

24.2　输尿管损伤

24.2.1　病因

1.医源性损伤

常见于盆腔及下腹部手术，其中妇科手术占50%～75%，泌尿外科手术占20%～35%，普通外科手术占5%～15%。硬式输尿管镜检查损伤率可达5%～15%，半硬式或纤维软式输尿管镜损伤率在5%以下。

2.创伤性损伤

主要为穿透伤，如枪弹伤或刀刺伤。

24.2.2　临床表现及诊断

1.病史

有明确的受伤史。

2.临床表现

(1)血尿。

(2)尿外渗。

(3)尿瘘。

(4)梗阻症状　腰部胀痛、腰肌紧张、肾区叩痛及发热等。

3.辅助检查

(1)实验室检查　白细胞总数及中性粒细胞增高，感染时更明显。

(2)IVU检查　肾脏不显影或显影迟缓，梗阻以上肾和输尿管扩张积水。如有尿外渗或尿瘘可见造影剂外溢。

(3)膀胱镜检查 伤侧输尿管口不见排尿,输尿管导管不能通过或穿插至输尿管腔外。
(4)放射性核素检查 病侧肾脏呈梗阻型肾图。

24.2.3 治疗

1.非手术治疗

适用于伤及黏膜者,或小的穿孔。
(1)抗感染。
(2)休息、多饮水。
(3)穿孔较大者,可置入双"J"导管引流。

2.手术治疗
(1)手术中及时发现输尿管断裂损伤者,应据情况做如下处理。
1)误扎者行误扎部位松解。
2)切破者行局部修补。
3)切断者行输尿管端端吻合术或输尿管膀胱吻合术。
(2)若损伤未及时发现,在手术后2~3d才确诊,其治疗原则如下。
1)引流外渗尿液。
2)适当的尿流改道。
3)后期修复。
(3)后期修复手术方式的选择。
1)输尿管端对端吻合术 狭窄或闭锁长度在2 cm以内。
2)输尿管膀胱吻合术 适用于输尿管下段损伤后缺损、狭窄或闭锁者。
3)回肠代输尿管术 适用于一侧或双侧输尿管损伤,缺损段太长,不能做以上手术者。
4)肾脏向下移位或肾脏自体移植术。

24.3 膀胱损伤

24.3.1 病因

(1)闭合性损伤 多发生于膀胱充盈时。
(2)开放性损伤。
(3)手术损伤 包括膀胱镜检查、尿道扩张、膀胱电凝及电切等腔内操作时。
(4)膀胱异物。
(5)化学性损伤。
(6)自发性膀胱破裂。

24.3.2 分类

(1)膀胱挫伤。
(2)膀胱破裂。
1)腹膜内型破裂。
2)腹膜外型破裂。
3)混合型。
(3)开放性贯通伤 多见于火器伤或利器伤,常合并其他脏器损伤如直肠损伤等。

24.3.3 临床表现及诊断

1.病史
有明确的外伤史。
2.临床表现
(1)休克。
(2)血尿。
(3)排尿障碍。
(4)疼痛与腹膜刺激征。
3.辅助检查
(1)导尿试验 成功导尿,可排除后尿道损伤。
(2)膀胱注水试验 导尿后,注入生理盐水 200 mL,停留 5 min,如抽出量与注入量相等,说明膀胱无破裂,如不相等,则说明膀胱有破裂。
(3)腹腔穿刺 腹腔穿刺液中尿素氮升高有助于腹膜内型膀胱破裂诊断。
(4)膀胱造影 是诊断膀胱破裂最可靠的方法。
(5)IVU 检查 外伤后为了解上尿路情况可行静脉肾盂造影,同时观察肾、输尿管情况及膀胱有无造影剂外溢。

24.3.4 治疗

1.全身治疗
(1)抗休克。
(2)纠正代谢紊乱。
(3)抗感染。
2.手术治疗
(1)开放性贯通伤 应及时手术清创,清除血块、坏死组织及异物,缝合膀胱破口并行引流。

(2) 腹膜内破裂　下腹正中切口进入腹腔,探查腹内情况,清除腹内血及尿液,于膀胱前壁切开膀胱检查。注意有无同时存在的腹膜外破裂,以可吸收线分层缝合膀胱破口。

(3) 腹膜外破裂　下腹正中切口,向上推开腹膜反折,于膀胱前壁切开探查,自膀胱内行破口修补,有骨折碎片应清除。缝合破口后酌情行膀胱造瘘或经尿道气囊导尿管引流。

3.非手术治疗

对非手术保守治疗应持慎重态度。

(1) 膀胱挫伤

(2) 腹膜外破裂　符合以下条件者可考虑非手术治疗。

1) 已确诊为膀胱破裂,裂口较小,无其他的合并伤存在。

2) 早期诊断,尽可能在伤后 12 h 内。

3) 确定无急性尿路感染。

4) 必须能放入一较大口径的导尿管并保持引流通畅。

5) 应住院严密观察,确保控制了出血及血尿外渗。

经导管引流 10～14 d 后,重做膀胱造影,确定破口已愈合,可拔除导尿管。否则,应立即行手术探查。

4.合并伤的处理

(1) 合并骨盆骨折者,根据骨折部位及移位情况等决定治疗方案,单纯的骨折无移位者可行卧床休息,如有骨盆环双处骨折、移位等则按不同情况选择下肢牵引、骨盆悬吊或手术复位治疗。

(2) 合并直肠损伤者,原则上如可能时行 I 期修补,分别缝合肠管及膀胱破口,如因创伤严重,组织界限不清,或已继发感染修补困难可先行结肠造口,使粪便改道,控制感染,改善一般状况后再行 II 期修补。

24.4　尿道损伤

24.4.1　男性尿道损伤

1.病因

(1) 尿道内暴力伤　多为医源性损伤,常因尿道器械操作不当所致。

(2) 尿道外暴力闭合性损伤　主要由会阴部骑跨伤和骨盆骨折所致。

1) 会阴部骑跨伤　多因高处跌下或摔倒时,会阴部骑跨于硬物上。

2) 骨盆骨折伤　最常见于交通事故,工伤事故时的骨盆骨折合并尿道损伤。

(3) 尿道外暴力开放性损伤　多见于利器伤或火器伤。

(4)非暴力性尿道损伤。

2.分类

(1)按损伤程度分类

1)尿道挫伤。

2)尿道破裂。

3)尿道断裂。

(2)按尿道损伤程度结合损伤部位分类

1)尿道黏膜损伤。

2)球部尿道海绵体部分全层断裂,阴茎筋膜未破裂。

3)球部尿道全层大部或全层断裂,阴茎筋膜破裂。

4)后尿道损伤,破裂或断裂。

3.诊断

(1)病史　明确的受伤史。

(2)临床表现

1)休克。

2)尿道出血。

3)疼痛。

4)排尿困难及尿潴留。

5)血肿及淤斑。

6)尿外渗　前尿道破裂,阴茎深筋膜完整时,尿外渗范围限于阴茎本身;如阴茎深筋膜破损而会阴浅筋膜完整,尿外渗在阴茎、阴囊、会阴及下腹壁。后尿道破裂常在尿生殖膈以上,尿外渗常在膀胱外腹膜后间隙。可沿后腹膜向上扩散。

(3)直肠指诊　凡疑有尿道损伤特别是骑跨伤和骨盆骨折,必须进行直肠指诊,不可忽略。直肠指诊前列腺向上移位,有浮动感,可将其向上推动,提示后尿道断裂;指套染有血迹或有血性尿液流出时,说明直肠亦有损伤,或膀胱、尿道、直肠间有贯通伤。

(4)诊断性导尿　导尿可以检查尿道是否连续、完整。在严格无菌条件下,如能顺利插入导尿管,则说明连续而完整。一旦插入导尿管,应留置导尿1周以引流尿液并支撑尿道。如一次插入困难,不应反复试插,忌用金属导尿管试插,以免加重损伤和导致感染。

(5)X线检查

1)疑有骨盆骨折时,应行骨盆正侧位片检查。

2)尿道造影。

3)IVU检查　适用于儿童后尿道损伤。后尿道断裂者,膀胱位置明显抬高,呈泪滴状。

4.治疗

(1)全身治疗

1)抗休克。

2)抗感染。

3)预防损伤后并发症。

(2)局部治疗

1)治疗原则 恢复尿道的连续性,引流膀胱尿液,彻底引流尿外渗。

2)治疗方法

a.黏膜损伤 无排尿困难时仅用抗生素预防感染,局部冷敷,适当卧床休息;有排尿困难或出血时,留置导尿管;试插导尿管失败时,可行单纯耻骨上膀胱造瘘。一般伤后1周可治愈。

b.球部尿道海绵体部分全层断裂 如能插入导尿管,留置10～14 d,同时给予抗生素及雌激素治疗,以后再按情况行间断导尿扩张术。导尿失败者,应紧急行尿道修补术。

c.球部尿道全层全部断裂 行尿道修补端端吻合术。有尿外渗者,应广泛切开引流。

d.后尿道破裂或断裂并有耻骨骨折 单纯耻骨上造瘘术、一期尿道修补吻合术或尿道会师术。

e.凡开放性尿道损伤,或损伤已超过72 h,有局部感染迹象,或并发有威胁生命的其他脏器严重损伤,对尿道损伤的局部治疗,均宜仅行单纯耻骨上膀胱造瘘术,以后再做Ⅱ期手术以恢复尿道的连续性。

24.4.2 女性尿道损伤

1.病因

(1)骨盆骨折伤。

(2)直接锐器伤。

(3)分娩损伤。

2.诊断

(1)病史 有明确的受伤史。

(2)临床表现

1)出血 可表现为尿道滴血,阴道流血,内出血,发生盆腔及腹膜后血肿。

2)排尿障碍 可因尿道损伤的程度及部位不同而发生排尿困难或出现尿失禁。

(3)辅助检查

1)导尿或尿道探子检查 可以触到或看到导尿管或尿道探子经过损伤的部位进入膀胱,或经损伤部位插入阴道内。

2)X线检查 有骨盆骨折者应行骨盆正、侧位平片检查。

(4)注意合并伤的诊断 骨盆骨折伤所致的尿道损伤,应注意详细检查有无盆腔脏器及腹腔脏器损伤。应常规进行直肠指诊;有腹膜刺激征或疑有腹腔脏器伤时应行诊断性腹腔穿刺。

3.治疗

(1)全身治疗

1)抗休克。

2)抗感染。

3)处理并发其他脏器损伤。

(2)局部治疗 女性尿道损伤后,应力争早期恢复尿道的完整性和连续性。

1)尿道断裂伤 早期施行尿道对端吻合术。这类患者阴道多有裂伤且与尿道断端相通,故阴道裂伤也应仔细修补。

2)尿道刀割伤或剪切伤 这类损伤多为尿道后壁及阴道前壁被剪破或被切开。应争取早期修补治疗,将尿道壁及阴道壁游离开并分别进行修补,同时用尿道周围的筋膜再行褥式缝合,覆盖于尿道创面上。行耻骨上膀胱造口暂时引流尿液。

3)尿道撕脱伤 有时尿道并未撕裂或断裂,仅为袖套状撕脱,处理时应将尿道复位,尿道口缝合于前庭原尿道口的位置上,以防尿道口回缩。

4)如因难产产程过长,阴道前壁有缺血现象,并有排尿困难,可行耻骨上膀胱造口,保持外阴清洁,尿道内不留置导尿管,以免继发感染。造口2周后夹管试行排尿。排尿通畅、未形成尿道阴道瘘时,即可关闭耻骨上膀胱造口。

24.5 阴茎损伤

24.5.1 阴茎挫伤

1.病因

阴茎挫伤的主要原因是骑跨伤、踢伤。多为皮肤软组织挫伤,伤后阴茎皮肤肿胀,皮下出血,也可出现皮下血肿或海绵体内血肿。有时合并前尿道的挫伤。

2.诊断

阴茎挫伤多有直接暴力作用于阴茎。临床表现为皮肤水肿,淤斑,阴茎肿胀。可见皮下血肿,如合并尿道损伤可有排尿困难,尿道滴血等。

3.治疗

由于阴茎血液循环丰富,愈合能力较强,无尿道损伤的轻度阴茎挫伤仅需休息即可。渗血期用冷敷止血,出血停止后用热敷,以促进其吸收。如皮下继续出血,血肿较大,需要穿刺或切开引流止血,清除血肿。

24.5.2 阴茎折断

1.病因

阴茎折断多在阴茎勃起状态下直接外力作用造成白膜及阴茎海绵体破裂,其中用手自慰性屈曲所致最为多见,其次为粗暴性交致伤。

2.诊断

(1)病史 明确的受伤史。

(2)临床表现

1)阴茎剧痛。

2)阴茎肿大。

3)皮下淤血。

4)血肿压迫常伴有轻度排尿困难。

3.治疗

对于尿道未损伤的阴茎折断可根据损伤程度采取保守治疗或外科手术治疗。保守治疗包括局部冰袋冷敷、绷带压迫,抗生素、止血剂的使用。虽然保守治疗可使大多数患者获得满意疗效,但有40%患者遗留阴茎变形、勃起弯曲、勃起能力低下而影响性交。因而现在大多数人主张对所有海绵体破裂者均应早期采用手术清除血肿,缝合海绵体破裂处的白膜,以免血肿扩大,继发感染,形成纤维瘢痕,导致疼痛和阴茎畸形而影响性生活。

24.5.3 阴茎脱位

1.病因

阴茎脱位多系阴茎疲软状态下受前方暴力(如骑跨栏栅、木桩)作用于阴茎根部,导致阴茎、耻骨韧带以及支持组织撕裂,使阴茎移位至会阴或股部的皮下,若外力持续作用,可使阴茎从冠状沟部呈环状撕脱,脱离原皮肤覆盖,而被推移至阴囊、会阴、腹股沟、下腹或大腿根部内侧皮下,常伴有血肿、尿道损伤。

2.诊断

(1)病史 明确的外伤史。

(2)临床表现 阴茎移位,可位于阴囊部、会阴部、腹股沟部、下腹部,甚至大腿根部内侧皮下,伴有剧烈疼痛,皮下血肿,阴茎部或阴囊部畸形。常合并尿道损伤,伴有排尿困难和尿外渗。

3.治疗

尽早切开复位,缝合支持韧带,使阴茎缝合固定于正常位置。止血、清除血肿,抗感染。

合并尿道损伤者,应修补或吻合尿道,留置尿管或耻骨上膀胱造瘘。

24.5.4 阴茎绞窄

1. 病因

阴茎绞窄多系戏耍、性欲乖戾、精神失常或为控制尿失禁而将阴茎用细绳、橡皮带扎紧或用塑料环、金属环套入阴茎,导致阴茎血循环障碍,远端肿胀甚至坏死。

2. 诊断

阴茎绞窄常有用不同物品套扎阴茎的历史。临床表现为阴茎被套扎的远端皮肤和皮下组织高度水肿,伴有剧烈疼痛。如未能及时解除绞窄,水肿逐渐加重阻碍动脉血流后,受阻远端逐渐发生坏疽,早期排尿可不受影响,阴茎高度水肿压迫尿道可产生排尿困难或尿瘘。要特别注意阴茎上有无套扎物,因高度水肿后套扎物嵌入组织难以辨认。

3. 治疗

立即找到并剪断金属丝、橡皮、绳带等套扎物。如为金属环或其他硬性环状物不能剪断,可考虑用钢丝剪、锯子或砂轮等器械予以切断而解除绞窄。若环状物嵌入肿胀组织中不能用器械切断时,可用手指压迫或绷带压迫远端阴茎,多处粗针头穿刺深达阴茎海绵体,排除水肿液和积血,待阴茎缩小可望将绞窄的环状物取下。也可同时注入透明质酸酶促进远端消肿,更易于将环状物摘除。若远端阴茎已坏死,任其脱落后再行处理。绞窄物去除后,如有皮肤或深部组织坏死,应行耻骨上膀胱造瘘使尿流暂时改道。待坏死界线清楚后,再切除坏死部分。阴茎绞窄后常并发前尿道狭窄,需行尿道扩张。

24.5.5 阴茎皮肤撕脱伤

1. 病因

阴茎皮肤撕脱伤多为牲畜咬伤,卷入机器导致皮肤撕脱,或交通事故等。

2. 诊断

阴茎、阴囊皮肤单独或同时撕脱,甚至波及会阴,深达会阴浅筋膜与白膜之间,一般不累及阴茎海绵体、尿道和睾丸。

3. 治疗

应立即手术修复,清除异物,剪除失去活力的组织。阴茎皮肤缺损少者以切取中厚皮片移植为好。如阴茎皮肤缺损较大,可采用中厚游离皮片移植。裸露的阴茎干以阴囊皮肤隧道埋藏法修复。

24.5.6　阴茎横断

1.病因

阴茎横断多见于刀割伤、刺伤、枪弹伤、爆炸伤及牲畜咬伤。

2.诊断

(1)病史　有被刀割刺、爆炸、枪伤、牲畜咬伤的病史。

(2)临床表现　大出血、休克，疼痛剧烈。部分横断可见残留的阴茎远端悬挂于尚未离断的阴茎软组织上，创面可深达海绵体、尿道。完全横断仅见阴茎近段残端，由牲畜咬伤或爆炸伤残端不整齐。

3.治疗

首先要压迫止血防治失血性休克，生命体征平稳后再作进一步处理。切伤浅而未累及海绵体者清创缝合即可。累及海绵体严重出血者，可将裂开的海绵体白膜及阴茎筋膜一起缝合止血，切勿盲目结扎阴茎背动脉，阴茎动、静脉如有破裂或断裂应尽量修补或吻合。

阴茎完全断离，如离断部分尚新鲜（6 h以内）完整，要仔细清创，争取尽早行阴茎再植手术。阴茎再植后，应将龟头缝合一针固定于腹壁呈背伸位使吻合血管松弛。术后可静滴低分子右旋醣酐，口服肠溶阿司匹林，妥拉苏林防止小血管栓塞，一般10～14 d。同时口服乙烯雌酚。术后3周拔除尿管。

24.6　阴囊及睾丸损伤

24.6.1　阴囊损伤

1.病因

(1)闭合性损伤　阴囊闭合性损伤比较常见，致伤原因常为挤压伤、骑跨伤、踢伤、拳击伤等。阴囊皮肤完整，阴囊内容物未与外界贯通。

(2)开放性损伤　较少见。主要原因为阴囊被刀、剪切割或刺戳伤，阴囊皮肤撕脱伤及爆炸伤。

(3)特殊损伤　热、化学、电击、放射性损伤。

2.分类

(1)阴囊皮肤挫伤。

(2)单纯阴囊血肿。

(3)阴囊皮肤撕脱伤。

(4)阴囊皮肤切割伤。

(5)阴囊皮肤爆炸伤。

(6)特殊原因致伤 阴囊烧伤或放射性损伤。

3.诊断

(1)病史 明确的受伤史。

(2)临床表现

1)阴囊胀痛、肿胀并呈青紫。

2)部分伤者可有恶心、呕吐、心悸、冷汗。

3)皮肤裂开,出血,内容物如睾丸脱出。

4.治疗

(1)阴囊挫伤 卧床休息、止痛、冷敷,并托高阴囊,应用抗生素预防感染。

(2)阴囊血肿 在排除阴囊内容物损伤后,较小的阴囊血肿可采取绷带纱垫压迫包扎,后期可理疗促进血肿吸收。同时应用抗生素预防感染。对不断增大的阴囊血肿应积极早期切开清除血肿,彻底止血。

(3)阴囊切割伤、爆炸伤 彻底清创,止血,清除异物,切除失活组织,探查内容物特别是睾丸有无脱位,破裂,精索有无扭转、断裂,放置引流。

(4)阴囊皮肤撕脱伤 必须立即手术修复。清创时彻底清洗,清除异物,剪除失活组织。色泽尚好仍有生机者应尽量保留,利用阴囊皮肤的弹性多可覆盖创面。如睾丸无损伤血运良好时,可将两睾丸拉向中线缝合在一起,其上用游离皮片移植,由于薄皮片遮盖,降低睾丸温度,可保证精子正常产生。也可将睾丸转移至大腿内侧皮下,待Ⅱ期重建阴囊。

24.6.2 睾丸损伤

1.病因

(1)开放性损伤 刀伤,刺伤,战伤,贯通伤。

(2)闭合性损伤 挤压、骑跨等引起,多由体育运动,交通事故、斗殴所致。

(3)医源性损伤 睾丸穿刺,活检或阴囊内手术直接导致睾丸损伤。

2.分类

(1)挫伤。

(2)开放性损伤。

(3)睾丸破裂及碎裂。

(4)睾丸脱位。

(5)睾丸扭转。

3.诊断

(1)依据受伤史,典型症状和体征。

(2)临床表现

1)症状　阴囊肿胀,剧烈疼痛,且向腹股沟及下腹部放射,严重者可引起疼痛性休克。多有阴囊淤斑,阴囊血肿。部分患者诉恶心、呕吐、心悸、冷汗。开放性损伤患者常主诉阴囊胀痛或阴囊皮肤剧痛,睾丸裸露,有伤口出血或活动性大出血。合并尿道损伤者可有排尿困难。

2)体征　单纯睾丸挫伤不伴阴囊血肿时可触及坚硬增大的睾丸,触痛明显;闭合伤伴有阴囊血肿的睾丸破裂,睾丸的轮廓不易扪清;睾丸脱位时,可发现阴囊空虚,在脱位睾丸处有触痛,并可扪及睾丸状肿物。如为开放伤,可见阴囊裂口内睾丸脱出或白膜破裂,睾丸组织裸露,或有活动性大出血。

(3)B超检查　可以准确判断单纯阴囊血肿或睾丸破裂。

4.治疗

(1)睾丸挫伤　一般采用非手术治疗,镇痛,预防疼痛性休克。卧床休息,阴囊托高及局部冷敷,以减轻张力和出血。若睾丸张力过高,应考虑切开白膜减压。

(2)睾丸破裂或碎裂　早期手术可显著降低睾丸切除率,减少局部感染,防止睾丸萎缩。对于睾丸部分破裂者,可清除坏死组织,止血,缝合白膜。如白膜缺损较大,可用鞘膜覆盖。清创时要尽可能保留睾丸组织,只有粉碎性破裂或精索动脉断裂无法保留睾丸时,才行睾丸切除。

(3)开放性损伤　彻底清创,清除坏死组织和异物,尽可能保留正常睾丸组织。注意正位还纳睾丸到阴囊内,放置橡皮片引流,缝合阴囊皮肤。

(4)睾丸脱位　尽早开放手术复位,注意睾丸血液循环和精索位置,复位的同时行睾丸固定。睾丸复位的时间越晚,睾丸萎缩的可能性越大。

(5)睾丸扭转　睾丸扭转时间短、局部肿胀不严重时,首先试行手法复位;先顺时针旋转,如不成功再逆时针旋转。如手法复位不成功或睾丸扭转已超过8 h应行手术,将扭转的精索和睾丸复位后,如睾丸血液循环恢复,色泽红润,则将睾丸固定于阴囊壁上,同时做鞘膜折叠或切除术,如睾丸已无生机则切除。

(卢根生)

第25章
脊柱脊髓损伤

脊柱骨折脱位发病率占全身骨折的 4.8%～6.63%。脊髓损伤多伴发于脊柱骨折脱位，其发生率约为 34.3/100 万人。急性脊髓损伤并发症发生率高，其早期救治对挽救患者生命及最后的治疗效果起重要作用。

25.1 致伤机制

25.1.1 脊柱损伤

脊柱是人体的中轴，四肢和头颅均直接或间接附着其上，故身体任何部位的冲击力或压力，均可能传导到脊柱，造成损伤。绝大多数的脊柱骨折和脱位均发生在脊柱活动范围大与活动度小的变动处，即生理性前凸和后凸的转换处。任何可引起脊柱过度屈曲、过度伸展、旋转或侧屈的暴力，都可造成脊柱损伤。在平常时期，多为高处坠落伤或重物砸伤。其他常见原因包括车祸、体育运动等。

25.1.2 脊髓损伤

1. 原发性损伤

由于骨折的移位、脱位引起椎间盘脱入椎管及骨折片刺入脊髓而造成的急性脊髓损伤，常见于损伤后 4 h 内，为不可逆性损伤，尚无有效治疗。

2. 继发性损伤

(1) 水肿　血脑屏障破坏，内皮细胞损害，导致水肿。水肿由脊髓中心部以离心性方式扩展到白质，高峰为损伤后 6～8 h。其扩展长度与脊髓损伤的严重性有关。

(2) 局部缺血　血管直接损伤、血管痉挛和内皮损伤等导致的脊髓血流减少。

(3) 细胞机制　多形核白细胞、吞噬细胞均对脊髓有破坏作用。胶质细胞损伤后形成胶质瘢痕可以在损伤区形成屏障,抑制神经元再生。

(4)介质机制　十二烷血栓素刺激血小板聚集和血管收缩,白三烯引发炎症反应,都可加重脊髓损伤。

25.2　损伤分类

25.2.1　脊髓损伤病理分类

1. 脊髓休克

强烈震荡后,脊髓受损伤平面以下暂时性的功能障碍,躯体和内脏反射减弱或消失,数小时至数日内可逐渐恢复并最终复原。若损伤 24 h 后,肛门反射、球海绵体反射、肛门周围感觉还未出现,则提示脊髓有实质性损伤。

2. 不完全性脊髓损伤

伤后截瘫,无中央灰质坏死,数周内大多数患者脊髓功能逐渐恢复或部分恢复,一般不遗留明显的神经功能缺陷。

3. 完全性脊髓损伤(包括脊髓横断损伤)

伤后截瘫,有中央灰质坏死,断面出血液化,损伤段脊髓不可逆转的全部坏死,截瘫不可恢复。

4. 脊髓压迫损伤

压迫重者,脊髓被广泛破坏,脊髓可出现软化,截瘫不可恢复。压迫轻者,可有神经纤维及髓鞘的改变,解除压迫后,截瘫多可恢复。

5. 脊髓缺血性损伤

缺血程度轻、时间短者,脊髓可无或仅有轻度的功能障碍,血供改善后,脊髓功能可得以恢复。缺血严重且时间长者,脊髓发生不可逆转的渐进性缺血坏死,导致截瘫不可恢复。

25.2.2　脊髓损伤临床分类

1. 完全性

损伤平面以下的感觉、运动和自主神经功能缺失,腱反射由于损伤平面下脊髓休克而消失,膀胱直肠功能丧失。

2. 不完全性

(1)前脊髓综合征　上肢部分瘫痪,而下肢轻触觉、针刺感觉消失,关节位置和振动觉保留。损伤平面以下无运动功能。

(2)中央脊髓综合征　仅上肢运动功能减退,或较下肢重,关节位置和振动觉保留。感觉迟钝,分布于最大运动障碍区。

(3) 后侧综合征　关节位置和振动觉消失,保留运动、轻触觉和位置觉。

(4) 半切综合征　同侧运动丧失,对侧针刺觉和轻触觉丧失,同侧关节位置和振动觉丧失。

(5) 圆锥综合征　会阴、骶区表现马鞍区感觉障碍,膀胱直肠功能丧失,跟腱反射、肛门反射、球海绵体反射消失。

(6) 马尾综合征　主要为下运动神经元功能丧失,按损伤神经根相应支配出现运动感觉、腱反射丧失,膀胱直肠功能减退或消失。

25.2.3　脊柱损伤分类

脊柱损伤分类的意义在于明确损伤的严重程度、机制、种类和指导治疗。脊柱损伤的分类方法繁多,最重要的是 Denis 脊柱三柱理论,即前、中、后三柱:前柱包括椎体前 2/3;中柱包括后纵韧带、椎体后壁和椎间盘后部纤维;后柱包括椎弓根和脊柱的后部成分。本书综合目前的分类方法,主要按部位和创伤机制进行分类。

1. 上颈椎损伤分类

(1) 寰椎骨折　主要见于高处坠落伤和交通事故,多为颈部受到垂直暴力所致。Jefferson 分型包含 7 种类型:Ⅰ型,后弓骨折;Ⅱ型,爆裂骨折;Ⅲ型,前弓骨折;Ⅳ型,横突骨折;Ⅴ型,粉碎骨折;Ⅵ型,侧块骨折;Ⅶ型,颈长肌牵拉所致的下结节撕脱骨折。

(2) 创伤性寰枢旋转脱位　可分为 4 型:Ⅰ型,寰椎以枢椎的齿状突为旋转轴,移位在 3 mm 以下,横韧带无损伤;Ⅱ型,寰椎前移位 3～5 mm,一侧的关节正常,并以此为旋转轴;Ⅲ型,寰齿间距大于 5 mm,横韧带、翼状韧带均有损伤;Ⅳ型,是以齿状突形成不完全为前提,寰椎侧块的一侧或两侧后方移位。

(3) 齿状突骨折的分类　Ⅰ型,齿状突尖部的骨折;Ⅱ型,基底部骨折;Ⅲ型,骨折延伸到颈 2 的椎体。

(4) 枢椎椎弓骨折　Ⅰ型,骨折通过椎弓基底部但没有移位;Ⅱ型,骨折通过椎弓基底部,有椎间盘复合体的韧带损伤,椎体移位超过 3 mm;Ⅲ型,骨折通过椎弓基底部,伴有颈 2、3 关节突的移位。

2. 下颈椎损伤的分类

Allen 分型方法较为常用,可分为以下 6 种损伤类型。

(1) 屈曲压缩型骨折　最常见,此型系颈椎前、中柱承受压力致椎体压缩性骨折,此时椎体呈楔型改变或爆裂性骨折。可分为 5 度:Ⅰ度,椎体上缘压缩骨折,只累及前柱,无后方韧带损伤;Ⅱ度,单纯椎体楔形鸟嘴样压缩骨折;Ⅲ度,鸟嘴样压缩骨折,累及后方的棘间韧带和小关节囊;Ⅳ度,伴有椎体移位,提示后方韧带损伤;Ⅴ度,椎体向后方移位大于 3 mm,提示后方韧带严重损伤。

(2)垂直压缩　最典型的是颈椎爆裂性骨折,后缘骨折片可进入椎管。按损伤的严重程度可分为3度：Ⅰ度,损伤椎体的1个终板；Ⅱ度,损伤椎体的2个终板；Ⅲ度,包括椎体的粉碎和移位,通常称为爆裂性骨折。

(3)屈曲牵张型损伤　为屈曲加牵张暴力致伤,有颈椎后方结构损伤。可分为4度：Ⅰ度,关节突半脱位；Ⅱ度,单侧关节突脱位；Ⅲ度,双侧关节突脱位；Ⅳ度,整个椎体移位,所有的韧带复合结构完全破坏。

(4)牵张伸展型损伤　较少见,为伸展加牵张暴力致伤,如颈椎过仰型,颈椎前纵韧带撕裂,椎间盘急性突出,椎体前缘可有撕脱骨折。可分为2度：Ⅰ度,前纵韧带撕脱骨折,可能伴有椎体横形骨折；Ⅱ度,明显后脱位及后柱损伤。

(5)侧屈压缩型骨折　为侧屈加压缩暴力致伤,表现为椎体不对称性压缩骨折,同侧椎弓骨折,关节突骨折,严重者椎体前后方向有移位。可分为2度：Ⅰ度,为不对称性中央骨折,伴对侧椎弓根骨折；Ⅱ度,椎体脱位伴对侧韧带损伤。

(6)伸展压缩型损伤　为伸展和压缩暴力致伤,可分为5度：Ⅰ度,单侧椎板骨折；Ⅱ度,双侧椎板骨折,可累及多节段；Ⅲ度,无小关节脱位的双侧椎弓根骨折；Ⅳ度,伴有部分小关节脱位的双侧椎弓根骨折；Ⅴ度,完全脱位的双侧椎弓根骨折。

3.胸腰椎损伤

(1)Denis分类　按三柱结构损伤的情况,将骨折分为4个类型。

1)压缩骨折　造成前柱的损伤而中柱保持完整,对于严重的压缩骨折,认为可造成后柱的张力性损害。

2)爆裂骨折　是由于轴向负载力造成的前柱、中柱的损伤。该型骨折依据移位的骨块突出椎管的类型而分为A、B、C、D、E,5种亚型。爆裂骨折可伴有神经损伤。

3)安全带骨折　是因旋转轴位于脊柱前方的屈曲外力所造成的,其结果是后柱与中柱的张力性损害,偶伴有前柱的部分压缩。

4)骨折脱位　是在压力、张力、旋转或剪力的作用下产生的三柱损害。

(2)Armstrong分类

Armstrong胸腰段脊柱骨折分型方法,更有助于确定相应处理的方法,使脊柱骨折的治疗更加科学。现将其特点分述如下。

1)压缩骨折　由前屈或侧屈暴力引起,可见椎体前缘高度减少或椎体两侧高度不一样,但压缩骨折的椎体后缘高度不变,有别于爆裂型骨折。

2)旋转损伤　X线检查可见一个椎体在另一个椎体上旋转。有时可见椎间隙变窄及纤维环撕脱。

3)爆裂型骨折(bursting fracture)　沿身体纵轴作用的暴力造成椎间盘被压入椎体终板松质骨内,椎体由中央"爆炸"样裂开。主要特点为椎弓根间距离增宽,椎体后部压缩,高度变小,以及椎体横径增宽,几乎都有神经系统症状。爆裂型骨折又分成5型:①同时有上、下终板损伤,伴有椎体后缀骨折片突入椎管,压迫脊髓,产生神经系统症状;②椎体上半部骨折,椎体后方压缩,有骨折片旋转进入椎管内,此型最多见;③下方椎体终板损伤;④爆炸型合并有旋转骨折,除有爆裂型骨折特征外,还可见旋转棘突偏向一侧;⑤爆炸型骨折合并侧方压缩骨折,椎体两侧高度不一,常伴有多发横突骨折,此型最不稳定。

4)剪力骨折　屈曲旋转暴力引起,脊柱所有结构几乎完全横断,骨折高度不稳定,患者常合并完全截瘫。X线片可见"切片"状骨折片和椎间隙增宽的特点。

5)安全带骨折(seat belt fracture)　高速行驶的汽车突然减速,躯干屈曲,安全带束缚处受到一个向前拉伸的力量,将椎体、椎弓根和椎板韧带由后方向前撕裂,此型常合并有神经系统的症状。

6)牵拉骨折　分屈曲牵拉损伤,Chance骨折亦属此型。过伸牵拉损伤:前纵韧带撕裂,椎体上端略向椎管处移位,常为汽车从后方撞于腰部引起。

7)综合性损伤　如楔状骨折加椎体后部骨折;爆裂型加椎体后部损伤等。

在分类时,需仔细测量椎体前后缘的高度,椎弓根之间的距离,椎体的横径及棘突间距,并和上、下各一个椎体的测量相比较,进行准确分类,指导治疗。

25.3　临床表现和诊断

25.3.1　临床表现

1.脊柱损伤

表现为伤部疼痛、活动受限、伤椎的棘突常有压痛。在明显的压缩骨折或骨折脱位,常见伤椎和上位椎体的棘突后凸和压痛,有棘突间韧带撕脱和脱位者,该棘突间隙增宽,可见皮下淤血。

2.脊髓损伤

(1)不同部位损伤症状

1)颈段脊髓损伤　为四肢瘫痪,可有呼吸紊乱,并常有霍纳氏综合征(瞳孔收缩,眼睑下垂)。平面高的颈段脊髓损伤可表现为危重状态伴呼吸功能损害。发生上升性水肿时可伴有脑干症状,即意识丧失,吞咽障碍和心血管系统功能障碍。

2)胸段脊髓损伤　为双下肢截瘫,盆腔器官功能障碍和损伤水平以下感觉紊乱。

3)下腰段及骶段脊柱损伤　表现为马尾神经根损伤,为下肢弛缓性麻痹,神经根疼痛和尿失禁。

(2)不同程度和性质脊髓损伤的症状

1)脊髓完全横断综合征　完全性四肢瘫或下肢瘫,盆腔器官功能障碍,逐渐出现褥疮,出血性膀胱炎。

2）脊髓部分损伤综合征　在急性期可表现为不同程度的运动感觉功能丧失,其平面,可根据血循环损伤及脊髓水肿的情况而改变。

3）周围神经根综合征　可见于马尾部位脊椎盲管伤伴硬膜下异物存留,表现为疼痛和膀胱功能紊乱,站立时会阴部疼痛加剧,膀胱排空困难。

25.3.2　体格检查

脊柱脊髓损伤常为全身损伤的一部分,所以体格检查时应关注全身情况,明确有无危及生命的损伤和有无多发伤等。明确全身情况后,可进行脊柱脊髓损伤查体。查体时,应注意动作轻柔,避免加重损伤。

脊柱脊髓损伤查体可包含2个部分：脊柱损伤查体和脊髓损伤查体。脊柱损伤重点检查有无局部压痛、脊柱活动受限、有无局部皮肤擦伤。怀疑颈椎过伸损伤时,应注意观察有无额部和鼻部皮肤擦伤。

脊髓损伤的检查通常包括感觉检查、运动功能检查、反射检查。

1. 感觉检查

将人体分为28个皮节,这些皮节为各个脊髓节段神经的感觉神经轴突所支配的区域。由于神经根之间存在交叉支配现象,所以每个皮节都有一个关键点(如表25.1所示)。每个关键点检查轻触觉和针刺觉。同时,除了上述关键点,还应检查肛周感觉,以明确脊髓损伤为完全性或不完全性。

表 25.1　脊髓损伤常检查的皮节关键点

皮节	关键点	皮节	关键点
C2	枕骨粗隆	C3	锁骨上窝
C4	肩锁关节顶部	C5	肘窝前方侧
C6	拇指近节背侧	C7	中指近节背侧
C8	小指近节背侧	T1	肘窝前方内侧
T2	腋窝顶部	T3	第3肋间
T4	第4肋间（乳头水平）	T5	第4肋间（T4和T6连线的中点）
T6	第6肋间（剑突水平）	T7	第7肋间
T8	第8肋间	T9	第9肋间
T10	第10肋间（脐水平）	T11	第11肋间
T12	腹股沟韧带中点	L1	T12与L2中点
L2	大腿前方中点	L3	股骨内髁
L4	内踝	L5	足背第三跖趾关节
S1	足跟外侧	S2	腘窝中点
S3	坐骨结节	S4,5	肛门周围

2.运动检查

（1）肌力 各个脊髓节段神经的运动神经轴突所支配的区域成为肌节，每个节段神经支配的肌节不止包括一块肌肉，而每块肌肉也不止接受一个神经节段的支配，从双侧肢体各10肌节选择10块关键肌进行检查（如表25.2所示）。肌力按6级记录：0级，完全瘫痪，测不到肌肉收缩；1级，仅测到肌肉收缩，但不能产生动作；2级，肢体在床面上能水平移动，但不能抬离床面；3级，肢体能抬离床面，但不能对抗阻力；4级，能对抗阻力，但较正常差；5级，正常肌力。除按检查上述关键肌外，还应查肛门外括约肌的肌力。

表 25.2 脊髓损伤检查的关键肌

肌节	关键肌	肌节	关键肌
C5屈肘	肱二头肌	C6伸腕	桡侧腕长、腕短伸肌
C7伸肘	肱三头肌	C8中指屈肌	指深屈肌
T1小指外展	小指外展肌	L2屈髋	髂腰肌
L3伸膝	股四头肌	L4踝背伸	胫骨前肌
L5背伸拇趾	拇长伸肌	S1踝跖屈	腓肠肌、比目鱼肌

（2）肌张力 指检查者在给患者做被动活动时感觉到的肌肉收缩阻力。脊髓前角细胞及脊神经损伤时，肌张力减低，而上运动神经元损伤时，肌张力增高。

（3）共济运动 脊髓或脊神经损伤后，可出现感觉性共济失调，患者站立不稳，行走时左右摇晃。睁眼时症状较轻，闭眼时症状严重。

3.反射检查

反射机能是脊髓最根本的功能之一，若检查出反射异常，则有助于判断脊髓损伤的部位。

常用的深、浅反射与脊髓节段的对应关系见表25.3和表25.4。

表 25.3 浅反射与脊髓节段的对应关系

反射	检查方法	反应	脊髓节段
肱二头肌腱反射	屈曲肘用手托之拇指压在肱二头肌腱上叩击拇指	屈肘	颈5~6
肱三头肌腱反射	屈肘，叩击肱三头肌腱	伸肘	颈6~7
膝腱反射	坐床边，两足下垂，叩击髌韧带	伸膝	腰2~4
跟腱反射	屈膝，下肢外展外旋，踝关节稍背伸，叩击跟腱	足跖屈	骶1~2

表 25.4 深反射与脊髓节段的对应关系

反射	检查方法	反应	脊髓节段
上腹壁反射	用稍尖硬物从上腹壁外侧划向剑突	上腹壁收缩	胸7~8
中腹壁反射	从腹中部外侧划向脐部	中腹壁收缩	胸9~10
下腹壁反射	从下腹壁外侧划向耻骨联合	下腹壁收缩	胸11~12
提睾反射	从下而上划向股内侧皮肤	同侧睾丸迅速上提	腰1~2
肛门反射	轻划肛门周围皮肤	肛门外括约肌收缩	骶4~5

神经系统的查体完成后，需要对脊髓损伤的严重程度进行评估。目前常用的方法为美国脊髓损伤学会（ASIA）使用的评估标准。图 25.1 所示的为 ASIA 使用的脊髓损伤标准神经状态表，其评估步骤如下：

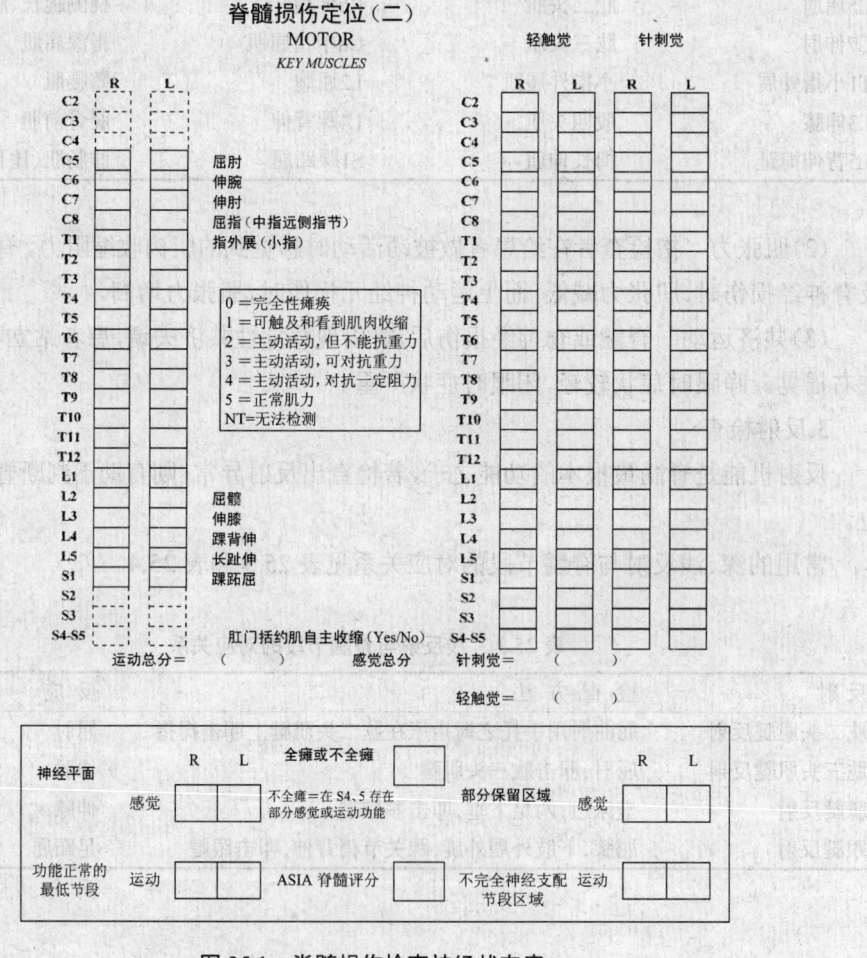

图 25.1 脊髓损伤检查神经状态表

(1) 感觉评分和确定感觉平面　感觉缺失为 0 分,减退为 1 分,正常为 2 分。感觉平面为身体两侧具有正常感觉功能的最低脊髓节段,左右两侧可分别评估。

(2) 运动评分和确定运动平面　运动平面是指最低位关键肌的肌力在 3 级以上,且其上所有的关键肌的肌力正常。对于临床无法测定的肌节,假定其运动平面和感觉平面相同。

(3) 确定神经平面　神经平面是指身体双侧存在正常感觉和运动功能的最低脊髓节段。

(4) 确定是否为完全性脊髓损伤和部分保留区　如果在神经平面以下,包括最低位的骶段(S4~5)保留部分感觉或运动,则为不完全性损伤,反之则为完全性损伤。部分保留区只用于完全性损伤,指在神经平面以下一些皮节和肌节保留部分神经支配。

(5) ASIA 分级　根据 Frankel 分级标准修订,用于判断损伤程度。

A 级:完全性损伤,在 S4~5 无任何感觉和运动功能保留。

B 级:不完全损伤,在神经平面以下包括 S4~5 存在感觉功能,但无运动功能。

C 级:不完全损伤,在神经平面以下存在运动功能,且平面以下至少一半以上的关键肌肌力小于 3 级。

D 级:不完全损伤,在神经平面以下存在运动功能,且平面以下至少一半以上的关键肌肌力大于 3 级。

E 级:深浅感觉、运动正常。

25.3.3　影像学检查

1. X 线检查

对疑有脊髓损伤的患者都应当拍摄脊柱的正、侧位及左、右斜位 X 线片。读片时除应注意脊柱损伤的类型和程度外,要重点观察椎管及椎间孔有无畸形。

2. CT 检查

CT 检查对于诊断脊椎损伤有其特殊的优点。

(1) 在横断层面上可充分显示椎体和椎弓骨折形态、形状和完整性,可发现 X 线片上难以发现的损伤,明确骨折的范围。

(2) 显示椎管大小,评估椎管和硬膜囊的完整性。

(3) 提供了脊柱旁和腹腔器官的重要资料。

(4) 必要时尚可行三维重建,立体显示脊柱损伤情况。

3. MRI

(1) 优点

1) 显示出椎体骨折块与椎间盘破裂向后压迫硬脊膜囊的范围和程度。

2) 较直观反映损伤脊髓实质的解剖和病理改变。脊髓内出血或实质性损害一般在 T_2 像上表现为暗淡或灰暗影像,而脊髓水肿通常为 T_1、T_2 信号改变。

3)椎体和椎间盘边缘韧带损伤处信号消失,据此可评估前、后纵韧带的完整性。

(2)缺点 大多数 MRI 设备不适于那些要求有复杂的生命支持设施的,尤其是那些需要立即牵引治疗的多器官系统损伤患者。

25.3.4 其他辅助检查

1.电生理检查

脊髓诱发电位(spinal cord evoked potential, SCEP)是通过刺激周围神经所诱发的脊髓反应电位,是一种非损伤性检查技术,可用来帮助判断脊髓损伤的机制、部位、程度、治疗反应及预后。主要有体感诱发电位(somatosensory evoked potential, SEP),运动诱发电位(motion evoked potential, MEP)和 H 反射等。

2.脑脊液检查

通过腰椎穿刺测试脑脊液压力,抽取脑脊液化验及做麦肯试验,可确定脑脊液的性质和蛛网膜下腔是否通畅,从而帮助判断脊髓损伤程度,并对是否需进行椎管减压术提供参考。

25.3.5 诊断

结合病史、临床表现、体格检查和辅助检查结果,通常不难做出正确诊断。完整的诊断需要明确:损伤机制、解剖部位、骨折脱位类型及稳定性判断,以及有无脊髓损伤及分级。

25.4 脊柱脊髓损伤救治

我们推荐按下述顺序进行急性脊柱脊髓损伤的救治(图 25.2)。

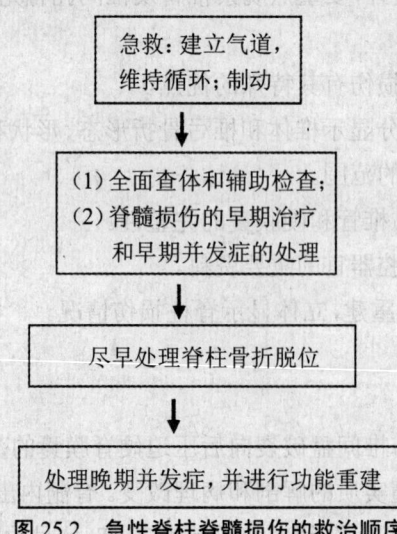

```
急救:建立气道,
维持循环;制动
     ↓
(1)全面查体和辅助检查;
(2)脊髓损伤的早期治疗
   和早期并发症的处理
     ↓
尽早处理脊柱骨折脱位
     ↓
处理晚期并发症,并进行功能重建
```

图 25.2 急性脊柱脊髓损伤的救治顺序

25.4.1 急救

脊柱脊髓损伤的急救遵循创伤的一般救治原则。首先需要建立气道、维持循环和抗休克治疗，防止继发性脊髓损伤。其次，怀疑为颈椎损伤的患者应用颈托等制动，在转运和行各项检查时，必须注意保持脊柱的相对稳定性，以避免脊髓遭受再次损伤。患者生命体征平稳后，可行详尽的体格检查和辅助检查（具体步骤参见本书25.3章节内容）。

25.4.2 脊髓损伤早期处理及早期并发症治疗

1.药物治疗

（1）甲基强的松龙的使用　被证实可有效地减轻脊髓损伤的继发性损伤。使用方法为：伤后8 h以内，在心电监护的条件下以30 mg/kg（液体浓度为25 mg/mL），15 min内快速静滴。间隔45 min后，继之以5.4 mg/(kg·h)静滴，维持23 h。

（2）脱水利尿药物　为排出脊髓损伤后组织细胞外液中过多的水分可适当选用。可用20%甘露醇，250～500 mL静滴，每6 h一次，可连续使用5～7 d。还可使用速尿，每次20 mg肌注，每日1～2次。

（3）神经节苷脂　试验证实其可促进神经轴突的生长、激活神经营养因子和抑止兴奋性毒性产物对神经元的损害等。使用方法：GM1每天100 mg静滴，持续18～23 d。

2.呼吸系统并发症的治疗

呼吸系统功能障碍是颈脊髓损伤后数周内最常见的并发症和死亡原因，包括咳嗽无力、肺部感染、肺不张和呼吸衰竭等并发症。治疗：①坚持翻身、拍背，促进排痰；②必要时使用气管插管或气管切开，使用呼吸机；③使用抑止副交感神经的药物；④有效抗生素；⑤有效的排痰药物和雾化等。

3.循环系统并发症

主要为低血压和自主神经反射不良（autonomic dysreflexia，AD）。发生低血压时，需要采用补充液体和心脏、血管活性药物以维持血压在90/60 mmHg以上。AD一般在伤后2～3月出现，表现为收缩压或舒张压上升大于没有发作时基础值的20%；至少伴有下列5项中的1项：出汗，寒战，头痛，面部充血，发冷。

AD发作时，可按序采取下列措施：①将患者直位坐起，防止血压继续上升；②迅速检查患者，发现并解除可能的诱发因素，最常见的是膀胱涨满，应立即导尿或疏通、更换堵塞的导尿管；其次是粪便嵌塞，应去除粪便；③如果患者血压在1 min后仍不下降，或未能发现激发因素，则立即采取降压药物处理。通常使用的药物为α受体阻断剂和Ca^{2+}通道阻断剂。一般首选硝苯地平（心痛定），在AD发作时舌下含服10 mg，有很好的治疗作用；酚苄明（α受体阻断剂）可作为治疗的第二选择。

4.防治高热和低体温

其出现以植物神经系统功能失调有关,重在预防。对高热的治疗是物理散热,酒精擦浴;对低温的治疗则是物理复温。

5.防治低钠血症

低钠血症是最常见的并发症,机制不明。治疗时应积极补液和高张盐,同时颈髓损伤时可预防使用等渗液体补液。

6.应激性溃疡

脊髓损伤后2～3周内消化道可以发生应激性溃疡及糜烂,表现为无痛性出血,可反复发作。治疗以预防为主,伤后应禁食水,必要时胃肠引流减压,减少胃肠道负担,同时通过胃管还可以及时发现是否有消化道出血。治疗:给予抗酸药物,必要时应用垂体后叶素等止血药物,很少需要外科干预。

7.防治深静脉血栓

深静脉血栓重在预防,主要包括:①物理疗法,如用机械压迫装置如弹力袜、气囊等改善下肢静脉血液回流;CPM被动活动四肢;②使用抗凝药物,如低分子量肝素等;③腔静脉过滤,适用于物理疗法及抗凝药物禁忌者。

25.4.3 脊柱损伤处理

一般认为,若患者全身情况允许,应尽早整复脊柱骨折脱位,恢复椎管周径,解除脊髓压迫。现将各节段脊柱损伤的治疗措施和原则分述如下。

1.寰椎骨折

预后较好,可采用颅骨牵引或枕颌带牵引1～2周后行石膏固定。如有不稳可做枕颈融合术。

2.枢椎椎弓骨折

对颈2～3半脱位若试行手法复位可能会发生危险。可行颅骨牵引4～6周后,行石膏固定2～3个月。如有不稳,可行颈2～3前路植骨融合术。

3.枢椎齿状突骨折

分型处理:①齿状突尖部骨折,伤后一般无严重症状,复位后行石膏固定骨折可愈合;②齿状突腰部骨折,因易发生骨折不连,故应早期诊断,复位后应行石膏固定3～6个月,亦可采用颈前路螺丝钉内固定术,但手术风险大,难度高;③齿状突基底部骨折,此型骨折容易愈合,复位后石膏固定不少于3个月,如骨折不愈合,可引起颈1～2不稳,应尽早行寰枢椎融合。

4.下颈椎压缩性骨折

轻度压缩性骨折,可用石膏围领或塑料支具固定颈部于轻度伸直位8～10周,直至骨愈合。如果椎体前份压缩较多，且颈椎有成角畸形，则成角处的椎管将变窄，引起脊髓压迫或迟发颈脊髓病变，最好先行颅骨牵引复位，再行前路手术。摘除骨折上方椎间盘，取髂骨块椎间植骨融合，以防止颈椎成角畸形发展加重。在棘突间隙较大的病例，说明有棘间韧带和小关节囊的撕裂，应再行后路棘突间"8"字钢丝固定。

5. 下颈椎爆裂性骨折

如CT显示椎体后缘有较大骨块突入椎管内（超过椎管横径30%以上），说明脊髓受到严重损伤，甚至横断，应尽早行颅骨牵引，颈前路减压和植骨融合术。手术在局麻下进行，因为完全截瘫患者，只剩下横膈呼吸，不能咳嗽，全麻容易出现肺部并发症。手术中需切除整个骨折椎体，进行减压与植骨固定。术后应用外固定至少8周。

6. 颈椎脱位

颈椎脱位，特别是有关节交锁者，不能用伸展法复位，因为越伸展，交锁的小关节嵌顿越明显，甚至压迫脊髓。应行颅骨牵引复位，成功的关键是短时间内做大重量快速牵引，复位后牵引维持4周，有关节突骨折者为6周。然后改用石膏领或支具再固定6～8周。如颅骨牵引不能复位者，需行切开复位，切除下一个椎体的上关节突后，多可顺利复位。复位后做椎板融合术，也可行一期或二期前路椎间植骨术。

颈椎半脱位一般症状较轻，复位很容易，肌注50～100 mg哌替啶止痛后，慢慢使颈部伸展即可复位，用头环固定4～6周后改用颈围制动，或石膏颈托或塑料支具固定6～8周。

颈椎脱位合并骨折时多伴有脊髓伤，预后较差，应尽早行颅骨牵引，前路减压和植骨融合术。

7. 特殊类型的颈椎损伤

（1）"挥鞭"损伤（Whiplash injury） "挥鞭"损伤即突然强大间接外力的作用，使颈部如挥鞭样产生过伸—过屈往返动作。处理：疑有本病者，应立刻给予配带颈托，口服止痛剂，1/3以上的患者经此处理2～4周后，症状缓解。损伤明显者可行颈牵引治疗，牵引重量不超过2.5 kg。如果症状持续不缓解，应进一步检查是否存在其他严重损伤。如颈项部疼痛并放射到上肢，应考虑有椎间盘撕裂，确诊后应行手术治疗。从颈椎前方入路，切除受伤椎间盘，然后取髂骨植骨，并放置前路钢板固定。

（2）过伸损伤 颈椎退行性变化基础上受到强大的后伸暴力作用，即发生上肢麻痹或截瘫。X线检查，常常只能看到颈椎退行性改变。治疗原则为减轻水肿和缓解脊髓所受到的压迫。这种患者做牵引治疗时，应将颈椎置于轻度屈曲位，严禁过伸牵引。多数作者主张伤后尽早行前路手术，切除椎间盘和骨刺，做椎间嵌入植骨，与此同时联合应用地塞米松，以救治截瘫和防止死亡。

8. 胸腰椎单纯楔状压缩骨折

轻型的压缩骨折，可保守治疗。患者仰卧硬板床上，腰部用塔形枕垫起，保持脊柱过伸位，先静卧2～3d，待骨折处出血停止，疼痛减轻及腹部气胀消退后即开始逐渐加强锻炼3个月。椎体前方压缩50%以上者，特别是青年患者，宜进行手术复位固定，术后2周即可带石膏围腰或支具下地活动。

9.胸腰椎旋转型脊柱骨折的治疗

应用椎弓根螺钉技术可满意复位与固定此型骨折，可早期下床活动，但对手术技术和条件有一定要求。

10.胸腰椎爆裂型骨折的治疗

如无严重脊髓神经损伤症状，损伤又在一周以内者，用后路手术，撑开复位，椎弓根螺钉或钉棒系统固定，可以获得满意的结果。复位后宜融合相邻两个椎间隙，如不融合，常难维持复位的椎体高度，取内固定后易出现腰痛。存在下述情况时需行前路减压术：①合并较严重神经系统症状者，前路减压解除椎体后侧的压迫更为有效；②就诊较晚，超过10d以上时，后路复位已较为困难；③CT显示有较大的骨折片突入椎管内，椎管变窄超过30%以上，预示后纵韧带已有明显损伤，使用后路手术方法，已无法使骨折片复位。

11.胸腰椎Chance骨折的治疗

因后方韧带完全撕裂，缝隙很大，故此型骨折不能用Harrington撑开棒法治疗，而要用Harrington加压棒法。各种后路钉棒系统能满意加压治疗。应特别指出的是，对有椎间盘损伤者，有时加压复位后，损伤的椎间盘突入椎管内，反而出现神经症状加重。对于这样的骨折，加压复位前，应先行摘除损伤椎间盘。

12.胸腰椎片状骨折（slice fracture）的治疗

因为这种骨折伴有整个韧带的完全撕裂，且常合并截瘫，选用Luque装置或钉棒系统，均能获得满意的复位，而且固定牢固，术后立即可翻动，1～2周后可坐轮椅活动，有利于截瘫患者的康复与护理。

25.4.4 脊柱脊髓损伤晚期并发症处理

1.膀胱功能重建和泌尿系感染的治疗

（1）导尿术　脊髓损伤后出现膀胱功能障碍而尿潴留，必须立即处理，施以导尿术。对于留置导尿的患者，每3～4h开放1次，便于保持膀胱一定容量，防止挛缩；每隔1～2周更换1次尿管，并用1∶5 000呋喃西林液冲洗膀胱，每日1～2次。

（2）康复训练　神经源性膀胱经过数月或一年的恢复后，其功能逐渐达到稳定和平衡，这时必须训练患者使其能掌握自行排尿的方法。骶神经区和膀胱区的电刺激和磁刺激也是改善膀胱功能的有效康复手段。

（3）手术治疗　常用的手术方法为膀胱颈部电切术和尿道外括约肌切开术及经尿道前列腺切除术。手术可降低尿道阻力，提高反射性排尿或膀胱施压排尿的效果。

(4) 膀胱功能重建　膀胱功能重建手术中骶神经根电刺激(sacral anterior root stimulation, SARS)是唯一应用于临床的方法。

2.褥疮

褥疮的治疗应以预防为主,预防措施包括:坚持每2h翻身一次,坐轮椅0.5h支撑1～2 min;保持局部皮肤的清洁干燥,注意大小便的整理;改善身体营养状况,避免吸烟;以及使用防褥疮气垫等。治疗措施包括:避免继续受压;清洁伤口;采取局部和全身治疗,促进伤口愈合。一、二级褥疮可采取局部换药。对于创面过大、过深者,可采用手术彻底清创,皮瓣或肌皮瓣转移填补空腔。

3.脊髓损伤后顽固性疼痛

1/3～1/2脊髓损伤患者有疼痛,其中10%～20%达到严重程度并影响日常生活。治疗方法包括以下3类。

(1)药物治疗　一般使用的药物为非甾体类消炎镇痛药和三环类抗抑郁药,效果多不理想。

(2)神经破坏　低位蛛网膜下腔内注射无水酒精或2%～5%的苯酚0.5～2mL行神经阻滞,破坏脊神经后根,可以达到止痛的目的。

(3)手术治疗方法　包括周围神经干切断术、交感神经切除术、脊神经后根切断和脊髓前外侧索切断术。

4.肢体痉挛

脊髓损伤后的痉挛状态是由于损伤平面以下反射弧处于高度兴奋和无抑制状态所致。一般伤后1～2个月出现痉挛,逐渐加重,后期则出现关节畸形挛缩。治疗措施包括以下4方面。

(1)康复治疗　深入而持久的肌肉按摩,或温和地被动牵张痉挛肌,以降低肌张力,适当的功能锻炼,如端坐、站立、支具协助下的行走训练,对肌痉挛有交替性抑制作用,防止关节挛缩;对痉挛拮抗肌进行电刺激,有利于痉挛肌放松。

(2)药物治疗　包括巴氯氛(氯苯氨丁酸,baclofen),肉毒素5%酚溶液。

(3)封闭疗法　对周围神经干应用无水酒精或苯酚封闭,如封闭闭孔神经缓解内收肌痉挛。

(4)手术治疗　常用的术式为选择性脊神经后根切断术。

5.异位骨化

在脊髓损伤患者的发生率约为30%～40%,在髋、膝、肩、肘关节好发,通常表现为典型的蜂窝织炎表现,如红肿热痛等,少部分影响关节活动功能。预防和治疗措施包括以下3点。

(1)早期被动活动关节。

(2)药物预防　Didronel是预防异位骨化的有效药物。

(3)手术治疗 如果异位骨化影响了关节活动,可考虑手术切除。手术时机是异位骨化成熟后,约在其发生后1年左右。

6.性功能障碍

脊髓损伤患者多伴有不同程度的性功能障碍。目前的治疗措施主要有以下5点。

(1)性行为治疗 此种疗法由Masters和Johnson提出,治疗的重点为性行为方法的指导训练,并同心理治疗相结合。

(2)药物治疗 目前较为有效的是育亨宾,其他药物包括睾丸酮、绒毛促性腺激素等。

(3)阴茎海绵体注射 效果较为确切,但需多次注射给患者带来麻烦和不便。主要并发症为阴茎异常勃起、疼痛、淤血和感染。

(4)真空负压辅助勃起。

(5)阴茎假体植入 适用于其他各种方法均无效的器质性阳痿。因其为替代性疗法,本身无改进性功能的作用,且费用昂贵,应用尚不普遍。

25.4.5 脊柱脊髓损伤康复

脊柱脊髓损伤患者康复治疗的基本原则是减少功能缺陷,防止并发症,充分发挥或使用残留功能。康复治疗应从损伤即刻开始,包括以下4条。

(1)保持正确的体位 将患者置于功能位,可防止运动丧失和畸形发生。

(2)防治各种并发症。

(3)理疗 包括热疗、冷疗、超声和电疗等,其目的是止痛和解除痉挛,为功能训练奠定良好基础。

(4)功能训练 首先是保持关节活定度,防止肌肉萎缩、关节挛缩。其次是在可能的情况下主动锻炼。通过上述康复,期望在康复工具的帮助下,使脊柱脊髓损伤的患者能达到生活自理,回归社会。其中,脊柱外科常用的康复工具有脊柱矫形器、轮椅和助步器。

25.5 脊柱脊髓火器伤

25.5.1 发生率

脊柱脊髓火器伤多见于战时,其发生率因战场不同而异,二战期间意大利战场,脊柱脊髓火伤器伤占1.9%,而在欧洲战场则占12%,以后的战争中,脊柱脊髓火伤器约占1%～9%。平时脊柱脊髓火伤器伤的发生率在增加,Yashida等报道美国脊髓损伤研究中心统计,在1990年以前,枪伤占13%,居伤因第3位,而1990年以后枪伤占23%,居伤因第2位。仅次于交通事故。

25.5.2 分类

根据致伤物与椎管、脊髓的关系，可将脊柱脊髓火器伤分为3类。

(1) 椎管贯通伤或椎管损伤　弹丸穿过椎管，包括椎弓根，椎体后缘及椎板前缘损伤，严重者椎弓与椎体分离，其脊髓多为横断损伤。

(2) 椎管周壁损伤　包括椎体、椎间盘、椎管后缘、棘突根部、关节突损伤等椎管壁发生骨折。脊髓主要由于高速弹丸通过椎管壁附近，被其冲击压力波损伤。

(3) 脊椎周围损伤　弹丸穿过脊椎周围部分，椎管完整没有损伤，对脊髓的损伤，完全由弹丸的冲击波压力所致，多为震荡伤。

25.5.3 临床表现特点

(1) 脊椎损伤在颈、胸、腰椎发生率有所不同，胸椎12节最长，发生率最高。但颈椎体高度低，其总长度短于腰椎，故腰椎发生率高于颈椎，骶椎的发生率最低。

(2) 脊椎火器伤，一般无脱位，椎体粉碎者也极少，因而脊椎是稳定的。

(3) 完全截瘫发生率高，截瘫类型较少。

(4) 并发伤多　脊椎火器伤发生在胸椎与腰椎最多，而胸椎与腰椎则包围在胸腔或腹腔之中，火器损伤脊柱，很多病例是通过胸腔或腹腔才达到脊柱的，因而合并胸腹腔脏器损伤较多。胸腹脏器伤、颈部其他血管伤的情况均较紧急，需尽快检查和紧急处理。

25.5.4 体格检查和辅助检查

(1) 入口出口及伤道　一般火器伤，入口小于出口，伤道根据入口与出口可以测知通过何组织，无出口者依据临床及X线片检查确定。伤口检查还应注意有无脑脊液流出，在伤口出血停止后，若有清亮液体流出，取之检查如有葡萄糖，即是脑脊液，说明伤口与蛛网膜下腔相通。

(2) 内脏损伤检查　胸部枪伤应检查有无气胸、血胸和张力性气胸，需紧急处理。腹部脏器重点检查有无内出血及胃肠穿孔。

(3) 神经检查。

(4) X线与CT检查。

25.5.5 治疗原则

(1) 凡有胸腔或腹腔内脏损伤者，首先治疗内脏损伤。

(2) 脊椎损伤　绝大多数脊椎损伤是稳定的，不需要特殊治疗，不限制翻身与起坐，只有X线片证明脊椎不稳定者，才需手术进行稳定治疗。

(3)低速低能脊椎枪伤不需清创,仅对伤口清洁处理,子弹穿过肠管再至脊椎和椎管有感染危险者,多主张用抗生素治疗。高速弹伤应早期彻底清创,遵循火器脊髓伤的处理原则,应用适当抗生素,延期或二期缝合,是预防感染的主要措施。

(4)对于异物存留于椎管是否取出的问题,Yashida等认为椎管内异物,应根据脊髓损伤是否有恢复可能而定,在胸椎常为完全脊髓损伤,取子弹也无益于脊髓恢复,而在胸腰段,胸12以下有大量神经根,不论全截瘫与不全截瘫,取出异物,均可能改善神经功能,在腰椎马尾损伤,取出异物后,有更大恢复可能。取出异物时机:脊髓火器伤后,在3～10 d内,伤段脊髓水肿最严重,在有指征取出子弹时,应选择48 h内或2周之后取之,如神经症状进行性加重,则应及时手术。

(5)脊髓损伤的救治见本书"25.4 脊柱脊髓损伤救治",如早期使用甲强龙和防治并发症等。

(沈 岳)

第26章 骨盆损伤

26.1 骨盆骨折

26.1.1 致伤机制

(1)低能量损伤 跌伤和肌肉附着点的撕脱骨折,或是运动或低暴力交通事故伤。

(2)高能量损伤 前后方的暴力可引起开书样骨折;侧方压力使骨盆向内挤压;纵向坠落伤可造成骨盆垂直剪力损伤。

(3)合并伤

1)骨折断端或血管撕裂可引起腹膜后血肿,大出血、休克。

2)可引起尿道、膀胱、阴道、直肠和肛管损伤。

3)骶髂关节移位或骶骨骨折可引起腰骶神经丛损伤。

4)纵向坠落伤可合并下肢和脊柱多处骨折。

26.1.2 临床表现和诊断

1.临床表现

1)注意患者生命体征,检查有无血容量不足的表现。

2)骨盆前后及臀部有无皮下淤斑或皮肤擦伤。

3)骨盆挤压、分离试验动作轻柔,不宜反复进行。

4)应做下腹部检查、直肠指诊、阴道检查及导尿判断有无尿道、直肠等损伤。

5)必要是检查下肢的感觉及运动,有无股神经和坐骨神经损伤,有无下肢不等长。

2.诊断

(1)X光片检查 应包括3个标准的骨盆像。

1)前后位　能显示骨盆骨折的基本征象。
2)入口位　显示骨盆环的完整性,半骨盆环的前后移位。
3)出口位　显示骶骨、髂骨翼、髋臼和髂耻隆突部位的骨折。

(2)CT检查　能显示局部微小损伤和显示软组织阴影,如骶髂后部的韧带损伤、骨折血肿、骨折周围脏器和大血管等,对进一步判断骨盆损伤的稳定性都有帮助。螺旋CT三维重建可提供更清晰的骨折移位和骨折类型图像。

(3)分型　Marvin Tile 分型应用较广泛,根据骨折的稳定性和受伤机制分为3型,各型又分为3种亚型。

1)A型　稳定性损伤。
A_1型　骨盆边缘撕脱骨折,如髂前上、下棘或坐骨结节撕脱。
A_2型　单纯髂骨翼骨折或移位微小的骨盆环稳定性损伤。
A_3型　骶骨或尾骨横断骨折。

2)B型　旋转不稳定型。
B_1型　开书式损伤。
B_2型　侧方挤压损伤,可分为单侧型和对侧型(桶柄样损伤)。
B_3型　双侧B型损伤。

3)C型　旋转及垂直均不稳定型。
C_1型　单侧损伤,后方可为髂骨、骶骨骨折或骶髂关节脱位。
C_2型　双侧损伤,其中一侧为B型损伤,另一侧为C型损伤。
C_3型　双侧C型损伤或合并髋臼骨折。

26.1.3　治疗

1.紧急救治

(1)休克复苏　不稳定性骨盆骨折引发大出血和严重休克是伤后早期致死原因,对严重低血压者应积极液体复苏。

(2)及早固定骨盆　抗休克裤和骨盆外固定器均有固定骨盆、控制出血的效用。

(3)髂内动脉结扎或栓塞　对积极进行液体复苏和固定骨盆后仍处于休克状态的患者,在除外胸、腹腔内出血的前提下,应行经股动脉插管髂动脉造影术。若发现动脉出血,立即对出血血管行栓塞术。

(4)积极处理胸、腹合并性损伤。

2.非手术治疗

(1)稳定性骨折移位极少,无休克或休克较轻,一般多采用卧床休息、制动或避免负重、骨盆带、髋人字石膏等治疗。

(2) 牵引　对于骨盆后环不稳定合并多发伤或不能耐受手术者,采用股骨髁上牵引,定期拍片,及时调整重量。

3.手术治疗

(1) 外固定　有固定前环的外固定器和后环的骨盆钳,主要用于不稳定损伤的紧急处理和伤口污染不宜做内固定者的最终处理。

(2) 内固定

1) 手术适应证

a.垂直不稳定性骨折为绝对的手术适应证。

b.合并髋臼骨折。

c.外固定后残存移位。

d.韧带损伤导致骨盆不稳定,如单纯骶髂后韧带损伤。

e.闭合复位失败。

f.无会阴污染的开放性后部损伤。

2) 方法

a.后环损伤内固定方法有骶骨棒固定、张力带钢板、骶髂螺钉、骶髂前路钢板、骶骨重建钢板、腰骶固定等技术。

b.前环损伤内固定方法有前路钢板和螺钉固定。

c.对于前后环均有损伤者,需同时固定前后环才能达到生物力学的稳定。

26.2　髋臼骨折

26.2.1　致伤机制

(1) 坠落伤或交通事故伤导致股骨头直接撞击髋臼引起骨折,骨折的类型与股骨头受伤的位置和暴力的大小有关。

(2) 骨盆骨折累及髋臼。

26.2.2　临床表现和诊断

1.临床表现

(1) 注意患者的生命体征,有无休克、内脏损伤。

(2) 髋部肿胀,无股骨头脱位者无明显畸形,髋关节主动及被动活动时疼痛,有轴向叩击痛。

(3) 合并股骨头后脱位,髋关节屈曲、内收、内旋畸形,患肢短缩。

(4) 合并中央性脱位,可有患肢短缩或内外旋畸形,髋关节活动受限。

(5)检查患侧肢体的感觉和运动,检查有无坐骨神经损伤。

2.诊断

(1)X线检查

1)骨盆正位

a.髂耻线　断裂常提示前柱或前壁骨折。

b.髂坐线　该线中断提示后柱骨折。

c.泪滴　髂骨四边形前部构成。

d.髋臼顶线　代表髋臼负重区。

e.髋臼前缘线　代表髋臼前壁。

f.髋臼后缘线　代表髋臼后壁。

2)骨盆闭孔斜位　能显示整个前柱和髋臼后壁。

3)骨盆髂骨斜位　能显示整个后柱和髋臼前壁。

(2)CT检查　可发现髋臼游离的骨块,螺旋CT三维重建可获得逼真的髋臼立体图像,对骨折的分型更加直观,有利于手术指征的判断和入路的选择。

(3)分型　Letournel分型得到大家的公认,将髋臼骨折分为两大类。

1)简单骨折

a.后壁骨折。

b.后柱骨折。

c.前壁骨折。

d.前柱骨折。

e.横型骨折。

2)复杂骨折

a.后柱骨折伴后壁骨折。

b.横型骨折伴后壁骨折。

c."T"型骨折。

d.前柱骨折伴后半横型骨折。

e.双柱骨折。

26.2.3　治疗

1.一般原则

(1)合并多发伤患者,尽快治疗危及生命的胸腹腔脏器和颅脑等损伤。

(2)合并股骨头脱位应急诊复位,一般不主张髋臼骨折急诊手术。

(3)急诊可做患侧下肢的牵引,有利于需要手术治疗的骨折复位。

(4)患者生命体征稳定后,完成影像学检查,确定骨折的类型、制订手术或非手术治疗方案。

(5)需要做切开复位内固定者,手术最好在 2～10 d 完成。

2.手术适应证

由于髋臼为关节内骨折,除少数骨折无移位、患者的因素不能耐受手术等可行非手术治疗外,大多需要切开复位内固定,其指征包括以下 5 点。

(1)髋臼关节面骨折移位>3 mm。

(2)关节腔内有游离骨片。

(3)骨折占整个后壁 40%以上的后壁骨折,以及后柱骨折导致关节不稳者。

(4)合并有坐骨神经损伤。

(5)多发性或同侧股骨颈或股骨干骨折的髋臼骨折。

3.手术入路选择

(1)Kochker-Langenbeck 入路　主要用于后壁、后柱、横行、后壁合并横行骨折和 T 型骨折。

(2)髂腹股沟入路　用于前壁、前柱、前柱合并后半横行和双柱骨折。

(3)髂股入路　用于高位前柱骨折。

(4)扩展的髂股入路　用于双柱、T 型和后壁伴横行骨折。

(5)联合入路　可用于复杂的髋臼骨折。

(白祥军)

第27章
四肢骨关节损伤

27.1 上肢骨折

27.1.1 锁骨骨折

锁骨骨折是常见骨折之一，多见于青壮年与儿童。

1. 临床表现及诊断

有外伤史，直接暴力作用常为中段粉碎骨折。间接暴力则常造成中、外段1/3交界处斜形骨折，儿童常为青枝骨折。骨折后局部出现疼痛，头偏向患侧，肩部活动受限。由于锁骨位于皮下，伤后局部肿胀，完全骨折常有移位而出现畸形，可见内侧断端翘起于皮下。锁骨正位X线片可明确诊断。

直接暴力所致骨折时，应检查有无锁骨下动、静脉及臂丛神经损伤，对锁骨远端骨折应判断有无喙锁韧带断裂。可注射局部麻醉剂于血肿内后牵拉患肢，观察肩外形是否出现阶梯状，或双侧持物作X线对比检查。

2. 治疗

(1) 青枝或无移位骨折可用三角巾悬吊上肢2~3周。

(2) 有重叠移位者，可将肩部向后上方牵拉复位，然后用"∞"字形绷带或石膏固定4周左右。注意双肩及腋窝应置厚棉垫。治疗期间需注意患肢远端血循环与神经功能；并嘱患者常双手叉腰，主动做双肩向后伸展动作，可减轻局部压迫与不适感。

(3) 对开放性骨折或合并血管神经损伤、骨折不愈合者，不能耐受外固定者可行切开复位克氏针内固定。

(4) 锁骨远端骨折，伴有喙锁韧带断裂者，可用宽胶布绕过肘关节与锁骨外端使骨折复位，固定3~4周。必要时手术修复喙锁韧带。

27.1.2 肩胛骨骨折

1.肩胛体骨折

肩胛体骨折多为直接暴力致伤,部位多在肩胛骨下角。

(1)临床表现及诊断　伤后局部肿胀、疼痛,皮肤可有伤痕。患肢不能外展。有时在背部可触及骨擦感(音),或触及骨碎片。应注意有无肋骨骨折或其他胸部合并损伤。肩胛正位、切线位 X 线片可明确骨折情况。

(2)治疗　对症治疗。以三角巾悬吊患肢 2~3 周,早期开始肩关节功能锻炼,防止肩胛周围粘连。

2.肩胛盂和肩胛颈骨折

(1)临床表现及诊断

1)肩部肿胀与畸形不明显,易漏诊。但腋窝可扪及肿胀,被动旋转肱骨时疼痛加重,可有骨擦音。

2)严重的肩胛颈骨折可呈方肩,肩峰凸出,类似肩关节脱位,但患肢无弹性固定,可被动活动。

3)X 线摄片有助于诊断。

(2)治疗

1)肩胛盂骨折,无移位或轻度移位的肩胛颈骨折,可用三角巾悬吊 3 周左右,早期开始练习活动。

2)严重移位的肩胛颈骨折,可在局麻下手法牵引复位,或肩外展牵引 2~4 周,高龄老人也可不复位而早期开始功能活动练习。

27.1.3 肱骨近端骨折

肱骨近端骨折较多见。肱骨上端有大量松质骨骨小梁结构,老年人因骨质疏松而易发生肱骨上端骨折。肱骨近端包括肱骨头、大结节、小结节、肱骨干上端等解剖结构,所致骨折亦多按解剖分类。

1.肱骨大结节骨折

(1)临床表现及诊断　肱骨大结节骨折主要为撕脱骨折,可单独发生,也可并发于肩关节脱位或肱骨外科颈骨折。肩关节正位 X 线摄片可显示。

(2)治疗　对无移位的大结节骨折,可用腕颈悬吊 3 周。并发于肩关节脱位者,在肩关节复位后,大结节多数也能得以复位。移位明显大结节骨折,切开复位将骨折片用张力带缝线、螺丝钉或"U"形钉内固定,制动 3 周后练习活动。

2.肱骨解剖颈骨折

此类骨折很少见,且易漏诊。肩关节前脱位时可并发肱骨解剖颈骨折。

肩关节脱位后,肱骨头移至关节盂前下方,受到下方盂缘的切割而发生骨折。骨折后不易诊断,且易继发肱骨头缺血坏死。

(1)临床表现及诊断 临床表现如肩关节脱位。X线摄片有助于诊断。

(2)治疗 手法整复不易成功。新鲜骨折宜切开复位内固定。对高龄的患者可考虑采用人工肱骨头置换术。

3.肱骨外科颈骨折

肱骨外科颈是肱骨上端松质骨干的皮质骨交界的部位,易发生骨折,常见壮年及老年人。

(1)病因 上肢伸直时肩外展位跌倒,间接外力可引起肱骨外科颈骨折。

(2)临床表现及诊断 有上肢外展受伤史。肩部肿胀严重,有时扩及整个肩部甚至上臂,疼痛及运动障碍。肩部压痛;有移位者,可于肩前方或腋窝触到上移的远侧骨折端。肩部正位及穿胸位X线片可确定骨折部位与类型。一般分裂纹骨折、外展型与内收型骨折。

1)裂纹骨折 骨折无移位。

2)外展型骨折 肱骨干与肱骨头呈外展关系。有时两骨折端可相互嵌插或交错重叠移位。

3)内收型骨折 肱骨干与肱骨头呈内收关系,骨折处向外向前成角。

(3)治疗

1)稳定骨折,如裂纹或嵌入骨折或内、外翻成角不重者,可用三角巾悬吊伤肢1~2周,早期开始肩关节主动功能运动。

2)手法复位及固定

a.外展型骨折的整复 局麻后,在两助手对抗牵引下,术者双拇指按住近侧骨折断端,其余各指扶住远侧骨折段处,同时助手牵引肘部内收即可达到复位。

b.内收型骨折的整复 术者双拇指按住骨折部向后内侧推挤,其余各指拉骨折远端外展向前。助手牵引肘部外展即复位。夹板固定3周。解除固定后,积极练习肩部运动。

3)切开复位内固定 复位不满意,或治疗较晚难以手法复位者,宜施行切开复位。可于肩前外侧分开三角肌纤维,橇拨骨折端使其复位。用内固定。术后用三角巾悬吊患肢3周。解除固定后,积极练习肩部运动。

27.1.4 肱骨干骨折

1.致伤机制

肱骨干范围系指胸大肌止点上缘1~2 cm至肱骨髁上2 cm。肱骨干上段内侧有胸大肌,中段外侧有三角肌止点,三角肌结节下方有桡神经沟、桡神经和肱深动脉经此沟向下。肱骨干骨折后,受不同肌力的牵拉,产生不同方向的移位。直接暴力致中部横断或粉碎性骨折;间接暴力多致下部或中下部斜形或螺旋形(如掰腕子)骨折。

肱骨干骨折常见于成人,多发生于中段,因桡神经沿桡神经沟绕行,易发生合并损伤。投掷运动的间接暴力可引起下段的螺旋骨折。

2. 临床表现及诊断

外伤史后,上臂缩短及异常活动。

(1)骨折若在胸大肌止点以下,三角肌止点以上,则骨上断端受胸大肌背阔肌拉向前内侧,下断端被三角肌牵拉向外,并因肱二、肱三头肌作用而向上移位。

(2)骨折若在三角肌止点之下,则上断端因三角肌作用而外展,下断端则因肱二、肱三头肌作用而向上移位,且因前臂护于胸部而内旋。

对不完全骨折,可沿肱骨内外侧嵴仔细摸清压痛部位;并检查经上臂长轴的间接叩痛。中下段骨折若合并桡神经损伤,可出现前臂伸肌功能障碍等症状。X线摄片可明确骨折部位与形状。

3. 治疗

肱骨干骨折时轻度成角或短缩外形与功能均无明显影响,无需追求良好的复位。

(1)肱骨干上段骨折接近外科颈者,可参照肱骨外科骨折手法复位。

(2)肱骨干中下段横断或粉碎型骨折,可手法复位后,用小夹板或石膏固定。螺旋型或长斜型骨折,可用悬垂石膏固定,利用石膏重量牵引复位,石膏悬吊于胸前,患者不能平卧,睡眠需半卧位。固定期间应鼓励患者作握拳动作,有利于防止骨折端分离。练习肩关节活动时,应弯腰90°,摆动上肢。站立位练肩关节活动,易致骨折处成角。

(3)肱骨干骨折切开复位内固定手术指征:①开放性骨折;②骨折端夹有软组织嵌入;③同一肢体多发骨折;④合并有神经血管损伤。切开复位内固定以采用接骨板与螺丝钉为宜。

4. 并发症

(1)桡神经损伤为最常见并发症,临床表现为腕下垂。可用肌电图及神经传导检查进行观察。

(2)血管损伤为紧急情况应行急救处理,可以多普勒监测仪观察。

27.1.5 肱骨髁上骨折

1. 致伤机制

肱骨髁上区是肱骨髁与肱骨干之间相对薄弱部分。为儿童中(5~8岁)最常见的肘部骨折。常为间接暴力所致,可分为伸直型骨折与屈曲型骨折。常合并血管神经损伤。成人则多为经关节的髁间粉碎骨折。

2. 临床表现及诊断

(1) 伸展型　最多见。多系跌倒时,肘关节过伸,前臂旋前位以手着地所致。伤后肘部肿胀、疼痛、畸形。髁上部位有明显压痛及异常活动。肘关节三点关系无改变。X线表现可明确骨折类型及移位情况。注意与肱骨下端骨骺分离相鉴别。骨折远侧向肘后上方移位。根据受力方向不同可向桡侧或尺侧移位。

(2) 屈曲型　少见。多系肘屈位,肘后部着地所致。骨折远端向肘前上方移位。髁上骨折需注意肱动脉损伤及前臂筋膜间室综合征,以及神经损伤等严重并发症。

3. 治疗

(1) 非手术治疗

1) 青枝骨折或无明显移位的骨折,可用长臂石膏后托作功能位固定3周。

2) 有明显移位骨折,应尽早施行手法闭合复位。尤其对桡动脉搏动减弱或末梢血供不良者,更应抓紧时间。

3) 伸直型骨折手法整复方法:麻醉后取仰卧位。一助手扶上臂,另一助手握腕部行对抗牵引,术者双拇指抵推骨折远断端,其余各指扶持近断端。先矫正旋转移位,再矫正侧方移位,最后矫正前后移位。骨断端对正后使肘关节屈曲至<90°。在保持前臂旋后位时,中指的轴线延伸应指向喙突。对尺偏型可以矫正保持轻度桡偏,恢复肘关节携物角。在整复过程中应经常触摸桡动脉脉搏,一旦减弱或消失应立即减少曲肘的角度,以免发生缺血性肌挛缩。

4) 屈曲型骨折则于伸肘位牵引整复并固定于伸肘位。骨折为横断者,亦屈肘整复,用夹板固定3～4周。

(2) 骨牵引复位法

1) 适应证　骨折时间过久,肿胀严重,皮肤已有水疱无法整复或整复后不能保持对位者。

2) 方法　局麻下用大巾钳或棘突打孔钳夹住鹰嘴骨质,进行悬吊牵引,重量1～2kg。前臂可以支架托起或用布带悬吊,并可用肢体循环促进仪加速消肿。

3) 注意　巾钳穿皮处不应有张力或压迫。可予切开调整以防皮肤坏死感染。待消肿后再用手法复位或切开内固定。

(3) 手术治疗

1) 适应证　开放骨折、移位明显的髁上骨折、骨折端间夹有软组织影响复位、合并有血管神经受压或损伤。

2) 手术方法　麻醉后,在肘前作内上向外下"S"形切口,显露肱二头肌内缘,找出肱动脉及正中神经,向下探查切开肱二头肌腱膜,解除压迫,探查骨端,小心分离血管及神经,以温盐水纱布覆盖保护。整复骨折以交叉克氏针或加压螺钉固定。探查肱动脉,对痉挛的部分以利多卡因或普鲁卡因作血管外膜封闭,观察5～10 min,若仍不恢复可行动脉外膜剥离。内固定可用螺纹针、克氏针、"Y"形接骨板等。术后以石膏托保护2～3周即可功能锻炼。

27.1.6 肱骨髁间骨折

1.分类及致伤机制　肱骨髁间骨折较少,主要见于青壮年。致伤的外力比较复杂,骨折类型有多种多样,但归纳起来可属两种基本类型,即伸直内翻型和屈曲内翻型。由于骨折侵袭关节,其治疗方法及预后因骨折片的移位程度不同而有很大差别。

(1)伸直内翻型　肘伸直位受伤伴有肘内翻应力,使骨折块向后方及尺侧移位。

1)Ⅰ度骨折　侧位示骨折线由前下方斜向后上,正位髁间骨折线偏内侧,并向内上方延伸。

2)Ⅱ度骨折　在Ⅰ度基础上内上髁上方有一块三角骨折片,但未分离。

3)Ⅲ度骨折　内侧三角形骨折片完全分离,肘内侧结构破坏而不稳定。

(2)屈曲内翻型　肘屈曲位受伤伴内翻应力使骨折远段向尺侧前方移位。

1)Ⅰ度骨折　折线呈"T"形,关节面完整,骨折远段向前移位。

2)Ⅱ度骨折　屈曲内翻应力共同作用,表现和伸直内翻型Ⅱ度相似,但远段内前移位。

3)Ⅲ度骨折　与伸直内翻型Ⅲ度类似,粉碎骨块在肘前内侧。

2.临床表现及诊断

(1)伤后肿胀及疼痛很明显,常见皮下淤血。

(2)肘后三点关系异常。

(3)X线摄片可显示骨折类型。

3.治疗

(1)无移位或两髁无明显旋转者可行闭合整复。充分麻醉后,于半屈肘牵引,消除重叠,从内外侧将两髁向中央推挤。然后矫正侧方移位及前后移位。透视观察在何种位置最稳定,即以长臂石膏固定在此位置2周,换功能位固定4～5周。早期开始功能练习。

(2)切开整复　闭合整复失败,两髁明显旋转移位或粉碎骨折。手术由肘后方经尺骨鹰嘴入路,内固定器材可用解剖钢板、"Y"形接骨板、交叉克氏针及螺丝钉等。术后2周开始肘关节功能活动练习。

(3)陈旧性骨折的治疗　肱骨髁间骨折治疗不及时可导致肘关节完全紊乱、关节僵硬或肘内翻。治疗方法包括以下4条:

1)切开复位内固定2～3月、肘关节伸直位僵直者,伤后切开复位改变至功能位,并保留一定活动度;

2)无法切开复位的僵直畸形应作肘关节融合；
3)肘内翻矫正术保留有较多范围关节的活动,用于肘内翻明显者；
4)无法切开复位的僵直畸形,工作需要活动的肘关节,可行人工肘关节置换。

27.1.7 肱骨小头骨折

肱骨小头骨折好发于青少年,常由间接暴力引起。肘关节伸直外翻时,桡骨头撞击肱骨小头,使其前半部骨折并向上移位。

1. 临床表现及诊断

跌倒时肘伸直外翻手着地。伤后局部疼痛、屈肘受限,有时还有交锁。但肿胀出现较晚。肱骨小头处有压痛。如合并有侧副韧带损伤,则肘关节被动外翻时不稳定,且尺侧副韧带部位有压痛。X线表现可分三型：

(1)完全骨折　小头基底部冠状面骨折向上移位。

(2)片状骨折　关节软骨连带一薄层骨片。

(3)软骨挫裂伤　因儿童骺软骨尚未骨化,X线片无法发现,不易明确诊断,常在肘关节探查时发现。

2.治疗

(1)闭合复位　臂丛麻醉后,在半屈肘位及肘内翻牵引下,使肘前方关节囊放松,加大外侧关节间隙。术者用双手拇指由近端向远端推挤骨折块使其复位。徒手复位困难时,可用克氏针刺入骨折处,在X线透视下,拨动移位骨折块,使其复位。一旦复位成功后,屈肘位时多较稳定。用石膏托固定3～4周。

(2)切开复位　经闭合复位失败者,可行切开整复,复位后骨块多较稳定。不稳定者可用螺丝钉或克氏针固定。对片状骨折或陈旧性部分骨折,严重影响功能者,可摘除骨折片。早期进行CPM恢复功能。

27.1.8 肱骨外髁骨折

肱骨外髁骨折亦称肱骨外髁骨骺分离,在儿童肘部骨折中,发生率仅次于肱骨髁上骨折。好发于10岁以下,尤以4～8岁为多见。男孩多于女孩,左侧多于右侧。

1. 临床表现及诊断

(1)临床表现主要为间接外力致伤,在摔倒手掌着地时前臂多位于旋前屈肘位,外力经桡骨头撞击肱骨外髁骨骺而致骨折。伤后肘外侧肿胀明显,肘关节呈半伸直位。外髁处明显压痛,常可触及异常活动骨块及骨擦音,肘后三点关系改变。被动旋转及屈伸前臂时,外髁处有剧痛。

(2)X线检查可明确骨折移位情况。当患儿年龄很小时,肱骨小头骨化中心极小,骨折移位情况常不易判断。应同时拍双肘关节片以便对比。

2.治疗

(1)非手术疗法

1)无移位的骨折　可用石膏托固定于屈肘90°位,2周后去石膏练习活动。

2)手法复位　单纯向外移位的骨折可在血肿内局麻下,屈曲肘关节将前臂旋后,可使骨折块向内推挤。若有旋转或翻转移位者,先在牵引下将骨折块推向肘后,再按压矫正旋转并向前内侧挤压,透视观察复位满意后,置肘关节伸直、前臂旋后位固定。此类骨折多不稳定,术后应多观察以防再脱位。

(2)手术疗法　复位不良者,可经肘外侧肱三头肌、肱桡肌及桡侧腕长伸肌间进入骨折间隙,辨明骨折移位方向与形状。屈肘位放松肌腱,以巾钳夹住骨块,准确对位。用2根克氏针或细螺钉交叉固定。检查关节是否平滑。复位满意后,屈肘90°石膏托固定。3～4周拔除钢针,练习活动。

(3)注意事项

1)术中不要切断伸肌总腱,以免影响骨块血运而致缺血坏死。

2)陈旧性肱骨外髁骨折应尽量手术。术前要仔细分析骨折X线片或CT片,辨明肱骨小头骨骺及骺端骨折块的位置及移位方向。

3.后遗症

(1)鱼尾状畸形　肱骨外髁骨折愈合后,在生长发育中,肱骨小头与滑车间形成一凹形缺口,称鱼尾状畸形。系局部骺软骨损伤吸收,而内外髁骨骺继续发育所致。故受伤年龄愈小畸形愈明显。此畸形可致肘关节半脱位或骨关节炎。

(2)肱骨外髁增大,桡骨头呈蘑菇样增大,桡骨干骺端增粗。此畸形可致肘内翻。

(3)肱骨小头骨骺早闭。系骺板损伤所致,严重者可发生肘外翻。

(4)肱骨小头骨骺缺血性坏死。多见于切开复位,尤其是陈旧性骨折手术后,可致肘外翻畸形。

(5)肱骨外上髁骨骺提前骨化及闭合。

27.1.9　肱骨下端骨骺分离

肱骨下端骨骺分离系指肱骨小头骨骺、肱骨滑车骨骺、肱骨内外上髁骨骺同时与干骺端分离者。是儿童期少见的骨折。

1.临床表现及诊断

临床症状及体征与肱骨髁上骨折类似。移位明显者似肘关节脱位,但肘后三角关系无变化。X线片上直接征象少,主要靠间接征象诊断:

(1)肱骨小头骨骺与桡骨头骨骺关系正常。

(2)上尺桡关节关系正常。
(3)肱骨干骺端与肱骨远端任一骨骺间的关系均有改变。

2.治疗

(1)与肱骨髁上骨折相同,容易复位。但有时维持复位困难,可根据稳定情况采用屈肘或伸肘位固定。

(2)闭合整复失败或陈旧性骨折,应行手术整复克氏针内固定。石膏夹板固定于屈肘90°～110°位,持续4～5周。

27.1.10 桡骨头颈骨折

1.临床表现及诊断

(1)跌倒时肘半屈位手掌着地,由于前臂旋转而致桡骨头或桡骨颈骨折。多见于成人。

(2)伤后肘外侧肿痛,主动旋转活动受限。肱桡关节部位压痛,被动前臂旋转时疼痛加重。

(3)X线摄片可明确诊断及移位情况。常见为桡骨头向前、向外倾斜,倾斜角度(即桡骨头关节面与骨干轴线的夹角)不等。

2.治疗

单纯桡骨头颈部骨折,断端嵌插者,无须特殊处理,仅短期制动即可。桡骨头关节面倾斜度<30°者,石膏托固定2～3周。桡骨颈骨折后桡骨头关节面倾斜>30°者,可试行闭合复位。以拇指外下方向后内上方推挤倾斜的桡骨头,或在透视下用克氏针经皮撬拨复位。闭合复位不成功者可行切开复位。一般不需内固定,必要时可用克氏针固定。术后长臂石膏托固定2周,然后适当功能锻炼。

粉碎性骨折者,应早期行桡骨头切除术。对儿童桡骨头颈损伤,不宜行桡骨头切除,以免影响桡骨生长及继发桡尺关节脱位。

27.1.11 尺骨鹰嘴骨折

1.病因

鹰嘴骨折多见于成人,直接或间接外力均可致伤。直接暴力多系肘后部着地,或受撞击,造成鹰嘴粉碎骨折。由于肱三头肌腱膜完整,移位可不明显。间接暴力引起者,系肘于半伸位时肱三头肌腱强力收缩,而发生骨折。可为横断或斜形骨折,并有不同程度的分离移位。

2.临床表现及诊断

(1)肘部外伤史。伤后肘关节后方肿胀,疼痛,伸肘无力或不能。尺骨鹰嘴处压痛或轴向压痛。

(2) X线摄片正侧位片可确定骨折部位与类型。无移位骨折在正位片上不易看出。

3.治疗

(1)无移位骨折,以石膏托固定肘关节于功能位,或固定于半伸肘位(120°～135°),持续2～3周。去石膏后开始功能锻炼。

(2)有移位的骨折或粉碎骨折,需切开整复内固定,用端钩接骨板固定最好。亦可选用长螺丝钉、松质骨加压螺丝钉、克氏针、张力带及钢丝等。术后固定于伸肘位2～3周。

(3)发生于老年人之严重粉碎型鹰嘴骨折,粉碎部分不超过半月切迹三分之一者,可切除鹰嘴,将三头肌腱与骨折端缝合固定。

27.1.12 尺骨冠状突骨折

尺骨冠状突骨折较少见,多合并于肘关节后脱位,也可单独发生,属撕脱骨折。

1. 临床表现及诊断

(1)伤后肘前方肿痛,肘关节屈伸活动受限。肘关节前方压痛及肿胀。

(2)肘关节侧位X线摄片可显示撕脱骨折。

2.治疗

可用长臂石膏托固定于肘关节屈曲位,持续3～4周。如移位的骨折块影响屈肘时,可行手术摘除。

27.1.13 尺桡骨干双骨折

1.病因

尺桡骨干骨折是常见的创伤,多发生于青少年。直接暴力如挤压打击等,骨折多在同一平面,呈横断、粉碎或多段骨折。间接暴力如跌倒时手掌着地,骨折不在同一平面,桡骨平面高而尺骨平面低,常呈短斜形。扭转暴力可致螺旋型骨折,两骨骨折线方向一致而平面不齐。一般桡骨平面低而尺骨平面高。

骨折移位除暴力作用外,因肌力作用而产生典型移位。桡骨在上1/3段骨折时,屈肌及旋前圆肌使骨折远端屈曲旋前,近段旋后。桡骨在中部以下骨折时,则远段因旋前方肌牵拉而旋前,近段则旋前旋后肌力平衡而居中间位。

2.诊断

(1)伤后前臂肿胀、疼痛、可出现畸形,旋转活动受限。局部压痛,除青枝骨折外多可发现异常活动及骨擦音。

(2)X线摄片可确定骨折。在摄片时应包括上或下尺桡关节,以判断骨折端移位畸形及有无关节损伤。

3.治疗

(1)闭合整复外固定

1)青枝骨折，前臂向掌侧成角畸形时，术者以双手握住上下骨折端，两拇指抵住骨折隆起部向前推，其余各向反方向压迫，逐渐用力矫正，切忌用力过猛以免折断移位。复位满意后，以长石膏托固定前臂于中立位。3周后拆除石膏练习活动。

2)闭合性尺桡骨干骨折均可采用闭合复位。先辨明桡骨近端的旋转位置，根据以远就近的原则，将前臂远端置于相应的旋转位置。在对抗牵引下，术者以手法纠正重叠及侧方移位，使骨折端变为单一的掌、背方向的移位并沿纵轴方向夹挤两骨间隙，使骨端向桡尺侧分开。如为横断骨折，可行折顶、提按或回旋手法整复。

3)双骨折不能同时整复时，可先整复较稳定的一处骨折，然后再整复另一骨折。一般可先使桡骨复位，再整复尺骨。

4)外固定器材可选用小夹板或石膏夹板固定，固定时应及时调整压垫及分骨垫松紧度。

5)外固定时间儿童为6～8周，成人为8～12周，应根据临床及X线片显示骨愈合情况，决定去除固定的最适宜时间。

(2)切开整复内固定

1)手术指征

a.开放骨折。

b.多段或不稳定骨折，不能得到满意的整复或不能维持复位者。

c.多发骨折，尤其同一肢体的多发骨折。手术内固定后可简化外固定并可早期开始练习功能活动。

d.对位不良的陈旧性骨折，或畸形愈合影响功能者。

2)手术方法　切开整复后可用接骨板螺丝钉，或髓腔内穿针内固定，术后用适当外固定。

27.1.14　尺骨骨干骨折

1.病因

尺骨干骨折多因直接暴力引起。因桡骨完整，且有骨间膜相连，故移位不大。应注意有无上、下尺桡关节脱位。

2.治疗

可用前述的闭合整复外固定方法处理。如整复困难或复位后不稳定，也可采用切开整复，接骨板螺丝钉或髓内穿针法固定。

27.1.15 桡骨骨干骨折

1. 病因

桡骨干骨折可因直接暴力或间接暴力造成。骨折部位与旋前圆肌止点的关系不同可造成不同旋转移位。故可分旋前圆肌止点以上骨折和旋前圆肌止点以下骨折。

2. 治疗

(1) 旋前圆肌止点以上骨折，桡骨近端受肱二头肌和旋后肌牵拉，骨折近端处于旋后屈曲位，并向桡侧倾斜。故在复位及固定时，应将骨折远端置于相应旋后位。复位困难时行手术治疗。

(2) 旋前圆肌止点以下骨折，桡骨近侧骨折段处于中立位或轻度旋后位，复位容易。

27.1.16 Monteggia 骨折

尺骨近侧 1/3 段骨折合并桡骨头或近侧桡尺关节分离者，称 Monteggia 骨折(孟氏骨折)。

1. 病因

肘伸直尺骨背侧受击或肘伸直前臂旋后跌倒手掌着地，均可致伸直型骨折。多见于儿童。当时微屈前臂旋前掌心着地所致为屈曲型骨折，多见于成人。在幼儿跌倒肘伸直前臂旋前，上肢略内收则可致内收型骨折。

2. 临床表现及诊断

(1) 前臂伤后尺骨近端变形或触及骨折端。桡骨头处疼痛、隆起、肿胀。

(2) 少数患者合并桡神经骨间背侧支损伤。

(3) X 线检查可显示骨折类型(Bado, 1967)

1) Ⅰ型伸直型　为尺骨中段或上 1/3 骨折，向掌侧、桡侧成角；桡骨头向前外方脱位。最常见，多发生于儿童。

2) Ⅱ型屈曲型　为尺骨上 1/3 骨折，向背侧。桡侧成角；桡骨头向后外方脱位。主要发生于成人。

3) Ⅲ型内收型　为尺骨上端呈纵形劈裂骨折，向桡侧成角；桡骨头向外脱位。多见于幼儿。

4) Ⅳ型双骨折型　为尺、桡骨双骨折合并桡骨头向前脱位。少见，多发生于成人。

3. 治疗

(1) Ⅰ型　闭合整复，方法为屈肘 90°及旋后位牵引，术者用拇指按压桡骨头向后内使其复位。一般在桡骨头复位后，尺骨骨折多可复位。然后以小夹板或长臂石膏夹板固定 4 周。手法整复失败或骨折不稳定者，对尺骨可行手术切开整复内固定，桡骨头仍可采取闭合复位。桡骨头不能手法复位时，可切开复位同时行环状韧带修补术。

(2) Ⅱ型　闭合整复时,于伸肘位牵引,术者以拇指自后外向前内侧推按桡骨头,并矫正尺骨背侧成角。然后于伸肘、前臂旋前位固定。2~3周后换前臂小夹板固定,并开始练习屈伸肘关节。

(3) Ⅲ型　除整复桡骨头外,应以肘外翻矫正尺骨上端向桡侧成角,以防止脱位复发。尺骨上端轻度成角在发育中的患儿可自然塑形矫正。但成角严重时,易再发桡骨头脱位。

(4) Ⅳ型　闭合复位不易成功。多需切开复位内固定。

(5) 陈旧性 Monteggia 骨折　多需手术治疗。对尺骨骨折可切开复位内固定。儿童可行桡骨头复位、环状韧带重建。成人可将桡骨头切除。

27.1.17　Galeazzi 骨折

桡骨干下 1/3 骨折,合并下尺桡关节脱位,称 Galeazzi 骨折(盖氏骨折)。

1. 临床表现及诊断

(1) 直接打击外力或跌倒时手撑地的传达应力均致伤。由于旋前方肌、外展拇指肌、肱桡肌的作用可迫使桡骨远段向尺侧移位。有稳定、不稳定及尺桡骨干双骨折三型。

(2) 外伤后前臂及腕部肿胀、疼痛、活动受限。桡骨下端及尺骨头有压痛,前臂被动旋转受限。

(3) X 线检查可确定诊断,桡骨中下 1/3 交界处骨折,可为横断、短斜形或粉碎型。骨折远侧端明显移位,桡骨短缩,下桡尺骨间距变小。侧位片示桡骨向掌侧成角,尺骨头背侧突出。

2. 治疗

(1) 闭合整复　牵引下复位并不很困难,维持复位却很难。因此采用较积极的措施。

(2) 桡骨为不稳定骨折时,亦可行切开复位、接骨板螺丝钉内固定。

(3) 陈旧性骨折　桡骨愈合无畸形,单纯遗留下尺桡关节脱位,前臂旋转功能障碍者,可行尺骨头切除术以改善功能。如桡骨为畸形愈合,可对桡骨施行截骨矫正、钢板螺丝钉内固定加植骨,同时作尺骨头切除。

27.1.18　腕舟骨骨折

1. 解剖

8 块腕舟骨横向分为远近 2 排,每排 4 块。纵向可分为 3 个柱状结构,即中间由月骨、头状骨与钩骨组成屈伸柱,外侧由舟骨与大小多角骨组成运动柱及内侧由三角骨及豆骨组成旋转柱。

2. 致伤机制

跌倒时手臂前伸腕桡偏背伸位着地,反作用才使舟骨的桡背侧被桡骨茎突及背侧关节缘阻挡,掌侧有桡腕韧带拉紧而易致骨折。

3. 临床表现及诊断

伤后腕部桡侧疼痛、肿胀,活动受限。腕关节桡侧偏斜时疼痛加剧。"鼻烟窝"处之凹陷变浅或消失,并有压痛。沿第1、第2掌骨纵向挤压或叩击痛阳性。腕关节倾斜45°X线检查可显示骨折的具体部位。如临床症状典型,而X线片未见骨折,可先按骨折处理,待于伤后10～14 d摄片确诊。

4.治疗

新鲜骨折者,可予短臂石膏管型固定腕关节于轻度背屈位,并根据骨折线方向适当桡偏或尺偏,使骨折线尽量与前臂纵轴垂直,以减少剪力而利于愈合。石膏应包括第1掌指关节,固定8~12周。错位骨折复位不稳定者,可用克氏针经皮固定。摄片复查,根据骨折愈合情况,适当延长固定时间。固定期间应练习握拳运动以促进骨折愈合。

5.预后

(1)结节部骨折　系撕脱骨折,易愈合。

(2)腰部骨折　最为多见。因近侧骨折块血运可受影响,可影响骨折愈合。约1/3骨折不愈合。

(3)近端骨折　血运受损,易发生骨折不愈合及骨缺血坏死。

27.1.19　桡骨远端骨折

桡骨远端骨折损伤颇为常见,最多的是Colles(柯雷斯)骨折,此外有Smith(史密斯)骨折、Barton(巴尔通)骨折、桡骨骨骺分离、桡骨茎突骨折等。

1. Colles骨折

桡骨远端骨折,且向背侧移位者,称为Colles骨折。多发生中老年人,女性多于男性,随着社会老龄化,其发病率有增加趋势。

(1)临床表现及诊断

1)跌倒时腕背屈手掌着地致伤。局部肿痛、腕关节、前臂旋转及手指活动均受限。典型畸形呈餐叉样或枪刺样,即手与腕偏向桡侧与背侧。桡骨远端有明显压痛,可触及向桡背侧移位的远折端。

2)X线检查

a.骨折多发生于桡骨远端2～3 cm。

b.骨折远端向背侧移位,同时有桡偏及旋后移位。

c.桡骨关节面之掌倾角与尺偏角变小,甚至呈负角。

d.两断端相互嵌插并向掌侧成角。

e.有时可合并下尺桡关节脱位,或尺骨茎突骨折。

(2)治疗

1)可用短臂石膏托或小夹板固定腕关节功能位3～4周。

2)对有移位的骨折,多采取血肿内麻醉,闭合整复。整复手法为先行腕背伸位牵引按压骨折远端,同时解脱嵌插后屈曲腕关节。并向掌倾及尺偏。有旋后畸形者应作旋前纠正。复位后,用腕背侧石膏托维持腕关节掌屈、尺偏位,2周更换功能位石膏托,一般持续固定4周。

3)对手法整复困难者,可于第二掌骨桡侧,与桡骨近段穿针进行外固定器牵引复位固定。

4)畸形愈合影响前臂旋转功能者,可手术治疗。旋转功能障碍为主的,可切除尺骨小头。明显畸形愈合患者,可行桡骨畸形处作横断截骨后,以外固定器延长矫正畸形。

2. Smith 骨折

(1)临床表现及诊断 Smith骨折部位与Colles骨折相同,但骨折的移位方向相反。因腕掌伸旋后位致伤。根据临床症状、体征与X线片可作出诊断。

(2)治疗 无移位骨折,可用短臂石膏托或小夹板固定腕关节功能位3~4周。有移位骨折可行闭合整复。整复手法与Colles骨折相反,将骨折远端推向背侧及尺侧并旋后,使骨折复位。用短臂石膏托或小夹板固定腕关节在轻度背伸尺偏位,持续3~4周。

3. Barton 骨折

(1)临床表现及诊断 骨折为桡骨远端关节缘斜形骨折,伴随腕关节脱位。故有掌侧型、背侧型骨折。

(2)治疗 参照Colles骨折治疗。

27.1.20　桡骨远端骨骺分离

骨骺分离损伤中以桡骨远端最常发生,占全身骨骺分离的30%。致伤机制和伤后畸形与colles骨折相同,常发生在10～16岁骨骺尚未闭合的青少年。

(1)临床表现及诊断 与colles骨折相同,一般诊断不困难。

(2)治疗 与Colles骨折基本相同。但对损伤超过10d以上的陈旧性骨折不宜再复位。以免暴力伤及骨骺盘静止细胞层,影响骨骺生长。移位不大的畸形愈合,一般均能在发育过程中自然塑形矫正。严重的畸形,影响功能者,宜在生长停止后择期行手术矫正。

27.2　手部损伤

27.2.1　急救原则

(1)现场抢救 手部损伤的现场处理,以减少伤口污染、止血和预防加重损伤这三方面为原则。应立即用洁净敷料覆盖,手部固定,出血量大者于上臂中上1/3处扎止血带,第

1 h放松一次,休息5～10 min。就近送医院。

(2)急诊处理 首先要了解病史,有休克者,立即抗休克治疗。注射止痛剂,检查伤口,切忌在伤口内盲目探查。破伤风抗毒素(TAT)1 500 U肌注,预防破伤风。

(3)疑有骨骼损伤时,拍X线片。

(4)在适当的麻醉下,彻底清创,若伤口过大,不能完全缝合时可行皮瓣移植。6 h以上的伤口,清创后可作延期缝合。

27.2.2 手术原则

1.麻醉

手部外科麻醉不要求复杂技术,主要考虑应当是用什么麻醉能有利于手术操作。

全身麻醉及臂丛阻滞在手部创伤手术中占有极重要的地位,多由麻醉医师处理。局部麻醉由外科医师进行,在手部外科中亦有很高的价值,如能注意到正确的操作及一些禁忌证,它是一个有效而无危险的麻醉方法。

(1)局部浸润麻醉 在手部外科使用范围是很有限的,仅适用于只需要缝合的新鲜洁净创伤。针头应从伤口以外经过准备的皮区刺入,并注意神经分布的方向,尽可能使用最小的剂量。

(2)局部阻滞麻醉 对某些手指创伤是有用的,应注意的是:①注射量不超过2 mL;②用手指压住屈肌腱鞘处保证麻醉剂不注入腱鞘内;③绝对不使用肾上腺素;④如果手术者有足够的耐心在注射后等待一段时间,一般都能得到良好效果;⑤若是手术包括掌指关节以上的区域,背侧指神经也需要阻断;⑥如果等待相当时间仍未得到麻醉的效果,最好用其他麻醉作补充,而不要无原则的在伤口部分过多注射麻醉剂。如果遵守上述各点,这种麻醉是很安全的。偶发的手指局部坏死,多由于对上述各项中一项或多项的疏忽所造成。

2.清洁处理

(1)伤口以外肢体或局部的清洁 整个肢体可用肥皂及温水拭洗,要求达到伤口的边缘,伤口仅可用无菌盐水冲洗,不可接触肥皂及消毒药水。

(2)伤口本身的清洁 用镊子去除明显的异物及其他污染物。伤口表面应用干或湿的盐水纱布轻拭,也可用冲洗管冲洗。伤口所有的分叉必须加以探查,对可能有碎玻璃、小石块、泥沙或其他异物的伤口,必须特别注意。对手部的伤口不应作正规或全部的清创术。零乱的边缘要用小剪刀剪齐。整齐的伤口,仅切除明显缺乏生机和污染的组织,并去掉一切血块。扩创用的器械及除去的碎屑,应放入一盘内,由手术区移开。

3.损伤评估

(1)彻底探查伤口,对损伤情况作最后的估计,有利于正确的选择治疗步骤。首先考虑有无组织缺损,是什么组织缺损,缺损到什么程度,尤其是皮肤缺损,决定了伤口的缝合。

(2) 应考虑组织暴露。任何暴露的深部组织,缺乏正常组织的覆盖,均应加以注意,特别是缺乏腱鞘的肌腱、撕去骨膜或正常附着软组织的骨骼、没有皮肤覆盖的深部组织。

(3) 对潜行切割或部分附着的皮瓣的活力加以细致考虑,在手术过程中,对皮瓣血运如有怀疑可以暂留皮瓣以便观察它是否有所改善。

(4) 细心观察受伤区域的所有组织,明确肌腱、神经,骨与关节损伤程度。手术前的结论必须在这个阶段加以肯定或否定。

4. 止血与伤口缝合

明显的出血点,要小心应用蚊式止血钳止血。许多止血点仅需夹住,有时在松去止血钳之前加以扭旋即可。最好是多费点时间和耐心用纱布垫加压,只有明显的动脉和虽经扭旋或除去止血钳后继续出血处,才需结扎。也可用浸过肾上腺素(1∶1000)的小纱布条来控制某些部位的持续渗血,除紧急处理出血外,没有必要使用各种凝血剂。遇到止血困难或没有把握的时候,需要放置引流。包扎伤口以前,应将积血挤出,使用加压敷料,就能控制不需要结扎的任何出血点。如果确定伤口接触面没有血凝块,这种敷料就能防止再有血液积聚。

一般说来,一个洁净伤口,或经外科处理而成为洁净的伤口,Ⅰ期治疗的主要目的是将伤口的软组织完全缝合,无论创伤多么严重,组织损失多么广泛,无论给外科医师带来多少麻烦,这个规定都应贯彻。不整洁的手部创伤,如转动机器、电锯、电动压缩机、刨床等引起的外伤,由于不能保证软组织理想的Ⅰ期愈合,虽然骨折及脱位在这个阶段应加以复位,但肌腱及神经损伤,最好留到Ⅱ期手术时修复。所有神经及肌腱区域应有足够的皮肤及脂肪覆盖。

5. 包扎与制动

包扎是任何手术不可或缺的一部分。包扎的目的包括下列几项:①止血及防止血肿形成;②控制创伤的反应及引起的水肿;③预防皮瓣及伤口边缘的静脉充血,改善不通畅的血循环;④制动;⑤吸收浆液性或血性渗出;⑥防止继发感染;⑦辅助某特殊作用,例如植皮区的加压固定。

用石膏绷带准确的按手部轮廓包扎,能在绝大部分病例中满足制动的要求。在缝好的伤口Ⅰ期愈合所需要的时期内,如果严格注意和保持手部的功能位置,固定与它有关的各个关节,是不会带来什么损失的。肌腱以及神经的修复会要求一种特殊的姿势和固定。在多发性组织损伤的情况下,这可能是保证Ⅰ期修复的决定因素。

6. 抗生素及抗血清

正确使用抗生素对提高手外伤治疗效果。为防止破伤风、气性坏疽等并发症发生,应常规应用破伤风抗毒素,并视情况选用抗气性坏疽血清。

7.伤口闭合方法

(1)没有太多皮肤缺损的伤口,必须保持伤口表面密切及准确的对合,至少到有牢固的纤维性粘连为止。

(2)轻微皮肤缺损者可用局部皮瓣覆盖,较大皮肤缺损的创面多采用游离皮肤移植或带蒂皮瓣,目的是减轻任何重要区域的张力。保护一个易受损伤的区域,如骨、腱或神经,使之有健康的皮肤及脂肪层覆盖,得到Ⅰ期愈合,并消除表面瘢痕。改换可能发生的瘢痕或张力线的位置或方向。

(3)常用皮瓣有旋转、推进、"Z"形3种。

1)旋转皮瓣　适合于小面积皮肤损失,只要伤口边缘适当的潜行剥离,一般可以在一条线上缝合,应注意无张力缝合。要看皮肤缺损面积的大小及可能潜行剥离的程度。实际操作中,后者是与伤口长度有密切关系的。如果该缺损呈三角形,或者能做成三角形的,就可以用一个较小张力的旋转皮瓣加以闭合。从这个三角形缺损的一个或另一顶点,做一弯曲切口到缺损对面的基底的延伸线,这个切口的长度,取决于该部的解剖情况及皮肤的活动性与弹性。如果这样划出的皮瓣加以潜行剥离,缺损就能较容易地闭合。如果将扩大伤口一边的皮肤中点缝到另一边的皮肤中点,随后再相应的缝合,就能使张力分布在较长的切口上。皮肤的伸缩性允许皮瓣边缘有一些旋转的可能,因而皮肤缺损所引起的张力,就能分布在全部缝合线上,这是旋转皮瓣的基本原理。第二个切口越大,分散张力的效果也越大。

2)推进皮瓣　是将缺损从一个区域转移到另一个区域,一般是从一个易受损伤区转移到一个不易受损伤区,例如从骨折的一部分移到较远的软组织区域。如果设计正确,一个推进皮瓣可以无张力地缝合到一个易受损伤区,这样就产生了一个相等的继发缺损,可以用植皮或成形手术使之闭合。

3)"Z"形皮瓣　这是推进原则的特殊运用,使一个可能发生的瘢痕,自纵向改成横向,因而允许有某些程度的张力缝合。它也可以使一个范围内的皮肤弥补另一个范围内的皮肤损失。由于角度越宽转移越困难,在实用上其角度应为30°～60°,视欲得的效果和皮瓣的血运而定。一般来说60°能给予最良好的效果,也就是说,按着一个等边三角形设计。标准的"Z"字成形术可在许多方法下修正,以满足特殊的要求。

27.2.3　整洁手外伤处理

1.单纯不复杂的皮肤切割伤

大多数轻微的皮肤切割伤,只需要小心清洁,充分覆盖,直到愈合。较深或更广泛但尚未伤及主要组织而复杂化的切伤,经过小心的外科清洁,准确的对边缝合以及充分制动,愈合早,瘢痕亦少。若合并以上处理,再加常规注射抗破伤风血清及抗生素,就能在最短时间内得到优良的结果。

2.切削伤并有软组织缺损

任何部位的缺损,如对该部来说是相应大的,其治疗为Ⅰ期皮肤覆盖。有两个方法可以采用:如果没有暴露的骨、关节肌腱或神经,断层游离植皮能促使满意而迅速的愈合;如果有重要的组织暴露,就需要带有脂肪的皮瓣修复重要手指尖或者任何深部组织。严重者可行手指残端截肢。

3.伴有切断的肌腱及神经的割伤

肌腱及神经损伤有许多不同的类型,列述于下。

(1)手部掌面的肌腱和神经损伤

1)在手指,即从指尖到掌指关节,包括手指腱鞘开始处的近心端。该处肌腱损伤的重要性超过了神经损伤。

a.要广泛切除腱鞘,留下一小部分远离缝合点,以防修复肌腱的突出或弓起。如果瘢痕减至最少,与皮下组织的轻度粘连仍能保留肌腱的功能,可以获得良好的结果。

b.如果割伤通过背侧的滑膜层,则应采用第二种方法。把肌腱缝合点转移到另一处,即周围组织较有弹性,或者粘连发生并不重要处。为此须将肌腱从手掌近端的一点到超过末端指间关节全部切除,而用带有周围腱网的游离肌腱移植来代替。此修复方法是适用于拇指的,仅牺牲割断肌腱的远侧段,而将肌腱的起源自前臂肌腹处"滑下"。这样可给予额外的长度,并且容许肌腱缝合在接近末节指骨的附着处。除拇指外的其他四指,因不同部位有不同情况,因而要区别处理。

c.掌侧各区的肌腱断裂,如情况允许,均应力争一期缝合,包括对"无人区"浅深肌腱的处理。

2)在掌内,从腕横韧带的远端,即肌腱从腕部隧道露出处伸延到掌指关节的部位,适用一期修复,但应注意完整功能的指深肌腱单独活动,能代偿指浅屈肌功能。因此,当两个肌腱都被切断时,仅修复深肌腱,而切除浅肌腱,以避免交叉愈合。如果仅是深肌腱被切断就应加以修复,如果仅浅肌腱被切断也可不缝合。这些肌腱位于掌部深处,并被滑液囊包围着,所以不容易粘连。再则,在这个部位指深屈肌腱是蚓状肌的起源,而后者常能包裹肌腱缝合处,进一步减少粘连,能得到良好结果。在手部的尺侧,损伤通常不伤及指长屈肌腱,但向下扩展到小鱼际肌而牵累一个或两个尺神经的末梢支。尺神经的表浅部分和它的分支是容易识别和缝合的,但是支配手部大多数小肌肉的运动支,自其起点即进入深处,分离它的远段会很困难,需在手掌深处剥离小鱼际肌的起点。该神经的Ⅰ期修复有特殊重要性,因为作为Ⅱ期手术通过瘢痕来暴露它会更困难,而且是近乎不可能的。

3)腕部的特殊损伤是自伤或跌倒时手伸在玻璃窗或门外所引起的撕裂或切割伤,可累及多数或者所有的屈肌腱,以及正中神经和尺神经。这里的肌腱也被滑膜包围着,Ⅰ期修复是可行的。方法是在受伤的部位将指浅屈肌腱切除，修补拇长屈肌腱和在这个部位的指深屈肌腱。

(2) 手背及指背的肌腱损伤

1) 在掌指关节以下，近侧指间关节处的肌腱扩展部分是宽的，包括附着于中节指骨基底的中央部分以及分布在关节侧面的两个侧腱条。侧腱条主要是由短肌肌腱参与形成伸肌腱组合时关节两侧损伤。如果中央及两侧的腱条同时断裂，表现为两个指间关节没有主动的伸展。然而更为常见的创伤仅仅累及中央部分，或者是中央部分和一个侧腱条。在这种情况下，肌腱损伤的表现不明显，在这个阶段，伸指时远侧指间关节的过度伸展畸形和近侧指间关节屈曲畸形。注意到这种损伤的发生是很重要的，因为常是中央腱条接近附着点处被切断，在晚期如有断发改变形成时，修复将更为困难。单纯伸展位固定无太大帮助，故最好是将肌腱进行细致的外科修复，和必要的制动和术后处理。

2) 远侧指间关节处，割伤在此点切断了伸肌扩展部分，产生典型的锤状指畸形，而不能伸直末端关节。近侧指间关节就会因伸肌腱的牵拉集中在这关节上继发的过度伸展。

3) 掌指关节是一个创伤常见的部位，而且经常是开放的。如果没有附带的关节内损伤，它可以简单的Ⅰ期修复，具有良好效果。

4) 在手及腕的背侧，肌腱修复问题是简单的，并应作到所有被切断组织的一期修复。按层修复的原则是特别重要的。游离一些手背部的肌腱周围组织，以包裹及覆盖肌腱的缝合点，以避免肌腱交叉愈合及粘连到下面的骨质或者表面的皮肤。如果肌腱是在伸肌支持带下的隧道内被切断，就应充分除去这个腱周组织，使修复的肌腱可以自由活动。

5) 修复肌腱和神经手术的完成，是一个长时期细致的术后处理的开始。传统的方法是术后制动3周，解除制动后进行功能锻炼。新近的观点提倡精细的断端缝合肌腱修复后早期被动活动，一般在术后1周左右开始。

27.2.4 不整洁手外伤处理

1. 压破或捣烂的指尖

通常包含软组织的撕脱或缺损、开放骨折、关节暴露以及指甲根部的严重损伤，如果骨部暴露和软组织缺损同时存在，最好是截除骨端，利用有活力的软组织闭合末端。有可能时也可把残余的有活力的皮肤重新安排，以覆盖骨端。对于由细齿轮所造成的损伤，切口或裂口的复杂程度是没有限制的，缝合这类伤口的任何企图会促使不缝合反能存活的区域发生坏死。因此，如果没有骨质外露，在清洁以后，应保守处理和等待时间来判断缺损程度。

2. 轧烂的手指

对于拇指，如果它有活力而伤口能够闭合时，要求保守治疗。对于别的手指，越向小指越可灵活掌握。如果有屈肌腱及神经损伤和关节或骨损伤的情况，要获得一个有用的手指希望是较小的。单一受伤极重的手指，I期截肢常是较好的治疗。但是，如果伴有其他手指的严重损伤，就应尽可能保留该指，即使是一个强直的手指也应保留。石膏夹板只限用于没有错位的骨折，或者是容易保持在正确对位对线的骨折，要警惕石膏固定会掩蔽或影响可能有的软组织损伤的并发症或它的修复。用小金属板和螺丝钉或环周金属线则各有其优点。同时利用一切条件闭合所有不适宜于直接缝合的开放区域，保留截断手指或残端的软组织瓣，在许多病例中对闭合伤口有重要的作用。

3.掌部的深度损伤

对于有皮肤、神经和肌腱缺损的深度损伤，闭合皮肤而不修复损伤的深部组织是最好的一期治疗。

4.皮瓣撕脱及"脱套式"伤

不完全的皮瓣撕脱，处理应视其血运情况而定，如不能支持全瓣的存活，但皮肤无严重的压伤、挫伤或其他损伤，则考虑仅使用它做游离皮片。对于脱套伤，如果发生在拇指，应尽一切可能保留，因拇指的功能是极为重要的，可考虑带蒂皮瓣植皮或采用"埋藏术"及桥形皮瓣。如果一个正常手的一指受伤，截指通常是最好的治疗。

5.手部压伤

在手部压伤的处理中，首先需解决的问题是判断组织的活力。对于重伤患者，必须在两个极端之间选择，或者采用局部截肢，或者采取期待态度，很少有任何中间的办法。如果遵循保守路线，清洁后I期处理应包括简单的缝合皮肤裂口、剪除搭连着的软组织，手应在功能位置固定。被挤轧的手指所形成的血泡、指腹血肿、甲下血肿、指甲损伤以及皮面破裂，仅需表面的清洁、简单的包扎和止痛，必要时在甲上穿孔以便指甲下的血肿减压。

27.2.5 指骨骨折

闭合骨折可采用闭合复位辅以外固定，难以达到要求的骨折可用切开复位、克氏针、螺钉及小钢板内固定。

开放伤口经清创后可按闭合伤口处理。

27.2.6 掌骨骨折

掌骨骨折按部位可分为：掌骨颈骨折、掌骨干骨折，掌骨基底部骨折和第1掌骨基底骨折等。

1.掌骨颈骨折

掌骨颈骨折后，因骨间肌牵拉，掌骨头多向掌侧倾斜。整复时，必须屈曲掌指关节到90°位方可复位，然后在此位置固定3周。

2.掌骨干骨折

掌骨干骨折可有多发、单发及其他类型的骨折。需根据不同情况选择治疗：

（1）手法整复外固定　适用于单发的掌骨横断、短斜或螺旋形骨折。整复后用前臂至近侧指节石膏固定于功能位，持续6周，指间关节应保持活动。

（2）切开整复内固定　适用于多发骨折及手法整复失败的患者。可采用细钢针做髓内固定、贯穿固定、微型接骨板螺丝钉作内固定等。

（3）牵引治疗　掌骨粉碎骨折无法内固定时，可用附有铁丝框的石膏夹板行末节指骨牵引，待骨折有纤维连接后再改用前述方法固定至骨愈合。

3.第一掌骨基底骨折脱位

通过关节面的第一掌骨基底骨折伴有腕掌关节脱位，又称Bennett骨折。因外力使拇指强力内收，或握拳时拇指受纵向撞击所致。此种骨折脱位整复容易，但维持复位困难。治疗不当可发生畸形愈合。

(1)临床表现及诊断

1)伤后局部肿痛，拇指运动功能障碍。

2)第一掌骨基底处向桡侧凸出，拇指内收并缩短。

3)一般经外展牵引拇指，按压第一掌骨基底桡背侧即可复位。松开后又复脱位。

4)X线检查可见第一掌骨基底内侧有一小三角形骨片与大多角骨保持原位，而第一掌骨则向桡侧、近侧移位。

(2)治疗

1)手法整复后牵拉拇指并外展整复骨折脱位。在第一掌骨基底背侧及掌骨头掌侧各置小毡垫。以包括虎口的腕部石膏管型固定，塑形时在掌骨基底部适当压迫保持复位。或将拇指屈曲内收用胶布或绷带固定于手掌内，持续固定4～5周。

2)手法复位经皮或切开克氏针固定　在X线透视下手法整复，经皮穿入克氏针2枚，骨折对合后，将掌骨与大多角骨固定。用石膏固定保护，术后4周可拔除钢针。

3)骨折脱位畸形愈合者，如对拇指功能有明显影响时，可施行截骨术矫正。于第一掌骨基底行楔形截骨矫正内收畸形，使拇指外展，用克氏针固定，持续4周。

4)晚期出现骨关节炎，长期疼痛影响功能者，可行第一掌骨与大多角骨融合术。亦可行掌骨基底人工假体置换。

27.3 下肢骨折

27.3.1 髋关节后脱位

1. 致伤机制

(1)髋关节处于屈曲、内收、内旋位时,暴力由膝部经股骨干纵轴传至股骨头,使之冲破关节囊后上方向后脱位。

(2)弯腰时重物落在腰背部,相当于股骨头与后关节囊的相对运动,可引起髋关节后脱位。

2. 临床表现及诊断

(1)髋关节主动活动丧失,被动活动疼痛。

(2)髋关节屈曲、内收、内旋畸形,患肢短缩,大转子向后上移位至 Nelaton 线之上,臀部隆起,可扪及股骨头。

(3)X线正位片可见股骨头位于髋臼外上方,应注意观察是否合并髋臼后壁及股骨头颈部骨折。

(4)CT检查可确定髋臼骨折片的大小和移位情况。

3. 治疗

(1)闭合复位　早期在充分麻醉下可用 Allis 法复位。

(2)切开复位　闭合复位失败、髋臼后缘有大的骨折块复位不稳定,可采用髋关节后外侧入路切开复位和髋臼骨折内固定。

27.3.2 髋关节前脱位

1. 致伤机制

(1)髋关节处于外展位,暴力由膝部经股骨干纵轴传至股骨头,使之冲破关节囊前方内下薄弱区穿破脱出。

(2)高空坠落,股骨外展、外旋下髋后部受到直接暴力。

2. 临床表现及诊断

(1)患肢呈外展、外旋和轻度屈曲畸形,患肢较健侧长,大转子在 Nelaton 线之前。

(2)患髋肿胀,在腹股沟区可触及移位的股骨头。

(3)髋关节活动受限制,被动活动时可引起疼痛或肌肉痉挛。

(4)X线检查　可见股骨头在闭孔内或耻骨上支附近。

(5)CT检查　可发现股骨头骨折。

3.治疗

(1)闭合复位　早期在充分麻醉下可用 Allis 法或 Stimson 法复位。

(2)切开复位　闭合复位失败常为股骨头嵌入髂腰肌及前关节囊中,应立即切开复位。

27.3.3　股骨颈骨折

1.致伤机制

(1)老年人骨质疏松较普通,轻微摔倒可产生骨折。

(2)青壮年患者骨质无萎缩,需较大扭转应力或直接暴力经大转子传导应力才能发生股骨颈骨折,如交通肇事或高处坠落者。

(3)多次轻微外伤的反复积累逐渐发生应力骨折。

2.临床表现及诊断

(1)腹股沟韧带下或大转子有肿胀,有时有淤斑。

(2)患肢缩短,呈45°～60°外旋畸形。

(3)患侧髋部,股三角区有压痛,Bryant三角底边缩短,股骨大转子在Nelaton线之上。

(4)局部有纵向叩击痛。

(5)X线正侧位片可明确诊断,并可以确定骨折类型。

(6)高度怀疑骨折,如嵌插型骨折,伤后早期X线可能为阴性,患者卧床休息2周后拍片复查,清晰可见骨折线。

(7)诊断分型

1)按骨折部位

a.头下型　骨折线位于头颈交界处。

b.头颈型　自后外侧向下向内斜行,在内侧多有三角形骨块。

c.经颈型　也称颈中型,骨折线在股骨颈中段,临床上此型较少见。

d.基底型　骨折线位于股骨颈基底部,因在关节囊外,其血运障碍少,发生骨折不愈合和股骨头骨坏死可能性小,也有人将其归类于转子部骨折。

2)Linton 分型　Linton 对 Pauwels 角(骨折线与两髂嵴连线所形成角度)进行改进,但由此划出角度受股骨干的位置影响而有一定误差,提出 Linton 角(骨折骨与股骨干垂直线所形成的角度)。

Ⅰ型(外展型)　Linton 角<30°,最稳定。

Ⅱ型(中间型)　Linton 角30°～50°之间。

Ⅲ型(内收型)　Linton 角>50°,稳定性最差。

3)Garden 分型

Ⅰ型　不完全骨折。

Ⅱ型　完全骨折,但无移位。
Ⅲ型　完全骨折,骨折部分移位,股骨颈轻度上移并外旋。
Ⅳ型　骨折完全移位,股骨颈明显上移并外旋。

3.治疗

(1)非手术治疗　Garden Ⅰ、Ⅱ型和外展型骨折,可持续皮牵引 6～8 周,3 月后扶双拐不负重下地活动,6 个月愈合后弃拐行走。

(2)手术治疗

1)闭合或切开复位内固定　Garden Ⅲ、Ⅳ型和内收型骨折,可用三翼钉、加压螺纹钉、多根针、滑槽加压螺钉接骨板等方法内固定。

2)人工股骨头置换　头下型骨折、年龄>65 岁患者。

27.3.4　股骨转子间骨折

1.致伤机制

(1)直接暴力　跌倒时,大转子外侧或外后侧着地遭受撞击。

(2)间接暴力　跌倒时下肢过度外展或内收,可引起转子间骨折。

2.临床表现及诊断

(1)大转子部有明显肿胀、淤斑。

(2)大转子有压疼、股骨长轴冲击时大转子部感冲击痛,下肢主动活动障碍。

(3)患肢缩短或外旋畸形。

(4)髋部正侧位 X 线检查可明确骨折的类型。

(5)骨折分型　股骨转子间骨折分型有多种,近几年,Boyd 和 Griffin 提出新的分类,将其分为 4 型。

1)Ⅰ型　骨折线从大转子至小转子沿转子间线发生的骨折,复位简单,易维持。

2)Ⅱ型　为粉碎性骨折,主要骨折线位于转子间线,同时伴有多处骨折和多个骨折碎片,复位较为困难。

3)Ⅲ型　转子下骨折,至少有一骨折通过小转子或以远的部位,伴有不同程度的粉碎性骨折,复位较为困难。

4)Ⅳ型　转子间和近端股骨干至少两个平面出现骨折,切开复位内固定时,应行两个平面固定。

3.治疗

(1)非手术治疗　对于稳定性Ⅰ型骨折或不能耐受手术者,可行胫骨结节或股骨髁上牵引 6～8 周,但卧床时间长,并发症多,近来多数学者主张采用切开复位内固定术。

(2)手术治疗　内固定方法多,可采用鹅头钉、动力髋螺钉、髁钢板等髓外固定系统和

Gamma 钉、重建钉、PFN 等髓内固定系统固定。

27.3.5 股骨干骨折

1. 致伤机制

(1) 重物打击,夹挤等直接暴力,易引起股骨干骨折横行或粉碎性骨折,软组织损伤严重。

(2) 高处坠落、机器扭转伤易引起股骨干斜形或螺旋性骨折,软组织损伤较轻。

2. 临床表现及诊断

(1) 大腿局部肿胀,皮下淤斑,可有成角、缩短和旋转畸形。

(2) 局部压痛,假关节活动和骨擦感。

(3) 下 1/3 段的骨折,远折端向后移位,有可能损伤血管和神经,应检查肢体远端的血循环及感觉和运动功能。

(4) 注意有无多发伤和创伤性休克的表现。

(5) 大腿正、侧位 X 线照片检查,可明确骨折部位和移位情况。

3. 治疗

(1) 非手术治疗 一般适用于儿童和年龄较小的青少年,可用垂直悬吊牵引 3~4 周,对于年龄较大的青少年和成人,多主张采用内外固定。

(2) 手术治疗

1) 外固定器 主要用于严重开放性骨折、血流动力学不稳定患者或出现合并血管损伤等情况的临时或最终固定方法。

2) 钢板内固定 主要用于未成年患者或伴血管损伤需要修复患者,由于其应力遮挡效应,现已被髓内钉所取代。

3) 髓内钉内固定 传统的 V 型钉和梅花钉应用逐渐减少,带锁髓内钉固定在临床应用广泛。

27.3.6 股骨远端骨折

1. 致伤机制

(1) 间接暴力,如由高处坠下,足部或膝部着地等所引起。

(2) 直接暴力如打击、扭伤亦可造成骨折。

(3) 远骨折端受腓肠肌牵拉向后移位,骨折端有可能损伤或压迫血管和神经,引起肢体远端的血循环及感觉和运动功能障碍。

2. 临床表现及诊断

(1) 膝部肿胀,髁上或髁间有明显的压痛。

(2)有异常活动及功能障碍。
(3)如局部出现较大血肿,且胫后、足背动脉搏动减弱或消失,应考虑到腘动脉损伤的可能。
(4)包括膝关节正侧位X光片可明确诊断。
(5)必要时行CT扫描和三维重建。
(6)怀疑有血管损伤患者,可作血管超声波检查和血管造影。
(7)骨折分型:根据AO可分为三型。
1)A型 关节外骨折。
2)B型 部分关节内骨折。
3)C型 完全关节内骨折。

3.治疗
(1)非手术治疗 主要用于无移位或不完全骨折、老年骨质疏松稳定嵌插骨折和不能耐受手术者,行长腿石膏外固定,4周后去石膏行膝关节功能锻炼。
(2)手术治疗 主要用于移位的骨折,开放性骨折和合并血管、韧带损伤和多发伤,手术主要采用95°髁钢板和动力髁钢板,也可以采用逆行交锁髓内钉。

27.3.7 膝关节脱位

1.致伤机制
(1)直接暴力 暴力作用于膝前、后、内及外侧,均可产生膝关节脱位。依胫骨髁对股骨髁后的关系而分为前脱位、后脱位、内侧脱位及外侧脱位。
(2)旋转暴力 当小腿固定、股骨相对内旋及膝外翻时,可引起外侧旋转脱位,此时股骨内髁可嵌顿于关节囊内侧的裂孔或穿入股内侧肌。

2.临床表现及诊断
(1)膝关节外伤后畸形,股骨髁与胫骨髁关系失常,膝关节明显功能障碍。
(2)如脱位已自行复位者,前后抽屉试验及侧方应力试验为阳性。
(3)膝关节脱位时可有腘动脉损伤,应仔细检查足动脉及肢体远端血运情况。
(4)膝关节X线正位、侧位片可证实。

3.治疗
(1)闭合复位石膏固定 复位后长腿石膏前后托固定6～8周,拆除固定后开始膝关节屈伸活动。
(2)切开复位
1)后外侧旋转脱位行闭合性复位失败,因股骨内髁嵌顿于关节囊或股内侧肌的扣孔中不能解脱,行切开复位。

2)膝关节全脱位时,上述韧带可能全部断裂,为防止膝关节不稳,可早期行十字韧带及侧副韧带修补。

27.3.8 膝关节内侧副韧带损伤

1.致伤机制

膝在微屈位时,由来自膝外侧或后外侧的暴力所引起。

2.临床表现及诊断

(1)若膝关节无渗液,前后应力试验阴性而外翻应力试验阳性者,前交叉韧带并未受损,而是膝内侧副韧带的单纯性损伤。

(2)若膝在25°屈位时,前抽屉试验、轴移试验均阳性,同时在外翻应力下膝不稳定者,这是内侧副韧带、内侧关节囊和前交叉韧带的复损伤。

3.治疗

单纯性膝内侧副韧带损伤不需要手术修复,也不需石膏固定,只需夹板固定直至疼痛消失即可,应尽早功能锻炼;若伴有前交叉韧带撕裂而手术修复,并用半腱肌或髂胫束移位,予以加固,术后1周,使用限制性支架,以防关节僵硬。

27.3.9 前交叉韧带断裂

1.致伤机制

该损伤为运动员常见的损伤,其病因为减速外翻外旋损伤。

2.临床表现及诊断

(1)关节出现血肿,膝部感到无力。

(2)屈膝15°,前抽屉试验阳性,但屈膝90°时前抽屉试验阳性不一定提示前交叉韧带破裂,轴移试验阳性,侧方应力试验阴性。

(3)X线检查部分患者可显示胫骨髁间隆突撕裂骨折。

(4)关节镜检查是一项重要的辅助检查。

3.治疗

(1)急性单纯性前交叉韧带损伤 如有条件,对所有急性膝损伤都应进行关节镜检查,如同时有前外侧旋转不稳定,应同时进行韧带修复和半腱肌或髂胫束转位术,以增加膝的稳定。

(2)慢性前外侧旋转不稳定 可选择关节内的前交叉韧带再造术或关节外收紧外侧组织,以防止胫骨外髁的向前半脱位。

(3)如为撕脱骨折而无移位者 可制动在功能位4～6周;如骨折片翻转应切开复位,并行缝合固定;如起止点处断裂,应通过骨隧道将断端缝合固定;在中间部的断裂应做端端缝合。

27.3.10 后交叉韧带损伤

1. 致伤机制

屈膝位外力由前后作用于胫骨上端,可使胫骨向后移位而损伤的交叉韧带。

2. 临床表现及诊断

(1)双腿伸直或屈膝关节呈90°时,可发现胫骨后移位。

(2)后抽屉试验阳性。

(3)X线片显示有骨片撕脱,说明为撕脱性损伤。

3. 治疗

因晚期修复后交叉韧带较困难,故在新鲜损伤时应及时手术修复之。修复方法基本与前交叉韧带相似。

27.3.11 膝半月板损伤

1. 致伤机制

(1)股骨髁与胫骨髁冲击对半月板发生挤压作用,可使其发生破裂。

(2)膝关节旋转活动时,半月板与胫骨髁发生相对运动可产生水平撕裂或胫骨面的磨损,也可产生破裂。

(3)半月板被周围固定组织牵拉,可造成中心缘破裂。

2. 临床表现及诊断

(1)病程长者可发现股四头肌萎缩,膝关节间隙压痛,膝关节过伸过屈,被动内收及外展试验时,引起局限性的关节间隙部位疼痛。

(2)McMurray试验 大多数为阳性。

(3)Apply试验 检查时患者俯卧屈膝90°,检查者握足跟,旋转小腿挤压膝部,在某一体位有痛感时为阳性。

(4)关节镜检查 对不典型的半月板损伤患者有应用价值。

(5)膝关节B超 可帮助其诊断。

(6)MRI、CT 可提高诊断率。

(7)膝关节造影。

3. 治疗

(1)非手术治疗 适用于半月板边缘撕裂者,有可能愈合。

(2)手术治疗 凡症状明显、诊断明确的青壮年患者,应行半月板切除术或经关节镜半月板切除术。

27.3.12 髌骨骨折

1. 致伤机制

(1) 间接暴力 如失去平衡时,机体为防止跌倒,股四头肌强烈收缩所致,主要为横行骨折。

(2) 直接暴力 暴力直接作用于髌骨,如跌倒时髌骨直接作用于地面,通常为粉碎性骨折。

2. 临床表现及诊断

(1) 发生膝部肿痛,淤斑,不能主动伸膝和高举足跟。

(2) 膝关节肿胀,关节内有积血和髌骨部压痛,浮髌试验阳性。

(3) 有时可扪及髌骨骨折裂隙。

(4) 膝关节正侧位 X 线检查可明确骨折部位、类型、关节面是否平整。

(5) 髌骨轴位片可发现在纵形或边缘骨折。

3. 治疗

(1) 非手术治疗 无移位的骨折,抽尽关节内积血,加压包扎,石膏托伸值位固定 4~5 周。

(2) 手术治疗

1) 髌骨环扎法 用于粉碎性骨折或横行骨折移位较大,髌骨后关节面平整。

2) 张力带钢丝固定法 适用横行骨折。

3) 髌骨部分切除 用于髌骨上极或下极骨折,术中应缝合股四头肌扩张部。

4) 髌骨全部切除术 用于严重粉碎性骨折,年龄较大者,术中应缝合股四头肌扩张部和关节囊,重叠缝合伸肌装置。

27.3.13 胫骨平台骨折

1. 致伤机制

(1) 直接暴力 暴力直接作用于膝内外侧,膝关节发生内外翻,可导致内侧或外侧平台骨折。

(2) 间接暴力 高处坠落时,身体重量由股骨向下传导至膝部,可导致胫骨内侧或外侧平台塌陷性骨折。

2. 临床表现及诊断

(1) 膝关节肿胀,膝关节活动痛,浮髌试验阳性。

(2) 移位较大的骨折,有胫骨上部增宽和膝外翻或内翻表现。

(3) 局部压痛明显,有时有骨擦音。

(4)检查下肢血运,排除血管损伤。
(5)膝关节正侧位X线片可明确骨折类型和移位情况。
(6)CT扫描和三维重建可明确骨折移位的方向。
(7)怀疑腘血管损伤可作彩超或血管造影。
(8)许多胫骨平台骨折由高能量引起,仔细评估软组织情况。
(9)骨折分型中的Schatzker分类系统计较精确,将胫骨平台骨折将骨折的严重程度分为6型。

1) Ⅰ型　单纯外髁劈裂骨折。
2) Ⅱ型　外髁劈裂合并平台塌陷骨折。
3) Ⅲ型　单纯中央塌陷骨折。
4) Ⅳ型　内侧平台骨折。
5) Ⅴ型　内外髁骨折。
6) Ⅵ型　双髁骨折同时伴有干骺端与骨干骨折。

3.治疗
(1)非手术治疗　主要用于胫骨平台不完全的和移位不明显的骨折,可行骨牵引或石膏托外固定,也可以用铰链式膝关节支具早期适度功能锻炼。
(2)手术治疗　对于胫骨平台有移位的劈裂骨折和塌陷骨折,须将骨折复位,撬起塌陷骨块并植骨,恢复关节面的平整,用拉力螺钉和支持钢板内固定,术后早期功能锻炼。

1) Ⅰ型骨折　移位明显者切开复位,拉力螺钉和支持钢板内固定,恢复关节面的平整和侧副韧带的张力。
2) Ⅱ型骨折　复位骨折,撬起骨折块并植骨,松质骨螺钉固定。
3) Ⅲ型骨折　塌陷<1 cm,采用石膏固定,>1 cm,撬起骨折块并植骨。
4) Ⅳ型骨折　移位明显者切开复位,拉力螺钉和支持钢板内固定,恢复关节面的平整和内侧副韧带的张力。
5) Ⅴ型骨折　关节不稳定,切开复位内固定,支持钢板内固定。
6) Ⅵ型骨折　多为高能量损伤,应充分评估软组织情况,软组织情况良好者,可用切开复位内固定;软组织损伤严重者,应采用外固定器或有限切开复位外固定器固定。

27.3.14　胫腓骨干骨折

1.致伤机制
(1)直接暴力　暴力直接作用于小腿部,如砸伤、撞击、踢伤、辗轧、爆炸伤等,可造成胫腓骨横行、短斜型、粉碎型等骨折,胫腓骨骨折处多在同一水平上,骨与软组织损伤同时存在,软组织损伤严重。

(2)间接暴力 高处坠落、滑倒或有强力扭转,暴力间接作用于小腿部,重力点与骨呈纵向或斜面的旋转作用,可引起胫腓骨长斜型、螺旋型骨折,两骨骨折线多不在同一水平,软组织损伤通常较轻。

2. 临床表现及诊断

(1)局部肿胀,青紫,可有畸形和肢体短缩。

(2)压痛,有反常活动和骨擦感。

(3)必须检查局部有无创口。

(4)正侧位 X 光片可明确诊断。

(5)检查有无创口,足背的感觉和运动功能判断有无腓总神经损伤。

(6)检查末梢血运,是否伴有腘动脉及胫前、后动脉损伤。

(7)注意小腿张力,注意骨筋膜室综合征。

3. 治疗

(1)手法复位,小夹板或石膏外固定 主要用于横行或短斜行的稳定骨折。

(2)骨牵引,石膏外固定 适用长斜行、螺旋型和粉碎骨折。

(3)切开复位内固定 用于手法复位失败、粉碎和多段骨折。

(4)外固定固定 主要用于ⅢB、ⅢC 型开放骨折。

27.3.15 胫骨远端骨折(Pilon 骨折)

1. 致伤机制

(1)低能量损伤 从低处跌落或运动,如滑雪致胫骨远端骨折以旋转剪切性损伤为主,关节面破坏较轻。

(2)高能量损伤 从高处摔下或机动车交通事故,距骨以极高速度撞击胫骨远端,造成关节面内陷破碎,干骺端骨质粉碎,关节面严重破坏。

(3)受伤时足的位置不同,胫骨远端关节面损伤最重的部位也不同。

1)足背伸时,发生胫骨远端前唇骨折。

2)足跖屈位时,发生胫骨远端后唇骨折。

3)足处于正常行走状态时,可造成 Y 型或 T 型粉碎骨折。

2. 临床表现及诊断

(1)踝部肿胀、畸形、活动障碍。

(2)神经血管损伤时有足部皮温、皮色的改变及足趾麻木、活动受限等症状。

(3)注意检查小腿筋膜室张力。

(4)踝关节正位像、侧位像和斜位像。

(5)CT 检查可明确移位的确方向。

(6)软组织损伤的判断对治疗有重要意义：高能量骨折常有组织严重肿胀,如受伤时间较长往往有张力性水疱。如果水疱液体透明,表明皮肤损伤浅表；如为血性液体则皮肤为全层损伤,坏死的可能性较大。

(7)分型　Ruedi 和 Allgower 按关节面的粉碎程度,分为 3 型。

1) Ⅰ型　关节面裂缝骨折,无移位。

2) Ⅱ型　关节面骨折移位。

3) Ⅲ型　关节面骨折移位粉碎。

3.治疗

(1)非手术治疗

1)石膏固定　适用于无移位或较小移位的关节内骨折。

2)跟骨牵引　应用于急性期软组织条件不好时,可控制软组织肿胀。

(2)手术治疗

1)指征　关节面移位>2mm,力线不佳及开放性骨折。

2)固定方法

a.传统钢板固定　由早期 AO 组织倡导的内固定方法,包括以下 4 个步骤：腓骨切开复位钢板内固定；关节面复位；干骺端植骨；胫骨内侧支撑钢板固定。这种方法用于低能量损伤,软组织损伤较轻的骨折。

b.有限内固定结合外固定　这种方法首先恢复腓骨的解剖,钢板固定；切开复位关节面,采用螺钉等有限内固定固定关节面；然后利用超关节支架固定干骺端骨折,主要用于高能量损伤。

c.分期手术及微创内固定　第一步在骨折早期用超关节外固定支架恢复肢体力线,利用肌腱复位作用初步整复骨折,可同时固定腓骨,恢复肢体长度,等待软组织情况稳定行第二步手术。特别适合于干骺端粉碎而关节面骨折相对简单的高能量骨折。

27.3.16　踝部骨折

1.致伤机制

(1)踝部骨折由间接暴力引起,多由踝屈损伤,暴力传导引起骨折,踝足所处的位置不同可致不同类型的骨折。

(2)暴力直接打击可发生复杂骨折。

2.临床表现及诊断

(1)局部肿胀,有时有淤斑及内、外翻畸形。

(2)踝部有明显压痛,常可检出骨擦音。

(3)活动踝关节疼痛加剧。

(4)踝关节正侧位 X 线检查,可明确骨折类型和移位程度。

(5)对于外翻外旋型损伤,需拍腓骨片。

(6)分型　Davis-Weber 和 Lange-Hanson 结合分类法。

1) Ⅰ型　内翻内收型,受伤时踝部极度内翻位,距骨在踝穴内受到强力内收的应力,外侧副韧带首先牵拉外踝,在韧带联合水平以下撕脱外踝骨折;若暴力持续下去,距骨向内踝撞击,内踝发生斜形骨折。

2) Ⅱ型　分为两个亚型。

a.外翻外展型　受伤后,踝关节极度外翻,距骨在踝穴内受到强大外展应力。首先是内侧副韧带牵拉内踝,造成内踝撕脱骨折或三角韧带断裂;若暴力持续下去,腓骨将在胫腓横韧带联合的水平位发生斜形骨折,进而发生胫骨后唇骨折,最后导致三踝骨折。

b.内翻外旋型　伤外力作用于踝关节时足处于旋后位,距骨在踝穴内受到外旋应力,先成外踝斜形骨折,在韧带联合水平位,向上伸延形成粉碎骨折,但下胫腓关节不分离。外力持续下去,使后踝发生骨折,最后使内踝撕脱,形成三踝骨折。

3) Ⅲ型　外翻外旋型,受伤时足处于旋前位,距骨在踝穴内受到外旋的应力,或小腿内旋而距骨受到相对外旋的应力,首先内踝发生撕脱骨折,如外因暴力持续下去,将造成下胫腓关节分离,腓骨则在韧带联合水平位上发生腓骨斜骨折或粉碎骨折,有时骨折可发生高位,如腓骨颈骨折。

3.治疗

(1)非手术治疗　无移位的单纯内、外踝骨折,石膏外固定 6~8 周。

(2)手术治疗　手法复位失败者,内外踝分别行切开复位内固定,合并下胫腓关节分离者,需修复内、外侧副韧带。

27.3.17　距骨骨折

1.致伤机制

(1)踝背伸应力　如从高处坠下,踝关节强力背伸,距骨颈恰抵于胫骨下端前缘,造成距骨颈的垂直骨折,严重可造成距下关节脱位或踝关节脱位。

(2)踝跖屈应力　单纯的跖屈应力,可因胫骨后踝与距骨后唇相撞,发生距骨后突骨折。

2.临床表现及诊断

(1)局部肿胀、压痛,移位较大者有变形。

(2)足在被动活动时,距骨处有剧痛。

(3)沿小腿纵轴或足纵轴加压时,亦有疼痛。

(4)足背伸及内、外翻障碍。

(5)后足正侧位、斜位 X 线片可明确诊断。
(6)CT 可观察距骨的三维情况。
(7)可根据 Hawkins 分型。
1)Ⅰ型 距骨颈无移位的垂直骨折。
2)Ⅱ型 距骨颈移位骨折伴距下关节脱位或半脱位。
3)Ⅲ型 距骨颈移位骨折伴距骨由踝穴及距下关节脱位。
3.治疗
(1)对无移位的骨折,可用小腿石膏固定。
(2)移位的骨折,可行闭合或开放复位,螺钉内固定。
(3)距骨体粉碎骨折很难复位和取得满意疗效,可行关节融合术。

27.3.18 跟骨骨折

1.致伤机制
多由高处跌下,足部着地,足跟遭受垂直撞击所致。
2.临床表现及诊断
(1)局部肿胀常较严重,有淤斑,局部压痛。
(2)若移位严重,可见足跟横径增宽,高度降低,外侧下方之正常凹陷消失。
(3)可触及骨擦感,距下关节功能丧失,被动内外翻患足引起局部剧烈疼痛。
(4)足正侧位 X 线片、跟骨轴位片,尤其侧位片能更清楚判断跟骨骨折。可见后关节面压缩,Bohler 角缩小和 Gissane 角增大,轴位片可见跟骨体成角和缩短。
(5)CT 的冠状位扫描可明确骨折的类型。
(6)分类
1)按是否波及距下关节分类
a.距下关节外骨折 包括跟骨前端骨折、跟骨载距突骨折、跟骨结节纵行骨折和跟骨结节横行骨折。
b.涉及距下关节的跟骨骨折 包括垂直压缩骨折、单纯剪切暴力骨折、剪切和挤压暴力骨折和粉碎骨折。
2)Sanders 分类法 依据 CT 冠状位扫描将后关节面分为内、中、外 3 个柱,Ⅰ型为无移位骨折,Ⅱ、Ⅲ、Ⅳ型分别为二、三、四部分骨折。
3.治疗
(1)距下关节外骨折 跟骨结节纵行骨折、跟骨前骨端骨折、载距突骨折很少移位,可行小腿石膏固定 4~6 周处理;跟骨结节横行骨折,亦称"鸟嘴"形骨折,由于减少关节角,导致足弓塌陷,需切开复位螺钉固定。

(2)距下关节内骨折　除骨折移位不明显可行保守治疗外,大多需要切开复位内固定,复位后关节面,需注意软组织情况。

27.3.19　跖骨骨折

1. 致伤机制

(1)直接暴力如重物打击、碾压等。

(2)腓骨短肌收缩可引起第五跖骨基底部骨折。

(3)慢性劳损可引起第二、三跖骨疲劳骨折。

2. 临床表现及诊断

(1)足背部肿胀,皮下淤斑,局部压痛,不能行走。

(2)拍摄足正、斜位 X 线片可确诊。

(3)怀疑疲劳骨折时,在最初 2 周内可能有症状,但 X 线无特殊发现,3～4 周后可发现骨折裂隙及球形骨痂。

3. 治疗

(1)跖骨干骨折　对无移位骨折,小腿石膏固定 4～6 周,移位骨折,可行手法复位;如失败,可考虑切开复位克氏针内固定。

(2)跖骨颈骨折　可行闭合复位,石膏外固定;严重者行切开复位克氏针内固定。

(3)第五跖骨基底部骨折　无移位的骨折,只需包扎固定 2～3 周;有移位骨折可手法复位石膏固定。

(4)疲劳骨折　疼痛不重时,无需特殊治疗;疼痛明显,石膏托固定 3～4 周。

27.3.20　趾骨骨折

1. 致伤机制

(1)直接暴力　重物直接打击足趾,多为粉碎或纵行骨折。

(2)间接暴力　走路足趾踢及硬物,可引起横行骨折。

2. 临床表现及诊断

(1)体检足趾肿痛,活动痛,常有指甲积血或开放性损伤。

(2)拍摄足正、斜位 X 线片可确诊。

3. 治疗

趾骨骨折一般无需特殊治疗,移位明显者,行手法复位,石膏托外固定,必要时开放复位,克氏针内固定。

(张　健　白祥军)

第28章 软组织、大血管及周围神经损伤

28.1 软组织损伤

28.1.1 概论

1. 致伤机制

(1)机械性损伤 撞(打)击、挤压(掩埋)、绞窄、坠落、刺伤等。

(2)化学性损伤 冷冻、高温高热、腐蚀、辐射、电流等。

(3)生物性损伤 蛇、虫、蜈蚣、蝎子等咬伤。

2. 病理生理

(1)表皮部分或全层细胞脱落,变性和坏死,真皮胶原可发生断裂和溶解,细胞外基质中发生水肿。

(2)血管、神经、肌肉组织的撕脱、严重挫伤。

(3)组织、器官功能障碍和连续性中断。

(4)软组织缺损。

(5)毒素及分解产物吸收。

3. 分类

(1)开放性损伤,包括切割、挫灭、刺伤、毁损、软组织撕脱等。

(2)闭合性损伤,包括擦伤、挫伤等。

(3)运动性损伤与疲劳损伤,如网球肘、腰肌劳损、颈椎病腰椎间盘脱出等。

(4)可伴内脏损伤或骨折。

28.1.2 临床表现

(1)注意检查有无伤口,伤处疼痛、出血。

(2)闭合损伤表面擦痕、青紫、淤斑;开放性损伤有伤口或组织外露。

(3)软组织撕脱或缺损

1)片状撕脱伤 皮片可完全游离,皮肤苍白发凉,或呈暗紫有淤斑,皮缘不整,皮表和伤口被煤粉、砂石、草屑等污染;常合并损伤深部组织如肌肉、肌腱及骨膜等,也有合并大血管及神经损伤、骨关节暴露、骨折。

2)袖套状撕脱伤 撕脱的皮肤呈袖套状,多见于上肢,偶见于下肢,一般手的掌背两侧皮肤都易撕脱,血管神经束也常合并撕脱,伸屈肌腱可由肌肉肌腱及交界处被拉断而抽出。皮片的血运大部断绝,皮肤苍白发凉,皮片边缘出血不多。常有肌肉、肌腱甚至大血管、神经损伤,深部组织可有不同程度的损伤。

3)潜行性剥脱伤 多为机器绞窄、车轮碾轧所致。外观皮肤有不同程度的挫伤,皮色暗灰或灰白,表皮可见挫伤,可仅有较小的伤口或完全没有伤口,但损伤的皮下与深筋膜之间,已形成潜在空腔,有的腔隙十分广泛,甚至可绕肢体周围一圈,可伴有广泛的皮下血肿。皮肤异常松动,极易提起与肌层分离,皮下血管断裂出血,按之有波动,深部组织常保持完整或轻度损伤。

(4)休克仅限于严重软组织伤,伴有血管伤、开放性骨折或内脏损伤。

(5)四肢挤压伤

1)伤肢或其他肌肉部位长时间受压迫。

2)5大症状和体征,即无脉、苍白、麻痹、感觉异常和疼痛,受压部位常有压痕。

3)迅速肿胀,并持续加重,一般伤后4～5 d达高峰,严重者皮肤张力显著增加,皮肤变硬,可有片状红斑,皮下淤血和水疱或皮肤坏死、肢体肿胀、增粗、变硬但肌张力下降。

4)肢体麻木,严重者运动障碍,远端皮肤发白,冰凉。

5)肌红蛋白尿、少尿或无尿以及ARF的临床表现。

28.1.3 诊断

1.病史

有明确致伤因素直接或间接作用于肢体,造成皮肤、韧带、肌肉、肌腱、血管及神经损伤,可以是单独损伤,也可以合并骨折或脱位。

2.症状

(1)疼痛、麻痹、感觉异常。

(2)皮肤色泽改变、青紫、淤斑、破损、出血、组织污染、温度低。

(3)肢体肿胀、脉搏细弱、血肿形成、主动活动受限、被动活动正常。

3.体格检查

(1)生命体征监测。

(2)与治疗同时进行。
(3)注意有无骨、关节、血管、神经、肌腱及内脏损伤。
(4)明确损伤范围、深度、面积等,观察皮肤颜色、温度和充血反应。
(5)远端肢体感觉、运动功能检查。

4.特殊检查
(1)X线摄片、CT及MRI检查。
(2)肌红蛋白尿检查,溶血法、盐析法、血浆触珠蛋白浓度测定、血清肌酶测定、蛋白电泳等检测有助挤压伤综合征的诊断。
(3)肾功、生化检查可确定有无肾功能不全存在。
(4)血气分析有助于维护机体内环境。
(5)必要时行组织压测定,如针式测量仪(needle manometer)、带芯导管(wick catheter)法、裂隙导管(slit catheter)、stic 导管系统(stic catheter system)等。当组织间压力升高超过舒张压 10～30 mmHg 时,结合临床表现,可以紧急切开深筋膜减压。

28.1.4 治疗

1.休克防治
(1)对出血患者及早有效地止血,以减少血容量丢失,要注意正确使用止血带和抗休克裤。
(2)止痛,但是对重型颅脑损伤、胸部伤伴呼吸困难者应慎重。
(3)对有严重感染中毒症状明显者,应积极找出原发病灶。
(4)确保 1～2 条足够通畅的静脉通道,必要时中心静脉置管。
(5)液体复苏。
(6)注意保温。

2. 合并伤优先处理
大出血或血管损伤优先处理,污染创面及时清创,尽早修复特殊部位损伤,采用有效措施及时关闭创面。

3.清创术
(1)伤后 12 h 之内进行。
(2)彻底清除坏死或失活组织。
(3)颜面部、会阴部组织尽可能保留。
(4)重要血管、神经尽量保留。
(5)血管、神经I期修复技术。
(6)覆盖创面　皮片移植术、打孔引流;撕脱皮瓣修成真皮下血管网薄皮瓣回植;吻合血管的撕脱皮瓣再植；撕脱组织回植。

(7) 负压封闭技术应用　近年来采用带医用泡沫材料的多侧孔引流管(将多侧孔硬质硅胶管包埋在多聚乙烯醇海绵中)，进行封闭性负压吸引治疗皮肤及软组织损伤；对于I期清创后留有软组织缺损创面，难以关闭者能达到全创面引流、减少工作量、消除组织肿胀、改善局部循环，充分引流和刺激创面肉芽组织生长，促进组织的修复，有利于感染创面早期修复。

4. 血管神经损伤修复
详见本章血管神经损伤修复。

5. 软组织创面的II期处理
II期植皮、交叉皮瓣术、游离皮瓣的移植等

6. 抗感染
伤后立即使用抗感染药物，预防感染，同时还要注射破伤风抗毒素，预防破伤风感染。

7. 挤压伤综合征治疗
(1) 原则　快速解除局部压力改善循环，减少有害物质吸收入血，预防感染的发生。
(2) 现场抢救　及时解除重物压迫，缩短受压时间；妥善固定伤肢；尽快后送。
(3) 筋膜间隙切开减压　尽早彻底切开减压，防止肢体缺血、坏死进一步加重。
(4) 抗休克、碱化尿液和利尿。
(5) 血液透析、腹膜透析、血浆置换、血液灌流、血液滤过、连续性肾脏替代治疗方法可供选择。
(6) 保护及监测肾功能。

8. 综合治疗
(1) 全身营养支持。
(2) 激素使用要慎重。
(3) 针对性使用大剂量的维生素C、维生素E。
(4) 表皮生长及各种细胞生长因子的使用存在争议。

28.2　大血管损伤

28.2.1　解剖及显露途径

1. 颈部血管
(1) 颈内、颈外动脉及颈总动脉
1) 患者取平卧位，头尽量偏向对侧。
2) 手术入路　沿同侧胸锁乳突肌前缘切口。

3）逐层切开皮肤、皮下、颈阔肌，显露胸锁乳突肌和颈静脉后将其拉向外侧，切开颈筋膜后显露颈动脉鞘，打开颈动脉鞘即显露颈部动脉。

4）颈总动脉在平第四颈椎处，下颌骨下缘下方约 1～3 cm 处分叉为颈内、颈外动脉。

5）显露 Monson Ⅰ 区　即颈根部至锁骨上约 1cm 处，显露颈部血管需正中劈开胸骨以利控制出血。

6）显露 Monson Ⅲ 区　即下颌角以上颈部血管时需将切口延至耳郭后方，必要时将下颌关节半脱位以利显露。

7）颈内动脉前方有舌下神经走行，颈总动脉表面有颈袢走行，颈动脉鞘内有迷走神经，术中应避免损伤。

（2）锁骨下动脉

1）患者取平卧位，肩下垫高，头偏向对侧。

2）手术入路　锁骨上约 1 cm 平行于锁骨切口。

3）逐层切开皮肤、皮下、颈阔肌，切断胸锁乳突肌、胸骨舌骨肌和胸骨甲状肌，暴露前斜角肌后牵开颈内静脉和锁骨下静脉，必要时横断前斜角肌即可显露锁骨下动脉。

4）显露后需阻断锁骨下动脉起始部（右侧可阻断头臂干）以控制出血。

5）术中需保护喉返神经及临近静脉，左侧尚需保护胸导管、迷走神经和膈神经。

2.四肢血管

（1）腋动脉

1）患者平卧，肩下垫高，头偏向对侧。

2）手术入路　沿胸大肌下缘下方切口，上臂外展 90°。

3）逐层切开皮肤、皮下，暴露胸大肌后将其向上、内侧拉开，沿三角肌内侧边缘向深部切开，牵开头静脉后再在肱二头肌和肱三头肌之间进入即可显露腋动脉。

4）腋动脉前方有正中神经，下方有尺神经，背侧为桡神经，必须注意保护，尽量沿动脉进行游离。

（2）肱动脉

1）患者平卧，上臂外展外旋。

2）手术入路　沿上臂肱二头肌内侧缘切口。

3）逐层切开皮肤、皮下，暴露肱二头肌后将其拉向外侧在肱二头肌沟内可显露血管鞘，将其打开并将其内的正中神经向外上牵开后即可暴露肱动脉。

4）暴露肱动脉远端需切断肱二头肌腱膜。

5）上臂动脉与神经伴行且伴行静脉为两条，术中需避免损伤。

（3）髂动脉

1）患者平卧位。

2) 手术入路 自下腹大的斜切口,及从耻骨上腹直肌外缘至髂前上棘上方;根据需要也可取下腹腹直肌或正中旁切口,必要时向下切断腹股沟韧带。

3) 逐层切开皮肤皮下、腹外斜肌、腹内斜肌和腹横肌,在腰大肌处分开腹膜囊并将其拉向内上方,分离腹膜后疏松组织即可显露髂总、髂内外动脉。

4) 腹膜后操作时应避免损伤同侧输尿管,暴露右侧髂血管时避免损伤下腔静脉。

5) 在腹股沟处游离髂外动脉时避免损伤异常闭孔动脉,后者发自腹壁下动脉并横跨髂外动脉。

(4) 股动脉

1) 患者平卧,大腿稍外旋。

2) 手术入路 腹股沟韧带下方沿缝匠肌内侧缘纵行切口。

3) 逐层切开皮肤皮下,打开深筋膜,可见股血管鞘,打开后即可显示股总动脉,继续向下游离可见股浅动脉和向后外侧分出的股深动脉。

4) 大腿根部淋巴组织丰富,为避免术后形成淋巴漏,术中尽量采取结扎而非电凝。

(5) 腘动脉

1) 患者平卧,大腿轻度外展外旋,腘窝处垫高膝关节屈曲30°位,或者俯卧位。

2) 手术入路及显露。

a. 大腿内侧入路 选择大隐静脉膝部投影位置的后方向下纵行弧形切口,于缝匠肌前缘常规切开皮肤皮下后,打开深筋膜,切断半腱肌和半膜肌肌腱,拉开或切断腓肠肌内侧头,分离疏松组织即可显露腘动脉。

b. 患者取俯卧位时与腘窝皮肤皱折垂直的纵行或S形切口,直接从后方切开皮肤和皮下,再纵行切开深筋膜即可见腘窝的血管神经束。

3) 需行旁路移植或合并其他部位损伤时多选择大腿内侧入路。

4) 大腿内侧入路需注意保护与大隐静脉伴行的隐神经,大腿后方入路时需避免损伤血管稍前方走行的胫神经。

(6) 胫前动脉

1) 患者平卧,稍屈膝,足内旋。

2) 手术入路 上端胫前动脉选择沿腓骨小头内侧纵行切口,远端则为踝关节正上方偏外侧切口。

3) 上端胫前动脉沿腓骨小头内侧行纵行切口,切开皮肤皮下及深筋膜后,于胫前肌和趾伸长肌之间向深处分离可显示胫前动脉;远端胫前动脉常规切开后,在胫前肌、趾长伸肌和足拇长伸肌后方可见。

(7) 胫后动脉

1) 患者平卧,稍屈膝,足外旋。

2)手术入路　内踝与跟骨连线中点向上沿胫骨后缘纵行切口。
3)切开皮肤皮下和深筋膜,在趾长伸肌和足拇长伸肌之间可见胫后动脉远端。

3.胸腹部大血管

(1)胸主动脉

1)手术入路与所需暴露的动脉节段有关。

a.胸骨正中切口,劈开胸骨入路　适用于暴露无名动脉、升主动脉、主动脉弓和肺动脉,可向上或沿暴露锁骨下动脉切口暴露锁骨下动脉、颈总动脉和椎动脉。

b.经肋间隙切口　①经第三肋开胸适用于升主动脉;②经左侧第四或第五肋间隙适用于心脏和胸主动脉的显露。

2)胸主动脉手术常需要转流,操作时需防止空气栓塞。

3)胸主动脉手术尽量控制近心端以控制出血,但是由于可能造成脊髓的缺血导致截瘫,故应尽可能缩短阻断时间。

(2)腹主动脉

1)手术入路与所需暴露的动脉节段有关。

a.腹腔干以上的腹主动脉暴露　需打开小网膜囊,亦可从左侧游离脾和胰体尾并将其翻向右上方以显露腹主动脉。

b.肾下腹主动脉　以腹正中切口进腹,于 Treitz 韧带左侧纵行切开后腹膜,分离疏松结缔组织后即可见左肾静脉横跨腹主动脉。

2)为保护肾功能,术中尽量避免完全阻断肾动脉以上上腹主动脉。

(3)下腔静脉

1)下腔静脉多在第五腰椎水平由左右髂静脉汇合而成,与腹主动脉相邻,走行于其右侧。

2)切口选择同腹主动脉。

3)暴露下腔静脉进腹后需游离右半结肠、结肠肝曲和十二指肠,并将其翻向左上方。

4)游离下腔静脉时尽可能减少游离范围以避免造成血管撕裂。

5)紧急情况下,肾静脉以下下腔静脉可予以单纯结扎。

6)显露肝后下腔静脉最为困难,通常需游离右半肝方可显露,紧急情况下可直接将肝脏沿镰状韧带剖开以缩短游离时间。

7)下腔静脉手术常需转流,术中应避免造成空气栓塞。

28.2.2　大血管损伤

1.分类

(1)病因分类　钝性、锐性和医源性。

(2)损伤分类

1)开放性损伤和闭合性损伤　区别在于有无开放性伤口存在。

2)具体类型。

a.动脉受压。

b.动脉痉挛。

c.血管挫伤(动脉常见)。

d.血管部分断裂。

e.血管完全断裂。

f.假性动脉瘤形成。

g.损伤性动静脉瘘。

2.临床表现

血管损伤往往合并其他损伤，开放性动脉损伤表现为伤口搏动性或喷射状出血以及不同程度的休克，闭合性动脉损伤则为受伤处有不断扩大的搏动性血肿，分急性期和慢性期。

(1)急性期　出血，休克，伤口喷射性出血，局部血肿，肢体急性缺血，肢体肿胀和筋膜室综合征表现，临近神经损伤表现及其他多发伤表现。

(2)慢性期。

1)假性动脉瘤　局部搏动性包块。

2)动静脉瘘　瘘口周围震颤和杂音。

3)慢性动脉闭塞　肢体进行性缺血和内脏缺血的一系列表现。

3.诊断

(1)临床诊断

1)"硬指标"　临床表现典型。"硬指标"阳性预测值100%，阴性预测值99.3%，诊断正确率为99.45%，故凡具有以下任何一项者，均应怀疑大血管损伤：

a.肢体受伤部位趾(指)端脉搏减弱或消失。

b.伤口活动性出血。

c.快速增大的血肿或搏动性血肿。

d.肢体远端缺血征象。

e.扪及震颤或闻及杂音。

2)"软指标"临床表现不典型。11%～27%大血管损伤患者，可表现为"软指标"中的征象。

a.小而稳定的非搏动性血肿。

b.与血管解剖有关的神经损伤。

c.不能解释的低血压。

d.事故发生当时曾有活动性出血。
e.接近大血管部位的穿透性损伤。

肢体受伤后,开始可仅为"软指标"中的征象或根本无特殊临床表现,但经过一段时间的观察后会出现"硬指标"中的征象而需紧急血管探查。

(2)实验室及辅助检查

1)血常规 若红细胞、Hb和红细胞比容进行性下降提示有活动性出血特别是血管损伤。

2)超声多普勒动脉压测定和超声显像 无创、快速、简便、廉价、准确,可达到与血管造影相似的准确率,在观察血管图像的同时还可监测血流量,有经验者诊断准确率96%～98%,假阴性率1%～3%。

3)多普勒动脉压力指数(arterial pressure index,API) API<0.9对动脉损伤判断的敏感性95%,特异性97%。对判断肢体有无隐性动脉损伤的准确率与血管造影相同,准确率与操作者的经验和熟悉程度有关,可比性欠佳。

$$API = \frac{受伤肢体远端血压}{未受伤的对侧肢体同一部位血压}$$

4)磁共振血管显像(MRA) 微创、准确,对假性动脉瘤的诊断较为准确;但费用昂贵,需要一定图像后处理故耗费时间相对较长,可能出现伪影。

5)血管造影 这是确诊血管损伤的"金标准";但对血管有损伤,且费用高,费时,可能导致延误宝贵的抢救时间。

a.血管造影指征 ①受伤肢体无缺血征象,但有"软指标"存在。②猎枪伤或钝性伤后难以肯定有无血管损伤和损伤范围。③膝关节脱位,除非合并"硬指标"存在,否则应当常规行血管造影,因其合并血管损伤的概率大(60%)。④广泛骨及软组织损伤,可产生类似血管损伤的"硬指标"。⑤患者原有慢性血管疾病,且已有动脉搏动缺失者。⑥有血管损伤后的并发症出现(创伤性动脉瘤或创伤性动静脉瘘)。⑦术中或术后用以判断血管修复后的通畅情况。⑧临近大血管的穿透伤而无血管损伤表现者。

b.血管造影可能征象 ①正常血管成像,血管损伤证据不足。②造影剂外泄表现,提示血管破裂。③静脉提前显影,提示动静脉瘘存在。④血管完全闭塞,远端不显影。⑤假性动脉瘤。⑥血管壁不光滑。

6)CT血管成像(CTA)

a.缺点 成像技术和机器可能影响成像效果,费用相对较高。

b.优点 目前64排螺旋CT的成像效果可几乎完全取代血管造影,损伤定位准确,费用却大大低于血管造影,成为术前充分评估血管损伤部位的程度的最佳辅助检查手段。

c.造影剂 CTA最好选择浓度较高的造影剂,如优维显370。

4.治疗

（1）院前治疗　止血是院前治疗的关键，是休克复苏的重要组成。应简单快捷，之后以最快速度将患者转移至就近医院。

1）手指压迫止血　用于局部大量或喷射状出血，以手指压迫出血点。

2）止血带止血　尽量不使用，仅在四肢出血普通压迫无效时使用。以止血带扎住动脉的近心端或静脉的远心端，但时间最好不超过6 h，且每小时松开止血带一次。

3）止血钳止血　运用止血钳钳夹出血点或出血血管，但在钳夹静脉时容易造成血管壁破裂。

4）填塞止血　应用无菌干纱布或油纱对创口进行紧密填塞，操作过程中尽量将纱布填紧，外再加压包扎。

肢体血管止血尽量采用指压或填塞止血，应避免盲目使用血管钳钳夹，尽量少用止血带。

（2）院内急救

1）伤情评估　符合"硬指标"者，在抗休克的同时积极手术治疗；对于符合"软指标"或怀疑血管损伤且病情较稳定者，采取64排CTA或血管造影，较全面评估病情后再考虑进一步治疗方案。

2）治疗原则　止血、抗休克、清创、损伤血管的处理、预防感染和正确的术后处理。

（3）手术原则　彻底止血，重建血运，尽量避免或减少并发症，制定个性化的手术方案。手术时尽量能够控制动脉近端以减少出血，手术切口尽量靠近损伤处，以便能够最快最简便到达损伤血管。

1）术中止血方法

a.小分支或属支血管可直接予以结扎。

b.弥漫性出血而无主要大血管损伤而止血困难时，可更换院外填塞纱布或油纱在清创后继续以无菌敷料或油纱填塞。

c.动脉较大分支或静脉大属支出血难以控制时，可以球囊导管伸至主动脉或腔静脉处撑起球囊以暂时止血。

d.血管部分断裂时可直接予以缝合止血，但缝合后血管直径缩短应较术前或临近血管<1/3，否则可能造成术后血管狭窄而必须行补片或血管移植。

e.血管完全断裂者应予以重建。

f.某些大血管出血无法控制时可考虑予以结扎或栓塞。

2）结扎后不会引起并发症的血管

a.除颈总和颈内动脉以外的所有颈部动脉。

b.单侧颈内静脉。

c.前臂和小腿任何一条单独的动脉。5%的患者尺、桡动脉在手部缺乏吻合而不能单纯结扎任何一支动脉。

d.腹部大动脉分支除髂总、髂外动脉、双侧肾动脉、肠系膜上动脉以外的分支动脉,但内脏动脉结扎支数不宜太多。

3)结扎后可能会导致并发症的血管

a.颈内动脉。

b.锁骨下动脉。

c.腋动脉。

d.腹腔干。

e.肾静脉以下下腔静脉。

4)不允许结扎的血管

a.升主动脉。

b.降主动脉。

c.无名动脉。

d.腹主动脉。

e.肾动脉。

f.颈总动脉。

g.颈内动脉。

h.头臂干。

i.肱动脉。

j.髂总动脉。

k.髂外动脉。

l.股动脉。

m.腘动脉。

n.肠系膜上动脉。

5)可以行栓塞的血管

a.髂内动脉。

b.股深动脉。

c.肝动脉分支(用于肝破裂时止血)。

(4)手术方法 开放性创口行彻底清创,也为重建血运奠定基础。损伤血管的处理,尽可能重建血运。

1)重建血运须有一定时间限制,最好的时间窗为血运完全中断后的 6～8 h 内,超过此时间组织和神经多已发生不可逆改变,术后会遗留后遗症如肢体障碍,乃至导致肌病肾病综合征和室筋膜综合征的可能危及生命,但延期重建血运往往可降低截肢平面,但总时间以不超过 48 h 为宜。

2) 对小的、非闭塞性的无症状性动脉损伤,可在严密观察下采用非手术治疗。

3) 血管探查指征

a. 肢体远端脉搏减弱或消失。

b. 有动脉出血史或仍有活动性出血。

c. 有巨大的或继续增大的血肿。

d. 血管邻近部位的神经损伤。

e. 大出血伴有低血容量性休克。

f. 伤口附近有较大动脉。

4) 血管损伤清创注意事项

a. 硅胶带阻断血流比无损伤血管钳或夹好。

b. 鉴别是血管损伤还是血管痉挛。

c. 判断是修复还是结扎。

d. 判断是重建还是截肢。

e. 选择何种方法修复或重建血流。

5) 动脉挫伤时必须全部切除挫伤段血管,行端端吻合或血管移植。

6) 动脉痉挛时可用温盐水湿热敷、外膜剥离或局部注射 2.5%罂粟碱、1%～2%普鲁卡因或利多卡因、凯时等,若不能解除痉挛,需行阶段性血管内液压扩张,若仍不能奏效,则只能切除痉挛段血管,行血管移植。

7) 血管修复术　方法有侧壁缝合、自体静脉或人造血管补片后侧壁缝合、对端吻合和血管移植物插入吻合。

a. 侧壁缝合后血管内径不能缩窄 1/3 以上,否则会导致血管狭窄,而应采用自体静脉或人造血管补片后缝合。

b. 对端吻合的血管口径不一致时,可以血管钳将较细的血管扩张或将其修剪成喇叭状增大其口径后再与较粗的血管吻合。

c. 移植自体静脉替代部分动脉时静脉的管径选择最好以动脉内径为准,若以外径为准,则容易导致静脉瘤样扩张和血栓形成。

8) 血管移植术　通常血管吻合必须保持吻合口的无张力状态,当血管缺损超过 1～2 cm 时可考虑行血管移植。

a. 移植材料　自体静脉、Dacron 人造血管、ePTFE 人造血管。

b. 材料选择　目前人造血管最广泛采取 ePTFE 人造血管,其为中小血管移植的首选材料,但由于其管径越细,远期通畅率越低,故对于直径<6 mm 的人造血管较少采用,对于

跨膝关节或小腿以及某些有感染可能的血管移植,原则上移植材料选择自体静脉。

c.缝线选择 尽量选择不可吸收的单丝缝线,以单丝聚丙烯线最常用,优点为光滑、无损伤、不易感染、对组织液侵蚀的耐受力较目前已知所有缝线均强。此外还有ePTFE缝线和锦纶缝线,缝线粗细的选择视血管粗细而定,通常小腿和前臂血管分支选7-0,股腘动脉6-0,髂动脉5-0,腹主动脉4-0,升主动脉和胸主动脉3-0。

d.缝合原则 是保证外翻缝合。尽量采取外翻连续缝合,适度的布线使吻合后血管不狭窄,对于婴幼儿和儿童则采取间断外翻缝合,以防止将来血管狭窄。

e.伴行动静脉同时受损时,静脉也应予以修复,特别是肢体较大静脉,目前主张应同时或在修复动脉前行静脉修复。静脉的修复可以减少组织水肿,使组织间隙压力降低,从而改善动脉血流。

f.对于局部损伤、污染严重而无法在原位行动脉移植者,可选择解剖外旁路血管移植术。

g.治疗血管损伤目前都主张修复重建,但重建手术的成功,不仅取决于良好的血管外科技术,还决定于一些其他因素,如并发骨折时的正确复位和固定,有效防治肌间隔综合征,有效控制感染,防止血栓形成等。

h.对于缺血时间较长再行血运重建者,需防止缺血再灌注损伤。

9)手术中需准备Fogarty球囊导管,必要时损伤的血管在止血和重建血运前应行球囊导管取栓,以防止继发血栓导致术后肢体的缺血或肿胀。

10)介入治疗 随着微创技术的兴起,许多血管损伤可以选择介入治疗,一来可以对某些出血进行彻底止血,二来可以行球囊暂时止血为进一步急救争取宝贵的时间,对于非主干性血管出血可以行介入栓塞,止血效果甚至优于手术结扎;对于假性动脉瘤和动静脉瘘还可行覆膜支架腔内移植术,操作简便微创,时间短,风险小。

(5)处理多发伤和伴发症 稳定全身情况,对多发伤和复合伤同时进行处理,治疗骨折,碱化尿液以防止肌病肾病综合征,警惕室筋膜综合征的出现,一旦发生,早期彻底行筋膜切开减压。

(6)术后处理

1)广谱抗生素预防感染,特别是人造血管移植一旦发生感染会造成严重后果,而开放性损伤造成感染的概率也大大增加。

2)监测生命体征。

3)降低血液黏滞性,防止术后血栓形成 肝素5 000 U,每8 h皮下注射;华法林初次6 mg/d,第2天4 mg,第3天以后2 mg/d;右旋糖酐500 mL,连续静脉滴注4 d;或用阿司匹林325 mg/d。应根据凝血功能和临床表现等调整药物剂量。

(4)后期治疗 主要是监测受伤部位和远端的血供情况和静脉回流,肢体功能恢复和锻炼,血管通畅性随访首选彩超和超声多普勒节段性动脉测压。

28.3 周围神经损伤

28.3.1 概论

1.周围神经损伤及修复

(1) 周围神经损伤与再生　周围神经损伤后,经历特殊的 Waller 变性和轴突再生过程,并以原来的组织再生。新生的轴突长入雪旺氏细胞索后,一般以 1~3mm/d 的速度向靶器官生长。神经损伤后再生,存在不少问题妨碍功能的最终恢复。如神经错长,原来的运动神经没有长入运动支,感觉神经没有长入感觉支。即使顺利长入原来的神经支,远端的运动终板变性,靶器官萎缩也不能恢复神经功能。另外,吻合口断端的瘢痕形成,神经瘤的存在,也压迫神经束,影响神经信号冲动的传导。

(2) 神经损伤　除新鲜的神经锐性损伤外,由于瘢痕挛缩、神经瘤形成等原因,神经损伤均涉及到神经缺损的难题。当直接游离和屈曲关节不能满足要求时,需要用其他方法来克服缺损。如自体神经移植,神经替代物桥接,神经延长,神经的端侧以及侧侧缝合法,异体移植,组织工程人工神经移植等。取自体的腓肠神经移植是常用的方法,也是检验其他各种方法的金标准。由于皮神经较细,而需要修复的神经粗大,只有将皮神经分成几股分别与神经束缝合。

2.临床表现及诊断

(1) 感觉神经损伤　所支配区域皮肤感觉丧失,神经对皮肤的营养障碍,表现皮肤变薄,皮肤纹路变浅,无汗,指甲失去光泽度。

(2) 运动神经损伤　所支配的肌肉出现瘫痪,肌肉不能主动收缩。远期,失去神经支配的肌肉得不到营养,逐渐萎缩。由此出现,肌力的不平衡,肢体、关节出现姿势的相应变化。周围神经多是混合神经,损伤后表现出运动和感觉的障碍。

(3) 神经干叩击试验(Tinel征)　在损伤神经相应平面叩击神经干,出现其分布区域放射痛和过电感。这是裸露的神经轴突对机械刺激的敏感所致,出现在近端神经瘤部位,神经损伤端或神经再生不完全时。随着时间的推进,如果叩击阳性点逐渐在沿神经干向远端延伸,则预示神经再生顺利进行。否则,应查找问题的症结,及早处理。

(4) 电生理检查

1) 肌电图检查　肌电图检查能够判断神经损伤的部位和程度,可以帮助观察周围神经损伤的再生及恢复情况。肌电图是用灵敏的生物电测定记录装置及针电极将肌肉、神经兴奋时的生物电记录下来,据此判断神经肌肉的功能状态。

2) 诱发电位(SEP)检查　刺激周围神经组织引起的冲动,传播到大脑皮层感觉区,可以从头部记录到的电位。

3.治疗原则

闭合性神经损伤,不能判断神经是否断裂,常需要观察一段时间,观察是否有恢复征象,以决定下一步治疗。开放性神经损伤,确诊神经连续性中断、瘢痕压迫、局部卡压、神经内压增高,保守治疗没有恢复迹象,应及早手术探查,修复。明确的神经损伤,需要外科修复,手术时机一般越早越好。而火器性神经损伤,主张二期神经修复。

(1)神经松解术 有神经外膜松解和神经束膜松解之分,主要用于神经受压、骨折、瘢痕、灼性神经痛、神经内压增高等。前者是解除骨折端压迫,游离和切除神经周围瘢痕组织,切开神经外膜减压。后者除神经外膜松解外,尚需要切开病变节段的神经外膜解除神经束间的瘢痕组织,必要时需切开神经束膜。在分离神经束的过程中,注意保护神经的分支。神经松解后,不要再放到原来的瘢痕组织床中,以免再发生瘢痕粘连。需注意的是,神经干内的神经纤维在神经干的位置并不是一成不变的,而是经常不断的交叉、组合,这样神经束的大小和位置在一段距离内不断发生变化。一般在躯体的近端,神经交错现象频繁,神经纤维交织数量多,如作神经的劈开松解,神经损伤大。在神经的远端,神经束之间交叉纤维少,神经束借疏松结缔连接,对神经干进行自然分束的分离容易,对神经损伤也小。

(2)神经吻合术 除新鲜神经损伤外,一般在神经断端均有创伤性神经瘤形成。在进行神经吻合时,需要切除病变部位,直至正常的神经束出现,正常的神经断端呈乳突状。

1)神经外膜缝合术 用合成的可吸收缝合线(7~0或8~0),只缝合神经外膜,不能缝合到神经束。利用神经外膜较厚的结缔组织进行缝合,操作简单,不在神经干内进行分离,创伤反应小,瘢痕组织少。外膜上也有明显的标记,容易对位。但在神经缺损大的损伤,准确对位困难。另外在结缔组织含量多的部位,也容易造成神经束与结缔组织对合从而影响神经轴突生长情况。

2)神经束膜的缝合 在显微镜下进行,用10~0线将每个神经束的结缔组织缝合,不能缝到束内的神经纤维。若将功能性质相同的神经束缝合,有助于功能恢复,但若把功能不同的神经缝合在一起,影响功能恢复。另外该法在神经干内解剖,对干内结构有干扰,创伤大,瘢痕组织多。

3)神经束组膜缝合 神经干内许多功能相同的束紧靠在一起,形成神经束组。神经缝合时,不必将神经的每一束完全分开,只要能正确区分神经束组,达到精确对位即可。束组膜缝合法可以减少神经干内的解剖,减小缝线引起的异物反应。事实上,临床上报道的神经束膜缝合法,多属于神经束组膜的缝合法。

周围神经断裂后采用哪种方法缝合,是外膜缝合,还是束膜缝合,应根据手术时的条件及术者的习惯。一般来说,神经干的近侧多为混合神经束,可采用外膜缝合法;而远侧则为功能束,运动和感觉神经已经分开,可采用束膜缝合。另外神经断面结缔组织多者,原则选用神经束膜缝合法。

(3)神经束的定位方法　神经缝合时,准确的神经束的定位非常重要。临床上常用的神经束的定位方法有以下3种。

1)根据神经干的形态定位　主要是根据周围神经干表面营养血管的走行,神经干的形状,束的相对位置等条件,确定神经的对合。

2)电刺激法　用于新鲜损伤的患者。刺激运动神经远端,可见所支配的肌肉收缩;刺激感觉神经的近端,患者清醒情况下可说出皮肤的感觉部位。

3)组织化学法　主要利用乙酰胆碱酯酶能将神经中的乙酰硫代胆碱水解,释放出硫代胆碱,再游离出硫氢基。后者能将铁氰化物还原成亚铁氰化物,它能和铜离子形成亚铁氰化铜,在显微镜下呈现出棕黄色沉淀。这样,在酶活性部位出现染色,由此来判断神经束的性质。一般皮支有髓纤维不显阳性反应或仅有轻度阳性反应;有髓纤维之间的无髓纤维区呈强阳性反应,且呈弥散块状。这种方法虽然准确判断神经纤维束,但在实际应用中很不方便。

(4)手术后处理　保持关节的屈曲位,使神经处于松弛状态下愈合。在神经恢复之前,可采用各种理疗措施,防止肌肉萎缩和关节僵硬。保护肢体免受烫伤、冻伤、压伤等。神经修复时,高压氧、脉冲电磁场,神经营养因子,参与神经代谢类药物有利于神经的再生。

28.3.2　常见周围神经损伤

1.臂丛神经损伤

(1)解剖　臂丛神经由颈5～8和胸1神经根组成。颈5、6神经根先组成上干,颈7神经根单独组成中干,颈8和胸1神经根组成下干。每个干再分出前、后股,围绕锁骨下动脉,形成外侧束、内侧束和后侧束,最后由束分出正中、桡、尺、腋、肌皮神经等支。

(2)致伤机制　致伤原因有使头肩分离的牵拉伤,如交通事故、产伤等,直接损伤如锐器伤、放射伤、局部压迫、医源性损伤等。损伤的病理类型有臂丛神经断裂伤、臂丛神经根性撕脱伤、神经震荡或臂丛休克、臂丛神经传导功能失调、臂丛神经脱髓鞘病变,等等,其中前两种情况神经连续性中断,一旦确诊,应积极处理。

(3)临床表现

1)上臂丛神经损伤　腋神经,肌皮神经,肩胛上、下神经,肩胛背神经出现麻痹,桡神经与正中神经出现部分麻痹。所支配的肌肉,三角肌、肱二头肌、肱肌、肩胛下肌、大圆肌、冈上肌、冈下肌、胸大肌锁骨头、桡侧屈腕肌、旋前圆肌、肱桡肌、旋后肌等瘫痪;背阔肌、伸指总肌有部分瘫痪。

2)下臂丛神经损伤 损伤后,尺神经、正中神经内侧根、臂内侧皮神经麻痹,正中神经外侧头、桡神经部分麻痹。前臂的肌肉中,尺侧屈腕肌、1～5指的屈肌、大小鱼际肌群、全部蚓状肌与骨间肌瘫痪,而肱三头肌与伸指肌部分瘫痪。临床表现为手的功能丧失,而肩、肘关节功能基本正常,前臂以及手部尺侧感觉缺失。因手内在肌严重萎缩,可见爪形手及扁平手畸形。常合并有霍纳(Horner)氏综合征:瞳孔缩小,眼球内陷,眼睑下垂,半侧面部无汗。该型损伤对手的影响大。

3)全臂丛神经损伤 整个上肢呈现弛缓性麻痹,各关节不能主动运动,上肢除臂内侧胸2神经支配的皮肤有感觉外,其余部分感觉全部丧失。上肢腱反射消失,皮肤温度略低,可出现霍纳(Horner)氏综合征。

(4)诊断 除了根据上述临床表现判断有无臂丛损伤外,判断神经损伤的部位对临床手术有指导意义。

1)臂丛在锁骨上下损伤的判断。胸大肌锁骨部代表颈5、6神经根,胸肋部代表颈8胸1神经根,背阔肌代表颈7神经根的功能。当胸大肌锁骨部存在,则臂丛神经损伤部位在外侧束以下,损伤部位在锁骨以下。如胸大肌锁骨部萎缩,则提示上干损伤,或颈5、6的根性损伤。锁骨部的检查方法是,肩关节前屈45°,上臂抗阻力内收,扪及锁骨下的胸大肌,有无收缩。胸大肌胸肋部肌力正常时,则表示臂丛神经内侧束起始部位发出的胸前内侧神经功能正常,臂丛神经损伤的部位在此分支以下,部位在锁骨以下。胸肋部的检查方法:肩关节外展,上臂抗阻力内收,扪及胸大肌的收缩。背阔肌存在,则表示胸背神经功能正常。该神经在后侧束的中段发出,如其功能存在,表示臂丛神经损伤部位在后侧束以下,即部位在锁骨以下。

2)区别节前或节后损伤。神经根性损伤包括椎孔内的节前损伤和椎孔外的节后损伤。两者预后不同。节前损伤均在椎管内前后根丝状结构处断裂,没有自行愈合的能力,近端没有可供吻合的神经根利用,故不能通过外科手术来直接修复。节后损伤近端尚有可供修复的神经干,可外科手术修复。神经节前、节后的损伤,可通过感觉神经活动电位(sensory nerve action potential,SNAP)和神经轴突反射检查来帮助鉴别。

(5)治疗 臂丛神经开放性损伤、药物性损伤应及早探查,手术修复。

1)闭合性损伤,如明确为节前损伤,无自然恢复可能,及早处理。否则,可先经过保守治疗3个月,观察有无恢复迹象。

2)神经节后损伤,近端有可供修复的神经根,可通过神经移植直接修复,恢复神经的原貌。

3)节前损伤,近端没有神经根可利用,可设计不同的神经转位修复臂丛神经。

4)在神经损伤严重时,直接修复神经功能较差,也可直接考虑进行肌肉转位的功能重建。

2. 正中神经损伤

(1) 解剖　正中神经来自颈 6～8 及胸 1 神经,由内外侧束组成正中神经的两个头。正中神经在上臂与肱血管伴行下降,位于血管的内侧。在肘窝,位于肱二头肌腱膜和肘正中静脉的深面,在旋前圆肌的两个头之间穿过,在前臂深浅肌群之间下行。在腕部紧贴掌长肌深面,屈指浅肌的浅面,通过腕横韧带进入手掌,在腕部的体表投影点,位于桡侧屈腕肌于掌长肌之间。正中神经在上臂基本没有分支。在前臂近端分出骨间掌侧支,支配旋前圆肌、桡侧屈腕肌、屈指浅肌、屈指深肌桡侧半,屈拇长肌,掌长肌,旋前方肌;穿过腕管进入手掌,支配大鱼际肌的拇对掌肌、拇短展肌、拇短屈肌浅头,以及桡侧 3 个半手指的感觉。

(2) 临床表现及诊断

1) 所支配的手内在肌肉,拇对掌肌、拇短展肌、拇短屈肌浅头,以及第一、二蚓状肌肉瘫痪。休息位时,拇指内收,不能对掌,与其他掌骨在一个平面;大鱼际肌萎缩,形成猿手畸形。

2) 拇指、食指、中指,以及环指桡侧半所有感觉丧失,皮肤、指甲均有显著的营养改变,指骨萎缩,指尖变得小而尖。

3) 正中神经在肘以上损伤,除上述表现外,还有所支配前臂屈肌的瘫痪,拇指、食指、中指的屈曲活动受限。

4) 肌电图和诱发电位可协助诊断。

(3) 治疗

1) 在腕管上方损伤,正中神经干的桡侧有运动束,损伤后可选择神经束膜缝合法。

2) 在肘部附近的损伤,神经断面的前后端均有至前臂屈肌群的运动束组,在此损伤可选用束组膜缝合,否则仍用外膜缝合法。

3) 在上臂的损伤,宜用外膜缝合。

4) 临床上有多种方法的对掌功能重建,如环指屈指浅肌腱转位的拇指对掌功能重建,用小鱼际肌转位到拇指的对掌功能重建,骨间掌侧神经旋前方肌支与正中神经的返支缝合的对掌功能重建,拇指掌腕关节融合的骨性对掌重建等。早期缝合效果一般较好,但手内在肌恢复较差,主要是拇指对掌功能障碍。

3. 尺神经损伤

(1) 解剖　尺神经起自臂丛神经的内侧束,神经纤维来自颈 7、8 和胸 1。在上臂位于肱血管内侧肱三头肌前面;上臂远端,穿过内侧肌间隔,达到肘后肱骨内上髁与尺骨鹰嘴之间的尺神经沟,在肱骨头与尺骨头之间进入前臂,在尺侧屈腕肌深面下行,与尺血管伴行,到达腕部。尺神经在上臂基本没有运动分支,在前臂分支支配尺侧屈腕肌以及屈指深肌尺侧半。在豌豆骨深面 Guyon 氏管进入手掌,分出浅支为感觉神经,支配小指和环指尺侧半;深支是运动神经,支配所有骨间肌、小鱼际肌,大鱼际肌的拇短屈肌深头,拇内收肌,第三、四蚓状肌。

(2)临床表现及诊断

1)肌肉发生瘫痪在手部主要表现为小鱼际肌、骨间肌萎缩,掌骨间明显凹陷,手指不能外展和内收,环、小指呈爪状畸形,掌指关节过伸,指间关节屈曲。食、中指因有第一、二蚓状肌功能正常,没有出现明显爪状畸形。

2)夹纸试验阳性,Froment 征阳性。

3)手掌尺侧、小指全部、环指尺侧半感觉消失,并有皮肤、指甲的营养障碍。

(3)治疗 尺神经在上臂无自然分束,损伤后应选择外膜缝合法。肘部尺神经损伤,如长度缺损多,可将其从肘后的尺神经沟内移至肘前,屈曲关节,修复神经。在前臂下段,尺神经浅支所代表的感觉束组位居神经干的前部,深支所代表的运动束位居后部,两者之间的自然分束有 5～7 cm,此段损伤,应首选束组膜缝合法。如神经吻合后功能恢复不理想,还可进行代蚓状肌的功能重建手术。

4.桡神经损伤

(1)解剖 桡神经起自臂丛神经后束,颈 5～8 和胸 1 的所有纤维。在肱骨后面绕行,中下段贴近肱骨,易被骨折损伤,手术时也易损伤此神经。桡神经在上臂下 1/3 处穿出外侧肌间隔,走在肱桡肌与肱肌之间,到达肱骨外上髁前面。桡神经在上臂的中上 1/3 以上发出分支,支配肱三头肌,在上臂下段深浅支分出之前发出肱桡肌、桡侧伸腕肌的肌支。深支:骨间背侧神经,穿过旋后肌深浅层纤维之间进入前臂,在伸肌群深浅肌肉之间与骨间背侧血管相伴随而行,并先后发出分支支配桡侧伸腕短肌、旋后肌、伸指总肌、小指伸肌、尺侧伸腕肌、拇长展肌、拇短、长伸肌、食指固有伸肌等。浅支:为感觉神经,在肱桡肌深面,与桡侧血管伴行,在前臂下 1/3 段向背侧行走,通过鼻烟窝浅面达到手背,分支支配桡侧 1 个半到 2 个半手指的皮肤感觉。

(2)临床表现及诊断 桡神经损伤后,主要表现为伸肌功能障碍。如是肘关节以上的损伤,表现为腕下垂和手指伸指障碍;肘关节以下的损伤,仅表现手指伸指障碍。因有神经的交叉支配,桡神经损伤后,绝对的皮肤麻木区仅为第一、二掌骨之间的区域。

(3)治疗 桡神经在上臂的上部神经干内有明确的分支,可选择神经束膜缝合法。上臂中部,桡神经分出肱三头肌运动支和皮神经后,运动和感觉神经又已混合,可选择外膜缝合法。上臂下段和肘部,神经干内的深、浅支自然分束>5 cm,仅借疏松结缔组织相连,可选择神经束组膜缝合法。在前臂,桡神经分成深、浅支,神经束的性质相近,可选择外膜缝合法。

桡神经修复后如功能恢复不好,尚可进行功能重建:重建腕关节以及手指的伸直功能。一般可用屈腕肌转位代伸肌。可选择桡侧屈腕肌代伸拇长肌,尺侧屈腕肌代伸指总肌,掌长肌代拇外展长肌。三条屈腕肌肉全部转位后,可将环指的屈指浅肌腱切断,接在掌长肌的远端,重建屈腕的功能。高位桡神经损伤后,还有腕关节伸直的障碍,在前述肌腱转位的基础上,可用旋前圆肌重建桡侧伸腕肌。

5.坐骨神经损伤

(1)解剖　坐骨神经是骶丛神经的最大分支,由腰4、5和骶1～3神经根组成,在坐骨大孔的下部梨状肌下方穿出骨盆,进入臀部,在外旋肌群的表面下行,于股骨粗隆和坐骨结节之间进入股部,垂直向下,至股骨下1/3分成胫腓两支。

(2)临床表现及诊断　完全断裂时,膝以下肌肉全部瘫痪,如为部分损伤,可表现为胫神经为主,或腓总神经为主,或均有不同程度的损伤。感觉方面,小腿以下,除小腿内侧、内踝处是股神经的隐神经分支支配区域外,其余均是坐骨神经的支配区。坐骨神经损伤后,其支配区域的感觉障碍,皮肤营养障碍,常有较深的溃疡。

(3)治疗　神经的缺损往往较大,显露时应充分,广泛游离神经,髋关节过伸、膝关节屈曲,缝合神经。在神经有肌支发出的部位,可选择束膜缝合,其他部位神经外膜缝合。手术后在上述位置固定6～8周。

6.胫神经损伤

(1)解剖　胫神经自坐骨神经分出后垂直下行,自股二头肌内缘穿出后,在腘窝中线下行至腘肌下缘,进入比目鱼肌的深面,成为胫后神经。主要支配腓肠肌、跖肌、腘肌、胫骨后肌、趾长屈肌和拇长屈肌。进入足底后分为足底内外侧神经,支配足内在肌及足、趾的皮肤感觉。

(2)临床表现及诊断　胫神经损伤后,其所辖的小腿后部及足底肌肉瘫痪,膝关节屈曲力量减小,足不能跖屈和内翻,出现仰趾畸形,爪状畸形。感觉丧失区在小腿外侧、足外侧缘、足跟及足趾的跖底和背侧,足底常有溃疡,足部容易受伤,如冻伤和烫伤,严重影响功能。

(3)治疗　足底的感觉很重要,即使有部分的恢复也有助于改进足的功能和防治溃疡。修复神经,如有缺损,可做神经移植。

7.腓总神经损伤

(1)解剖　腓总神经在腘窝上角分出后,沿股二头肌深面斜行向下,经腓骨长肌两头之间绕腓骨颈分为腓浅神经和腓深神经。腓浅神经在腓骨长短肌之间下降,在小腿下1/3处穿出深筋膜,主管足背的感觉。腓深神经在小腿前外侧间隙下降,支配胫前肌,趾、长伸肌,趾短伸肌。腓总神经在膝部位置表浅,容易受压致伤,膝关节脱位、腘部动脉瘤均易引起损伤。

(2)临床表现及诊断　损伤后支配的肌肉瘫痪,皮肤感觉消失或减退。由于胫前肌瘫痪,足背伸障碍,足下垂,行走时患者大腿需抬高,以避免脚碰到物体。

(3)治疗 腓总神经断裂后,直接修复,膝关节屈曲位固定。如神经内外瘢痕压迫,可做神经外膜或束膜松解术。如功能恢复不理想,后期可做功能重建,主要是纠正足下垂。可行胫后肌转位,胫前肌悬吊,或踝关节融合术。胫后肌转位到足背代伸肌功能有两种途径,经骨间膜和经胫骨前内侧皮下的方法。

(赵 渝 沈 岳 王 韬 姚元章)

第29章
儿童创伤

儿童创伤多见于男孩,男女之比为(3～4):1。儿童不懂自我保护,活动范围大,易接触致伤环境。由于儿童生理、解剖的特点、创伤的伤型,各器官损伤的频度及其诊断和处理,均存在着许多困难或有别于成人。

(1)诊断困难　由于受伤儿童不能确切诉说病史,或因疼痛、恐惧等检查不合作,故难以得到正确诊断。

(2)易发生失血性休克　婴幼儿全身血容量绝对值小,少量出血也可引起失血性休克。在诊断尚未明确前,应采取措施控制可见的活动性出血。

(3)腹部实质性脏器损伤常见　意外事故致婴幼儿腹部创伤的可能性明显高于成人,儿童腹肌发育差,腹壁薄,腹内脏器组织柔嫩,极易损伤,故腹部受伤后即使仅有轻微症状,也应详细检查。腹内脏器受损伤的频度与成人有较大差别,儿童肾脏损伤占43.1%,肝脏损伤占40%,脾脏损伤占16%;而成人则是胃肠道损伤占第一位。

(4)颅脑损伤特点　婴幼儿颅骨较软弱,似乒乓球样,如遭受挤压暴力,会产生颅骨凹陷性骨折。婴幼儿颅脑损伤后,常常脑激惹症状比成人重,表现恶心、呕吐、烦躁、嗜睡等明显症状,但CT等检查常常无阳性发现。

29.1　腹部损伤

29.1.1　概论

1.致伤机制

腹部损伤是仅次于脑外伤和烧伤的主要致死原因之一,90%以上的儿童腹部创伤为闭合性。在闭合性损伤中,50%由交通事故所致,跌落伤占30%左右,各种打击伤约占15%,

包括年长儿互相打斗、棍棒石块或拳脚直接打击腹部等，农牧地区尚有牛羊角抵伤、牲畜踢伤、踩伤等意外性损伤，虐待儿童致伤在国外较多见，占腹部闭合伤的6%～10%，诊断尤为困难。

2.临床表现及诊断

(1)病史　详细准确地询问病史,对诊断损伤的种类、程度以及治疗都很重要。但在多数情况下，由于家长不在现场，肇事者为减轻责任故意隐瞒或歪曲事实，或因昏迷、疼痛、恐惧等原因，患儿不能自述受伤经过和伤后症状，病史采集困难。病史询问应注意如下情况：

1)受伤当时情况　外力种类，如交通事故、坠落伤或打击伤，外力的大小、方向、速度及作用部位，以及患儿受伤时的姿势和伤后状态，如车轮碾轧或被撞倒，坠落时首先着地部位等。

2)伤前健康状况　伤前如有肝脾肿大,可增加损伤的机会。

3)受伤后的病情变化　如血压、脉率、呼吸和尿量等明显偏离正常，提示有失血性休克存在。如果伤后有持续性腹痛、腹胀、腹部出现压痛反跳痛、肠鸣音减弱或消失,提示腹内脏器损伤。

4)伤后紧急处理情况　是否有呼吸道梗阻、呼吸抑制及循环衰竭存在及其处理过程。经过复苏处理者,应了解输血、输液的量、种类以及患儿对初步处理的反应等。

(2)物理检查　体格检查应全面地有顺序地突出重点地进行。首先检查有无呼吸道阻塞、血气胸、心脏压塞等危及生命的紧急情况。观察时要注意患儿的神志、面色、血压和脉率等生命体征，确定有无失血性休克的存在，便于迅速纠正。然后检查腹部体征，必须间隔一定时间反复多次检查，前后比较，以减少漏诊。有下列情况之一者，应高度怀疑腹内脏器损伤。

1)明显失血性休克。

2)持续腹痛伴恶心呕吐。

3)呕血、便血或血尿。

4)腹部压痛反跳痛、腹肌紧张。

5)腹部出现移动性浊音，或腹胀、肝浊音界消失。

6)肠鸣音明显减弱或消失。

(3)腹腔穿刺　对昏迷、病史不详、检查不合作及腹部体征不典型的患儿进行诊断性腹腔穿刺的诊断阳性率在80%～90%。应注意儿童腹壁薄，针头进入腹腔的落空感可能不明显，避免穿刺过深带来副损伤。进行多位点穿刺可以提高阳性率。抽吸液进行肉眼或显微镜检查，必要时涂片或测定胆红质与淀粉酶含量。检查结果有下列之一者为阳性，需进行手术探查。

1) 抽出液含血液、胆汁、胃肠内容物或尿液。

2) 红细胞数超过 $1 \times 10^{11}/L$，白细胞 $5 \times 10^8/L$。

3) 淀粉酶大于 100 苏氏单位（Somogiu）。

4) 灌洗液中发现细菌。

（4）辅助检查

1）实验室检查 实质性脏器破裂伴大量出血时，红细胞计数、Hb 和血细胞比容均下降，尤其在连续测定时呈进行性下降。脏器损伤可引起白细胞计数增加，并出现核左移。血尿提示泌尿系统有损伤，但损伤的程度与积压尿的比重不成正比。血清淀粉酶 升高超过 300 苏氏单位，提示胰腺有损伤。必要时可作血气分析，了解体内代谢情况，及时纠正水、电解质紊乱和酸碱失衡。

2）超声检查 B 超对腹部损伤的诊断颇有价值，它可探测腹腔积液和实质性脏器的大小，形状及包膜完整性。正常情况下，实质性脏器的光点回声均匀一致，有破裂、血肿时，相应区域出现低回声区，包膜的连续性中断。包膜下血肿时，受损脏器体积增大，周围出现液性暗区，或出现脏器形态及位置改变。由于超声波难以穿过气体，在肠胀气或气腹时难以准确探测腹内及腹膜后的脏器，应行多体位、多切面的探查，以提高确诊率。

3）X 线平片 腹腔内实质性脏器破裂大出血的主要征象是腹部呈弥散性模糊影，肠气影分离或漂浮，升、降结肠与邻近腹膜前脂肪分离，肝（右缘与下缘）角消失，陶氏腔及附近区域有均匀的液体密度影。实质性器官破裂还可以有以下间接影像：

a. 器官外形增大或轮廓消失。

b. 邻近脏器受压移位。

c. 横膈上抬运动受限。

d. 下位肋骨骨折和腰大肌影消失等。

膈下游离气体或气腹片是空腔脏器破裂的征象，但阴性结果不能排除诊断；如果腹膜后有积气和右肾上极轮廓清晰，提示十二指肠腹膜后部分破裂。

4）X 线造影检查 分泌性尿路造影是诊断泌尿系损伤的主要方法，肾破裂深达集合系统者可见造影剂渗入肾实质或外渗，完全不显影提示严重肾挫伤或肾蒂损伤。输尿管断裂、膀胱破裂时可见造影剂外溢入腹腔。选择性动脉造影对肝脾损伤的诊断极为有用。主要征象包括：

a. 造影剂渗入破裂处，异常早期静脉充盈相、血肿压迫致脏器内血管分支移位、毛细血管相可见斑片状造影剂积滞。

b. 包膜下血肿压迫使器官轮廓改变或被推离腹壁。

对脏器血管蒂破裂或损伤所致的血栓形成，动脉造影更是难以替代的确诊方法。

5）CT 检查 CT 扫描检测各种腹腔脏器损伤的准确性很高，如果扫描前 1～2mg/kg

静脉滴注60%泛影葡胺进行增强或口服胃肠道造影剂,可使腹腔脏器的影像更清楚,能进一步提高确诊率。创伤患儿做CT检查时应注意如下事项:

　　a.年龄小,哭闹烦躁,不合作者,应予适当镇静。
　　b.血压、脉搏、呼吸等生命体征应稳定。
　　c.CT检查前置胃管或准备吸引器,以防检查中出现呕吐或误吸。
　　d.复合性损伤,尤其有颅脑、心胸损伤者,最好有麻醉师陪同,准备插管。

　　6)腹腔镜检查　利用腹腔镜检查诊断儿童腹部损伤报道极少,临床应用上有争议,经腹腔镜检查不仅能观察到腹腔内有无积血或渗液,并可窥到大网膜、部分横结肠、胃和肝左右叶前面以及脾下极、部分小肠和乙状结肠等部位。然而大部分腹腔脏器,尤其是腹膜后结构难以用腹腔镜观察到。

　　经前述检查未能明确诊断,又不能排除腹内脏器损伤,或在观察期间出现下列情况者,应及早手术探查:①经积极抗休克治疗,症状无明显好转,或好转后又出现休克;②腹痛加剧,范围扩大;③有明显的腹膜刺激征,部位固定,不断加重;④明显腹胀,肠鸣音消失或减弱;⑤血细胞比容和红细胞计数呈现进行性下降;⑥膈下有游离气体;⑦腹腔穿刺抽出气体、不凝固的血液或胃肠内容物。

　　3.治疗
　　(1)治疗原则
　　1)高度怀疑腹内脏器损伤,且暂无手术指征者,应积极补充血容量,抗休克治疗和全身大量使用广谱抗生素,为手术做好准备。
　　2)存在复合性损伤时,应权衡各种损伤的轻重缓急,首先处理对生命威胁最大的,如气道梗阻、呼吸受限、心脏压塞等。
　　3)诊断明确,需要手术者,可给予镇静剂或对呼吸无抑制的止痛剂。
　　4)腹胀呕吐者上鼻胃管,吸净口鼻腔的呕吐物和分泌物。
　　5)上消化道破裂早期引起化学性腹膜炎,下消化道破裂所致感染性腹膜炎,均可引起腹腔大量渗液,应根据血生化检验结果,初步纠正水、电解质紊乱及酸碱失衡。
　　6)放置导尿管不仅可以了解有无泌尿系脏器损伤,通过尿量尚可间接反映微循环的灌注情况。

　　(2)儿童血容量及各种生理指标
　　1)血容量　与体质量成正比,为60～80 mL/kg。
　　2)脉率　上限值婴幼儿为160次/min,学龄前儿为140次/min,其他为120次/min。
　　3)收缩压　为"年龄×2+80"mmHg(1mmHg=0.133kPa),舒张压相当于此值的2/3。
　　4)婴幼儿最低尿量正常为0.5～1mL/(kg·h),年长儿约为1～1.5mL/(kg·h)。
　　如果血压下降,收缩压低于70mmHg(9.3kPa),心率加快超过正常上限值,少尿或无尿,面色苍白,肢端湿冷或轻度发绀,烦躁不安或表情淡漠,反应迟钝,提示有血容量低下,微循环灌注不足,有休克存在。

(3)复苏

1)纠正失血性休克　大多数休克患儿的失血量至少达全身血容量的1/4,即20～40 mL/kg,纠正严重休克应与手术同步。

2)建立大静脉通道前应查血细胞比容、血型及交叉配型。

3)首先快速静脉推注林格液20 mL/kg,如果血压、脉搏超于正常后,林格液可以50 mL/(kg·h)的速度维持1 h左右。

4)如生命体征维持稳定,表明内出血已停止,可不必输血。反之,如果患儿脉率仍快,有低血容量表现,应再次快速滴注林格液20 mL/kg。需要第二次滴注林格液者均需输血,因为体内血液已大大稀释,降低了携氧能力。

5)输血以新鲜血为好,寒冷季节应加温至接近体温。首剂输血量通常为20 mL/kg。此后的输血量可根据患儿的血压、脉率、CVP及尿量进行调整。

(4)剖腹探查

1)儿童多用气管内麻醉。幼儿手术,取上腹部或下腹部横切口,术中可左右兼顾,术后切口裂开机会少。

2)年龄大者可采用经腹直肌切口或根据损伤的特定器官而定。

3)进腹后根据胃肠内容物或血液或气体判断受伤脏器的种类。发现活动性出血应迅速控制;有空腔脏器破裂应立即夹住裂口,防止进一步污染腹腔。

4)探查顺序　按照肝、脾、胃、十二指肠、空回肠、结肠、直肠和膀胱探查。根据病情可打开胃结肠韧带探查胰腺和胃后壁,或剪开侧腹膜探查十二指肠第二、三段及肾脏。

5)确定性手术　视脏器损伤程度和患儿的全身情况选择修补术、部分切除或全脏器切除术。

a.先处理出血性损伤,后处理穿破性损伤。

b.对穿破性损伤先处理污染重者,后处理污染轻者。

c.腹腔应彻底清洗,必要时用含抗生素的盐水反复冲洗。

d.充分引流。

29.1.2　常见腹部脏器损伤

1.肝脏损伤

(1)临床表现及诊断　儿童易发生肝包膜下血肿,尤其是新生儿。新生儿由于处在生理性低凝期,发生包膜下出血后容易继续出血而致迟发性包膜破裂及失血性休克。故对新生儿不明原因的低血容量休克要考虑到迟发性肝破裂的可能。

(2)治疗 在儿童肝破裂的处理中,要采取措施防止发生乳酸性酸中毒、低钙血症和由于大量输库血引起的体温不升,可用生理盐水或重碳酸盐代替含乳酸盐的平衡液,每输一单位的全血补充葡萄糖酸钙 0.5 g,库血应加温至接近体温后再输,寒冷季节尤应注意。

2.脾损伤

(1)治疗 儿童脾脏损伤的处理,应遵循尽量保留脾组织的原则,即使是难以保留的粉碎性破裂,亦主张行脾组织片大网膜囊内移植或脾网固定术等保脾手术。一般认为至少保留 1/3 的脾脏组织方能维持脾脏的正常功能。儿童脾破裂的修补术、部分切除术或全脾切除术在技术上与成人基本相同,由于儿童脾动脉是较小的肌生动脉,损伤后的反射性强烈收缩和血栓形成可有效地阻止出血,且儿童组织再生、愈合能力强,死亡率显著低于成人。

(2)脾切除后暴发性感染 儿童脾切除术本身的并发症极少,但许多报道已证实切脾后患儿对细菌的易感性比正常儿增加了 60～200 倍,容易发生脾切除后暴发性感染(overwhelming postsplenectomy infections, OPSI)。病源菌多为肺炎球菌 D。OPSI 多发生于 4～5 岁以下儿童,脾切除术后 2 年内,起病突然,病程凶险,患儿可突发高烧,有严重中毒症状、弥漫性血管内凝血等,死亡可发生在症状出现后数小时,死亡率高达 50%～80%。

3.胰腺损伤

(1)治疗 儿童胰腺的位置相对比成人浅,加之肋弓角大和腹肌薄弱,较易受伤。儿童胰腺损伤占腹部损伤的 3%左右。各种胰腺损伤的手术处理与成人类同,但术前、术后的辅助治疗相当重要,如充分胃肠减压,有效的抗感染治疗,用抗胆碱药物等减少胰腺的分泌等。根据儿童的生长发育需要,应注意充分补充热量、水和电解质。全胃肠道外营养在减少胰腺分泌和补充能量方面亦是不可缺少的重要措施。

(2)胰腺假性囊肿 是儿童胰腺损伤常见的并发症之一。通常采用囊肿内引流术治疗,具体术式取决于囊肿的部位、大小、囊壁厚度以及胃肠道与囊肿的关系。Roux-en-Y 型囊肿空肠吻合术是最常用术式;当囊肿位于胃后壁并粘连紧密时,可行胃后壁—囊肿吻合,吻合口必须足够大,以利引流通畅,促进囊壁塌陷。对于早期的薄壁囊肿,可在 B 超引导下行囊肿穿刺置管引流术,囊肿塌陷后消失的可能性极大。

4.十二指肠损伤

十二指肠的解剖位置,大部分为腹膜间位,C 形环内侧包绕胰头,后方为脊柱。十二指肠近端有幽门括约肌,防止十二指肠内容物返流,远端有 Treitz 韧带和横结肠系膜根部附着,所以十二指肠不仅位置固定,且管腔相对封闭,在承受外力打击时,既不能移动避让,肠腔内容物也不能从近或远端逸走,致肠腔内压力骤升而使肠管受损。

儿童十二指肠损伤的一种特殊类型是创伤性十二指肠壁内血肿(traumatic intramural hematoma of the duodenum, TIHD)。十二指肠腹膜后部分挫伤,使肌层和黏膜下发生血肿。

由于儿童肠腔狭小,当血肿向两端扩展和向腔内突出时,极易产生十二指肠的填塞性梗阻(不完全性或完全性)。儿童 TIHD 的症状无特异性,为上腹部疼痛和间歇性胆汁样呕吐,稀钡肠系检查可确定诊断,表现为十二指肠球后梗阻和水肿黏膜皱集所致的弹簧征。出现 TIHD 时,应先行保守治疗,包括持续胃肠减压,补充水、电解质、止血药等。血肿多在 5~7 d 内开始吸收,如果症状未缓解,可在术前再次行吞钡检查,以了解梗阻及血肿的变化。手术的目的是清除血肿、止血和引流。很少采用短路手术。术中应避免切开肠黏膜,以减少感染和肠瘘的机会。当十二指肠严重挫伤、失活时,应考虑切除。

十二指肠穿孔或破裂如发生在腹腔内,胆汁和胰液会流入腹腔,病变早期可引起严重的腹膜刺激症状,一般不致漏诊。如破裂发生在腹膜后,早期可因无明显体征而易漏诊,胰液、胆汁渗入腹膜后疏松结缔组织后,右肾区或腰背部有明显疼痛、压痛或叩击痛。发生严重的腹膜后感染时,腹膜炎或肠梗阻的症状表现明显,腹膜炎体征以右上腹为主,位置固定,但呕吐没有 TIHD 严重。腹穿诊断价值不大。X 线平片检查右肾及腰大肌轮廓模糊,有时可见腹膜后气泡,积气时肾脏轮廓清晰,口服水溶性造影剂,在十二指肠部位可见造影剂外溢至腹膜后。手术探查时,如发现十二指肠附近的后腹膜有血肿,组织被胆汁染黄或横结肠系膜根部有积气样捻发音,十二指肠腹膜后破裂的诊断基本可以确定。切开十二指肠外侧的后腹膜和横结肠系膜右侧根部探查十二指肠第二、三段时,应注意避免损伤肠系膜上血管和中结肠血管。任何血肿均应探查清除,因血肿之下可能有潜隐性穿孔。较小破裂及穿孔在清创后可沿横轴方向行二层内翻缝合修补,可避免术后狭窄。完全横断或较大破裂,在清创后行断端吻合术或修补术,同时加行胃空肠吻合术,以防发生十二指肠瘘。亦可采用质软腔大的硅胶管作肠腔内引流,而获得满意的效果。管端置于修补处或吻合口上方,引流管远端从空肠上段悬吊造瘘引出腹腔。

29.2 骨损伤

婴幼儿骨损伤在儿童骨折中占有一定的比例,婴幼儿骨体细,暴力损伤容易发生骨折,但骨韧性大,骨膜厚,因此骨折移位较成人少,常出现青枝骨折和骨膜下骨折,再者儿童骨质血循环丰富,所以骨折愈合也较成人快。骨折的分类除与成人骨折相同以外,尚有独特的四种类型即青枝骨折、骨膜下骨折、骨骺分离、骨骺骨折。

29.2.1 创伤性骨折

1.分类

(1)青枝骨折 婴幼儿骨骼韧性较强,更有较厚的骨膜保护,骨折时一侧骨皮质和骨膜断裂,另一侧则完整,虽断端有明显的成角畸形,而移位很少,如果轻型青枝骨折,只有骨皮质的折叠痕迹，X线摄片并不明显，必需仔细在强光灯下观察，方能得出诊断，否则容易误诊。

(2) 骨膜下骨折　是属一种完全性骨折，其特点是骨皮质断裂而骨膜管完整，没有移位，属稳定性骨折，常发生于下肢，胫骨多见。

(3) 骨骺分离　是儿童特有的骨折，骨折线往往与骨骺线平行，有时也会通过骨骺穿过干骺端，连同一块小骨片一起移位。其损伤机制与成人脱位相似，但儿童关节囊和韧带附着力强，所以关节很少发生脱位。多见于股骨，胫骨和桡骨下端，其他骨端骨骺分离比较少见。骨骺分离有时比较轻微，必须在正侧位片的比较下，结合局部压痛、肿胀、畸形作出诊断，它的损伤后果与脱位相似，若不及时处理，将会引起严重后果，而婴儿骨伤骨骺分离程度轻微者，可以自行塑形，预后尚属良好。

(4) 骨骺骨折　骨折线穿越骨骺，与骨干纵轴平行或斜形，有时也有一块骨片附于骨骺上，骨骺骨折分骨骺断裂、骨骺挤压，其严重性多会影响骨生长，形成骨成角或骨短缩畸形。

2. 临床表现

主要是局部疼痛、肿胀、肌肉痉挛和运动功能障碍，移位骨折可以发生畸形或断端摩擦音（禁忌检查）。青枝骨折或嵌入性骨折，患儿仍能保持一定程度的活动，唯局部压痛、肿胀，配合X线摄片即可作出诊断。关节附近骨折或关节内骨折，由于软骨不显影，而且在较短的时间内发生严重的肿胀和关节血肿，外形很似脱位，这就必须严格加以检查区分。婴幼儿骨折后多有体温上升至38℃左右，这种发热是由血肿吸收引起。如果体温升高，持续不退，在开放性骨折，应疑有继发性骨髓炎发生的可能。

3. 诊断

因为无法了解真实主诉，诊断困难。近关节处都是骨骺软骨组织，X线摄片难于显示，青枝骨折体征更不明显，因此很容易被蒙蔽而误诊，为此对婴儿骨折注意体征是非常重要的，X线片不仅要仔细观察，而且有必要拍摄正侧位，以利比较。有时骨骺受纵向压缩，损伤时可以毫无异常，X线照片亦不能显示有任何骨折现象，只有待伤后3～6月，重新拍片复查，如果生长细胞没有被损伤破坏，受伤肢体反会增长，若骨骺细胞有破坏，则肢体生长将会迟延。如损伤的程度与骨折的情况符合，应注意是否有病理性骨折可能。

4. 治疗

根据患儿年龄、骨折部位、骨折类型，采用各种不同的方法治疗，但总的原则为复位、固定和功能恢复。年幼儿童自行塑形的能力较强，常常在整复的要求过程中，不像成人一样严格要求解剖对位，但并不是无原则的听其自然，而是根据儿童的特点，选择手法复位、牵引复位和手术复位，总之手法复位较手术复位要多。

(1) 手法复位　绝大多数的婴幼儿骨折均可用闭合性复位、石膏固定而取得良好效果。对于近关节的骨折,手法复位和石膏固定的疗效往往比成人为佳,除个别骨折如肱骨外髁Ⅲ度翻转骨折,骨折伴有神经、血管损伤,陈旧性成角畸形影响活动功能以外,都可以采用手法整复。手法复位必须在麻醉下施行,以减少患儿疼痛、恐惧、肌肉痉挛等。手法整复要求手法要轻柔,根据成角重叠、旋转移位,先作垂直牵引,然后纠正成角及旋转畸形。如重叠畸形严重,可先重复伤力方向加大成角,然后对好一侧皮质,再使其伸直即可复位。尺桡骨双骨折,其中一骨断裂移位,而另一骨青枝骨折且有成角畸形,必须将成角皮质折断,然后才能达到两骨理想整复。双骨折中两骨均为青枝成角骨折,则将肢体放在平台上加压纠正成角畸形。石膏固定要求超关节固定,注意松紧,防止压迫。

(2)牵引整复 也是一种骨折断端达到整复固定的方法,多用于受伤后就诊时间长,局部肿胀严重,常有神经血管压迫症状,估计用手法整复更会加重肿胀及神经血管压迫。如肱骨髁上骨折,就诊时间已超过24 h,肘关节有明显肿胀,血管神经有明显压迫体征,必须采用牵引方法整复,以缓解肿胀、压迫等体征。牵引可用皮肤牵引或骨牵引,婴幼儿绝大多数均采用皮肤牵引,骨骼牵引适用于年龄较大的儿童、移位严重或在皮肤损伤无法粘贴胶布的情况下施行,骨骼牵引钢针距离骨骺应在的位置0.5～1 cm以上严格消毒,防止感染,牵引重量应根据病儿年龄、移位情况和牵引中的效果来决定。

(3)手术整复 手术整复对儿童骨折复位很少使用,因儿童骨折尤其婴幼儿,其愈合力和畸形塑形力都较强,很少会产生骨折不连接,手术整复仅适用于翻转移位的肱骨外髁骨折、血管及神经障碍的肱骨髁上骨折、嵌入关节内的肱骨内上髁骨折。手术整复内固定,尽量避免应用髓腔钉和接骨板螺丝钉,这种固定将会挫伤骨骺和髓腔内膜,影响骨骼生长和产生骨骼畸形。儿童内固定一般常用钢针,丝线或肠线缝合,保证断端正确对位。

5.骨折愈合后处理

婴幼儿骨折愈合后功能自然逐渐恢复,并非与成人一样地采用理疗、按摩、被动活动等,有时采用这些反而有害无益,最主要的是在适当时期内,鼓励患儿多做自主性的活动。如果关节活动暂受限,在自主活动中,幅度可逐渐增加。有时配合中草药洗剂,更有利于关节活动康复,但应注意禁止被动或强制性的关节活动,以免发生骨化性肌炎,这点是应该加以注意的。

6.并发症和后遗症

婴幼儿骨折的并发症与后遗症不太多见,大多数为治疗错误,或者由于损伤严重,就诊时间较迟所致。并发症有以下几种:

(1)骨折畸形愈合 畸形愈合有成角畸形及重叠畸形。成角畸形的角度如果大于15°或者其畸形角度与关节活动方向不一致,这种畸形所成的角度难于自行塑形纠正,复位时必须重视骨折的对线问题,而成角畸形将会影响肢体的负重线,更会影响关节的活动功能。骨骺损伤也会发生肢体成角畸形,多在骨折后期,随着年龄的增长而逐渐加重。处理的办法:成角的部位作切骨纠正,如骨骺损伤导致部分生长障碍形成骨桥,可切除骨桥或施行骨止长术,来缓解骨成角的发展,直到骨骺生长静止。骨折断端的重叠愈合,可能造成肢体长度缩短,而儿童时期,由于局部充血促使骨骺软骨的增殖,患肢反而增长,因此儿童骨折重叠在1 cm范围内是准许的,是合乎理想的,不必强求100%对位,重叠本身也是有利于骨折的愈合,更可防止患肢过于增长的弊病。

(2)旋转畸形愈合　旋转畸形多发生在整复时,断端旋转对位,以股骨骨折为例,旋转对位将会造成患肢内旋或外旋的步态,这种畸形是不能自行塑形纠正的,断端对位必须保持肢体的负重线即髂骨前上棘,髌骨中点及第一、二足趾之间的一条连线为基准。

(3)关节活动功能障碍　近关节端的骨折,愈合后多少有暂时性的活动功能影响,但通过逐步自行活动能得到恢复。关节内骨折如"T"型肱骨髁间骨折,桡骨头骨折等如果未能得到很好的整复,往往会影响关节活动功能。防止关节活动功能障碍,主要在于正确整复和早期自我活动锻炼。

(4)骨折不连和再骨折　儿童骨折不连接比较少见,发生不连接的因素可为病理性,如先天性胫骨假关节、骨折并发炎症,以及骨折断端间嵌有软组织。再骨折多由于骨愈合后,刚拆除石膏不久,由于儿童活动不当或再损伤,常易造成再骨折。为防止再骨折不仅家长需要注意,而且对儿童骨折固定适当延长一些时间也是必要的。再骨折处理方法相同,但固定时间比第一次骨折延长2周。

29.2.2　产伤骨折

胎儿在分娩过程中,所遭受外界暴力损伤。常见有锁骨骨折、肱骨干骨折、肱骨髁间骨折、股骨骨折、颅骨凹陷骨折、骨骺损伤、产伤瘫痪等。

1. 锁骨骨折

多发生于锁骨中外1/3处,由于助产时牵拉上肢过度,或直接将患儿肩部拉出时,损伤锁骨所造成的骨折。

(1)临床表现及诊断　患侧锁骨区有明显压痛、肿胀、移动上肢常发生患儿异常哭吵,尤其抱起患儿哭吵更加厉害,肩部出现下垂,肢体活动减少,称假性瘫痪。如出生后1周至10d发现,锁骨区可以摸及一硬块,位于锁骨上,X线片可见锁骨有骨痂及成角畸形。

(2)治疗　锁骨骨折愈合良好,一般2周时间均能自行愈合。如早期诊断,可将婴儿仰卧,用小型沙袋垫放患侧肩胛部,使患侧肩部后伸,达到骨折端端对合,成角畸形也能有所纠正。不需要手术,更不会影响肢体活动功能。

2. 股骨干骨折

臀位产发生较多,因胎儿盘于子宫内,助产的人员为帮助很快分娩,用手勾住新生儿腹股沟处向下牵拉,用力过猛造成股骨骨折,笔者也曾见有剖腹产而造成股骨骨折,其中原因都是由于用力过猛所造成。骨折部位多数发生于股骨上中1/3交界处,由于受肌肉的屈曲外展收缩,有严重的成角畸形。

(1)临床表现及诊断　腿部明显肿胀,有成角及肢体缩短畸形,移动患肢哭吵,有时有骨摩擦音(忌过多检查),X线摄片显示骨折。

(2)治疗

1)双侧下肢悬吊牵引　这是一种对婴儿股骨骨折处理的最好方法,即双下肢用胶布贴合,患儿仰卧,屈髋90°,臀部离开床面,借用臀部下垂力量,纠正股骨成角,重叠畸形。这种牵引方法,使用力量均等,臀部抬起,更有利于婴儿大小便料理,但需注意双侧下肢血液循环,胶布贴合之处,包紧且须均匀,不能有条索样环形压迫,注意皮肤发生过敏性水疱,3岁以上儿童忌用。

2)夹板固定　用软质类板(胶布筒),剪成条状,前、外、后围绕大腿环形固定,再用木质长夹板,超关节固定,这种方法适用于青枝骨折,或移位成角不严重的类型,2周后骨折愈合,效果也是满意的。

3)屈髋腹壁固定　将患肢髋关节完全屈曲,腹壁放置一棉垫,紧贴腹壁,足搁于肩上,将躯干和下肢绷合在一起(Crede氏方法),但有时会使股骨向后成角,由于婴儿有自行塑形功能,问题并不严重。目前临床医师很少利用,笔者认为在条件差,技术力量不够时,也不失为一种较好的处理方法。

3.骨骺损伤

骨骺位于长骨的两端,骨骺与干骺端交接处如果遭受暴力牵拉和扭转,多会造成骨骺骨折或骨骺分离。

(1)临床表现及诊断　位于干骺端肿胀、压痛,哭吵较甚,5~10d后,X线摄片有明显钙化,常见肱骨下端、股骨上端、胫骨上下端。肱骨下端骨骺分离,由于肱骨下端骨化中心,多在出生后6个月方才出现,因此初生婴儿肱骨下端骨骺损伤难于作出诊断,因骨骺软骨不显影,有时与关节脱位难于鉴别,必须在损伤后2周方能通过骨骺血肿钙化做出诊断。

(2)治疗　屈肘60°牵引,用悬吊带支持2周后自行愈合,如果复位不佳,婴幼儿的自行塑形能力强,也完全可以修复至正常状态。股骨下端骨化中心在出生时即已出现,X线摄片中能明显显示股骨干的后方有骨膜下血肿。处理方法:先将肢体牵引,伸膝,再用夹板固定3周,自行愈合如果没有复位或对位不佳,2年后不再遗留骨骺分离的痕迹。

4.颅骨凹陷性骨折

在分娩过程中,胎儿颅骨受骨盆出口处挤压或受产钳的压迫,常在颅骨的顶角处出现凹陷性骨折。颅骨骨折不一定会引起颅内损伤,而严重的颅内损伤造成呼吸窘迫、窒息、血液循环衰竭、脑出血等现象时颅骨也并不一定有骨折。轻度颅骨骨折呈凹陷状,不需要任何治疗,大都会自行复原,若个别凹陷较深,2岁以前脑发育很快,脑组织受压迫,影响脑机能发育,会引起癫痫,必须给予手术。手术方法可采用局麻或基础麻醉,于凹陷处边缘钻孔,深入骨膜撬起凹隔部分,手术简单,效果满意。

5.产伤瘫痪

这是一种因为难产损伤上肢神经的结果,助产时过度牵拉婴儿头颈或肩部而造成上肢臂丛损伤,常与锁骨骨折同时发生,但在诊断上应加以鉴别,臂丛瘫痪共分四种类型:

(1)分类

1)上臂型　称Erb瘫痪,损伤位于第五、六颈椎交接处,影响三角肌、冈上肌、冈下肌、部分胸大肌、肱二头肌和旋后肌。个别可波及腕、手指伸肌。

2)前臂型　称为Klumpke氏瘫痪,这种类型较少见,损伤第八颈神经和第一胸神经,主要是手指屈肌和手部内在肌,有时也会影响交感神经,出现Horner综合征。

3)全臂型　全臂丛都被损伤,上肢处于瘫痪状态,全臂出现不同程度的肌肉松弛,而且感觉也消失。

4)混合型　从体征中难于判断哪一种神经束受伤,病损分散,有上臂型也有前臂型体征。

(2)临床表现及诊断　患肢垂于身侧,前臂旋前,肘微屈,肩不能外展,肩关节挛缩。前臂型为手大鱼际萎缩,指深屈肌衰弱,臂部感觉亦受影响,严重者出现Horner综合征。全臂型最严重,受伤后肩部肌肉及上肢肌肉均麻痹,桡侧感觉消失。

(3)治疗　强调预防为主,助产时牵拉力不宜过猛,已经出现损伤,应该让瘫痪肌肉放松,处置于休息状态,上臂应放置外旋位,前6个月内不宜用外展支架,以免发生肩关节脱位,一般将患侧上肢外展上举位牵引,只用缚带系于患肢腕部,固定于帽上或枕头上,牵引2～3个月(牵引过程中每天最好放下上肢活动多次,以利于肢体血液循环),一般3个月后均会自行痊愈。如果经以上处理未能恢复,可改用铝制品支架,将肩外展70°,前伸10°,外旋90°,屈肘60°,多数患儿均能恢复。不能恢复者采用手术探查或神经鞘膜修补术,其效果均不满意。晚期病例多由于瘫痪肌所引起的肌力不平衡,其畸形特点即肩内收、内旋畸形,解决方法切断胸大肌、肩胛下肌止点,使肩外展外旋固定,也可以手术松解胸大肌、肩胛肌,并将小圆肌背阔肌止点移至肱骨后外侧,加强外旋力量。

6.病理性骨折

病理性骨折是婴幼儿骨折中的一种特殊类型,由于骨质病变所引起的骨折,可能是局部性病变,也可能是全身性病变。外伤只不过是一种诱因,往往轻微外伤就造成骨折。X线摄片中除了可见一明显的骨折外,位于骨折断端常可见到病变区呈囊性病变、纤维病变、骨质萎缩、石化等。

(1)病因

1)骨炎症　骨髓炎、骨结核、梅毒性骨软骨炎等,都会引起骨质局限性破坏,日后形成病理性骨折。骨髓炎在亚急性阶段，骨质疏松脱钙发展成骨坏死、萎缩，常经不起外界的损伤压迫，一旦轻微损伤也会造成骨折。先天性骨梅毒多为骨骺炎或近骨骺端炎症，上肢较下肢为多，关节和骨内发生胶质变化，骨骺软骨或关节软骨均能引起病理性骨折，尤其骨骺部分会产生骨骺分离，X线片显示骨骺线不规则，干骺端形成环状，关节间隙增宽，关节内产生黄绿液体，骨质脱钙，日后也会产生骨骺破坏，骨骺分离，更会造成肢体的畸形和缩短。

2) 骨囊肿　骨囊肿最易引起病理性骨折，多见股骨、胫骨和肱骨，其他骨端亦有时会发生。无主观不适感，偶尔亦有一些酸胀感，多在病理性骨折后才发现。X线摄片显示位于骨折断端处有一囊性病变，骨皮质膨胀呈囊肿状，囊壁界线清楚，囊内反光很强，骨囊肿在骨折愈合后，随之囊腔也自行封闭，这是由于囊肿内被血肿填塞而成骨痂。若骨折愈合后囊肿仍然存在，则应施行病灶刮除和囊腔内植骨术，手术一般在6个月后进行，填入囊腔内骨片，可采用同种异体骨或自体骨，效果良好。如果术后再有复发可采用放射疗法，儿童照射量不超过2 000伦琴为宜，过多量照射会损伤骨骺板，引起骨骺早期封闭，造成肢体短缩。

3) 纤维结构不良　它的特点是一骨单发或多发，X线摄片呈菱形肿胀，密度较骨囊肿病变高，反光力低，病灶周围呈花边状，界线稍为模糊，内部组织排列不规则，为纤维组织所代替。骨折后6个月拍片检查，如再次证实病变存在，可进行病理活检及病灶刮除，填入自体或异体骨片。纤维结构不良容易复发，处理可多次刮除。

4) 先天性胫骨假关节　根据组织病理变化，多为神经纤维瘤的病变，发生于胫骨中下1/3处，早期症状如胫骨前弓。X线摄片示髓腔早期变狭窄或闭塞，皮质出现透亮区，一旦有以上情况，应考虑先天性胫骨假关节可能，更应该与佝偻病膝内翻加以鉴别，决不能盲目作手术矫正。先天性胫骨假关节形成，肢体不能负重，生长发育受到限制，可造成肢体短缩畸形。治疗先天性胫骨假关节手术方法较多，但到目前为止尚没有一种手术方法比较理想，常用的有：Boyd的大块双外层植骨、搭桥式骨移植术、大量的骨松质移植术等。近年也采用电流直接刺激，或主张用带血管神经的自体骨移植术。以上方法有时会获得一定的疗效，但植入的骨片是否能保持永久的固定，骨折断端是否再复发，假关节是否再形成，有待进一步观察，目前无法定论。

5) 成骨不全　病因不明确，一般认为是骨间质发育不全的表现，即结缔组织发育紊乱。患儿多为侏儒型，骨骺软骨与钙化软骨区均正常，但骨化巨骨小梁未形成骨化组织，而成为纤维化，骨膜较厚，骨皮质薄，所以很难承受一定的重量和外界的损伤，有时未经损伤或轻微损伤即可骨折，多次骨折或骨质柔软将形成严重的畸形。

6) 佝偻病病理性骨折　由于身体缺乏维生素D，无法调节体内钙磷代谢。消化道内钙吸收量减少，从而使血钙减低，促使甲状旁腺功能增加，使尿磷排泄量增多。机体为维持血磷含量,从骨内放出大量磷酸盐,因而骨质钙磷失衡,进而形成骨质疏松,而致病理性骨折。其他造成佝偻病原因有粥样泻、慢性肾炎、肾小管机能不全等,这种情况引起病理性骨折,愈后也较严重。佝偻病病理性骨折,常发生于股骨中1/3,多为青枝骨折,干骺骨折多发生于桡骨下端及肱骨上端。X线表现为骨质疏松,干骺端毛糙呈毛刷状,骨骺膨大增宽,肌力松弛,小腿胫骨呈内翻或外翻畸形。

(2) 临床分类

1) 胎儿型 这是最严重的一种,多在胎内就死亡,有时发现多处骨折,胎内已愈合。

2) 婴儿型 比胎儿型轻,出生后就容易发生骨折,尤其在4~5岁后,骨折更为频繁,骨折愈合时间与一般正常人没有差异,但在骨折处或新的部位重新又会发生骨折,随着年龄增长,骨折的发生率也逐渐减低。

3) 儿童型 是一种迟发性成骨不全,出生时可能正常并无骨折,儿童时期骨折频繁,直到成人骨折才减少。成骨不全患儿可有天蓝色巩膜及耳硬化症,诊断并不困难,结合体征及多次频繁的容易骨折的特点,应考虑成骨不全。

(3) 治疗 病理性骨折骨愈合时间与一般正常人没有差异,只是经常的骨折,常造成明显的成角畸形,随着年龄的增长,骨折机会减少,通过截骨手术可以纠正畸形。为防止骨折,临床采用髓腔内钢针固定,以渡过容易骨折时期,此方法虽然不合于生理,但对防止骨折是值得考虑的。

佝偻病病理性骨折治疗与一般骨折处理相同,但在治疗前除了解佝偻病病因外常需了解是处于活动期或静止期。急性期应给予抗佝偻病治疗,但也有学者提出相反意见,认为骨折后,将增加甲状旁腺的刺激,促使血钙升高,若同时再给予抗佝偻病治疗,更增加钙的吸收,引起血钙过多,这对骨折愈合并没有好处。笔者认为,如果急性损伤情况消失后或开始损伤并不严重者,可以开始并用抗佝偻病治疗,这样既可改善骨质疏松,亦有利于骨折愈合。

(白祥军)

第30章

孕妇损伤

孕妇损伤,按其原因不同,分为产科原因的外伤(以下简称产伤)和非产科原因的外伤(以下简称非产伤)两大类。产伤主要是指因胎儿横位或头盆不称等异常所致的阻塞性分娩,因产科手术操作粗暴,或(和)手术条件不成熟,所造成的子宫、宫颈、阴道或会阴部的严重撕裂等生殖道及其周围的组织损伤。而非产科原因,如摔跌、撞击、车祸、电击、烧灼等所造成的损伤,无论是否累及生殖道,均称为非产伤。

30.1 概论

30.1.1 孕妇病理生理特点

(1) 心排血量增高和血管阻力降低 到妊娠第10周心排血量可增加到约1.5 L/min,并持续到分娩为止。妊娠期,孕妇外周血管扩张,末梢循环血流的明显增加可提高肢体皮温;另外,孕妇的血压较正常偏低,如超过孕前的水平则可视为异常。孕妇如取仰卧位,其血压则可较正常偏低,但如出现明显的仰卧位低血压,则可能是妊娠子宫压迫下腔静脉或动脉所致。妊娠期孕妇的下肢静脉压可超过正常值的2倍,达到2.45 kPa(18 mmHg)。

(2) 稀释性生理性贫血和白细胞增高症 从妊娠10周或更早血容量开始增加,到妊娠32~34周,血容量几乎增加50%。而红细胞数仅相对增加18%~30%。在整个妊娠期,白细胞数明显增多,可达到$(16\sim18)\times10^9$/L,增加的成分主要是多核白细胞,其对感染的反应并不受影响。妊娠期巨噬细胞的活动也明显增加。

(3) 血液呈高凝状态 妊娠期孕妇血液中的凝血因子Ⅰ~Ⅴ含量均明显增加,形成高凝状态,这种状态有利于预防孕妇的失血,但可同时增加血栓形成的危险。

(4) 过度通气 呼吸功能的变化发生在妊娠早期,自妊娠12周起休息时的通气量即增加,至 18 周肺通气量增加可达 40%,因此孕妇有过度通气现象。主要是孕激素、雌激素直接作用于呼吸中枢而引起。过度通气一方面可增加动脉血氧分压,另一方面又可降低二氧化碳分压,妊娠期孕妇二氧化碳分压平均约为 4.00 kPa(30 mmHg)。这种生理性的呼吸性碱中毒虽为妊娠胎儿提供有效的二氧化碳梯度,有利于胎儿血内的二氧化碳通过胎盘进入母体血液而被排出,但同时也引起一些妊娠妇女轻度的头痛和呼吸困难。

(5)胃肠道平滑肌张力降低　妊娠期胃肠道平滑肌张力呈松弛状态,活动减弱,胃排空减慢,因此,对损伤孕妇实施手术麻醉时易发生吸入性肺炎。

30.1.2　孕妇损伤特点

1.损伤发生率高

妊娠子宫增大,使得孕妇身体的重心前移,加之体型多笨重,骨盆韧带松弛,以至步态不稳,发生摔倒和碰撞的机会较非妊娠期大。

2.损伤分类

以撕裂伤多见,无论是产伤还是非产伤,撕裂伤最为常见。

(1)产伤多发生在生殖道,可能延及临近组织器官,但较少见。

(2)非产伤则可能发生在机体任一部位,但是以骨盆外伤最多见。

3.临床特点

(1)容易误诊和漏诊　在盆腹部受到外伤作用时,增大的子宫可能保护其他脏器免受直接损伤,但是,这些脏器的损伤一旦发生,增大的子宫可能掩盖这些脏器伤后的症状和体征。另外,妊娠期因 CO 及血容量增加,急性失血 20%或慢性失血 35%时,血压反应不典型,孕妇生命体征仍可平稳,这时容易错误判断患者病情。

(2)腹部以下损伤后出血量增加　妊娠期盆腔静脉压高,下肢静脉压可超过正常值的 2 倍,故腹部以下创伤,如骨盆骨折、下肢损伤时,出血量明显增加,且难以控制。

(3)损伤后腹膜反应小　因妊娠后腹壁松弛,弹性差,腹部损伤后腹膜刺激征及腹部体征不明显。

(4)胎死宫内发生率高　妊娠期子宫血流量增加,但前面提到的妊娠期损伤引起的子宫血液分流可严重影响到胎儿的血供。创伤后母体血容量减少 30%~50%时,MAP 可在正常范围,子宫血流已明显减少。创伤后的低血压、缺氧以及酸中毒等,通过兴奋子宫血管壁上的 α-肾上腺受体,促使子宫血管收缩,减少流入子宫的血流,以维持生命支持系统的血供,这些造成胎儿缺氧,如不能及时补充足够的血容量,可导致胎死宫内。

(5)容易发生多器官功能衰竭　孕期血容量和 CO 的增加,要求心肌收缩加强,在心脏负荷已经加重的情况下,如遇到任何以外的情况,如外伤性出血、剧烈的外周血管收缩,会进一步加重心脏的负荷。由于母儿的氧耗量大,对缺血、缺氧的耐受性差,遇到损伤出血，尤其是胸部损伤，氧供量减少和肺功能受损使孕母发生呼吸功能衰竭、胎儿发生窘迫的危险性大增。妊娠期，母儿代谢增加，肾脏负担加重，加之肾盏和输尿管因受到妊娠子宫的压迫，蠕动变慢，排泄功能下降，而损伤后，大量的组织损伤的崩解产物，须从尿中排泄，容易因其肾功能衰竭。总之，妊娠期心、肺、肾等重要脏器，由于负荷较非孕期显著加大，受到损伤打击时，它们的储备功能易被耗尽，而发生功能衰竭。

(6)血管栓塞性疾病发生率高　孕妇，特别是孕晚期者，其血液一般处于高凝状态，加之伤后运动减少，容易发生下肢静脉血栓。创伤伤及子宫时，可能出现羊膜破裂，在宫腔压力增高的情况下，容易发生羊水栓塞。

(7)创伤性休克患者发生弥散性血管内凝血(DIC)的危险性增大　妊娠中、晚期，孕妇血液呈高凝状态，创伤、骨折后长期卧床时易发生下肢静脉血栓及下肢深静脉炎；发生创伤性胎盘剥离或胎儿宫内死亡时容易出现。

30.2　产伤

30.2.1　子宫破裂

子宫体或子宫下段在妊娠期或分娩期发生破裂，称为子宫破裂。

1.临床表现

(1)分娩前破裂　在临产前发生子宫破裂往往见于前次剖宫产子宫有瘢痕的情况。常见为瘢痕局部有轻微疼痛及压痛，子宫易激惹，少量阴道流血。如处理不及时，裂口逐渐增大，疼痛加重，出血增多，胎儿可部分或全部排入腹腔。由于此期破裂不一定具有突然剧痛的典型症状，很容易延误诊断，甚至出现休克才明确诊断。

(2)分娩期破裂　一般患者多有先兆症状。

1)先兆子宫破裂　当患者在产程延长或先露下降受阻时出现以下征象：

a.子宫病理性缩复环，表现为子宫收缩较强或痉挛性收缩，产妇此时疼痛难忍，烦躁不安，宫体部肌肉强直收缩变厚，下段被过度拉长，变薄，子宫上下段交界处可见环状凹陷，形成病理性缩复环，可在脐部或脐耻间触及此环，子宫呈葫芦状，下段膨胀处有明显压痛。

b.胎儿宫内窘迫，胎动频繁，胎心率不规则或变慢。

c.阴道少量流血，呈鲜红色。

d.尿潴留，血尿，这是因为膀胱过度受压，发生水肿，黏膜损伤而出血。有时子宫下段膨隆与膀胱膨胀难以鉴别，导尿时发现血尿。

e.阴道检查可见胎头有明显颅骨重叠，嵌在骨盆入口处，宫颈多有水肿。

2)子宫破裂

a.不完全子宫破裂　此时子宫肌层已部分或全部裂开，但浆膜层尚保持完整，胎儿及其附属物仍在子宫内,腹部检查有固定压痛。若子宫破裂口在子宫一侧的阔韧带内,可形成阔韧带血肿,表现为子宫体一侧可触及包块并有压痛。产妇外出血可不多,但有休克表现。

b.完全性子宫破裂　是指子宫肌层及浆膜层全部破裂,子宫腔直接与腹腔相通。当子宫破裂发生瞬间,产妇可感到撕裂样腹痛,随之子宫收缩消失,疼痛得到缓解。但是随着破裂出血,羊水及胎儿进入腹腔,很快产妇又感到全腹疼痛,脉搏加快、微弱,呼吸急促,血压下降,即休克状态。检查发现全腹压痛、反跳痛,在腹壁下可清楚地触及胎体,子宫缩小位于胎儿侧方,胎心音消失,阴道可有多少不等的出血,拔露或下降中的胎先露部消失,因为胎儿已经子宫破口进入腹腔。已经扩张的宫口又重新缩小。子宫前壁破裂时裂口可向前延伸致膀胱破裂,尿液进入腹腔可刺激腹膜使腹痛加剧,导尿时无尿或仅有少许血性尿,若膀胱不完全破裂时导尿为血尿。

2.诊断

(1)腹痛　在妊娠晚期或临产后突然撕裂样腹痛,可伴有恶心、呕吐和阴道流血。

(2)休克　患者在腹痛后迅速发生休克,其严重程度与外出血量不符。

(3)病史　既往有剖宫产或其他子宫手术史,临产后产程延长或有头盆不称,胎位不正,有不适当应用缩宫素、前列腺素等情况,出现剧烈腹痛、休克时子宫破裂的可能性很大。

(4)腹腔或阴道后穹窿穿刺　可明确有无内失血。

(5)阴道检查　宫颈口由大到小,先露部上升。对产妇既往有剖宫产史或本次分娩有宫腔操作术,如碎胎术、内倒转术等,产后应常规探查宫腔,及时发现有无子宫破裂。

(7)超声检查　超声探查可明确子宫破裂的部位,胎儿的位置,内失血量等。

(8)鉴别诊断　个别难产病例经多次阴道检查,可能感染出现腹膜炎而表现出类似子宫破裂的症状,此时阴道检查胎先露较高,子宫下段菲薄,双合诊时也感觉只隔腹膜,此时容易误诊为子宫破裂。但妊娠子宫不会缩小,因为胎儿仍在子宫内。

3.治疗

(1)发现有先兆子宫破裂,必须立即应用宫缩抑制剂有效缓解宫缩,并尽快施行剖宫产术取出胎儿,术中仔细检查子宫是否破裂、破裂程度,以决定子宫修补及切除与否。

(2)对子宫已发生破裂者,立即剖腹探查,同时积极抗休克治疗。

30.2.2　子宫颈裂伤

1.致伤机制

(1)宫缩过强,宫口未开全时胎头迅猛下降。

(2)产妇用力过早,宫口未开全时向下屏气用力,将宫颈撕裂。

(3)产程延长,胎儿头持续压迫宫颈,造成宫颈水肿,局部血运受阻,严重时可使宫颈部分或全部坏死,脱落。

(4) 少数产妇宫颈坚硬或过长,分娩时可致宫颈自发裂伤,甚至呈环状脱落或半环状脱落,胎儿由破口处娩出。

(5) 不恰当的阴道助产手术,如臀位、足位分娩时,后出头困难而强行牵拉;宫口未开全或胎儿头大径线尚未越过宫口即行手术助产;将产钳置于宫颈外或胎吸时扣住了部分宫颈;产钳旋转头时用力不当等。

(6) 用手指或器械如水囊、气囊等人工扩张宫颈口。

2. 临床表现及诊断

当胎儿娩出后阴道持续性出血,色鲜红,子宫收缩良好时应立即仔细检查产道,用两把卵圆钳钳夹宫颈并向下牵引,沿逆时针方向检查一周,特别注意宫颈两侧,因该处肌纤维组织少,容易撕裂。撕裂往往自子宫颈外口开始向上延伸。必须直视到裂伤的全貌,以充分缝合止血。

3. 治疗

宫颈裂伤超过 1 cm 时,或虽不超过 1 cm 但有出血时均需缝合。找到子宫颈裂伤的顶端后,用 1 号肠线(可吸收肠线)做间断全层缝合,第一针需在裂口顶端之上 0.5 cm 处,将回缩之血管结扎,而末一针则距宫颈外口 0.5 cm,以避免宫颈缩复后引起宫颈狭窄。如宫颈裂伤延至子宫下段,应立即剖腹探查,按子宫破裂处理。

30.2.3 会阴及阴道裂伤

1. 致伤机制

(1) 分娩进展过速　由于宫缩过强或产妇用力过猛,会阴及阴道未能充分伸展,胎头快速从阴道娩出而引起裂伤。

(2) 胎儿与软产道不相适应　如胎儿过大,产道狭窄,妊娠时胎头过硬,胎头及最大径线通过产道等。

(3) 助产不当　施行产钳术、臀位助产术、牵引术或胎头吸引术时,胎头过大而会阴未切开或切口过小或助产者未按正常分娩机转助产。

(4) 产妇本身原因　如因滞产,营养不良,全身重度水肿等所致会阴水肿时容易发生裂伤;产妇会阴体过长或会阴部组织过于肥厚、坚韧、弹性差,阴道狭窄或耻骨弓狭窄,分娩时胎头向后用力,以便于利用后三角区娩出时,均致使会阴体受压过度伸展而造成裂伤。

2. 治疗

会阴裂伤一旦发生应立即进行修补缝合。产妇取屈膝仰卧位,局部浸润麻醉,修补时应在充分的光线照明下,仔细看清解剖关系,注意无菌操作,务必使组织对合整齐,缝合时止血彻底,如有活动性出血点必须一一结扎,以免发生感染与血肿。如果会阴阴道损伤未能及时修补,可因盆底组织失去支托能力而出现膀胱膨出、直肠膨出和子宫脱垂等慢性疾病。

30.2.4 产道血肿

1. 致伤机制

(1)胎头巨大通过产道使其扩张,如应用产钳等助产手术,增加了产道的扩张程度。

(2)第二产程进展过快,阴道扩张不充分。

(3)缝合切口时未能彻底止血。

(4)阴道血肿还与产妇有无阴道经脉曲张、妊高症、凝血功能障碍、贫血、肝病、第二产程延长等有关。

2. 临床表现及诊断

分娩后数小时内,出现阴道、肛门下坠性疼痛,进行性加重,有时可伴有阴道流血,局部可见组织肿胀。浅在血肿表面皮肤、黏膜变紫、发亮、张力高、压痛;深部血肿则常表现为一侧阴道壁向阴道内膨出,不活动,触痛明显。

3. 治疗

及时切开,清除血块,彻底止血,关闭死腔,纠正贫血,抢救休克,预防感染。

30.3 妊娠期非产伤

30.3.1 现场急救

(1)保持呼吸道通畅 首先用简易方式维持受伤孕妇的呼吸道通畅,有条件时应立即给孕妇面罩持续吸氧,减少对胎儿的不利影响。

(2)保持有效体位 妊娠超过20周的患者均应采用左侧卧位,或用手将子宫推向左侧,以避免由于下腔静脉压迫引起的低血压。

(3)及时补液 及早建立通畅的静脉通道,快速输血、输液,保持有效的循环血量。必要时输入碳酸氢钠。

(4)妥善固定 用简易的方法快速固定受伤的脊柱四肢,以减少进一步的损伤。

(5)留置胃管和导尿管 对腹部伤孕妇,采取及时导尿。根据尿量、性质、颜色判断泌尿系统是否受伤,根据尿量多少确定休克的程度。

(6)清洁伤口、预防感染 当有开放性伤口或穿透性损伤时,早期给予抗生素治疗,应常规使用对胎儿无害的广谱抗生素。对损伤较深者,还必须注射破伤风免疫球蛋白。

(7)保胎治疗 母体受到损伤,疼痛可刺激子宫收缩,引起早产、胎膜早破、胎盘早期剥离。所以应尽早保胎,可使用抑制子宫平滑肌收缩的药物预防早产。

30.3.2 院内救治

1. 监护

(1) 孕妇监护　妊娠期无论创伤的类型和严重与否，均要全面细心观察母体的生命体征及胎儿变化。对腹部伤孕妇，应做到严密观察。注意患者上腹部疼痛性质，有无恶心、呕吐、白细胞增加、阴道出血等情况，及早发现问题。

(2) 胎儿监护　孕妇外伤可造成胎盘早剥危及胎儿，故应及时行胎心监护，连续观察并记录胎心率的动态变化，而不受宫缩影响。发挥胎儿心率监护仪在妊娠期创伤急救中的作用，观察胎动以及胎心和宫缩的相互关系，及时了解胎儿供血及有无缺氧情况，发现异常及时请妇产科协助处理，确保孕妇及胎儿安全。应用胎心电监护仪连续监护至少 6~8h，必要时适当延长。在无此类监护仪时，应勤听胎心，至少每 3~5 min 一次，每次 1 min。

2. 产科并发症处理

根据不同孕周，采取相应的处理。

(1) 早、中期妊娠者　如出现先兆流产者可行保胎，难免流产者应及时清宫或引产，以防失血过多加重病情。

(2) 晚期妊娠者　注意胎盘早剥、胎死宫内及子宫破裂的发生。发生胎盘早剥者应及时行剖宫产术。子宫破裂一经确诊，应剖腹探查，视情况决定修补或子宫切除术。

3. 损伤处理

妊娠期创伤与非妊娠期创伤局部的处理基本相似，有伤口者严格清创缝合，注意无菌操作。孕产妇头、四肢的损伤处理与非孕期基本相同。重伤者，亦以孕妇的安全为主，必要时行剖宫产。

4. 常见部位伤

(1) 胸部损伤　由于胎儿对母体的低氧血症非常敏感，因此，妊娠期胸部创伤时，如有指征就应早期开胸探查，或行胸腔闭式引流术，手术指征也应适当放宽。手术过程中注意不要因阻断胸腔内大动脉而阻断子宫的血供。

(2) 腹部损伤　腹部损伤是较常见的孕产期外伤，尤以腹部钝性伤多见。孕产妇腹部损伤的剖腹探查指征有：

1) 持续性剧烈腹痛，腹式呼吸变浅或消失，肠鸣音减弱或消失，腹部检查有明显腹膜炎征象者。

2) 腹痛持续性加剧，伴反复恶心呕吐，尤其是有鲜血或咖啡色呕吐物，提示有消化道损伤者。

3) 移动体位或做深呼吸时，腹痛加剧，并有膈下游离气体征，疑有肝、胆、脾、胰、胃或十二指肠损伤者。

4）区域性腹痛涉及腰背部，腹膜炎症不明显，但腹胀明显，疑有肾、输尿管损伤者。

5）下腹痛，并向两侧发散，伴肉眼血尿，疑为膀胱损伤者。

6）便血或直肠指诊指套血染，疑为直肠、乙状结肠损伤者。

7）伤后6 h内，白细胞计数达（15～20）×10^9/L，并有Hb持续下降者。

8）伤者呈休克状态，经积极治疗血压仍不上升，或血压一度上升后，随之又下降者。

9）腹腔穿刺或灌洗阳性，疑有腹腔脏器损伤，包括子宫损伤和胎盘早剥者。

对于剖腹探查指征明确的腹部损伤患者，须在妇产科医生在场的情况下立即行剖腹探查术。在孕产期，若腹部闭合伤波及妊娠子宫、胎盘与胎儿，有子宫损伤或有胎盘早剥，疑有胎儿外伤等，而情况危急，或因妊娠子宫干扰手术野的暴露，均可先行剖宫产，再进行子宫及其他脏器伤的探查与处理。若伤者已孕超过37周（含37周），亦可先作剖宫产，再作腹内其他脏器探查为宜。子宫穿透性损伤很少引起孕妇死亡，然而胎儿的死亡率可达到55%～75%，因此是否剖宫应根据孕妇的情况、子宫损伤程度和胎儿情况决定。

（3）骨盆骨折

1）妊娠期骨盆腔静脉压明显升高，血流量增加，骨盆骨折时孕妇失血较多。

2）骨盆骨折对胎儿的主要危险是母体的低血容量状态，同时也可直接引起胎儿颅脑损伤。

3）骨盆骨折继发盆腔血肿，血栓形成或血栓性静脉炎均可减少子宫的血流量，进而危及胎儿的发育。

4）严重的骨盆骨折也会影响正常的分娩。因盆腔静脉压高，出血量大，应禁止搬动，先防止气垫床上进行抢救，待病情平稳后再做进一步处理。对于稳定性骨盆骨折，又无泌尿生殖系统、腹部脏器损伤出血，且母婴一般情况良好者，可任其妊娠至足月时分娩。如系不稳定性骨盆骨折，或合并有泌尿生殖系统损伤，或腹腔内脏器损伤须行剖腹探查，或因骨盆骨折大出血休克，甚至心跳、呼吸骤停，而须作心肺复苏的孕妇，为了增加孕妇的回心血量，提高其心排血量，解除妊娠子宫对腹主动脉、下腔静脉的压迫，对不能立即从阴道分娩者，在剖腹探查前或作心肺复苏5 min无效时，采取剖宫产娩出胎儿、胎盘，是很有必要的。

（4）脊髓急性期损伤 可引起孕妇低血压，在急救中应及时输液，慎用缩血管药物。多数缩血管药物可引起子宫血管痉挛和胎儿危象。非儿茶酚胺类药、麻黄碱既可产生理想的升压作用，又不引起子宫血管的收缩。

（白祥军）

第31章 老年人创伤

随着现代文明的发展，人们的物质生活与精神生活水平均在不断地提高，人们的寿命也逐渐增高。人类社会逐渐步入老龄化社会。老年人的创伤逐渐成为一类多发病、常见病。

31.1 概论

31.1.1 老年人生理特点

1.神经肌肉系统退化

可导致运动的潜伏期增长，受刺激产生反应时间加长，再加之视力、听力的下降，遇到危险不能及时作出正确的反应，易于受到创伤的侵袭。

(1)神经系统 老年人不但脑组织有不同程度的萎缩，脊髓、神经也随年龄而退化，包括脊髓前后根神经纤维数量减少，周围末梢神经感觉传导速度减慢，这种变化从50岁左右开始，60岁以后更为明显。

(2)肌肉系统 也随着年龄增加而逐渐萎缩，其总重量的减少超过增龄过程中体质量减低的速度。具体改变是：肌纤维数量减少，单个肌纤维增粗，但是蛋白质减少，肌肉收缩力明显下降。60～70岁时其肌力仅为20～30岁肌力的80%。

2.骨质疏松

1/3老年人的骨骼有严重的矿物质丢失，不仅松质骨的骨小梁数目逐渐减少、变细，皮质骨也日渐变薄，因而骨骼的机械强度随着年龄的增长而日益降低，致使发生骨折的危险性增加。女性绝经期后和老年男性的骨质疏松是渐进性的，病程较长。大部分骨折的老年患者，既往均有不同程度的骨质疏松。进行性骨质疏松乃创伤后骨折的重要因素，常引起伤残率和死亡率升高。

3.循环功能下降

随着机体的老龄化,心肌细胞亦有老化改变,使心脏收缩力减弱、心肌收缩速率变慢和心肌收缩期间延长、心输出量减小;老年人主动脉和大血管内膜增生、弹力纤维层断裂和硬化,所以循环系统生理储备力降低。此时,循环系统仍能满足平时生理情况下的需求,但在应激状态下,便可出现显著的心血管系统的代偿功能不足,导致心率失常、心力衰竭,难以耐受创伤或手术引起的血容量的减少,甚至发生猝死。原有慢性心脏疾病的患者,这种情况更为突出。

4.呼吸功能受损

老年人肺组织的弹性减小,肺泡明显扩张,使弥散功能降低、通气/血流不平衡;再加上呼吸肌力量减弱、胸廓顺应性降低等因素,使得患者再创伤或手术后出现缺氧、呼吸功能衰竭。另外,老年人食管下端括约肌功能失常,易引起误吸。

5.肝肾功能减退

创伤时应加强对肝和肾脏的保护,对于肝脏代谢,经肾脏排除的药物,其用药时间和剂量,在老年创伤患者中更应慎重考虑。

(1)肝功能减退 60岁时的肝内血流量约比20岁时减少40%~50%。血流量的减少使肝内血液循环功能下降,肝脏吸收营养、代谢和清除毒素的能力也相应减退。另外,人在60岁后,肝细胞数量随年龄增长而锐减,85岁时的肝细胞仅是40岁左右肝脏细胞的50%,肝细胞还出现双核、多核、胞体固缩、核染色体变性等老化现象,肝脏趋向硬变,重量明显下降。90岁老年人肝脏的平均重量只有30岁左右青年人肝重的51.8%。种种因素使得老年人的肝脏代谢功能比青年人要明显下降。

(2)肾功能减退 老年人肾功能随着年龄的增长而减退,据研究,40岁以后肾小球滤过率每年可减少约1 mL/min,肾小管长度明显缩短,基底膜逐渐发生硬化,导致不能及时有效地调节血容量变化,以及维持水电解质和酸碱平衡。在遭受创伤打击时,肝、肾功能减退更加明显,容易发生肝、肾功能衰竭。

6.神经内分泌系统功能减低

老年人神经系统的生理功能减退,应激反应的阈值降低,神经应激反应与机体的修复功能也降低。因此老年人受到创伤后,除通过高级神经活动以及神经反射调节内分泌器官的功能外,单纯的恐惧、疼痛等刺激也可引起强烈的神经冲动而产生神经源性休克。下丘脑-垂体-肾上腺系统是在应激反应时维持内环境稳定的关键物质。在老龄化过程中皮质醇的代谢减慢,但是老年人血浆中的皮质醇多处于正常水平,这是皮质醇负反馈抑制下丘脑-垂体-肾上腺系统的结果。这表明下丘脑-垂体-肾上腺系统在较低代谢、低分泌的水平下运转和平衡。和皮质醇相似,老年人的甲状腺素的分泌与代谢也处于较低水平。在发生创伤等应激状态下,内分泌系统不能满足机体的需要,不能维持内环境的稳定。

7.营养代谢改变

影响老年性疾病严重程度的最重要的因素之一是营养。老年人所需总热量减少,但对蛋白质、维生素和矿物质的需求并不减少。创伤、感染、慢性疾病和胃肠道功能改变时,可影响氮的摄入和利用,临床上表现出的疲劳、肌肉软弱、消耗、创伤愈合不良和缺乏活力等与蛋白质缺乏有关。尤其在创伤应激的情况下,老年人必须摄入更多的蛋白质。

8.老年人免疫功能异常

随着年龄的增加,细胞免疫和体液免疫对异物抗原的反应性降低,而对自身抗原的反应性增加。老年人T细胞功能、白细胞吞噬功能均有所降低,调理素的水平也有所下降,不利于感染的防御。

31.1.2 老年人创伤特点

1.流行病学特点

(1)创伤发生率增加 老年人各器官功能衰退和一些老年性疾病的发生,特别是神经系统、肌肉、骨骼功能退化,反应能力较年轻人差,躲避创伤的能力有所下降,因此,老年人创伤发生率随年龄有增加趋势。

(2)常见致伤原因 摔跌伤和交通事故伤是老年人创伤的常见原因。

(3)轻伤、单发伤多见 老年人创伤以轻伤、单发伤较多,重伤和多发伤较少,损伤部位多为颅脑和四肢。

2.临床特点

(1)容易遭受创伤,且即使轻微的外伤有时也可造成严重的后果。

(2)容易误诊和漏诊。

(3)常有合并症,对创伤的耐受力下降,即使轻伤也可危及生命。

(4)创伤后并发症发生率较高,包括肺部感染、深静脉血栓及肺栓塞等。

(5)多系统功能衰竭常见,死亡率高。

31.2 常见损伤类型

31.2.1 骨与关节损伤

1.常见类型

(1)股骨颈骨折 股骨头下至股骨颈基底部之间的骨折是老年人最常发骨折,不愈合率和股骨头缺血性坏死率高。

(2)股骨粗隆间骨折 股骨颈基底部至粗隆下方5 cm以内的骨折,男性多于女性,比例约为15∶1,该处骨折易成粉碎性,出血量多。

(3)桡骨远端骨折　是指桡骨远端3 cm以内的骨折,女性多于男性,桡骨远端骨折多系间接暴力所致,常因跌倒,用手外撑,体质量作用与背屈或伸直位前臂而造成。

(4)肱骨外科颈骨折　外科颈的皮质薄,无肌肉附着,在直接或间接暴力作用下,易发生骨折。

(5)脊柱骨折　老年人脊柱骨折与脱位也较常见,多发生在胸、腰椎,约占82.2%。由于脊柱骨折可能合并脊髓神经损伤,后果常较严重。

2.临床特点

跌倒是骨折最常见的原因,导致约90%的老年的髋部、前臂和脊柱骨折;其次是交通事故。由于骨质疏松症所引起骨密度丢失导致的老年人骨折多数发生在骨骺端区域。

(1)骨修复生理学特点不明显。

(2)创伤恢复期长,容易留有功能障碍。

3.诊断

(1)外伤史首先要了解暴力的形式、性质和程度,其次要了解患者的体位、姿势,以便确定受伤部位,并考虑或排除其他合并损伤。

(2)症状体征

1)休克　主要由失血和疼痛所致,多见于多发骨折、骨盆骨折、脊柱骨折、严重的开放性骨折及内脏损伤。

2)疼痛　骨与关节出现疼痛、压痛,提示可能存在损伤。

3)局部肿胀和淤斑　局部肿胀和淤斑是骨折与软组织损伤出血所致,而创伤反应性充血、水肿可加重肿胀。

4)功能障碍　骨折使得肢体内部的支架功能丧失。

5)骨折特有体征　畸形、反常活动及骨擦音和骨擦感。

值得注意的是,在开始治疗之前,对受伤肢体的感觉、运动和循环状态应做详细的检查,这对以后可能出现的并发症的诊断是十分重要的。

(3)影像学检查

1)X线检查　X线摄片仍然是诊断和治疗骨折最重要的手段。对怀疑骨折的患者应常规X线检查,最少应摄后前位和侧位片。

2)CT检查　有助于显示脊柱等部位骨折,协助确定在关节骨折时关节表面破损的程度,并在怀疑为病理性骨折时,评价骨破坏和软组织块物。

3)MRI检查　有助于诊断病理性骨折和诊断骨质坏死、骨髓炎,后二者均可类似骨折。MRI有助于显示X线还未能发现的隐匿性骨折。

3.治疗原则

(1)骨折整复　骨折整复应遵循"早期、一次、准确"的原则。对与患者,特别是高龄患者,骨折整复的要求可适当放宽,骨折对位稍差,甚至留有轻度的畸形,只要对关节功能影响不是很大,生活能自理,疗效算满意。老年患者除非特殊情况,骨折整复应争取在2周内完成。

(2)骨折固定　骨折整复必须进行合理的固定,维持骨折断端良好的位置。骨折固定应满足以下要求。

1)骨折早期能牢固地稳定骨折端不再发生移位,保护新生修复组织不发生断裂应变。

2)固定的强度应与骨痂对抗应力的强度相适应,逐渐减低,使骨折端能逐渐承受适宜的应力刺激。

3)骨折固定应能提供关节、肌肉早期无痛运动,促进功能恢复。

(3)功能锻炼　功能锻炼是骨折治疗的重要环节之一,但功能锻炼的强度不能超过骨折修复组织所能承受的应力-应变限度。

(4)积极预防急性期各系统器官并发症　老年创伤后,早期可发生急性肺水肿、心律紊乱、肝肾功能衰竭等并发症。在处理创伤时,医生应充分考虑到老年人各个系统器官的耐承受能力,再给予适当的治疗,以免医源性因素加重病情或危及生命。

(5)预防康复过程中可能发生的并发症　骨折愈合过程中应预防褥疮、肺部感染、泌尿系统感染及深静脉血栓的形成。

4.常见并发症

(1)深静脉血栓形成

1)深静脉血栓形成的主要潜在因素有肢体不活动、高龄、深静脉血栓形成的既往史、心力衰竭、红细胞增多症和肥胖症。

2)当受伤或手术后肢体远端迅速出现伴有下垂性肿胀时应高度怀疑深静脉血栓形成,其有时伴有疼痛、压痛、Homan征(在用力作足背弯曲时的疼痛)、发热和白细胞增多症等症状。

3)静脉造影术是诊断血栓形成的标准检查,而血管超声扫描图在发现深静脉血栓形成上已成为最有效的非介入性检查。

4)治疗目的在于预防肺栓塞和慢性静脉功能不全。治疗主要为抗凝治疗、溶栓治疗。可采用下腔静脉过滤器预防肺栓塞。

5)对有深静脉血栓形成高度危险的骨关节损伤患者(如髋部骨折),最好在入院时就开始针对血栓栓塞病的预防性抗凝剂治疗,直到他们可以行走为止。低分子右旋糖酐、小剂量肝素和类肝素药、华法林被考虑为最为有效的预防性药物。近期胃肠道出血史、恶性病变、出血倾向或出血者是应用抗凝治疗相对的禁忌证。患者即使采用了药物性预防措施,也必须作适当的活动,以减少血栓形成的危险因素。

(2)肺栓塞

1)深静脉血栓形成后最多见的致死性并发症是肺栓塞,其由脱落血凝块或其他物质被带到肺动脉阻塞动脉分支而引起。

2)常见的症状是气急、发热、紫绀及胸膜摩擦音。

3)动脉血气分析表现为低氧血症和通气血流失调。

4)胸部X线检查可发现肺不张、膈肌抬高、胸腔积液。

5)肺动脉造影是诊断肺栓塞的标准,可发现持续存在的血管腔内充盈缺损和一段血管影似被利器割去的表现。

6)治疗原则是提高氧分压、缓解疼痛、维持心排出量及溶栓、抗凝治疗。

7)约75%~90%的肺栓塞患者死于最初的几小时内。

(3)脂肪栓塞综合征

1)脂肪栓塞综合征是外伤骨折的一个严重的并发症,是由来自骨髓与其他组织的脂肪、脂类物质在乳化能力减弱、理化性质失常的血液中聚集成较大体积,栓塞于肺、脑、皮肤等器官的血管所致。

2)其栓塞肺、脑等血管引起的呼吸窘迫及中枢神经系统功能障碍为主要临床表现。

a.主要体征 非胸部创伤的呼吸功能不全,非颅脑外伤的神经系统症状(沉睡和神志不清),皮肤或结膜的点状出血。

b.次要体征 有发热、心动过速、视网膜变化、黄疸、肾脏病变、血小板减少症和红细胞沉降率增快。

c.胸部X线摄片 显示沿肺纹理分布的片状浸润阴影(暴风雪样改变)。

d.化验检查 包括Hb含量下降、血小板减少及血沉增快,血气分析表现为难以纠正的动脉血氧分压降低。

3)脂肪栓塞综合征的治疗主要为给予纠正休克、呼吸支持、保护神经系统功能及抗脂栓药物的治疗,常应用肾上腺皮质激素、低分子右旋糖酐、抑肽酶、白蛋白等。

(4)筋膜间隙综合征

1)筋膜间隙综合征是指肢体伤后发生在四肢特定的筋膜间隙内的内容物体积增加,而致压力增高,致使筋膜间隙内的肌肉和神经干发生进行性缺血坏死。

2)主要表现为伤肢肿胀、疼痛、压痛、活动障碍,肌肉被动牵拉痛是本病的重要体征。

3)减轻受伤肢体肿胀是预防本病发生的有效方法。一旦发现被固定的伤肢疼痛加剧或有末端麻木感觉,就应该立即将所有石膏、夹板和敷料彻底松开(如果围绕肌肉四周的筋膜形成一个缩窄性包裹物的部位出现肌肉肿胀),急诊行筋膜切开减压。

(5)挤压综合征

1)挤压综合征是指肌肉丰富的部位受到压榨或长时间的重力压迫,使肌肉坏死、吸收引起的高血钾症、ARF,其常继发于筋膜间隙综合征。

2)临床表现主要是休克、肌红蛋白尿和高钾血症。
3)治疗上应积极给予补液、碱化尿液、利尿、解除肾血管痉挛,同时处理伤肢的原发病灶,必要时需行截肢手术。

(6)压疮。
1)压疮是卧床患者最常见的并发症,是由于骨性突起部位表面的皮肤、皮下组织和覆盖于骨性突起上的肌肉受短时间强大的压力或长时间的低压导致的缺血性损伤和随后的坏死。
2)常见的部位有骶骨、股骨大粗隆、坐骨、内外踝、足跟等。
3)造成压迫性褥疮的危险因素包括长时间不更换体位、营养不良、尿便失禁和意识不清等。
4)压疮可分为4度:

Ⅰ度　皮肤发红,表皮糜烂。
Ⅱ度　皮肤破溃但未达皮下层。
Ⅲ度　皮肤破溃达皮下至骨表面。
Ⅳ度　伴有骨坏死及感染。

5)对于卧床患者首先要预防发生褥疮,常用的方案有:
a.建立一个定时的翻身时间,以适应于患者的每日常规活动。应每2h翻身一次。
b.限制患者坐在椅子上的时间不要超过2h,以免坐骨粗隆部位产生褥疮。
c.选择合适的床面,以减少对某一部位的持续压迫。常用的有盘旋泡沫垫、压力交替的床垫、水床垫、空气—液化床等。
d.积极处理尿便失禁。
e.保护皮肤清洁、干燥,应使用普通水或少量弱肥皂柔和洗涤患处,对皮肤轻柔按摩。
f.改善营养状况。
6)治疗原则。
a.Ⅰ度和Ⅱ度褥疮创面可用生理盐水清洁。选用薄膜、水胶体、水胶液或湿生理盐水包扎。
b.Ⅲ度和Ⅳ度褥疮创面,在纠正危险因素的同时,主要是进行局部清创术,根据创面的情况选择消灭创面的方法(换药、植皮、皮瓣转位或肌皮瓣转位术)。

31.2.2　颅脑损伤

1.临床特点
(1)脑损伤重。
(2)容易发生对冲性损伤。

(3)颅内血肿多见。
(4)继发性脑缺血多见。
(5)意识障碍出现较迟。
(6)外伤性迟发性颅内血肿多见。
(7)容易发生多系统功能衰竭。

2.诊断

根据颅脑损伤的病史,临床表现和体检所见,并结合CT等影像学检查结果,老年人颅脑损伤的诊断并不困难。但由于老年人的反应性差,有时在伤后的早期即使脑损伤较严重,但其表现出的症状和体征相对较轻,容易误诊和漏诊。因此,对于怀疑颅脑损伤的老年人应给予CT或MRI检查,以期早期明确诊断。由于老年人颅脑损伤后迟发性颅内血肿和脑梗死的发生率相对较高,因此除应在伤后短时间内及病情变化时行CT扫描外,还应在伤后3d、2～3周和3个月再进行复查。

3.治疗原则

(1)非手术治疗　患者神志清醒、神经系统体征及生命体征平稳,经CT检查脑内血肿量小于30 mL,中线结构移位不明显,反复头颅CT检查血肿有吸收趋势者可以采取保守治疗。对于这类患者,在非手术治疗过程中,必须严密观察,并作好手术准备。

1)病情观察　应定时观测神志、瞳孔、肢体活动、生命体征变化,并记录出入量。

2)合理的体位　伤后患者多需卧床休息,如血压正常,一般以抬高床头15°～20°为宜,以利降低ICP。昏迷患者应注意定时翻身以防止褥疮的发生。

3)一般药物的应用　包括止痛、镇静、抗感染、止血等药物,值得注意的是:在选用上述药物时要避免对心、脑、肝、肾和胃肠道出现的副作用。患者伤后意识常有不同程度障碍,故伤后数日内不宜使用镇静药物,以免影响神志的观察和比较。

4)维持体液平衡　伤后患者需适当输液补充。老年人输液不宜过快,更不宜过量,以免增加心脏负担或加重脑水肿。应用脱水药物时,需及时检查并纠正电解质紊乱。

5)脱水治疗　颅脑损伤后,脑水肿的发生甚为常见,临床上常用脱水治疗加以控制。针对老年人特点,应用脱水治疗时要注意以下几点。

a.及时检查水、电解质、血糖及血浆渗透压并及时纠正。

b.临床有ICP增高表现时,应首先排除颅内血肿的存在。

c.防止过度脱水而造成的有效循环血容量不足,影响脑血流,并可致肾功能衰竭。

d.对循环障碍及肾功能不佳者应禁用或慎用。

6)激素治疗　关于激素在外伤性脑水肿中的治疗作用,目前尚有不同看法,前已述及老年人常患有糖尿病,伤后容易并发应激性消化道出血,故建议不用。

7)呼吸道的管理　患者伤后可出现意识障碍,重视呼吸道的管理以及血气的变化非常重要。必要时可行气管切开。

8) 胃肠道出血的处理　胃肠道出血多发生在伤后1周内,应伤后早期预防出血。对已出现出血的患者,除加用局部及全身止血药物外,还可经鼻饲予以冰水内加上肾上腺素;严重者要及时输血,防止出现血压降低。

9) 高热的处理　目前仍以物理降温为主,如冰毯、冰帽等,同时用含有阿司匹林的冰水灌肠。亚低温对老年人应慎用,常易引起血压下降。

10) 其他　如对伤后癫痫发作的控制、长期昏迷患者的营养维持、预防泌尿系统并发症的出现等。

(2) 手术治疗　凡伤后出现深度昏迷、双侧瞳孔散大、呼吸循环已有衰竭趋势的老年患者,手术治疗几乎均无效,故一般较少采取手术。但是对伤前全身无严重疾患、伤后一般状态尚可,病情不是过重,不论是否年迈,均应采取手术治疗。手术治疗方式有:

1) 钻孔探查　对疑为血肿又不能进行其他检查时,均可采用。当发现血肿后可立即清除,起到尽快减轻脑受压作用。

2) 血肿清除　钻孔发现血肿后应立即进行吸除,并清除碎化坏死的脑组织。然后再根据情况采用扩大骨孔或作骨瓣开颅。

3) 减压术　术中若发现脑挫裂伤严重,脑水肿明显,可行减压术,包括:外减压(去骨瓣减压)及(或)内减压(如颞极、额极切除)。如再加用脑室外引流,对伤后ICP的控制及监测,更可起到良好的效果。慢性硬膜下血肿,一经诊断,根据血肿的大小及范围,在相应部位立即行钻孔引流术。

31.2.3　胸部损伤

1. 病因

老年人胸部损伤发生原因多为跌伤及交通事故。患者由于年龄大,平衡与应变能力较差,易发生跌倒而导致损伤;而且老年人骨质疏松,较易造成多发性肋骨折以及由此引起的肺组织损伤。由于听觉、视觉等器官功能的减退,日常生活中也较易发生交通事故,引起胸部损伤。

2. 临床特点

(1) 纵隔摆动多见。

(2) 容易发生呼吸功能衰竭。

(3) 肺部感染发病率高。

(4) 常发生迟发性血气胸。

3. 诊断

根据病史,完善体格检查,结合胸片、CT等辅助检查不难作出诊断。

4.治疗原则

(1)在抢救及处理患者胸部损伤的同时,要注意诊断及治疗其合并的疾病,如注意血糖的变化、控制高血压、防治心肌缺血的发生、纠正水电解质失衡等。在抢救过程中要有全局观,避免顾此失彼,导致严重的后果。

(2)积极畅通呼吸道,对于没有发生纵隔摆动的肋骨骨折的患者,在密切观察病情的情况下可不使用胸带,避免影响胸廓的运动。因疼痛而不能深呼吸或咳嗽的患者可适当应用止痛药物。同时采用雾化吸入或祛痰剂等稀释痰液,促进排痰。老年患者其气管切开及使用呼吸机辅助呼吸的指征也可相应放宽。

(3)预防性应用抗生素降低肺部及胸腔感染的发病率。

(4)对患者病情观察要细致及动态,老年人常可发生迟发性血气胸,所以不能因为入院时无胸部阳性体征而疏忽,导致漏诊。

31.2.4 腹部损伤

1.病因

老年人腹部损伤发生原因多为挤压伤、摔跌伤及交通事故。老年人平衡与应变能力较差,听觉、视觉等器官功能减退,躲避创伤的能力下降;而且老年人腹部肌肉大多萎缩,腹壁防御能力减退,即使受力不大的一般性撞击,也可引起腹部创伤。

2.临床特点

(1)就诊时间和受伤至手术时间较晚。

(2)伤后的临床症状和体征与伤情和病情发展不平行。

(3)老年人耐受性差,病情进展快,早期易出现休克。

3.诊断

(1)认真细致地询问病史,分析病情。

(2)全面的体检。由于老年人腹部损伤后腹膜刺激征表现轻,易被忽视,对腹部的检查应全面、轻柔、反复进行。

(3)合理选择辅助检查。

4.治疗原则

(1)迅速扩容,抗休克,保持呼吸道通畅,进行有效复苏治疗,有效给氧,纠正低血容量和代谢性酸中毒,密切观察患者的生命体征变化。

(2)尽早行外科治疗。

1)探查指征

a.有明确的腹膜刺激征。

b.闭合伤腹腔有游离气体。

c.腹腔穿刺或DPL阳性,疑有实质脏器出血且出血量较大或穿刺液含有胃、肠内容物。

d.腹部开放性损伤伴有胃肠道出血或严重血尿。

e.持续低血压难以用腹部以外的原因解释者。

f.严重腹胀经观察治疗不缓解,且出现全身中毒症状,疑有胰腺或空腔脏器损伤者。

2) 手术方式 选择应以简单、快速、有效的方式达到控制出血、切除或修复损伤脏器的目的。术中探查应迅速、全面、仔细,避免漏诊,同时要评估患者的血容量情况和心脏耐受力。根据不同的脏器伤情采取不同的手术方式,对腹内多脏器伤的手术应把握好轻重缓急。

(3) 重视围手术期处理 术前积极准备,术后加强处理,对减少老年腹部损伤的并发症,提高生存率有积极意义。

(白祥军)

第32章 烧伤

32.1 病理生理及伤情判定

32.1.1 病理生理

热力烧伤指由火焰、灼热气体、液体或固体等热力所引起的损伤。烧伤后基本病理生理包括：

(1)细胞坏死、真皮胶原蛋白变性、血管闭塞、水肿形成、水分丢失、条件致病菌感染等。

(2)组织受热损伤后产生组胺、5-羟色胺、前列腺素、补体等多种有毒复合物，导致心肌缺血、心输出量下降、血压下降，影响呼吸功能，血管通透性增加，引起烧伤休克。

32.1.2 伤情判定

1.面积估算

(1)中国九分法

1)成人　头颈 9%；每个上肢 9%；躯干、会阴 3 个 9%+1%；臀部、双下肢 5 个 9%+1%。

2)12 岁以下儿童　头颈部面积(%)=9 + (12 − 年龄)

　　　　　　　　　双下肢面积(%)=9 − (12 − 年龄)

(2)手掌法　患者手指并拢后的掌面积约为其体表面积的 1%。

2.烧伤深度估计

采用Ⅲ度四分法，Ⅱ度又分浅Ⅱ度和深Ⅱ度。Ⅰ度和浅Ⅱ度属于浅度烧伤，深Ⅱ度和Ⅲ度属于深度烧伤(表 32.1)。

表 32.1 烧伤深度估计

深度	损伤深度	外观	感觉	拔毛试验	温度	愈合过程
Ⅰ度（红斑性）	伤及角质层、透明层、颗粒层、棘状层，生发层大多健在	局部似红斑、轻度红肿、热、痛，无水疱、干燥、无感染	微过敏，常为烧灼感	痛	微增	2~3 d内症状消退，3~5 d痊愈，无瘢痕
浅Ⅱ度	伤及生发层甚至真皮乳头层	水疱较大，去水疱后创面湿润，创底艳红、水肿	剧痛，感觉过敏	痛	温度增高	如无感染，1~2星期痊愈，不留瘢痕
深Ⅱ度	伤及真皮深层	表皮下积薄液，或水疱较小，去水疱后创面微湿、发白，有时可见许多红色小点或细小血管支，水肿明显	微痛	微痛	局部温度略低	一般3~4星期后痊愈，可遗留瘢痕
Ⅲ度（焦痂性）	伤及全皮层、皮下脂肪、肌肉、骨骼等	创面苍白或焦黄炭化、干燥、皮革样，多数部位可见粗大栓塞静脉支	疼痛消失，感觉迟钝	不痛，且易拔除	局部发凉	3~4星期后焦痂脱落，大都需植皮后愈合，遗留瘢痕、畸形

3.严重程度分类

(1)轻度 总面积在10%以下的Ⅰ度烧伤。

(2)中度 总面积在10%~30%或Ⅲ度面积在10%以下。

(3)重度 总面积在30%以上，或Ⅲ度面积在10%~20%，或虽面积、深度不足，但有以下情况之一：

1)复合伤，合并中度者。

2)中重度吸入性损伤。

3)深达骨、关节、内脏，有血管损伤。

(4)特重 烧伤面积在50%以上，Ⅲ度面积在20%以上。

32.2 诊断

根据受伤史及体征、症状可以确立诊断。严重者可出现呼吸道水肿、一氧化碳中毒、氰化物中毒的表现、低血压、麻痹性肠梗阻、焦痂收缩。

1.特殊检查

(1)严重烧伤者应查血常规、电解质、血糖、肝肾功能、凝血功能等。

(2)动脉血气分析评估呼吸功能。

(3)必要时行纤维支气管镜检查吸入性损伤的程度。有下列情况者,均应考虑有吸入性损伤的可能包括以下4条。

1)于密室内发生的烧伤;面、颈及前胸部烧伤,特别是口鼻周围有深度烧伤者。

2)鼻毛烧焦,口唇肿胀,口咽部红肿或黏膜发白者。

3)刺激性咳嗽,痰中有炭屑者。

4)呼吸困难或有哮鸣者。

32.3 治疗

32.3.1 现场急救

1.原则

尽快离开伤源,避免加重损伤,紧急处理影响生命的环节,保护好创面,减轻污染,迅速组织好安全转运。

2.急救措施

(1)消除致伤原因

1)火焰烧伤患者应迅速灭火:平卧慢慢滚动或跳入附近水池、小河灭火;大量清水或灭火材料灭火;棉被、毯子、大衣覆盖灭火;切忌站立、呼喊或一直奔跑,以免火焰因奔跑而燃烧更旺,因喊叫吸入炽热气体而造成吸入性损伤;避免赤手扑打火焰。

2)热流体或蒸汽烫伤时,应使患者离开现场并立即脱去浸湿的衣物,尽快给予冷水冲洗或浸泡,水温15℃以下,至少15 min。尽快使伤部冷却具有减轻损伤和减轻疼痛的作用,是对中、小面积的浅度烫伤现场最早最有效的救治方法。而中等面积以上烧伤,一味强调冷水冲洗,则会延误复苏补液的时机,易致休克。

3)化学物质烧伤时,应脱去沾染的衣物,并大量清水冲洗不得少于15 min。生石灰烧伤,除去石灰粒后方可冲洗,避免石灰遇水生热。磷烧伤时,应将创面浸于水中或多层湿纱布覆盖,避免磷在空气中继续燃烧。

(2)判定伤情及紧急处理 灭火及脱离现场后,应首先判定有无立即危及生命的情况并作紧急处理。

1)有吸入热蒸汽或化学物质,或出现呼吸困难,或鼻毛烧焦、声嘶,应先清除患者口腔、鼻腔内分泌物及异物,垫高后肩,使头后仰,向前向后托起下颌部,拉舌,使呼吸道畅通;有呼吸道梗阻及明显呼吸困难者,应立即行气管内插管或气管切开术;仅有缺氧表现而无上呼吸道梗阻者,可予人工呼吸、面罩给氧及简易呼吸器正压给氧。

2)如发生心搏及呼吸停止,应立即复苏处理。

3)并发骨折应简单固定；有出血者，应立即行止血处理。

（3）估计烧伤的严重程度　不仅要考虑烧伤面积及深度，还要考虑患者年龄、烧伤前的健康状况、有无并发症、烧伤部位等因素。

32.3.2　转运

1. 转运原则

尽早、尽快、就近，同时考虑医院的治疗条件：

（1）县和地区医院收治烧伤面积30%以下的患者。

（2）省、市级医院收治烧伤面积50%以下的患者。

（3）烧伤专科的综合性医院收治更重的患者。

2. 转运时机

无并发症的轻中度烧伤，休克发生率低，如需转送，时间无限制；重度烧伤应于伤后3 h内送达；特重烧伤应于伤后2 h内送达；烧伤面积大于70%，应于伤后1 h内送达。

（1）运送前处理　保证呼吸道畅通，包括预防性气管切开；静脉输液；保暖；镇静剂（切忌用冬眠合剂，以防途中搬运或体位改变引起体位性休克）；保护创面。

（2）途中注意事项　保证呼吸道畅通；包扎、制动；监测生命体征；镇静、止痛。

32.3.3　急诊治疗

1. 保证氧供

有吸入性损伤者可有气道水肿，应尽早行气管插管，吸氧。

2. 静脉通道与补液治疗

尽快建立静脉通道。Ⅱ度、Ⅲ度烧伤的患者补液治疗：

（1）输生理盐水，伤后第一个24小时补液量为2～4 mL/kg×体质量(kg)×烧伤体表面积百分数。总量的一半在伤后8 h内输入，另一半在后16 h内输入。如尿量>0.5 mL/kg/h，CVP>10 mmHg(1 mmHg=0.133 kpa)，提示血容量正常，不需Parkland公式来估量。

（2）烧伤面积大于20%时，根据排尿量补液，留置导尿管。成人需排尿0.5～1.0 mL/(kg·h)，儿童尿量需达1.0 mL/(kg·h)。

3. 焦痂处理

（1）四肢焦痂　抬高患肢，切开减压时切口沿肢体长轴内外侧正中线，贯穿焦痂全长，深达皮下，甚至达深筋膜。

（2）胸壁焦痂　切口沿双侧腋前线，由锁骨下2 cm处切开至第10肋，横跨胸前再作2个横切口，于胸前形成一个四方形。

4. 创面处理

严格按照无菌术操作，可用无菌湿敷料覆盖伤口。

(1) 轻度烧伤者可在门诊治疗，伤口清创，切除坏死皮肤、水疱（有感染的、破裂的、有张力的）清创，局部使用抗生素，烧伤敷料每日更换，预防破伤风感染。

(2) 烧伤敷料。内层为不粘连的网眼纱布，非石油基润滑剂；第二层：能吸收渗出液的纱布；外层敷料应足以包扎固定敷料于原位且不压缩创面。

（沈康强　姚元章）

第33章 电烧伤

33.1 概论

33.1.1 致伤机制

1. 电流的生物学效应

(1) 热效应　电流通过人体时,在不同电阻的组织处会发生电能转化为热能的效应。短时间内热能的大量释放会损伤组织,表现为不同程度和范围的烧伤。

(2) 电生理效应　在足够强的电场中,带电荷的细胞膜发生去极化,进而发生离子通道的形态学和功能改变,特别是钾、钙和钠离子通道,造成细胞内外离子交流紊乱,细胞的结构和功能受损。主要导致心脏、神经和骨骼肌功能障碍。

(3) 电化学效应　电流通过人体时,可在电流入、出口处及经路发生电解作用,导致局部及全身损伤。

2. 影响电烧伤严重性的因素

(1) 电压　电压越高,电能越大,致伤的可能性越大。24～36 V以下为安全电压,12 V以下为绝对安全电压。10 000 V以上电流击伤者为高压电烧伤。

(2) 电流强度　电流转化为热能的变化与电流强度的平方成正比,因此电流强度的大小与产热多少有很大关系,且电流还具有非热性致伤作用,所以电流与组织的毁损程度有直接关系。

(3) 电流种类　直流电烧伤多发生在实验室及某些特殊情况下,直流电作用较交流电快。生活中发生的电损伤,绝大部分为交流电引起,人体组织对交流电的阻力较对直流电为弱,故交流电比直流电危险。

(4) 电流作用时间　在现代社会生活和工作用电中，发生触电事故会引起跳闸或保险丝熔化而自动断电，实际上人体触电受伤时真正触电时间均在秒以内计算。但身体倒伏在电线上或有其他人为因素（如电刑、自杀、实验等）则可长时间触电，造成严重烧伤，甚至组织炭化。

(5) 人体组织的电阻　由于成分的理化特性和组织结构不同，身体各种组织对电流的阻力也不同，依大小顺序为骨、脂肪、皮肤、肌腱、肌肉、血管和神经。在相同电压作用下，电阻小的组织通过电流大，产热更多，损伤更重。如骨骼的电阻大，局部产生的热能也大，所以在骨骼周围可出现"套袖式"坏死。

(6) 电流在体内的途径　电流通过身体的途径不仅取决于各种组织的电阻，且和身体形成电路时的最高电位（入口）和最低电位（出口）之间的位置，以及身体是否还接触其他低电位的导体有关。

33.1.2　分类

因电引起的烧伤主要包括以下4类。

(1) 电休克　触电一刹那患者神经系统受到强烈刺激，大脑皮层处于抑制状态，皮层下失去正常调控，释放超量神经介质，自主神经系统处于亢奋状态。患者失去意识，抽搐躁动，瞳孔缩小，呼吸急促而不规律，血压升高，脉搏缓慢有力或稍快。

(2) 电火花伤　低压开关或电器发生电流短路时电流突然达到最高值击穿空气而形成火花，热能散射于附近的人体组织，伤情与类似火焰烧伤。

(3) 电弧烧伤　高压电流击穿空气，使空气发生剧烈电离而成为导体，人体一方面体表遭受电弧的高温（数千度）烧伤，另一方面电流通过体内而造成组织毁损。

(4) 接触型电烧伤　由于电流（直流电或交流电）直接通过人体组织而造成深部组织的损伤。

33.2　临床表现及诊断

33.2.1　临床表现

1.全身性损害

(1) 轻者有恶心、心悸、头晕或短暂的意识障碍；重者昏迷，呼吸、心跳骤停，但如及时抢救多可恢复。

(2) 无论高压或低压触电病例，在现场均可发生呼吸骤停、心室纤颤或因高处坠落、颅脑损伤造成危急情况，抢救不及时即可死亡。

(3) 患者因断电或摔倒自行脱离电源，呼吸、心跳可自行恢复，但仍可处于电休克状态，持续数分、数小时而自然恢复。

(4)伴有较大面积烧伤,可出现血容量不足的表现,甚至出现烧伤休克。

(5)患者清醒后常有逆行性健忘症状,对受伤前后详细经过记忆不清。

2.局部损害

(1)"入口"和"出口" 多有严重深度烧伤,除皮肤为全层坏死以外,深层的肌腱、神经、血管、骨关节均可坏死。

(2)电烧伤创面在软组织丰厚处,损伤范围常呈外小内大的倒锥型,烧伤常深达肌肉、肌腱、骨骼周围,肌肉坏死范围最为广泛。

(3)电烧伤后上肢或下肢近端大血管可立即断裂、栓塞或逐渐栓塞,造成肢体远端缺血坏死,出现进行性坏死,伤后坏死范围可扩大数倍。

(4)在电流通过的途径中,肘、腋或膝、股等屈面可出现"跳跃式"烧伤。

(5)胸壁洞穿性烧伤可造成气胸、肺实质及心脏烧伤。

(6)腹壁严重烧伤可造成肠坏死、肠穿孔、腹腔内出血,以及肝、脾、膀胱等脏器损伤。

33.2.2 诊断

(1)有触电史,严重者即刻呈昏迷状态。

(2)为特殊的立体性损伤,局部一般分为三个同心损伤区:①中心为黑色炭化区;②中间为灰白色或黄白色的凝固坏死区;③外周为潮红带。

(3)电流通过处,入口处较出口严重,出口可有多个,局部可见缺血和坏死,可出现肌红蛋白尿及并发肾功能衰竭。

(4)可出现惊慌、面色苍白、头昏、心悸,重者抽搐、昏迷、心脏停搏和呼吸停止。

33.3 救治

33.3.1 现场急救

1.脱离电源

(1)高压电触电时多有保护装置自动切断电源,低压电可反复触电,均应立即通知电站停电或拉闸断电。

(2)就地取材用干燥的竹、木、塑料、胶把钳等绝缘物使伤员与电源脱离。

(3)伤员在电线杆上或高处操作,急救时要防止伤员坠落。

2.心肺复苏

(1)如发生心跳、呼吸停止,应立即在现场放倒病员,做口对口呼吸(16~20次/min)及胸外心脏按压(100次/min)。

(2)有条件时可插管,高浓度正压给氧辅助呼吸,如心跳不恢复应用药物心内注射。
(3)尽早使用胸外直流电除颤,停歇不超过5 s。

3.脏器功能维护

(1)头颅降温、降压 如有颅脑外伤,心跳呼吸停止时间较长,病员昏迷不醒等情况,应在伤员头部放置冰袋,并快速静脉注射20%甘露醇250 mL,或50%葡萄糖溶液60~100 mL,脱水降低颅压,防止脑疝引起突然死亡。

(2)心血管功能维持 及时纠正严重心律失常,维持血压和除颤等。

4.合理迅速补液

(1)对于严重的电烧伤患者补液量不应按体表面积的大小计算,应根据患者的生命体征、神志、末梢循环及每小时尿量等来调整补液的多少及速度。

(2)对于有心脏损伤的患者,输液时应密切观察输液速度,为防止肌红蛋白及Hb对肾小管的损害,应酌情使用碳酸氢钠纠正酸中毒。

5.保护创面

应脱去衣裤,检查创面后用干净布单覆盖或包扎,避免创面污染,防止创面再损伤。

6.诊治复合伤

除详细询问病史外,应作细致的体检,初步确定复合伤的诊断,作出相应处理。如果有骨折或怀疑脊柱损伤,应妥善包扎固定。

7.正确与合理的转运

掌握转运指征,做好送医院前的医疗处置,保证对危重伤员进行不间断的抢救和复苏。

33.3.2 院内治疗

1.完善检查,明确诊断

完善心电图、CT检查、X线检查及B超检查等,明确复合伤的诊断,并作相应处理。

2.合理的液体复苏

(1)静脉切开或深静脉置管输液复苏 一般在液体量计算上不能等同于同等面积的热烧伤。第1个24 h液体总量为每千克体质量每1%体表面积7～8 mL,比同等面积的热烧伤多30%～50%。

(2)留置尿管 观察尿量、尿比重、尿颜色变化,如为肌红蛋白尿,需要尿量维持在100 mL/h以上,以保持肾脏的有效灌注量。并注意碱化尿液,防治肾功能损害。

(3)纠正电解质紊乱及酸中毒,特别注意高钾血症。

(4)用血浆、白蛋白、甘露醇等防治脑水肿。

3.正确处理创面

根据损伤情况积极处理局部组织烧伤,包括创面清创、皮瓣和/或皮片移植,3周后行皮瓣断蒂修整术,或一次截肢残端修整术而治愈。

4.脏器损伤救治

积极处理中枢神经系统、胸腹部和骨关节损伤。

(1)防止大血管破裂出血等。

(2)在注意低血容量性休克的同时还要注意心源性休克及心脏损伤,补充血容量时注意不要超负荷,并用1,6-二磷酸果糖等心肌营养药营养心肌并做好心电监护。

(3)必要时作气管切开呼吸机辅助呼吸。

(4)合理应用抗生素防治感染。

(5)营养支持通常采用肠内营养。

(孙士锦 张连阳)

第34章 化学烧伤

34.1 概论

34.1.1 致伤机制

1.发生原因
(1)违反安全操作规程。
(2)个人防护用品缺乏或使用不当。
(3)产品包装或作业岗位无警示标志。
(4)卫生防护设备缺乏或效果不好。
(5)设备或化学产品存在跑、冒、滴、漏等缺陷。

2.病理生理
化学烧伤的致伤因子与皮肤的接触时间往往较热烧伤长,因此某些化学烧伤可以是很深的进行性损害,甚至通过创面等途径吸收,导致全身各脏器损害。

(1)局部损伤
1)与化学物质的种类、浓度以及与皮肤接触的时间等相关。
2)化学物质的性能不同,局部损害的方式也不同。包括引起皮肤组织变性、烧伤、药物吸收中毒、黏膜损伤、眼及呼吸道烧伤等。
3)酸烧伤由于组织蛋白凝固后局部形成一层痂壳,可以防止酸的继续损害。
4)碱烧伤形成皂化脂肪、可溶性碱性蛋白及磷酸等,可继续使组织破坏加深。

(2)全身损伤
1)某些化学药物从创面、正常皮肤、呼吸道消化道黏膜等吸收,引起中毒和内脏继发性损伤,使救治较单纯热力烧伤困难,尤其是能致伤的化学药品种类繁多,致伤物品的性能不易了解,更增加了抢救的困难。

2)全身各重要内脏器官都有被损伤的可能,但以肝、肾损害常见:

a.中毒性肝炎

b.局灶性急性肝出血坏死

c.急性肝坏死

d.急性肾功能不全

e.肾小管肾炎

f.肺水肿

g.溶血

h.中毒性脑病

i.周围或中枢神经损害

j.骨髓抑制

k.心脏损害

e.消化道溃疡及大出血

34.1.2 常见致伤因子和类型

1.常见致伤因子

(1)常见烧伤化学物质

1)常见酸　硫酸、硝酸、盐酸、三氯醋酸、草酸、石炭酸、次氯酸等。

2)常见碱　氢氧化钾、氢氧化钠、氢氧化锂、氨水、生石灰等。

(2)常见中毒化学物质　苯、苯胺、硝基胺类、有机磷、汽油、沥青等。

2.常见化学烧伤

(1)酸烧伤

1)强酸烧伤　高浓度酸能使皮肤角质层蛋白质凝固坏死,呈界限明显的皮肤烧伤,并可引起局部疼痛性凝固性坏死。

2)氢氟酸烧伤　氢氟酸是一种无机酸,具有强烈腐蚀性,可以引起特殊的生物性损伤,作为清洗剂和除锈剂广泛用于工业领域和家庭。氢氟酸烧伤引起深部组织剧烈疼痛,组织液化坏死及伤部骨组织的脱钙作用,通过皮肤、呼吸道或胃肠道吸收后,分布在组织器官,从而抑制多种酶的活性导致脏器功能障碍,以及低钙血症。

(2)碱烧伤

1)强碱烧伤　通过吸水作用使局部细胞脱水;碱离子与组织蛋白形成碱-变性蛋白复合物,皂化脂肪组织,皂化时产生的热可使深部组织继续损伤。

2)生石灰烧伤　生石灰遇水生成氢氧化钙并放出大量反应热,因此可引起皮肤的碱烧伤和热烧伤,相互加重。

3) 氨水烧伤　氨水是常用肥料,常见烧伤类型有氨水接触皮肤或黏膜的烧伤、氨水或氨水蒸气的吸入性损伤等。

(3) 磷烧伤　磷广泛用于制造染料、火药、农药杀虫剂和制药等,可由局部创面和黏膜吸收,引起肝、肾等主要脏器损害;在局部通过热力和酸烧伤导致复合性损伤。

34.2　临床表现及诊断

34.2.1　临床表现

1. 强酸烧伤

(1) 皮肤颜色变化因致伤的酸而不同　硫酸烧伤创面呈青黑色或棕黑色;硝酸烧伤先呈黄色,以后转为黄褐色;盐酸烧伤则呈黄蓝色;三氯醋酸的创面先为白色而软,以后变为青铜色等。

(2) 颜色的改变与酸烧伤的深浅有关　潮红色最浅,灰色、棕黑色或黑色则较深。

(3) 酸烧伤后迅速形成一层薄膜,创面干燥,痂下很少有感染,自然脱痂时间长,有时可达1个月以上,脱痂后创面愈合较慢。

2. 氢氟酸烧伤

(1) 浓度低于20%时,损伤较轻,皮肤不失活力,外表正常或呈红色。

(2) 20%浓度时,表现有红、肿、热和痛,并渐渐发展成白色的质稍硬的水疱,水疱中充满脓性或干酪样物质。

(3) 伤后1～8h引起迟发性疼痛;浓度大于50%时,立即引起疼痛和组织坏死。

(4) 疼痛顽固而剧烈,镇痛药常不能缓解。

(5) 创面皮肤凝固变性,质地变厚;不及时治疗可出现进行性组织损伤,甚至腐蚀到骨组织;可能引起指(趾)甲下损伤。

3. 碱烧伤

(1) 强碱烧伤　创面呈黏滑或肥皂样变化。

(2) 生石灰烧伤　创面较干燥,呈褐色,有痛感,创面上往往残存有生石灰。

(3) 氨水烧伤　创面与强碱一样呈黏滑或肥皂样变化;可引起吸入性损伤,严重者出现下呼吸道烧伤和肺水肿。

34.2.2　诊断

1. 受伤史

包括受伤时间、地点(环境)、经过和局部表现。

2.症状

(1) 烧伤创面疼痛。

(2) 吸入性损伤者出现呼吸加快、呼吸困难、声音嘶哑、胸闷、喘息、咳嗽,甚至出现紫绀和精神错乱等。

(2) 特殊毒物中毒则可表现出相应的症状。

3.体征

(1) 肺部可听到干、湿啰音和捻发音,可出现呼吸道阻塞征象。由于黏膜水肿和分泌物造成气道阻塞呼吸极度困难、血氧饱和度下降。

(2) 根据创面情况初步判断致伤物的化学性质。

4.化验检查

(1) 入院后查血电解质及肝肾功情况,确定有无化学物质中毒,有无肝肾等内脏损伤等。

(2) 必要时行骨髓穿刺,检查造血功能。

(3) 检查碳氧Hb 多数患者血中碳氧Hb 在10%~50%,但在停止烟雾吸入之后可发生解离,尤其在给予高浓度氧吸入后明显降低,这往往会使医师低估中毒的严重程度。

(4) X线检查对烟雾吸入中毒的早期诊断意义较小,大部分患者胸部X线片无异常。48 h后少数患者表现出肺泡和间质水肿,局限性肺浸润,一般数日消失,部分有肺炎表现。

34.3 治疗

34.3.1 救治原则

1.现场急救

(1) 迅速脱离现场,避免继续损害。

1) 脱去污染衣服。

2) 大量清水冲洗30 min以上,生石灰烧伤,先去除后冲洗。

3) 应立即离开烟雾环境,置于安静通风凉爽处,解开衣领、裤带,适当保温。

(2) 头面部烧伤,注意眼、鼻、耳、口腔内的清洗。

(3) 心跳和呼吸停止时立即行心肺复苏术。

(4) 保护创面。创面要用清洁的被单或衣服简单包扎,尽量不弄破水疱,保护表皮。

(5) 镇静止痛抗休克。烧伤患者都有不同程度的疼痛和烦躁不安,应给予口服安定镇静剂(如利眠宁、安定等),患者若出现脱水及早期休克症状,如能口服,可给淡盐水少量多次饮用,不要饮用白开水和糖水。

(6) 对症治疗。对昏迷者,碳氧Hb>40%,给予高压氧治疗;防止发生声门痉挛和喉头水肿,可用2%碳酸氢钠溶液,异丙肾或麻黄素雾化吸入,必要时气管插管或切开等。

(7) 急救时一般不使用中和剂,以免耽误时间、选择不当或中和反应中产热而加重损害(参见表34.1)。

表34.1 常见化学烧伤中和剂

化学烧伤	中和剂和使用方法	禁忌
酸烧伤	2%~5%碳酸氢钠 2.5%氢氧化镁溶液 肥皂水	
碱烧伤	0.5%~5%醋酸 2%硼酸溶液	
吞服腐蚀性酸	口服氢氧化铝凝胶、鸡蛋清、牛奶等	碳酸氢钠
生石灰	先用干布擦	先用清水
磷烧伤	先拭去磷颗粒,再用湿敷料包扎,并可用1%硫酸铜、5%碳酸氢钠溶液湿敷	禁用含有油脂的外用药物和敷料

(8) 掌握转运指征,做好后送前医疗处置,保证对危重患者进行不间断的抢救和复苏。

2. 院内治疗

(1) 迅速抗休克抗中毒治疗 强调及时、快速、充分的液体复苏,早期吸氧,并气道湿化以保证广泛的组织氧供。

(2) 积极处理创面及解毒,早期切痂植皮 入院后在持续冲洗的同时应用解毒剂或中和剂,在保证患者生命安全的前提下尽早清创,早期去除Ⅲ度创面焦痂,削除深Ⅱ度创面坏死组织,以切断毒物来源,减少毒物的继续吸收,应用解毒剂或中和剂促进解毒和排毒,并给予相应的治疗。

(3) 控制感染 除了上述尽快消灭创面以防治感染外,尚应注意预防肺部感染的发生等。

(4) 保护脏器功能

1) 快速输入1 000~2 000 mL液体,缩短肾脏缺血时间,在复苏补液的同时,应用20%甘露醇125 mL加入5%葡萄糖500 mL中,多次重复静滴,疏通肾小管。

2) 及早应用保肝药物,并注意对肝功的监测。

3) 预防肺水肿的发生

(5) 营养支持治疗 高消耗是深度化学烧伤重要的代谢特征之一。合理的营养支持与代谢调理是防止病情恶化的重要手段之一。

(6) 功能康复 早期应用整形美容原则和技术处理深度烧伤创面,结合体疗、皮肤护理、理疗等综合康复技术的应用,使大面积深度烧伤伤员的部分功能得到改善或恢复。

34.2.2　常见化学烧伤救治

1. 酸烧伤治疗

(1) 急救时局部用大量清水冲洗伤处,口鼻腔可用2%碳酸氢钠溶液漱洗。随后按一般烧伤处理。

(2) 石炭酸不易溶解于水,清水冲洗后,可以70%酒精清洗。

(3) 氢氟酸烧伤立即处理仍为大量清水冲洗,随后用5%~10%葡萄糖酸钙(0.5 mL/cm^2)加入1%普鲁卡因创面周围浸润注射,使残存的氢氟酸化合成氟化钙,可停止其继续扩散与侵入。

(4) 创面水疱应剪破,继用5%硫代硫酸钠冲洗或湿敷,亦可用1%磷酸钠或硫酸钠液湿敷。

2. 碱烧伤治疗

(1) 急救时应大量清水冲洗,冲洗时间更应延长。

(2) 创面冲洗干净后,采用暴露疗法以便观察创面的变化。

(3) 深度烧伤应及早进行切痂植皮。深度碱烧伤适合早期切痂与植皮。

(4) 生石灰和电石烧伤在清水冲洗前,应先去除伤处的颗粒或粉末,以免加水后产热。

3. 磷烧伤

(1) 立即扑灭火焰,脱去污染的衣服,用大量清水冲洗创面及其周围的正常皮肤。

(2) 将伤处浸入水中,或用浸透的湿布(甚至可以用尿)包扎或掩覆创面,以隔绝磷与空气接触,防止其继续燃烧。

(3) 患者应立即离开火区或现场,并用浸透冷水或高锰酸钾溶液的手帕或口罩掩护口鼻,使磷的化学反应在湿口罩内进行,防止其吸收,以预防肺部并发症。

(4) 口、鼻腔沾染有磷时,亦可用高锰酸钾液漱口或清洗,高锰酸钾能使磷氧化,减轻其毒性。

(5) 在患者转运前创面用苏打水或清水浸透的敷料覆盖,不可暴露。忌用油质敷料包扎,因磷易溶于油脂,而更易吸收。

(6) 在转送途中切勿让创面暴露于空气中,以免复燃。

(7) 转运途中应附以磷烧伤的特殊标记,优先后送。

(8) 清创前,将伤部浸入冷水(最好是流水)中,持续浸浴,可用1%~2%硫酸铜溶液清洗创面,硫酸铜与表层的磷结合成为不能继续燃烧的磷化铜,以减少对组织的继续破坏。若创面已不再发生白烟,表示硫酸铜的用量与时间已够,应停止使用。

(9) 深度创面尽早切除与植皮。

(10) 全身治疗以促进磷排出和保护各重要脏器的功能。

1) 有 Hb 尿时，应及早应用甘露醇、山梨醇等溶质性利尿剂或呋塞米（速尿）、依他尼酸（利尿酸钠）等利尿，并碱化尿液。

2) 有呼吸困难或肺水肿时，应及时作气管切开，并应用解除支气管痉挛的药品；吸入氧气，必要时应用呼吸机进行辅助呼吸。

3) 纠正低钙血症。

4) 保护肝脏。

（孙士锦　张连阳）

第35章 消化道烧伤

35.1 致伤机制

35.1.1 致伤因素

消化道烧伤主要指消化道的化学性烧伤，大多为吞服强碱或强酸等腐蚀性化学药物所致的上消化道损伤。除强碱强酸外，常见的腐蚀剂还有农药、过氧乙酸及其他化学制品或药物。

35.1.2 损伤程度

1. 分度

消化道烧伤的病理变化类似皮肤烧伤，以食管烧伤为例，根据烧伤的严重程度可分为三度：

（1）Ⅰ度损伤局限于黏膜或黏膜下层，组织充血、水肿及轻度上皮脱落，可伴出血，但未累及肌层，一般不造成瘢痕狭窄，预后好。

（2）Ⅱ度损伤穿透黏膜下层，深达肌层，黏膜严重充血、出血、水疱、表层坏死、深度溃疡及纤维蛋白渗出，食管失去弹性和蠕动功能，大多形成瘢痕狭窄。

（3）Ⅲ度损伤累及食管全层和周围组织，除上述改变外，食管坏死穿孔引起纵隔炎或大出血、败血症，常致休克、中毒甚至死亡。幸存者产生严重的食管瘢痕狭窄。

2. 病理变化

以食管烧伤最为多见，其次为胃和十二指肠烧伤。儿童及成人均可发生，其中儿童多因误食、成人多因自杀或误服引起。

(1) 强碱可使蛋白溶解、脂肪皂化及水分吸收而致组织脱水，并于溶解同时产生大量热量加重组织损伤。损伤常累及黏膜及肌层，严重者可穿透食管全层甚至食管旁组织，引起食管坏死穿孔。而强酸则使蛋白凝固，对食管的损伤较表浅。但强酸不像碱性腐蚀剂可被胃酸中和，因而易引起胃的烧伤，胃窦部烧伤后瘢痕狭窄可致幽门梗阻，特别严重时可引起十二指肠损伤。

(2) 吞服固态腐蚀剂如结晶和粉末，易粘于黏膜表面，服入口腔时立即发生剧痛，迫使停止再服，故烧伤多在口腔和咽喉部，进入食管者较少。液态腐蚀剂则很快通过食管到达胃，损伤面广而深，烧伤大多在食管和胃，引起瘢痕狭窄亦较严重。

(3) 腐蚀剂在食管三个生理狭窄部停留时间较长，损伤也较严重。

35.2 临床表现及诊断

35.2.1 临床表现

消化道烧伤的临床表现与吞服腐蚀剂的种类、剂量、浓度、吞服方式、损伤部位、范围及严重程度有关。

(1) 疼痛及呕吐　吞服腐蚀剂后即感口腔、咽部及胸骨后疼痛，吞咽时尤为明显，疼痛严重时可放射至肩部。胃烧伤时可有上腹痛，亦可呕吐，呕吐物为血性液体。还可有上腹部压痛，若胃壁坏死或穿孔则腹部压痛更为明显，并有腹肌紧张及反跳痛等弥漫性腹膜炎表现。

(2) 吞咽困难　为食管烧伤的突出表现，通常呈"马鞍型"。即吞服腐蚀剂后早期因疼痛和口、咽、食管充血水肿，出现不同程度的吞咽困难或拒食；大约 10 d 左右局部充血、水肿好转，可逐渐恢复经口进食；若烧伤严重，由于瘢痕组织增生挛缩，患者再度出现逐渐加重的吞咽困难。

(3) 中毒症状　吞服强酸、强碱量多而浓度高的患者，可出现昏迷、虚脱及发热等中毒症状。

(4) 呼吸困难　若声门水肿可出现呼吸困难，甚至窒息。因反流误吸可引起肺部并发症。

(5) 呕血或黑便　小量呕血多因消化道烧伤创面渗血或坏死组织脱落出血。大量呕血或黑便除大片坏死组织脱落外，尚可由于溃疡穿透邻近大血管所致。

(6) 消化道穿孔　碱性消化道烧伤易发生食管穿孔，穿孔多见于食管下段。穿破入纵隔（食管纵隔瘘）引起纵隔炎，穿入胸腔（食管胸膜瘘）则引起液气胸，穿入气管（食管气管瘘）引起误吸及肺炎。酸性腐蚀剂对胃损伤严重，可导致胃穿孔，造成弥漫性腹膜炎。

(7) 营养障碍　消化道烧伤后瘢痕狭窄，患者因进食困难而引起严重营养障碍。

35.3.2 诊断

(1)吞服强酸或强碱等腐蚀性化学药物病史,应了解吞服腐蚀剂的剂量、浓度、性质(酸或碱)及原因(误服或自杀)。

(2)大多在口唇、舌、口腔及咽部发现烧伤的痕迹。

(3)存在疼痛、呕吐、吞咽困难等临床表现。

(4)判断烧伤的范围及损伤程度:

1)早期食管镜检查可了解病理变化、损伤程度及部位。但检查应十分细心、谨慎,以免发生穿孔。

2)后期食管造影检查可明确瘢痕狭窄部位、范围及程度。

35.3 治疗

35.3.1 急救处理

若吞服化学腐蚀剂后数小时内来医院者,应立即根据病情的严重程度进行救治。

(1)镇静、止痛,静脉输液纠正低血压和低血容量,保持水电解质及酸碱平衡。

(2)有喉和会厌损伤而呼吸困难者,应立即行气管切开及辅助呼吸。

(3)针对腐蚀剂性质采用中和治疗,以弱酸中和强碱,常用橘子汁、柠檬汁和食醋;以弱碱中和强酸,如肥皂水、氧化镁、蛋清和植物油等。

(4)放置鼻胃管用少量温盐水反复洗胃,以减少毒素吸收。胃管予以保留,可早期鼻饲饮食,同时对食管腔起着支撑作用,避免食管完全闭锁。

35.3.2 急诊手术

对吞服腐蚀剂量多、浓度高的患者,可有上消化道的广泛坏死、穿孔、严重出血,常需急诊手术。

(1)胸腔闭式引流术 若有穿孔,出现食管胸膜瘘时行胸腔闭式引流。

(2)纵隔扩清术 纵隔烧伤或污染、感染明显时,应及时进行纵隔扩清。

(3)食管切除、颈部食管外置、食管胃切除术 食管烧伤严重,应将食管及坏死组织切除。有食管穿孔时,可将颈部食管外置,以免加重纵隔或胸腔感染。食管和胃肠明显烧伤时,应早期同时切除食管和胃。

(4)空肠造瘘术 当食管、胃均烧伤或切除时,可行空肠造瘘以加强营养。

35.3.3 食管瘢痕狭窄预防

1.药物预防

(1)肾上腺皮质激素有抗炎、减轻组织水肿,促进上皮化及抑制纤维组织增生的作用,从而有助于预防或减轻消化道烧伤后瘢痕狭窄。但单用激素治疗可加重感染,因此,同时应合用广谱抗生素。

(2)β-氨基丙腈、青霉胺及秋水仙素等具有较强的抗胶原代谢作用,能抑制瘢痕形成,但由于毒性大,难以长期应用。

(3)抗结核药物异烟肼,其衍生物肼苯哒嗪为单胺氧化酶抑制剂,能够影响胶原的交联而抑制胶原合成,对食管烧伤后瘢痕狭窄形成有一定的预防作用。

2.食管扩张

对瘢痕狭窄较轻或病变较短的病例,早期采用探条式或循环式食管扩张可获较肯定的疗效。

3.食管腔内置管

食管烧伤急性炎症水肿消退后,一般约10 d左右,于食管腔内全程置入约1.5 cm直径的医用硅橡胶管为支架,上端缝一软塑料管经鼻引出固定,下端经胃造口引出腹壁,导管胃内部剪一超过1/2周径的侧孔,经口进食及胃造口饲食,可通过此孔进入胃内。约4~6月后拔出,对瘢痕狭窄的形成具有一定的预防作用。

35.3.4 消化道瘢痕狭窄外科治疗

1.手术时机

烧伤后半年、瘢痕稳定后。

2.手术适应证

(1)广泛食管狭窄,扩张治疗有导致食管穿孔危险者;

(2)短而硬的狭窄经扩张疗效不佳者;

(3)伴幽门梗阻者。

3.手术方式

(1)狭窄成形手术 局限性食管、幽门瘢痕狭窄者。

(2)胃代食管术 瘢痕狭窄仅限于主动脉弓下缘以下食管,胃的形态及功能均正常者,可经左胸切除瘢痕狭窄段食管,行食管胃吻合术,操作简便、安全。

(3)结肠代食管术 对广泛食管狭窄病例,旷置狭窄段食管,经腹切取带血管蒂的左或右半结肠,通过胸骨后隧道送至颈部,上端与颈部食管或下咽吻合,下端与胃吻合。

(4)逆行或顺行胃管代食管术 切除胃大弯后将残胃做成管状胃并与颈部食管、咽部进行吻合,具有长度足够、血供好、无反流等优点。

(5)结肠代食管、空肠代胃术 适用于食管广泛狭窄伴胃挛缩者。

(谭群友)

第36章 冷伤

36.1 致伤机制

36.1.1 病因

是机体遭受低温侵袭所引起的局部或全身性损伤,分为非冻结性冷伤和冻结性冷伤。

(1)气候因素　空气的温度、流速和天气骤变等加速身体的散热。

(2)局部因素　捆扎过紧、长时间静止不动、衣服单薄等使局部血循环发生障碍,热量来源减少。

(3)全身因素　疲劳、虚弱、酗酒、创伤、休克、营养不良等,降低人体全身抵抗力,使局部热量来源减少。

36.1.2 分类

1.冻结性冷伤

机体处在生物冰点($-3.6℃\sim-2.5℃$)以下温度造成的冷伤。

(1)冻僵。全身冷伤。

(2)冻伤。局部冷伤。

2.非冻结性冷伤

是人体接触10℃以下、冰点以上的低温,加上潮湿条件所造成的损伤,包括冻疮、战壕足、水浸足(手)等。

(1)冻疮多见于冬季气温低且较为潮湿的地区,好发于手、足、耳郭及鼻尖等处。主要与病损部位反复暴露于冰点以上的低温环境,且保护较差有关。

(2)战壕足(手)过去多发生于战时,是长时间站立在1～10℃的壕沟所引起。

(3) 水浸足（手）是长时间暴露于湿冷环境中所致，较多见于水面、野外的劳作人员及施工人员。

36.1.3 病理生理

(1) 局部温度过低，血管先收缩后扩张，毛细血管壁通透性增加，血浆渗出，组织水肿，血液浓缩和血管壁损害形成血栓。

(2) 再灌注损伤、热休克等亦导致组织、细胞的损害。

(3) 低温对人体的影响（分为轻、中、重三度）见表36.1。

表36.1 低温对人体的影响

分级	温度(℃)	特点
轻	37	正常
	35	最大的寒战
	34	记忆缺失和构语障碍
	33	共济失调和情感淡漠
中	32	昏迷，氧耗降低25%
	31	寒战消失
	30	心房纤颤
	28	易室颤，氧耗降低50%
重	27	反射和自主运动消失
	24	显著低血压
	22	室颤风险达最大，氧耗降低75%
	19	脑电波直线
	18	心搏停止
	15	低温生还可能性最小

1) 32～35℃，通过寒战、内分泌机制、血管收缩生热。

2) 24～32℃，血管收缩，但寒战、内分泌机制不起作用。

3) 低于24℃，所有保热机制不起作用。

36.2 临床表现及诊断

36.2.1 冻结性冷伤

1. 冻伤

(1) 起初寒冷感和针刺样疼痛、皮肤苍白。

(2) 加重麻木或丧失知觉。

(3)复温冻融后可按其损伤的不同程度分为四级:

1)Ⅰ度 红斑性冻伤,伤及表皮层。局部红肿、充血;有热、痒、刺痛的感觉。症状数日后消退,表皮脱落、水肿消退,不留瘢痕。

2)Ⅱ度 水疱性冻伤,伤及真皮。局部明显充血、水肿,12~24h内形成水疱,2~3周内干燥结痂,以后脱痂愈合。

3)Ⅲ度 腐蚀性冻伤,伤及全层皮肤或皮下组织。创面由苍白变为黑褐色,感觉消失,创面周围红、肿、痛并有水疱形成。若无感染,坏死组织干燥成痂,4~6周后坏死组织脱落,形成肉芽创面,愈合甚慢且留有瘢痕。

4)Ⅳ度 血栓形成与血管闭塞,损伤深达肌肉、骨骼,甚至肢体坏死,表面呈死灰色、无水疱;坏死组织与健康组织的分界在20日左右明显,通常呈干性坏死,也可并发感染而成湿性坏死,治愈后多留有功能障碍或致残。

2.冻僵

(1)起初症状 寒战、四肢发凉、发白或紫绀。

(2)加重症状 感觉麻木、四肢乏力、疲乏、嗜睡。

(3)严重症状 神志模糊、反应迟钝、幻觉、心律失常、休克、心搏骤停。

(4)及时抢救患者复温复苏后常出现低血压、休克,可发生肺水肿、肾衰竭等严重并发症。

3.主要系统表现

(1)中枢神经系统 大脑代谢呈线性下降,35℃~24℃,每降1℃,大脑代谢下降17%;19℃,脑电波变静止。可出现嗜睡、神志模糊、反应迟钝、幻觉,严重者昏迷。

(2)心血管系统

1)开始心动过速,接着心动过缓(在28℃,50%有心率下降;心动过缓因节律细胞去极化自发减少而引起,阿托品无效)。

2)传导系统比心肌对冷敏感,PR、QRS、QT间期延长。

3)出现J波,也称"低温弓背",在32℃以下,QRS和ST连接处的再极化异常。

4)心律失常,在32℃,出现房性和室性心律失常;在25℃以下,自发的室颤和心搏停止。

(3)肺 早期咳嗽、咳痰、呼吸急促,加重时出现渐进的呼吸衰竭,严重的低温会出现CO_2潴留和呼吸性酸中毒。

36.2.2 非冻结性冷伤

1.冻疮

常发生在手指、脚趾、耳郭、鼻,亦可发生于腕、肘、踝、面、足、前臂、阴茎等处。

(1)局部有痒感或胀痛的皮肤紫红色斑、丘疹或结节病变,可伴水肿与水疱。

(2)表皮可脱落,出血、糜烂或出现溃疡,最终形成瘢痕或纤维化。
(3)冻疮易复发,与患病后局部皮肤的慢性血管炎以及皮肤抵抗力降低有关。
2.战壕足(手)和水浸足(手)
(1)经长时间低温暴露后,受影响部位最初感觉缺失。
(2)局部复温后,出现感觉异常与烧灼样疼痛。
(3)局部出现水肿、起疱,可形成溃疡,常伴发蜂窝织炎、淋巴结炎甚至组织坏死。
(4)治愈后组织对寒冷特别敏感,受冷刺激肢端常发紫。

36.3 治疗

36.3.1 非冻结性冷伤

1.冻疮
(1)发生后局部摩擦与按摩并无益处,反可加重损伤并导致继发感染。
(2)局部可外用冻疮膏,已破溃者也可涂抹含抗菌药物的软膏。
(3)使用钙通道阻滞剂有改善症状的作用。

2.战壕足(手)
(1)肢体应当尽早脱离湿冷,置于温暖、干燥的环境中。
(2)抬高肢体、减轻水肿、避免压迫。
(3)采取改善局部与全身循环以及抗感染措施。

36.3.2 冻结性冷伤

1.急救
(1)脱离环境、脱去衣物。
(2)用毛毯裹身,或全身浸入温水中。
(3)必要时监护、给氧、人工呼吸。
(4)液体复苏可选加热的生理盐水(不超过37℃),避免用乳酸化的林格氏液。
(5)热饮料、高热量流质或半流质、少量饮酒。
(6)按摩全身或局部,湿毛巾擦洗全身。

2.主要脏器功能支持
(1)呼吸系统
1)鼻导管或面罩持续低流量吸氧。
2)严重者行气管插管辅助呼吸。
3)抗感染治疗。

4) 激素应用。

(2) 心血管系统

1) 粗暴搬运患者、缺氧、血压不稳定等可导致室颤。

2) 因为胸壁弹性下降 CPR 效果不好。

3) 低于 30℃，除颤极少成功，且除颤直流电可造成心肌损害，3 次无效后应待复温后再重复。

4) 心律失常治疗

a. 房颤　低于 30℃ 常见，复温后常自动复转，不适宜用地高辛。

b. 室性心律失常　短暂的室性心律失常不需处理；重者处理。

3. 复温

(1) 被动复温　轻度低温（>32℃）的健康者的理想技术是用干的绝缘材料覆盖患者，制造温暖环境，内源性生热就能满足复温，以 0.4℃/h 的速度复温。

(2) 主动复温

1) 外部复温

a. 用热装置将热直接传给皮肤，躯干优先。

b. 当四肢复温时，四肢血管扩张引起低血压。

c. 复温速度 1℃/h。

2) 呼吸道复温

a. 吸氧、湿化、加温至 40℃ 的氧，适用于低于 32℃ 的所有患者。

b. 复温速度 1℃/h。

3) 静脉内复温

a. 用加热到 41℃ 的液体快速补液，输液器要保温。

b. 微波加热液体，1 L/min。

c. 摇晃袋子使冷热均匀。

4) 胃灌注复温　胃表面积小，作用有限，甚至有误吸危险，一般不推荐使用。

5) 胸腔灌洗复温　于左胸锁骨中线第 3 肋间插入胸管，从腋后线第 5 肋间引出，用 41℃ 生理盐水灌洗，复温速度 10℃/h。

6) 腹腔灌洗/透析　适应于体温不稳定或严重低温但稳定患者，复温速度<1℃/h；置腹腔灌洗管灌入 41℃ 的液体，然后经同管或另管放出，复温速度 3℃/h；其优点是可以去除毒素，可以给肝脏复温。

7) 体外循环复温　适应于严重低温尤其心搏停止者，能使心脏活动丧失时保持血流；复温速度 0.5℃/h；疑有凝血病，肝素化是禁忌证。

(3) 注意事项

1) 快速复温(>1℃/h)通常预后好于慢速复温。

2) 温度测量不准确导致误诊：直肠温度准确，除非探针插入冷粪便；鼓膜温度最接近下丘脑温度；食管或膀胱温度准确。

4. 其他治疗

(1) 止痛。

(2) 局部涂擦冻伤膏或药水。

(3) 水疱清创、抽吸。

(4) 预防破伤风。

(5) 预防性使用抗生素。

(6) 保护冻伤部位，避免干燥加温或过度活动，冻伤部位应抬高、固定。

5. 终止治疗

(1) 复苏成功　意识恢复，肢体变温暖、红润、柔软时复苏成功。

(2) 复苏失败

1) 温度低于15℃。

2) 没有CPR的心搏停止超过2 h。

3) 水面下超过1 h。

4) 血浆钾浓度>7 mmol/L。

（沈康强　姚元章）

第37章 毒蛇咬伤

37.1 致伤机制

37.1.1 蛇毒成分

1. 蛇毒成分

由多种肽类物质和酶(磷酸脂酶A、透明质酸酶、蛋白酶、腺苷三磷酸脂酶、5-核甘酸酶、L-氨基酸氧化酶、碱性磷酸酶、酸性磷酸酶和胆碱酯酶等)组成。

2. 毒理作用

(1) 肽类物质　引起毛细血管内皮损害,使血管通透性增加,从而导致水肿和低血容量性休克。

(2) 磷酸脂酶A　使卵磷脂转变为溶血卵磷脂而引起溶血,使毛细血管通透性增加而引起出血,释放组胺、5-羟色胺和肾上腺素等间接干扰心血管系统功能,对神经系统功能也有影响。

(3) 蛋白酶和L-氨基酸氧化酶　引起组织坏死。

(4) 透明质酸酶　破坏结缔组织的完整性,促使蛇毒从咬伤的局部向其周围组织扩散、吸收。

(5) 腺苷三磷酸脂酶和5-核甘酸酶　抑制代谢作用,使组织氧利用下降,血浆葡萄糖和乳酸水平升高,引起代谢性酸中毒。

37.1.2 分类

根据所分泌的蛇毒性质,分为3类:

(1)神经毒　金环蛇、银环蛇和海蛇等。神经毒为低分子蛋白多肽类，主要作用于延髓和脊神经节细胞，且可阻断肌神经接头，引起呼吸麻痹和肌肉瘫痪。

(2)血循毒　尖吻蝮蛇、圆斑蝰蛇、竹叶青蛇、烙铁头蛇等。血循毒具有强烈的溶组织、溶血或抗凝作用，主要由溶蛋白酶和磷脂所组成。除引起局部组织损伤外，对心血管、肺、肾、血凝纤溶系统和神经系统均能产生毒性作用。

(3)混合毒　眼镜蛇、眼镜王蛇和蝮蛇等。对神经、血液和循环系统均有损害，但有所偏重。如眼镜蛇毒以神经毒为主，腹蛇毒以血循毒为主，但也有复视等神经毒表现。

37.2　临床表现及诊断

37.2.1　临床表现

病情的严重程度与毒蛇的种类和大小、咬伤的深度和范围、注入蛇毒量的多少、患者的年龄以及对蛇毒的敏感性等因素有关。

1.神经毒表现

(1)咬伤局部疼痛和红肿较轻，仅有轻度麻木感。

(2)少有出血或不出血，齿痕较少且无渗液。

(3)伤后1～3 h出现全身症状，如头晕、四肢无力、流涎、视力模糊、复视、眼睑下垂、声音嘶哑、语言不清、吞咽困难和步态不稳等。

(4)严重者有肢体肌肉弛缓性瘫痪、呼吸麻痹和心力衰竭。如抢救不及时，可因呼吸麻痹和循环衰竭而死亡。

2.血循毒表现

(1)咬伤局部症状明显，出血不止，局部肿胀严重，皮肤发绀，有大片皮下出血与淤斑，较大的水疱或血疱，局部淋巴结肿痛。

(2)严重者伤处软组织迅速坏死。

(3)全身症状有畏寒、发热、恶心、呕吐、心悸、胸闷、气促、视力模糊。

(4)全身有出血倾向，包括鼻血、结膜下出血、咯血、呕血、血尿、胸腹腔及颅内出血等。

(5)严重者可发生急性肾衰竭和心力衰竭，甚至死亡。

3.混合毒表现

兼有以上两种表现。

37.2.2　诊断

1.毒蛇与无毒蛇的鉴别

(1)毒牙和毒腺　毒蛇有毒牙和毒腺；无毒蛇则没毒牙和毒腺，只有锯齿状的牙齿。如蛇已被打死或捕捉,则可根据是否有毒牙和毒腺来鉴别。

(2)尾巴形态 毒蛇尾巴短而钝,从肛门到尾巴突然变细(个别有例外),或尾巴呈侧扁形;无毒蛇的尾巴,则长而尖细,从肛门到尾巴逐渐变小。

(3)头部形态 毒蛇一般呈三角形,但也有不少呈椭圆形的,如金环蛇、银环蛇、眼镜蛇、眼镜王蛇和海蛇等;无毒蛇头部一般呈椭圆形的,但也有呈三角形的,如颈棱蛇和百花锦蛇等。

(4)行动 毒蛇休息时,一般常呈团,在爬行时,多数行动较慢,性情一般较凶猛;无毒蛇则爬行较快,警惕性高,多数不凶猛。

(5)牙痕 毒蛇咬伤仅有一对较大而深的牙痕,但由于毒蛇的种类和咬人时的体位不同,有时可以只有1个或3~4个以上的牙痕;无毒蛇咬伤为一排或两排细牙痕。

(6)咬伤后临床表现

1)毒蛇咬伤局部和全身中毒症状明显,咬伤部位疼痛、麻木、感觉减退、局部肿胀,常伴有血疱、出血和组织坏死。全身症状有神志恍惚、软弱无力、头昏眼花、视物模糊、复视、胸闷、心悸、恶心、呕吐、血尿、呼吸窘迫或麻痹等。

2)无毒蛇咬伤则无明显的局部和全身中毒症状。

2.蛇种鉴别

确定为毒蛇咬伤后,可根据蛇的形态特征、栖息环境、活动规律、地区分布和结合临床表现,进一步确定是哪一种毒蛇咬伤,根据临床表现来鉴别毒蛇的种类。

3.实验室检查

(1)血常规 常有红细胞和Hb降低,白细胞升高,血小板减少,如白细胞低于$4×10^9$/L则预示病情危重。

(2)尿常规 可见Hb尿、管型尿、蛋白尿等。有肾功能损害者则更为明显。

(3)血生化检查 病情危重者可见电解质紊乱,AST、ALT、CK、CK-MB、LDH、Cr、BUN升高,游离Hb升高等。

(4)凝血功能检查 凝血时间延长,凝血因子、纤维蛋白和纤维蛋白原减少,纤维蛋白降解产物增加,凝血酶原和部分凝血活酶时间延长,血栓弹力图异常,有关DIC的试验常呈阳性。

(5)心电图 可见窦性心动过速或过缓,房室传导阻滞,ST段下降和T波倒置等缺血性改变。

(6)X线胸片 可见心脏扩大、肺水肿等。

37.3 治疗

37.3.1 防止毒素扩散

1. 绑扎伤肢

(1) 用布条、手巾或绷带等物,在伤肢近侧 5～10 cm 处或在伤指(趾)根部予以绑扎。

(2) 松紧度以阻断淋巴和静脉回流为宜,绑扎 15～20 min 放松 1～2 min,在口服有效蛇药 0.5 h 后或接受首次抗蛇毒血清后即可解除绑扎。

2. 局部降温

将伤肢浸于冷水(4~7℃)中 3～4 h,维持 24～36 h,以减轻毒素吸收的速度,降低毒素中酶的活性。

3. 伤肢休息

(1) 下肢受伤,不要行走,即使是上肢受伤,行走也要缓慢,切忌奔跑,以减少毒素的吸收。

(2) 最好将伤肢制动后放低运送。

(3) 用镇静药使患者安静,但不宜用吗啡等抑制呼吸和神经中枢的药物。

37.3.2 破坏存留在伤口的蛇毒

1. 伤口处理

(1) 用 1∶5 000 高锰酸钾、3% 过氧化氢或生理盐水反复冲洗伤口及周围皮肤,以清除伤口残留毒液和污物。

(2) 冲洗后,除出血不止者外,可以二牙痕为连线切开至皮下,深达深筋膜,尽量找出毒牙;严重者以压痕为中心的"十"字或双"十"字切开。

(3) 由上而下或由四周向中心轻压伤口,促使毒液外流,也可用吸奶器或拔火罐吸出毒液,水疱或血疱可用注射器吸出液体。

(4) 彻底清创后用大量生理盐水、3% 过氧化氢液和 1∶5 000 呋喃西林液(或 1∶5 000 高锰酸钾液)冲洗。

(5) 当有筋膜间隔综合征(间隔压力大于 4 kPa 或流出的静脉血呈暗黑色)时,应作筋膜切开减压术。

(6) 伤口出血者,可外敷三七、云南白药,加压包扎止血。肿胀部位用蛇药外敷,以减轻毒素的吸收和肿胀。

(7) 负压清除残留毒液,但有明显出血倾向者慎行。

2. 封闭治疗

(1)地塞米松 5 mg 溶于 0.5%普鲁卡因 20 mL 中,在伤口上方或周围作环状封闭,可抑制蛇毒扩散,减轻疼痛和过敏反应。

(2)胰蛋白酶 2 000～4 000 U 或糜蛋白酶 15～30 mg 溶于 0.5%～1%普鲁卡因 10～20 mL 中,在伤口周围作环形封闭。对毒蛇咬伤创面上方有软组织肿胀者,在肿胀的上方或外缘再环形封闭注射一次,以直接破坏蛇毒的作用。

37.3.3 抗蛇毒血清治疗

尽早足量应用抗蛇毒血清,以中和血液中的蛇毒抗原,使蛇毒失去毒性,是重症毒蛇咬伤治疗关键。

明确蛇毒蛇种者,可选用同种抗蛇毒血清,暂不能明确蛇种者,可应用多价抗蛇毒血清或根据临床表现和本地可能出现的毒蛇选用相应的抗蛇毒血清。

(1)常用剂量 抗金环蛇毒血清 5 000 IU,抗蛙蛇毒血清 5 000 IU,抗蝮蛇毒血清 8 000 IU,抗五步蛇毒血清 10 000 IU,抗眼镜蛇毒血清 10 000 IU。

(2)成人和儿童剂量相同,必要时可 4～6 h 重复一个剂量。

(3)使用前应作过敏试验,阴性则可使用;阳性则应按常规脱敏后再使用,并作好抗过敏反应的急救准备。

37.3.4 利尿排毒

可用速尿、利尿酸钠、甘露醇等注射,增加输液量,以促进血液中毒素由肾脏排出,缓解中毒症状。

37.3.5 中草药疗法

(1)上海蛇药片。对治疗蝮蛇、竹叶青蛇、五步蛇、眼镜蛇、蛙蛇、银环蛇等咬伤均有效,首次口服 10 片,以后每 4 h 服 5 片,病情减轻后可每 6 h 服 5 片,一般服用 3～5 d。

(2)南通蛇药片。对蝮蛇咬伤有显著疗效,对眼镜蛇、五步蛇咬伤也有效,首次口服 20 片,以后每 6 h 服 10 片,至全身和局部症状明显减轻即可停药。

37.3.6 支持疗法

(1)出现休克时,应及时输液扩充血容量,低血压者可给予多巴胺静滴。

(2)溶血和贫血时,应输血,同时给予速尿和 5%碳酸氢钠碱化尿液以保护肾功能。

(3)肾上腺皮质激素及抗组织胺类药物的应用。大剂量、短疗程(3 d 左右)使用糖皮质激素,地塞米松 20～40 mg/d。

(4) 补充电解质及维生素，每天根据患者病情调整补液量，量出为入，宁少毋多，防止器官衰竭。

(5) 局部有感染或组织坏死时，给予肝肾毒性小的广谱抗生素。

(6) 常规注射破伤风抗毒血清。

(7) 加强监护治疗，必要时配合血液透析、血液滤过、呼吸机辅助呼吸等治疗。

(孙士锦　张连阳)

第38章 破伤风

38.1 致病机制

38.1.1 病因

破伤风由破伤风杆菌引起,破伤风杆菌是一种革兰氏阳性厌氧梭状芽孢杆菌,其芽孢的抵抗力很强,须煮沸 30 min、高压蒸气 10 min 或浸于 50%石炭酸中 10～12 h 始可将其消灭。

破伤风杆菌在自然界的分布非常广泛,可存在于土壤、灰尘、人和动物的粪便中,必须通过开放性的皮肤或黏膜伤口后才能侵入体内,常并存有需氧菌感染,在缺氧的环境下生长繁殖、产生其外毒素破伤风毒素后才能致病。

破伤风可发生于各种外伤及感染,如木刺、锈钉刺伤、污秽的擦伤、冻伤、烧伤、虫蛇咬伤等,甲沟炎、疖、产后感染、新生儿脐带残端感染、小腿溃疡感染等。对伤口早已愈合后再出现的破伤风,称为隐源性破伤风。

38.1.2 发生机制

破伤风外毒素是引起破伤风临床症状的直接致病因子。破伤风外毒素分为痉挛毒素和溶血毒素,痉挛毒素是引起肌肉紧张、痉挛的直接原因,它对神经有特别亲和力,其毒力很强;溶血毒素可引起组织的局部坏死,为破伤风杆菌的进一步生长繁殖创造条件,另外它也可致心肌损害而加重临床症状。

38.2 临床表现及诊断

38.2.1 临床表现

1.潜伏期

1 d 到几个月或数年,一般为 7～8 d。

2.前驱期

指从出现牙关紧闭等症状到出现全身痉挛发作的一段时间,通常 1～2 d。常见有头晕、头痛、全身乏力、烦躁不安、咀嚼无力、下颌紧张、张口不便、肌肉牵拉感、局部酸痛、咀嚼肌和颈项部肌肉出现紧张、抽搐及强直、反射亢进等。

3.发作期

持续性的肌肉收缩,肌肉持续性收缩出现的规律是血液越丰富、活动越频繁的肌肉群首先受到侵犯,最初是咀嚼肌,以后顺序是脸面、颈项、背、腹、四肢,最后是膈肌、肋间肌,这与毒素随血流播散有关。

(1)典型表现　由于肌肉持续性的收缩,患者开始感觉咀嚼不便,咀嚼肌紧张,有刺痛,然后出现疼痛性强直,张口困难,牙关紧闭。脸部表情肌群收缩、蹙眉、口角缩向下外方,形成"苦笑"状。颈部肌群持续收缩,使颈项强直,咽喉部肌肉痉挛,引起吞咽和呼吸困难。腹背肌肉同时收缩,但因背部肌群力量较强,故腰部前凸,头足后屈,形如背弓,称为"角弓反张"。由于各种肌群收缩程度随病情轻重有先后次序不同,临床上可以见到各种不同姿态的身体扭曲状态。膈肌、肋间肌的痉挛可造成呼吸困难,以致患者窒息死亡,这是破伤风患者死亡的主要原因。

(2)痉挛类型　破伤风时肌肉持续性收缩及阵发性痉挛的表现绝大多数为全身型,但偶尔在破伤风的病情较轻时也表现为局限型,如仅在创伤或感染部位有肌肉抽搐、痉挛,或仅有伤肢的肌肉强直等。破伤风阵发性痉挛发作的重要特征是,在两次发作的间隙,肌肉的收缩始终存在,且患者神志始终清楚,感觉也无异常。

(3)发作病程　破伤风的发作期病程一般为 20～30 d,严重的可在 6 周以上。以后痉挛发作的次数逐渐减少,间歇的时间逐渐延长,痉挛的程度也逐渐减轻,发生痉挛的肌肉范围也逐渐缩小,同时全身肌肉的持续收缩也逐渐减轻和缓解。

(4)并发症　在肌肉持续性收缩的基础上,患者对震动、饮水、注射等刺激,甚至声、光等轻微的刺激,均可诱发强烈的阵发性痉挛。由于突然和强烈的肌肉痉挛常可引起肌肉撕裂、出血、骨折、脱位和舌咬伤等并发症;也可因膈肌、肋间肌的痉挛导致呼吸不畅、困难引起肺不张和肺炎,并加重呼吸困难,形成恶性循环,这也是破伤风最常见的并发症。

38.2.2 诊断及鉴别诊断

依据外伤史和典型的临床表现,如牙关紧闭、颈项强直、角弓反张、阵发性全身肌肉痉挛的发作等,破伤风的诊断一般无困难。但在早期,因缺乏特征性临床表现而比较困难,要作出早期的诊断比较困难,但此时应对患者进行密切的随访观察。对怀疑破伤风的患者,可采取被动血凝分析测定血清中破伤风抗毒素抗体水平,抗毒素滴定度超过 0.01 U/mL 者可排除破伤风。注意与下列疾病鉴别,防止误诊、漏诊或延误诊断。

(1)狂犬病　潜伏期较长,早期有流涎、吞咽困难和吞咽肌痉挛症状,但很少出现牙关紧闭。脑脊液中淋巴细胞增高。

(2)士的宁中毒　症状与破伤风很相似,但在抽筋的间歇期肌肉松弛,而破伤风的痉挛和肌紧张较持续。

(3)低钙性搐搦　主要影响上肢,血清钙较低,注射钙剂能缓解手足搐搦。

(4)急性癔病和精神病　有时很难与早期或轻度破伤风鉴别,必须仔细观察。

38.3　预防及治疗

38.3.1　预防

1.处理伤口

对有泥土和其他异物的伤口、污染严重的伤口、战伤伤口均必须彻底进行清创,去除异物,清除一切坏死和无活力的组织,切开死腔。对污染严重,组织毁损较多,不能彻底清创者,应完全敞开伤口,用 3%过氧化氢或 1∶5 000 高锰酸钾等氧化剂浸透的敷料覆盖并经常更换,待坏死组织完全脱落、成新鲜伤口后再行二期缝合。

2.预防免疫

是预防破伤风发生的重要而有效方法。

(1)主动免疫　包括基础免疫、强化免疫、伤后强化注射,前者通常需注射 3 次,强化免疫需每 5 年注射一次,而伤后强化注射只需注射一次即可。

1)基础免疫　第一次皮下注射破伤风类毒素 0.5 mL,间隔 30～40 d 后再注射 0.5 mL,在注射第二针后半年至一年再注射 0.5 mL。

2)强化免疫　在基础免疫的基础上,以后每隔 5 年再皮下注射类毒素 0.5 mL,这样能使人体保持足够的免疫力。

3)伤后强化注射　外伤后肌肉注射 0.5 mL 类毒素。

主动免疫的免疫力一般于首次注射后 10 d 即可产生,在 30 d 后才能产生安全的抗体浓度。凡接受过基础免疫和强化免疫全程注射者,一旦受伤,予以伤后强化注射,即可于

3~7d内产生强有力的免疫抗体,不需再注射破伤风抗毒血清。

(2)被动免疫

1)适应证:①污染明显的伤口;②细而深的刺伤;③严重的开放性损伤,如开放性颅脑损伤、开放性骨折、烧伤;未能及时清创或处理欠当的伤口;因某些陈旧性创伤而施行手术(如异物摘除)前。

2)破伤风抗毒血清(tetanus antitoxin,TAT)常用 TAT 剂量是 1 500 U 肌注,伤口污染重或受伤超过 12 h 者,剂量加倍,有效作用维持 7 d 左右。对污染重的创伤可根据情况,在一周后重复注射一次或每周一次,直至伤口基本愈合。TAT 皮内试验过敏者,可采用脱敏法注射。

3)人体破伤风免疫球蛋白(tetanus immune globulin-human,TIG-H) 由人体血浆中免疫球蛋白提纯而成,剂量为 250 U,作深部肌肉注射,病情需要时剂量可以加倍。此药的优点是无血清反应,故可不作过敏试验,是一种理想的破伤风抗毒素,但价格昂贵。

38.3.2 治疗

治疗原则包括在消除毒素来源的同时,尽快中和游离毒素,制止和解除痉挛,保持呼吸道通畅及预防并发症等。

1.伤口处理(消灭破伤风杆菌的来源)

处理首先是立即彻底清创,清理坏死的组织及异物,用3%过氧化氢或1:5 000高锰酸钾溶液冲洗和湿敷伤口。伤口有脓或引流不通畅者,可将伤口敞开,用氧化剂湿敷。如伤口已经愈合,不需进行清创。

2.抗毒血清

(1)破伤风抗毒血清 肌肉注射精制的破伤风抗毒血清 10 万~20 万 U,或 5 万 U 加于 5%葡萄糖溶液 500~1 000 mL 中静脉滴注,以后每日肌肉注射 5 000~10 000 U,直至症状好转。TAT 鞘内注射剂量为 5 000~10 000U,同时注射强的松龙 12.5 mg,可减少这种注射引起的炎症和水肿,用药前必须作血清皮内试验。

(2)TIG-H 500~10 000 U,深部肌肉注射一次。TIG 和强的松龙的混合液可鞘内注射,成人剂量 1 000 U,强的松龙 12.5 mg。

3.控制并解除痉挛

(1)安定。每 4~6 h 肌注安定 10 mg,或每天静脉滴注安定 10~20 mg/kg,使用时应注意呼吸,如肺换气不足可用呼吸机辅助呼吸。

(2)氯丙嗪。静脉滴注 50~100 mg,4 次/d。可加于 5%葡萄糖溶液中缓慢滴入。应用时应注意患者的血压。

(3)10%水合氯醛。10 mL 口服或 30 mL 灌肠,每 4~6 h 一次,2%~5%副醛 4~8 mL

静脉注射,可与巴比妥联合应用。

(4) 苯巴比妥 根据患者的情况,选用给药的方法。口服或肌肉注射 0.1 g 每 4～6 h 一次,肌注异戊巴比妥钠 5 mg/kg。

(5) 痉挛严重时可静脉注射硫贲妥钠 0.1～0.2 g,加于 25% 葡萄糖 20 mL 内或 0.5～1 g 加于 5% 葡萄糖溶液 1 000 mL 中,以 20～25 滴/min 的速度静脉滴注。三溴乙醇 15～25 mg/kg 灌肠每 1 次/(1～4 h)等。

(6) 肌松剂解痉效果显著,由于同时可以引起呼吸肌麻痹,应在气管插管、气管切开及控制呼吸的条件下使用。

4. 保持呼吸道通畅

病情严重的破伤风患者应允气管插管或气管切开术,以清除呼吸道分泌物,吸氧、施行辅助呼吸、维持良好的通气。

5. 全身支持治疗

对症状较轻的患者,应争取在痉挛发作的间歇期间自己进食。对症状严重、不能进食或拒食者,应在抗痉挛药物的控制下或作气管切开术后,放置胃管进行管饲,给予高热量、高蛋白饮食及大量维生素,也可作全胃肠外营养。

6. 抗生素

青霉素、甲硝唑对破伤风杆菌最为有效,对其他感染的预防亦有作用。对合并肺炎、伤口、尿路感染者,抗生素的选择应依据细菌培养、药敏试验而定。

(何家庆 张敏)

第39章 梭状芽孢杆菌性肌坏死

39.1 致病机制

39.1.1 病因

也称为"气性坏疽",是由梭状芽孢杆菌所引起的一类严重的特异性急性感染。梭状芽孢杆菌属于革兰氏阳性厌氧杆菌,已知的菌种达数十种,其中重要的有产气荚膜杆菌、恶性水肿杆菌、腐败杆菌和溶组织杆菌等。

39.1.2 发生机制

1.感染条件

梭状芽孢杆菌广泛的分布在泥土或人畜的粪便中,很易进入伤口;其是否引起感染,主要取决于全身或局部条件是否适合,在失血性休克、组织灌注不良时,若又伴有深部组织坏死,如严重挫伤、开放性骨折、血管损伤、止血带使用时间过长等,尤其是靠近肛门的大腿根部与臀部损伤,容易并发梭状芽孢杆菌感染。

2.分泌外毒素

梭状芽孢杆菌可分泌多种外毒素和酶。

(1)α毒素 是一种致命的坏死性溶血性毒素,也是一种卵磷脂酶,能裂解卵磷脂与神经磷脂或脂蛋白复合物,它能破坏多种细胞的细胞膜,引起局部的病理改变,如破坏红细胞引起坏死。

(2)酶类 包括胶原酶、透明质酸酶、溶纤维酶和脱氧核糖核酸酶等,造成局部组织的广泛坏死和严重毒血症,但细菌一般不侵入血流,这些酶有强大的分解糖和蛋白质的作用。

糖类分解后可产生大量气体,蛋白质分解和明胶液化后则产生气味恶臭的硫化氢。

各种毒素和大量气体的积聚可引起血栓形成、溶血、血液循环障碍;进一步坏死和腐化,更加有利于细菌的繁殖,使病变更为恶化。大量的组织坏死和外毒素的吸收可引起严重的毒血症。有些毒素可直接侵犯心脏、肝脏和肾脏,造成局灶性坏死和多脏器功能衰竭。

39.2 临床表现及诊断

39.2.1 临床表现

(1) 潜伏期 6 h～6 d,多数在伤后 3 d 发病。

(2) 伤口局部表现 由于气体和液体在组织中迅速浸润膨胀,组织局部压力增高,首先出现受伤局部的剧痛,呈特殊的胀裂样剧痛。伤口周围组织水肿,皮肤苍白,张力增高,组织发亮,随后短时间内转为紫红色,最后变成灰黑色,组织内出现含有暗红色液体的大小水疱,伤口内可流出带有恶臭味的浆液性或血性液体。气体积聚在组织间隙内,轻压伤口周围皮肤可闻捻发音。挤压伤口时,有气泡和血性液体从伤口溢出。伤口内肌肉肿胀时颜色呈土灰色,失去弹性,刀割时不出血,也不收缩,似熟肉样。由于血栓形成以及受压,淋巴回流障碍,有时整个肢体发生水肿、变色、厥冷和坏死。

(3) 全身表现 由于细菌外毒素引起的严重毒血症。患者极度虚弱,表情淡漠,烦躁不安并有恐惧感,但神志清楚。面色苍白,出冷汗,高热可达 40℃ 以上,脉搏增快 100～120 次/min,其脉搏增快的程度与体温不成比例。呼吸急促,贫血明显。晚期可出现中毒症状,黄疸和血压下降,也可发生谵妄,严重病例可发生多脏器功能衰竭。

(4) 血常规 溶血毒素破坏红细胞,红细胞计数可迅速降至 $(10～20)\times 10^{11}/L$,血红蛋白下降 30%～40%,Hb 下降 30%～40%,白细胞计数一般不超过 $(12～15)\times 10^9/L$。局部伤口渗液作涂片检查可见大量革兰氏阳性粗大杆菌,但白细胞很少。

39.2.2 诊断

保存伤肢和抢救生命的关键是早期诊断和及时治疗。耽误诊断 24 h 就足以致命。医生对特殊感染要有足够的认识,凡创伤或手术后,感伤口突然有剧烈的胀裂样疼痛,局部迅速肿胀,有明显的中毒症状时应高度怀疑梭状芽孢杆菌性感染。确定诊断有赖于伤口渗液作一般细菌和厌氧菌培养的阳性结果,由于需时过长,故不宜等待培养结果而耽误及时治疗。早期诊断的主要依据有:

(1) 伤口周围触诊有捻发音;X 线平片、CT 等检查伤口、肌群内有积气存在;

(2) 伤口分泌物细菌涂片查见革兰氏阳性粗大杆菌,而白细胞计数很少;

(3) 伤口渗液作厌氧菌培养可发现梭状杆菌。

39.3 预防和治疗

39.3.1 预防

(1)气性坏疽多数发生在创伤后,伤后及时彻底清创是预防气性坏疽最有效的方法。

(2)污染严重的创口清创后应敞开引流,必要时可用氧化剂冲洗、湿敷。

(3)大剂量使用青霉素可抑制梭状杆菌繁殖,但不能替代清创术。

(4)为防止气性坏疽播散,患者应当隔离。

(5)使用过的敷料、器械应单独收集、消毒,患者用过的衣服亦应消毒。

(6)梭状杆菌带有芽孢,最好采用高压蒸气灭菌,煮沸消毒时间应在1h以上。

39.3.2 治疗

早期认识与紧急手术是处理气性坏疽的关键,对保存伤肢、挽救生命十分重要。对疑有梭状芽孢杆菌性肌坏死,应将已缝合的伤口及石膏拆除,敞开伤口,以3%过氧化氢或1:5 000高锰酸钾液冲洗。严密观察病情变化,一旦确诊应紧急手术并采取其他救治措施。

1.紧急手术

(1)气性坏疽一旦确诊,应在抢救休克或严重并发症的同时,紧急手术。

(2)在病变区域作广泛、多处切开,明确侵及组织的性质与范围,对伤周水肿及皮下气肿区亦应切开检查,清除异物、碎骨片等。

(3)如病变局限于某一筋膜腔,可将受累肌束、肌群从起点到止点全部切除。伤口敞开,用氧化剂冲洗或湿敷。

(4)如感染严重、发展迅速,多个筋膜间隙或整个肢体受累,伤肢毁损严重,合并粉碎性骨折或大血管损伤,经处理感染未能控制且毒血症状严重者,截肢可能是挽救生命的措施。截肢应在健康组织中进行,开放残段,以氧化剂冲洗或湿敷。

(5)直肠外伤合并梭状杆菌感染时宜行结肠造口,以防粪便污染创面,同时行会阴、臀部、股部广泛切开引流,敞开伤口,局部氧化剂冲洗。

2.应用抗生素

可根据细菌培养的药物敏感实验,首选抗菌谱广的药物。术前、术中和术后肌肉注射或静脉滴注大剂量青霉素G(每日1 000万U),至毒血症和局部情况好转后减量应用。必要时可静脉滴注红霉素每日1.5~1.8 g或用头孢菌素及喹诺酮类药物。

3.支持疗法

纠正水电解质平衡失调,输血,给予肠内或PN支持。

4.高压氧疗法

高压氧舱内吸入相当于3个大气压的纯氧,能使血液和组织内含氧量较正常大15倍,提高组织的氧含量,起到抑菌或杀菌作用。在3d内共行7次治疗,每次2h,间隔6~8h。若清创手术在第一次高压氧舱治疗后进行,可提高保肢率。

(何家庆 王 芳)

第40章
腹腔间隙综合征

40.1 致伤机制

腹腔作为一个单独的腔室,如果压力急剧升高而引起一系列不利的病理生理改变,即为腹腔间隙综合征(abdominal compartment syndrome,ACS)。常见于严重创伤后,尤其是腹部创伤后及各种需要大量液体复苏的患者。ACS 死亡率超过 40%,甚至高达 60%~70%,因此对严重创伤、大面积烧伤和临床危重患者应常规进行腹内压(intra-abdominal pressure,IAP)监测。

40.1.1 分类

1. ACS 就是 IAH 伴有器官功能障碍
(1)创伤或非创伤原因。
(2)引起 IAP 增高。
(3)导致心血管、肺、肾、胃肠以及颅脑等多器官系统功能障碍。
(4)常发生于严重创伤后,尤其是腹部创伤后及各种需要大量液体复苏的患者。
2.分类
(1)原发性 ACS 由疾病或者创伤引起。
(2)继发性 ACS 以前没有腹部手术或者创伤病史,由于过量液体复苏等引起。
3.分级
(1)Ⅰ级 IAP 10~15 mmHg(1mmHg=0.133 kpa,下同)。
(2)Ⅱ级 IAP 16~25 mmHg。
(3)Ⅲ级 IAP 26~35 mmHg。
(4)Ⅳ级 IAP>35 mmHg。

第39章 梭状芽孢杆菌性肌坏死

4.高压氧疗法

高压氧舱内吸入相当于3个大气压的纯氧,能使血液和组织内含氧量较正常大15倍,提高组织的氧含量,起到抑菌或杀菌作用。在3d内共行7次治疗,每次2h,间隔6~8h。若清创手术在第一次高压氧舱治疗后进行,可提高保肢率。

(何家庆 王 芳)

第40章 腹腔间隙综合征

40.1 致伤机制

腹腔作为一个单独的腔室，如果压力急剧升高而引起一系列不利的病理生理改变，即为腹腔间隙综合征（abdominal compartment syndrome，ACS）。常见于严重创伤后，尤其是腹部创伤后及各种需要大量液体复苏的患者。ACS 死亡率超过 40%，甚至高达 60%～70%，因此对严重创伤、大面积烧伤和临床危重患者应常规进行腹内压（intra-abdominal pressure，IAP）监测。

40.1.1 分类

1. ACS 就是 IAH 伴有器官功能障碍
(1)创伤或非创伤原因。
(2)引起 IAP 增高。
(3)导致心血管、肺、肾、胃肠以及颅脑等多器官系统功能障碍。
(4)常发生于严重创伤后，尤其是腹部创伤后及各种需要大量液体复苏的患者。
2.分类
(1)原发性 ACS　由疾病或者创伤引起。
(2)继发性 ACS　以前没有腹部手术或者创伤病史，由于过量液体复苏等引起。
3.分级
(1)Ⅰ级 IAP　10～15 mmHg（1mmHg=0.133 kpa，下同）。
(2)Ⅱ级 IAP　16～25 mmHg。
(3)Ⅲ级 IAP　26～35 mmHg。
(4)Ⅳ级 IAP>35 mmHg。

40.1.2 病理生理

1. IAP 升高病因

ACS 是 IAP 升高到一定程度的必然结果。任何急性的、快速的 IAP 增高几小时后就可形成 ACS。

(1) 腹腔内容量增加 最常见，常发生于创伤后或腹部手术后，包括腹腔内出血或腹腔后的严重水肿、内脏器官的水肿、腹膜后血肿、腹腔内占位性病变、肠梗阻、巨结肠、肠系膜静脉阻塞、腹水、腹膜炎、胰腺炎、胃肠严重扩张以及再灌注损伤、肝移植、人工气腹、腹部止血而采取的填塞和包扎或使用抗休克裤、手术后、严重烧伤等。

(2) 大量补液复苏 均有可能引起 IAP 的升高，特别是在严重失血性休克、大手术后或伴有脓毒症时更容易发生。

2. 病理生理

随着 IAP 的增高，各器官系统功能可产生不同程度的变化，通过直接和间接方式影响机体，产生一系列的临床表现(表 40.1)。

(1) 胃肠道 对 IAP 的升高反应最敏感，是最早受到损害的器官。随着 IAP 的升高，小肠黏膜灌流及肠系膜上动脉、腹腔动脉的血流量降低，从而腹腔及腹膜后器官血流量下降。当 IAP 达到 IAH 时出现以下变化：

1) 直接压迫肠系膜静脉导致静脉高压及肠道水肿，而内脏水肿则进一步升高 IAP 形成恶性循环。

2) 胃肠血流灌注减少、组织缺血、肠黏膜屏障受损发生细菌易位。

(2) 肝脏 在 IAH 情况下由于心输量下降、肝静脉的解剖因素和高压产生的肝脏外在压力均导致肝动脉、肝静脉、门静脉的血流量下降，肝细胞内线粒体能量生成障碍，乳酸清除降低，造成乳酸堆积肝静脉系统压力升高使奇静脉血流增加致胃、食管侧支血流增加。

(3) 肾脏

1) IAH 对肾实质和肾动静脉的直接压迫作用，导致肾血流量的减少和肾血管阻力增加，是引起肾小球滤过率降低以及肾小管水钠潴留的重要因素。

2) IAP 升高到 15～20 mmHg 时即出现少尿，达到 30 mmHg 时则出现无尿。

3) BUN 升高，肌酐清除率下降，血钾升高。

4) 循环中抗利尿激素如血管紧张素、醛固酮大量增加，进一步增高血管阻力及水钠潴留。

(4) 肺脏

1) IAH 的机械性压迫使膈肌上抬，胸腔内压力升高。

2) IAP 达 10～30 mmHg 时肺实质即受压，造成肺实质的压缩，肺容积下降，出现肺泡膨胀不全、肺毛细血管膜氧运能力下降、肺内分流(Qsp/Qt)增加、通气血流比失调、肺泡死腔量增加。

3)低氧血症和 CO_2 蓄积。

(5)心血管系统

1)IAH 直接影响回心血量,当 IAP 达到 10 mmHg 则有回心血量减少,达到 20 mmHg 时可直接压迫下腔静脉和门静脉使回心血量进一步减少。

2)IAH 引起膈肌上升胸腔压力升高,减少了上、下腔静脉的回心血量。

3)压力传导系统影响心脏和中心静脉系统,导致 CVP、肺动脉压、PAWP 升高,心输出量降低。

4)胸腔内压力升高也可直接压迫心脏,使心室舒张末期容量降低,心脏后负荷增加导致 SV 减少,心率代偿加快,当 IAP>30 mmHg 时,可导致心肌收缩力降低。

(6)颅脑 IAP 增高引起的胸膜和胸腔内压力增高,致颈静脉压力增加而使脑部血液回流减少,导致颅内压力升高,颅内灌注压下降,结果脑部血供减少。伴有颅脑损伤的多发伤的患者尤为明显。

(7)腹壁 IAH 直接压迫影响腹壁血流。腹腔脏器水肿、腹腔内填塞、腹壁水肿等因素则使腹壁顺应性下降,产生 IAH,而妊娠、腹水、肥胖导致的腹壁顺应性增加则可代偿而耐受 IAH。烧伤后形成的腹壁焦痂对腹壁限制可以使 IAP 升高。

表 40.1 IAP 对脏器的影响

IAP	10~15 mmHg	16~25 mmHg	>30 mmHg
心脏	心肌收缩性无明显变化,心输出量增加	心肌收缩性减弱,心输出量减少	心肌收缩性明显减弱,心输出量严重减少
肺	肺顺应性轻度降低,轻度呼吸困难	吸气压峰值升高,呼吸加快,低氧血症和高碳酸血症	代谢性酸中毒,电解质紊乱及呼吸衰竭
肾	尿量不变或轻度减少	少尿和/或氮质血症	无尿,肾衰
其他器官	轻度胃肠、胰腺、肝脾脏缺血	胃肠、胰、肝、脾缺血加重,出现功能障碍	胃肠、胰、肝、脾严重缺血,功能衰竭

40.2 临床表现及诊断

40.2.1 临床表现

(1)腹胀明显,腹壁张力增高,肠鸣音减弱或消失。

(2)低氧血症、高碳酸血症,吸气压峰值升高。

(3)心跳、呼吸加快,心输出量减少。

(4) 少尿甚至无尿，水钠潴留。
(5) 代谢性酸中毒及 ICP 升高等。

40.2.2 腹腔内压测定

1. 直接测定法

通过腹壁从腹腔内插管并连接一压力器或传感器进行测量，属有创监测，故临床上不常使用。

2. 间接测定法

(1) 膀胱内压力 (urinary bladder pressure, UBP) 测定　是间接测定 IAP 的"金标准"，具体方法：患者平卧位，将 50～100 mL 无菌生理盐水经尿管注入膀胱内，夹闭尿管，连接尿管与尿袋，在尿管与引流袋之间连接"T"型管或"三通"接头，接压力计进行测定，以耻骨联合水平为零点，高出的部分即为 UBP。

(2) 胃内压测定　通过鼻胃管向胃内注入 50～100 mL 无菌生理盐水，连接压力计或传感器，以腋中线为零点进行测量，高出的部分即为胃内压力。

(3) 下腔静脉压测定　通过股静脉插管测定的下腔静脉压可直接反映 IAP，由于其有创性和静脉血栓形成等危险因素，故临床应用受到一定的限制。

40.2.3 诊断

(1) 存在腹部创伤或原发病病史。
(2) UBP 高于 20～25 mmHg。
(3) 同时并存下列一项或几项：
1) 少尿或无尿，尿量<30 mL/h。
2) 呼吸困难、高碳酸血症、低氧血症，吸气压>40 cmH$_2$O，气道峰值压>40 cmH$_2$O，平均气道压升高。
3) 低血压需要药物维持。
4) 胸片、B 超可以见到膈肌上升、腹水等征象。
5) CT 征象可见下腔静脉压迫、狭窄，圆腹征阳性（腹部前后径/横径比例增高），肾脏压迫或移位，肠壁增厚等。

40.3 治疗

40.3.1 原发病处理

去除导致腹腔压力升高的因素：

(1)尽早去除腹腔内的填塞物。
(2)腹腔内出血确定性止血。
(3)避免过量的输血输液。
(4)外科手术切除腹腔内占位性病变等。

40.3.2 液体复苏

早期用林格氏液和输血来扩容,晶体液和胶体液(包括各种血制品)的比例及用量要优化选择,但应避免过量输注晶体液(15 ± 1.7 L)和血液(11 ± 0.4 U)复苏。要避免盲目补液导致腹水增加从而引起IAP进一步升高,晶体液和胶体液(包括各种血制品)的比例及用量要优化选择。高渗盐水的需要量比林格氏液少,而且也能增加肠系膜的血流;胶体液虽可减轻ACS的临床表现,但是在严重休克的情况下,毛细血管内膜的通透性增加使胶体可以漏出到组织间隙,使水肿更加恶化。

40.3.3 手术治疗

1. 手术减压

是ACS的治疗首选。

(1)手术指征　当IAP>20 mmHg就必须剖腹减压。根据患者的IAP的程度来选择下列4级治疗:

1)Ⅰ级　非手术治疗。
2)Ⅱ级　应积极的液体复苏以维持心输出量。
3)Ⅲ级　必须剖腹减压,可在床旁行腹腔减压。
4)Ⅳ级　高度怀疑腹腔内有损伤,应在手术室行剖腹探查术。

(2)手术方式

1)常规剖腹减压,情况危急时也可在床旁剖腹。
2)腹部穿刺放液。
3)内镜下经皮解剖腹壁筋膜层分离。
4)改进的腹壁筋膜层分离。
5)经皮内镜筋膜切开。
6)超声引导下经皮腹腔引流。

2. 关腹

(1)临时关腹　最简单有效的是"波哥大(Bogota)袋",使用时将此袋缝合于腹壁切口两侧的筋膜上起到保护腹腔内容物的作用。

(2)确切关腹　通常应在血流动力学稳定之后,一般在手术后3~4 d内关腹。但有些患者在采用替代物临时关腹，2～14 d后仍不能关腹时，可能会遗留较大的腹壁切口缺损，可以留待以后二期手术完成。

40.3.4 其他治疗

（1）恢复正常的循环后，为减少再灌注的损伤，在减压前可以给予$NaHCO_3$纠正代谢性酸中毒。

（2）甘露醇促进肾脏排泄酸性产物。

（3）补液的同时可应用多巴胺、肾上腺素等强心剂，以增强心功能。

（4）通过尿量、CVP等指标监测血管容积状态，在补液用药过程中须监测患者血清pH值和碳酸氢盐水平的变化。

（孙士锦）

第41章 挤压综合征

41.1 致伤机制

41.1.1 定义

肢体受重物长时间挤压导致肌肉缺血改变,引起以肌红蛋白血症、肌红蛋白尿、高钾血症和 ARF 为全身性改变者,称为挤压综合征。

41.1.2 发生机制

1.肌肉缺血改变
(1)直接挤压力量导致肌肉损伤、缺血。
(2)挤压伤导致肌筋膜间室压力增高间接引起肌肉缺血。

2.肾脏缺血
(1)应激状态下肾血管反射性痉挛致肾缺血。
(2)低血容量休克致肾血流量减少。
(3)Hb 尿致肾血管阻塞。

3.缺血再灌注损伤
(1)压迫解除后血流再通,机体出现再灌注损伤,横纹肌溶解,肌肉中储存的大量肌红蛋白、钾离子、镁离子、酸性代谢产物、氧自由基、血管活性物质以及组织毒素等大量释放入血。
(2)同时大量出血、渗出,引起有效循环血量减少,甚至休克。
(3)常引起心脏及肾脏功能损害。

41.2 临床表现及诊断

41.2.1 临床表现

临床表现发生在解除压力之后。表现的严重程度与受压时间长短、挤压物重量、受压部位和范围有关。

1.局部表现

(1)严重肿胀、麻木感。

(2)皮肤张力增高、压痛、皮肤水疱形成。

(3)被动牵拉痛。

(4)远端脉搏减弱或消失。

(5)活动受限。

2.全身表现

(1)休克　除创伤致多系统损伤因素外,挤压伤局部大量血浆渗入组织间隔区中,使有效血容量明显减少而发生轻度或中度休克。

(2)肌红蛋白尿　尿液呈茶褐色、红褐色、酱油色或红棕色。

(3)ARF

1)三高　高钾血症,高磷血症,高尿酸血症。

2)三低　低钠血症,低氯血症,低钙血症。

3)代谢性酸中毒　肌肉坏死产生的大量酸性物质,使血液 pH 值下降,非蛋白氮增加及尿素氮迅速增加,成为代谢性酸中毒。

4)少尿。

41.2.2 诊断

1.挤压伤病史

2.肌红蛋白尿

(1)早期尿量少,比重在 1.020 以上,尿钠少于 60 mmol/L,尿素多于 0.333 mmol/L。

(2)在少尿或无尿期,尿比重低,固定于 1.010 左右,尿肌红蛋白阳性,尿呈酸性,内含红细胞、Hb、肌红蛋白,并有白蛋白、肌酸、肌酐、色素颗粒管型等,尿钠多于 60 mmol/L,尿素少于 0.1665 mmol/L,尿中尿素氮与血中尿素氮之比小于 10∶1,尿肌酐与血肌酐之比小于 20∶1。

(3)多尿期及恢复期尿比重仍低,尿常规可渐渐恢复正常。

3.少尿

(1)伤后 24 h 内无尿或少于 17 mL/h。

(2)另需注意非少尿型 ARF。

(3)与功能性少尿相鉴别：

1)输液实验　在半小时内快速输入 5%葡萄糖液 500 mL,如尿量增加,比重减低,则为功能性少尿。

2)利尿实验　如输入葡萄糖液后尿量仍少,可再于 15 min 内快速输入 20%甘露醇 250 mL,若每小时尿量超过 40 mL,则为功能性少尿;如仍无尿或尿量少于每小时 20 mL,则为 ARF。

41.3　治疗

41.3.1　现场救治

(1)基本生命支持,注意有无其他损伤。

(2)尽快移去挤压物,注意勿加重损伤。

(3)伤肢制动,避免按摩及热敷,避免抬高患肢,有出血可上止血带。

(4)输液补充血容量,或口服碱性液体。

(5)吸氧。

(6)转运到有条件救治的医院。

41.3.2　院内治疗

1.受压肢体治疗

(1)固定制动。

(2)早期行筋膜间室切开减压,指征如下：

1)肢体明显肿胀与疼痛；

2)该筋膜间隙张力大、压痛；

3)该组肌肉被动牵拉疼痛；

4)筋膜间隙压力在 30 mmHg 以上；

5)筋膜室内压与舒张压相差小于 30 mmHg。

6)远端肢体动脉搏动消失。

(3)清除已坏死肌肉组织。

(4)截肢　需严格控制适应证,但在以下情况时,需果断截肢以挽救生命。

1)肌肉已明显缺血坏死,肢体已无保留价值。

2)肾功能衰竭持续加重无法控制。

3)全身中毒症状持续加重无法控制。

4)肌肉坏死合并特异性感染如气性坏疽等。

2.全身治疗

(1)纠正休克。

(2)高钾血症处理　纠正酸中毒,静脉注射钙剂,输入高糖及胰岛素,离子交换树脂应用。

(3)急性肾功能障碍预防

1)输入大量林格氏液扩容利尿。

2)碱化尿液。

3)利尿。

4)解除肾血管痉挛。

5)积极处理筋膜室隔综合征,必要时果断截肢。

(4)急性肾功能障碍治疗　纠正肾髓质缺氧或使缺氧降到最低程度,包括扩容、呋塞米及多巴胺应用,必要时透析治疗,透析包括以下3种方式。

1)间歇性血液透析。

2)腹膜透析。

3)持续性肾脏替代治疗。

(张　宇)

第42章 创伤后多脏器功能障碍综合征

42.1 概论

42.1.1 定义

多器官功能障碍综合征(multiple organ dysfunction syndrome, MODS)在严重感染、创伤、休克、烧伤及大手术24h后序贯性的出现两个或以上系统和/或器官功能障碍,并达到各自器官功能衰竭的诊断标准的临床综合征。

42.1.2 发生机制

1.MODS 主要发病学说

(1)炎症反应学说 是发生机制的基石,认为发生MODS的原因不是感染或创伤引起的毒素释放和组织损伤,而是细菌/毒素和组织损伤所诱发的全身性炎症反应。

(2)自由基学说 认为氧输送不足所致的组织细胞直接的缺血缺氧性损害;缺血再灌注促发自由基大量释放;白细胞与内皮细胞相互作用,导致组织和器官损伤。

(3)肠道功能障碍学说 认为肠黏膜屏障(机械、蠕动、免疫等)因缺血缺氧等破坏,肠道内细菌和毒素发生移位,通过肠黏膜进入淋巴系统和门静脉,导致菌血症、毒血症或脓毒血症,最终导致MODS。

(4)二次打击学说 创伤后的休克、感染、缺氧等因素导致炎症反应的爆发性激活,触发级联反应,加重器官功能的损伤。

2.创伤后MODS发生机制

其诱发MODS的机制主要有以下6个方面。

(1)直接损害器官或系统的形态和功能。

(2) 造成低血容量休克和再灌注损伤。
(3) 削弱或破坏机体的局部屏障和全身防御系统,导致感染。
(4) 激活多种细胞和体液因子,造成过度的炎症和免疫反应。
(5) 改变神经内分泌功能,引起持续高代谢反应和营养不良。
(6) 启动凝血系统紊乱,促发 DIC。

42.2 临床表现及诊断

42.2.1 临床表现

1. 临床特点

创伤后机体打击重,临床表现复杂,个体变异大,MODS 具有以下特点:
(1) 发病率高、进展快、病情凶险,死亡率高。
(2) 休克、感染是主要病因,病前器官功能相对良好。
(3) 衰竭的器官往往不是直接损伤的器官。
(4) 从最初的打击到器官功能障碍有一时间间隔。
(5) 典型的高代谢高动力循环。
(6) 病理变化缺乏特征性,治愈多不遗留永久性器官功能损伤。

2. 临床监测

(1) 呼吸系统　临床观察呼吸动度等,SpO_2、动脉血气、胸部 B 超、X 片、CT、呼吸力学等。
(2) 循环系统　ECG、CVP、PAWP、心肌酶学等。
(3) 泌尿系统　肾功能,尿量、尿比重、BUN、Cr、肌酐清除率等。
(4) 肝功能　胆红素、转氨酶、白蛋白等。
(5) 胃肠道　腹胀、肠鸣音、胃液 PH、胃减压量、大便隐血、pHi 等。
(6) 神经系统　GSC 评分等。
(7) 血液系统　Hb、HCT、WBC、Plt、DIC 全套监测等。
(8) 微生物监测　体液(血、尿、痰)、引流物、导管冲洗液、胸腹腔积液,多次送检,包括涂片、染色、培养、药敏等。

42.2.2 诊断

创伤后 MODS 尚无统一标准,故预防和早期诊断处理尤为重要。公认的观点是具备以下 3 条:
(1) 诱因　多发伤、烧伤、创伤较大的手术和复合伤等。

(2) 全身炎症反应综合征(systemic inflammatory response syndrome, SIRS) 包括以下两项或两项以上体征：

1) 体温>38℃或<36℃。
2) 心率>90 次/min。
3) 呼吸>20 次/min, 或动脉血二氧化碳分压<32mmHg。
4) 外周血白细胞>12×10^9/L 或<4×10^9/L, 或未成熟粒细胞>10%。

(3) 脏器功能受损　具体诊断标准见表 42.1。

表 42.1　MODS 诊断标准

系统或器官	诊断标准
循环系统	收缩压低于 90 mmHg, 并持续 1h 以上, 或需要药物支持才能循环稳定
呼吸系统	急性起病, 动脉血氧分压/吸入氧浓度（PaO_2/FiO_2≤200 mmHg（无论有否应用 PEEP）, X 线正位胸片见双侧肺浸润, 肺动脉嵌顿压≤18 mmHg 或无左房压力升高的证据
肾脏	血肌酐>177 μmol/L 伴有少尿或多尿, 或需要血液净化治疗
肝脏	血胆红素>34 μmol/L, 并伴有转氨酶升高, 大于正常值 2 倍以上, 或出现肝昏迷
胃肠道	上消化道出血, 24 h 出血量超过 400 ml, 或胃肠蠕动消失不能耐受食物, 或出现消化道坏死或穿孔
血液	血小板<50×10^9/L 或降低 25%, 或出现播散性血管内凝血
代谢	不能为机体提供所需的能量, 糖耐量降低, 需要用胰岛素; 或出现骨骼肌萎缩、无力等表现
中枢神经系统	格拉斯哥昏迷评分<7 分

42.3　治疗

42.3.1　控制原发病

(1) 稳定循环、有效复苏, 早期目标导向治疗。
(2) 创伤修复、损害控制。
(3) 清创引流、有效抗感染。

42.3.2　改善和维持组织充分氧合

(1) 增加氧输送　提高氧合、心输出量、携氧能力等。
(2) 降低氧需求　降温、镇痛镇静、人机协调等。
(3) 改善脏器灌流　多巴胺、多巴酚丁胺等改善肾、胃肠道等脏器灌注。

42.3.3 代谢支持与调理

(1) 早期营养底物不敏感,允许性低热卡 20～30 kcal/kg。
(2) 如果可能尽早肠内营养。原则上可按 TPN 开始,二者过渡(TPN+EN),到 EN。
(3) 谷胺酰胺、鱼油等临床应用。
(4) CRRT 应用可清除细胞因子和炎症介质,间接纠正血流动力学异常。

42.3.4 个体化综合治疗

树立机体整体全局观念,平衡脏器功能。
(1) 强化血糖控制 早期病情稳定后应维持血糖水平低于 8.3 mmol/L(150 mg/dL)。严格血糖控制可明显降低死亡率,减少并发症。
(2) 小剂量糖皮质激素补充 应激剂量(中小剂量)、较长疗程的糖皮质激素治疗感染性休克,有利于休克的逆转,改善器官功能的损害,降低死亡率。推荐氢化可的松 50 mg,q4 h 或 q6 h,5～7 d 疗程。
(3) 重组活化蛋白C(rhAPC) 为一种内源性抗凝物质,具有促进纤维蛋白溶解、抑制血栓形成及抑制炎症反应的特性。在死亡危险性高的患者(如 APACHE II>25 分等)可考虑应用。
(4) 小潮气量通气 VT 6 mL/kg 理想体质量,吸期末平台压<30 cmH$_2$O。
(5) 机械通气的患者体位要求 45 度的半卧位,以防止呼吸机相关性肺炎的发生。

(周发春)

第43章
创伤后静脉血栓

43.1 发生机制

43.1.1 部位
一般发生在四肢,以下肢多见,由于左髂总静脉被夹在右髂总动脉和骶骨岬之间的解剖因素,下肢中又以左下肢为常见。

43.1.2 机制
(1)外力导致深静脉内膜挫伤,启动外源性凝血途径促进血栓形成。
(2)伤后患者制动,深静脉内血流速度减慢,血液凝固性增加。
(3)伤后失血、失液、机体应激状态等致血液处于高凝状态。

43.2 临床表现及诊断

43.2.1 临床表现
(1)肢体肿胀,张力增高。
(2)浅静脉怒张。
(3)皮肤青紫或潮红。
(4)皮温略增高。
(5)深静脉走向可有深压痛。
(6)继发感染者,可有高热。

43.2.2 辅助检查

(1)彩色多普勒超声显像　可了解栓塞的大小及其所在部位。

(2)发射计算机断层摄影(emission computer tomography,ECT)可以同时完成周围静脉、下腔静脉检查和肺扫描。

(3)CT血管三维立体成像　可清楚地显示深静脉阻塞或狭窄以及侧枝循环建立的情况。

(4)静脉造影　诊断的"金标准",能使静脉直接显像,可有效地判断有无血栓,能确定血栓的大小、位置、形态及侧枝循环情况。但属侵入性诊断,且需要使用造影剂,约10%的患者因静脉穿刺失败、局部炎症、造影剂过敏或肾功能不全而无法施行此项检查。妊娠为相对禁忌证。

43.3 治疗

43.3.1 非手术治疗

1.休息

卧床休息1～2周。

2.抬高患肢

患肢离床20～30 cm,高于心脏水平,膝关节安置于稍屈曲位。

3.抗凝疗法

(1)适应证

1)静脉血栓形成后1月内。

2)静脉血栓形成后有肺栓塞可能时。

3)血栓取除术后。

(2)禁忌证

1)出血素质。

2)流产后。

3)亚急性心内膜炎。

4)溃疡病。

(3)常用抗凝血剂

1)肝素类　肝素,低分子肝素(low-molecular weight heparins,LMWHs)。

2)香豆素类衍化物　华法林。

4.溶栓疗法

(1)适应证

所有血栓及栓塞症都可局部注射溶栓。

(2)禁忌证

1)绝对禁忌证　现在正在出血的患者；2月内发生脑出血者。

2)相对禁忌证　消化道溃疡病出血者；控制不佳的高血压；近期内手术者。

(3)常用药物

1)链激酶　从溶血性链球菌培养液提制，作用强大，应注意出血、过敏反应等。

2)尿激酶　由人尿提制，作用较强，副作用较链激酶轻。

3)蕲蛇酶　由蕲蛇身上提取，作用一般，使用安全，对时间较长的血栓效果较好。

4)蚓激酶　由蚯蚓身上提取，作用较弱，可长期服用。

5)人体组织型纤溶酶原激活物(recombinantahuman tissue-type plasminogen activator, Rt-PA)　自子宫组织或人体黑色素瘤细胞瘤培养液中提取，能特异地激活血栓表面凝胶状态的纤溶酶原，但对血液循环中溶解状态的纤溶酶原无作用，故无全身影响，该药产量甚微，价贵。

43.3.2　手术疗法

1.手术适应证

下肢深静脉血栓(deep vein thrombosis, DVT)形成，一般不作手术取栓。但对于广泛性髂股静脉血栓形成伴动脉血供障碍而肢体趋于坏疽者(股青肿)，则需手术取栓。

2.手术时机

一般在发病72 h内，尤以48 h内效果最好。手术时间越早，血栓与静脉壁粘连、炎症反应程度越轻、静脉内膜破坏越轻、继发血栓形成越少，手术取栓可更彻底，术后疗效更佳。

3.阻断近心端静脉

在做髂股静脉切开取栓时，需暂时性阻断下腔静脉或髂总静脉，以防取栓时血栓脱落发生肺栓塞。如采用进腹途径显露、钳夹阻断下腔静脉，创伤较大且费时。目前采用的方法是先在健侧腹股沟部在局麻下做一小切口，显露股静脉，插入带气囊的腔静脉阻断导管，导管置于肾静脉下方腔静脉内，在取栓时鼓张气囊，暂时性阻断下腔静脉回流。

4.手术方法

病侧腹股沟部切口，显露股静脉，插入Fogarty导管(一种带气囊的导管)向近心端到达髂总静脉，鼓张气囊后，将血栓缓慢地拉出。萎瘪下腔静脉内阻断血流的气囊，恢复静脉血回流。用塑料带暂时控制股静脉近端，将Fogarty导管再向远心端插入腘静脉，鼓张

43.2.2 辅助检查

(1) 彩色多普勒超声显像　可了解栓塞的大小及其所在部位。

(2) 发射计算机断层摄影 (emission computer tomography, ECT) 可以同时完成周围静脉、下腔静脉检查和肺扫描。

(3) CT血管三维立体成像　可清楚地显示深静脉阻塞或狭窄以及侧枝循环建立的情况。

(4) 静脉造影　诊断的"金标准"，能使静脉直接显像，可有效地判断有无血栓，能确定血栓的大小、位置、形态及侧枝循环情况。但属侵入性诊断，且需要使用造影剂，约10%的患者因静脉穿刺失败、局部炎症、造影剂过敏或肾功能不全而无法施行此项检查。妊娠为相对禁忌证。

43.3　治疗

43.3.1　非手术治疗

1.休息

卧床休息1～2周。

2.抬高患肢

患肢离床20～30 cm，高于心脏水平，膝关节安置于稍屈曲位。

3.抗凝疗法

(1) 适应证

1) 静脉血栓形成后1月内。

2) 静脉血栓形成后有肺栓塞可能时。

3) 血栓取除术后。

(2) 禁忌证

1) 出血素质。

2) 流产后。

3) 亚急性心内膜炎。

4) 溃疡病。

(3) 常用抗凝血剂

1) 肝素类　肝素，低分子肝素 (low-molecular weight heparins, LMWHs)。

2) 香豆素类衍化物　华法林。

4.溶栓疗法

(1)适应证

所有血栓及栓塞症都可局部注射溶栓。

(2)禁忌证

1)绝对禁忌证　现在正在出血的患者;2月内发生脑出血者。

2)相对禁忌证　消化道溃疡病出血者;控制不佳的高血压;近期内手术者。

(3)常用药物

1)链激酶　从溶血性链球菌培养液提制,作用强大,应注意出血、过敏反应等。

2)尿激酶　由人尿提制,作用较强,副作用较链激酶轻。

3)蕲蛇酶　由蕲蛇身上提取,作用一般,使用安全,对时间较长的血栓效果较好。

4)蚓激酶　由蚯蚓身上提取,作用较弱,可长期服用。

5)人体组织型纤溶酶原激活物(recombinantahuman tissue-type plasminogen activator, Rt-PA)　自子宫组织或人体黑色素瘤细胞瘤培养液中提取,能特异地激活血栓表面凝胶状态的纤溶酶原,但对血液循环中溶解状态的纤溶酶原无作用,故无全身影响,该药产量甚微,价贵。

43.3.2　手术疗法

1.手术适应证

下肢深静脉血栓(deep vein thrombosis,DVT)形成,一般不作手术取栓。但对于广泛性髂股静脉血栓形成伴动脉血供障碍而肢体趋于坏疽者(股青肿),则需手术取栓。

2.手术时机

一般在发病72 h内,尤以48 h内效果最好。手术时间越早,血栓与静脉壁粘连、炎症反应程度越轻、静脉内膜破坏越轻、继发血栓形成越少,手术取栓可更彻底,术后疗效更佳。

3.阻断近心端静脉

在做髂股静脉切开取栓时,需暂时性阻断下腔静脉或髂总静脉,以防取栓时血栓脱落发生肺栓塞。如采用进腹途径显露、钳夹阻断下腔静脉,创伤较大且费时。目前采用的方法是先在健侧腹股沟部在局麻下做一小切口,显露股静脉,插入带气囊的腔静脉阻断导管,导管置于肾静脉下方腔静脉内,在取栓时鼓张气囊,暂时性阻断下腔静脉回流。

4.手术方法

病侧腹股沟部切口,显露股静脉,插入Fogarty导管(一种带气囊的导管)向近心端到达髂总静脉,鼓张气囊后,将血栓缓慢地拉出。萎瘪下腔静脉内阻断血流的气囊,恢复静脉血回流。用塑料带暂时控制股静脉近端,将Fogarty导管再向远心端插入腘静脉,鼓张气囊后,将远端血栓缓慢地拉出。同时在体表反复辅以向心方向的手法挤压,挤出小腿静脉及分支内的血栓,这是一个必不可少的步骤,否则可发生继发血栓。两侧的静脉壁切口宜用5-0号聚丙烯缝线做精细的间断缝合或连续缝合,要求内膜对合整齐,勿使外膜内翻。术后需应用抗凝疗法。

(张 矛 赵 渝)

第44章
创伤后肺栓塞

44.1 发生机制

44.1.1 血栓性肺栓塞

(1)常是创伤后静脉血栓形成的合并症。栓子通常来源于下肢和骨盆的深静脉,通过循环到肺动脉引起栓塞。极少数可来源于上肢、头和颈部静脉。

(2)血流淤滞、血液凝固性增高和静脉内皮损伤是血栓形成的促进因素。创伤后长期卧床、静脉插管、盆腔和髋部创伤手术后或凝血机制亢进等,容易诱发静脉血栓形成。

(3)早期血栓松脆,加上纤溶系统的作用,故在血栓形成的最初数天发生肺栓塞的危险性最高。

44.1.2 其他原因导致的肺栓塞

常见的有以下2种:
(1)长骨骨折致脂肪栓塞。
(2)大静脉损伤和减压病等造成空气栓塞。

44.2 临床表现及诊断

44.2.1 症状

(1)呼吸困难 最常见,发生率73%~90%,尤以活动时明显。
(2)胸痛 发生率约70%,其中胸膜性胸痛多见。
(3)烦躁不安、惊恐甚至濒死感 发生率约55%。

(4) 咳嗽　多为干咳,发生率20%～37%。
(5) 咯血　一般量不多,鲜红色,发生率13%～30%。
(6) 晕厥　多见于大块肺栓塞的首发或唯一症状,发生率11%～20%。
(7) 心悸　发生率73%～90%。
(8) 腹痛　表现为上腹痛,较少见,但易误诊,预后差。

44.2.2 体征

(1) 呼吸急促　呼吸频率>20次/分,最常见,发生率约70%,尤以活动时期明显,呼吸次数最高可达40～50次/分。
(2) 窦性心动过速　发生率30%～40%。
(3) 发绀　发生率11%～16%。
(4) 发热　发生率约43%,多为低热。
(5) 气管移位　气管向患侧移位。
(6) 肺内可闻及哮鸣音和(或)干湿罗音　前者发生率约5%,后者18%～51%。
(7) 肺血管杂音　杂音随吸气增强。
(8) 胸膜摩擦音。
(9) 胸腔积液　发生率24%～30%。
(10) 肺动脉高压和右心功能不全体征:
1) 颈静脉充盈或搏动。
2) 右心室呈抬举性搏动。
3) 胸骨左缘第二、第三肋间可有收缩期杂音,触及肺动脉瓣关闭性杂音。
4) 肺动脉瓣区第二心音亢进或分裂。
5) 胸骨左缘第四肋间可闻及三尖瓣反流性杂音。
6) 可闻及右心性第3及第4心音分别为室性或房性奔马律。
7) 心律失常。
8) 肝脏充血。
9) 腹水。
10) 心包摩擦音或心包积液的征象。

44.2.3 实验室及辅助检查

1. 血气分析

常表现为低氧血症,低碳酸血症,肺泡-动脉血氧分压差增大。

2. 心电图

常见的改变是 V_1 至 V_4 的 T 波改变和 ST 段异常;部分病例可出现 $S_IQ_{III}T_{III}$ 征;完全或不完全右束支传导阻滞;肺型 P 波、电轴右偏和顺钟向转位等。

3. 血浆 D-二聚体

其含量异常增高对诊断肺血栓栓塞症(pulmonary thromboembolism,PTE)的敏感性在 90%以上,但小于 500 ng/mL 强烈提示无急性肺栓塞,有排除诊断的价值。

4. 胸部 X 线平片

多有异常表现,但缺乏特异性。常见的 X 线征象有区域肺血管纹理稀疏、纤细,肺野透亮度增强;肺野局部浸润性阴影,尖端指向肺门的楔型阴影,肺不张或膨胀不全,右下肺动脉干增宽或伴截断征,肺动脉段膨隆以及右心室扩大征,患侧横膈抬高,少至中量胸腔积液征等。

5. 超声检查

(1)心脏超声　特征性表现为肺动脉高压、肺动脉扩张、右心室急性扩张等。

(2)患肢静脉超声　如能确诊 DVT 形成,可对 PTE 诊断产生导向性作用。

(3)经胸或经食管超声　可发现肺动脉近端或右心腔内的血栓。

6. 螺旋 CT 肺动脉造影(computerized tomography pulmonary angiography,CTPA)及磁共振血管成像(magnetic resonance angiography,MRA)

直接征象可见肺动脉半月形或环形充盈缺损或完全梗阻,间接征象包括主肺动脉扩张,或左右肺动脉扩张,血管断面细小缺损,肺梗塞灶或胸膜改变等。

7. 放射性核素肺扫描

呈肺段分布的灌注缺损。

8. 选择性肺动脉造影

为确定肺栓塞的部位和程度的可靠方法,属创伤性检查,应用受条件限制。

44.3　治疗

44.3.1　一般处理和急救措施

(1)一般处理　吸氧、卧床,注射吗啡等制剂止痛,酌情给予抗感染药物。

(2)急救措施　给予肺动脉扩张和强心作用的药物维持组织灌注,多巴胺 5~10 ug/(kg·min),或去甲肾上腺素 0.2~2.0 ug/(kg·min),持续静脉滴注,使收缩压维持在 90~100 mmHg(12~13.3 kPa),心脏指数 > 2.5 L/(min·m^2)及尿量 > 50 mL/h。

44.3.2 溶栓治疗

对于14d之内的肺血栓栓塞,引起循环障碍或肺动脉压力增高者均可进行溶栓治疗。溶栓药物可使用尿激酶、链激酶或人体组织型纤溶酶原激活物(recombinant human tissue-type plasminogen activator, Rt-PA)。溶栓治疗期间应8～12h测定一次凝血酶时间(thrombin time, TT),TT应控制在用药前正常值的2～3倍,超过7倍则有出血危险,纤维蛋白原正常2～4 g/L,不宜低于0.5～1 g/L。

常用溶栓方案有下列几种:

(1) Rt-PA 100 mg 静脉点滴 2 h。

(2) 尿激酶 4 000 U/kg 静滴 10 min,继以 4 000 U/kg/小时滴注 12～24h,或 2 万 U/kg 静脉点滴 2h。

(3) 链激酶 250 000 U 静滴>30min,继以 100 000 U/h 持续滴注 24 h。

44.3.3 抗凝治疗

在溶栓治疗结束后或不需用溶栓治疗的患者,可使用抗凝治疗,以减少肺栓塞的复发率,延长患者生命。抗凝药物有肝素、低分子量肝素和华法林。

(1) 肝素治疗 UFH给药应快速、足量,使最初24h内的APTT延长为基础值的1.5～2.5倍。

1) 持续静脉给药 持续静脉泵(滴)入UFH较间断静脉给药安全、效果好,适用于大块肺栓塞患者。Raschke方案,首剂负荷量80 U/kg,随后以18 U/(kg·h)速度静脉泵入,根据APTT调整给药量。

2) 间歇静脉注射 每4h静脉注射5 000 U,或每6h静脉注射7 500 U UFH,每日总量36 000 U。

3) 间歇皮下注射 可每4h皮下注射5 000 U,或每8h皮下注射10 000 U,或每12 h皮下注射20 000 U。

(2) 低分子肝素(low-molecular weight heparins, LMWHs)治疗 LMWHs 0.4～0.6 mL,皮下注射,2次/12 h。

(3) 华法林 以3 mg口服开始即可,根据抗凝指标调整剂量。将国际标准化比值(INR)控制在2.0～3.0之间。停药时应逐渐减量,以免发生反跳,导致血液高凝。

44.3.4 介入治疗

目前介入治疗主要用于急性、大块、中心型肺栓塞患者。

1. 机械去栓术
(1) 静脉导管肺动脉吸栓术。
(2) 导管碎栓技术。
(3) 机械性消栓装置。
2. 其他技术
(1) 动脉内支架置入术。
(2) 激光治疗。
3. 腔静脉滤器置入术

预防肺栓塞，目前仅被推荐于下肢深静脉近端血栓禁忌抗凝治疗或抗凝治疗得当仍有肺栓塞发生、小型肺栓塞反复发作以及肺动脉栓塞摘除术后的患者。预防肺栓塞的成功率可达97%。

44.3.5 外科治疗

(1) 肺动脉血栓清除术　手术指征包括：
1) 诊断明确，由于血流动力学不稳定如右心衰竭危及生命者。
2) 大块肺栓塞，肺动脉主干或主要分支完全堵塞者。
3) 有溶栓禁忌证，或溶栓等内科治疗失败者。
4) 右心房、左心房或右心室内有大量血栓或有脱落危险者。
(2) 肺动脉血栓内膜剥脱术　仅针对慢性栓塞性肺动脉高压且心功能为NYHA Ⅲ级或Ⅳ级者。

(成　军　赵　渝)

附录1
器官损伤定级、ICD-10 及AIS-2005

附表1.1　颈部血管损伤分级

OIS	伤情	ICD-10	AIS-2005
I	甲状腺静脉	S15.9	1~3
	面总动脉	S15.9	1~3
	颈外静脉	S15.2	1~3
	无名称的动/静脉分支	S15.9	NFS
II	颈外动脉的分支(咽升动脉、甲状腺上动脉、舌动脉、面动脉、上颌动脉、枕动脉、耳后动脉)	S15.0	NFS
	甲状腺干及其一级分支	S15.9	NFS
	颈内静脉	S15.3	1~3
III	颈外动脉	S15.0	2~3
	锁骨下静脉	S25.3	3~4
	椎动脉	S15.1	2~5
IV	颈总动脉	S15.0	3~5
	锁骨下动脉	S25.1	3~4
V	颈内动脉(颅外段)	S15.0	3~5

注：多处III、IV级损伤，累及血管周径>50%者，其级别增加一级；IV、V级损伤，血管裂伤<25%者，其级别降低一级。NFS：未进一步说明具体伤情，缺乏详细的资料(下同)。

附表1.2　胸壁损伤分级

OIS	伤情		ICD-10	AIS-2005
I	挫伤	任何大小	S20.20	1
	裂伤	皮肤及皮下	S21.91	1
	骨折	肋骨<3条,闭合性	S22.3/S22.4	12
		无锁骨移位,闭合性		

（续表）

OIS	伤情		ICD-10	AIS-2005
Ⅱ	裂伤	皮肤、皮下及肌肉	S21.91	2
	骨折	≥3条相邻的肋骨,闭合性	S22.30	3
		锁骨,移位或开放性	S42.0	2
		胸骨,无移位,闭合性	S22.2	2
		肩胛体,开放性或闭合性	S42.1	2
Ⅲ	裂伤	全层,包括胸膜穿透伤	S21.92	3
	骨折	胸骨,开放性或闭合性,浮动胸骨	S22.2	2
		单侧浮动胸壁(<3肋)	S22.7	2
Ⅳ	裂伤	胸壁组织撕脱,合并深部肋骨骨折	S22.7	4~5
	骨折	单侧浮动胸壁(≥3肋)	S22.7	3~4
Ⅴ	骨折	双侧浮动胸壁(两侧均≥3肋)	S22.7	5

注：此表只适用于胸壁损伤，未反映胸腔内或腹部损伤；因此并未涉及胸壁的上下、前后比较，且未提及Ⅵ级伤。胸部挤压伤并非描述性的专用词，而以骨折与软组织损伤的部位和程度来确定损伤等级。双侧损伤，其级别增加一级。

附表1.3　肺损伤分级

OIS	伤情		ICD-10	AIS-2005
Ⅰ	挫伤	单侧,<1叶	S27.3	3
Ⅱ	挫伤	单侧,1叶	S27.3	3~4
	裂伤	单纯气胸	S27.0	3
Ⅲ	挫伤	单纯,>1叶	S27.3	3
	裂伤	肺裂伤,远端漏气>72 h	S27.0	3~4
	血肿	实质内,无扩展	S27.3	3~4
Ⅳ	裂伤	大气道(肺段或肺叶支气管)漏气	S27.0	4~5
	血肿	实质内,扩展性	S27.3	4~5
	血管	肺内血管一级分支破裂	S25.4	3~5
Ⅴ	血管	肺门血管破裂	S25.4	5~6
Ⅵ	血管	全肺门横断	S25.4	5~6

注：双侧损伤增加一级；血胸参见胸部血管损伤分级。依据准确的尸检、手术或放射学检查来确定。

附表1.4 心脏损伤的分级

OIS	伤情	ICD-10	AIS-2005
I	钝性伤致轻度ECG改变(非特异性ST或T波改变,房性或室性早搏,或持续窦性心动过速)	S26.9	3
I	钝性或穿透性心包损伤,但无心肌受累、心包填塞或疝出	S26.9	3
II	钝性伤致心脏阻滞(右或左束支,左前束支,或房室束),或缺血性改变(ST降低,T波倒置),无心衰	S26.9	3
II	穿透性心肌切线伤,达心内膜但未穿透,无心包填塞	S26.9	3
III	钝性伤致连续(≥5次/分)或多灶性室性早搏	S26.9	3~4
III	钝性或穿透性损伤致房、室间隔破裂,肺动脉瓣或三尖瓣功能不全,乳头肌功能不全,或远端冠脉阻塞,无心衰	S26.9	5
III	钝性心包裂伤致心脏疝出	S26.8	5
III	钝性心脏损伤伴心功能衰竭	S26.8	3~4
III	穿透性心肌切线伤,达心内膜但未穿透,伴心包压塞	S26.0	4
IV	钝性或穿透性损伤致房、室间隔破裂,肺动脉瓣或三尖瓣功能不全,乳突肌功能不全,或远端冠脉阻塞,致心衰	S26.9	5
IV	钝性或穿透性损伤伴主动脉瓣或二尖瓣功能不全	S26.9	5
IV	钝性或穿透性损伤累及右室、右房或左房	S26.9	5
V	钝性或穿透性损伤致近端冠状动脉阻塞	S26.9	5
V	钝性或穿透性损伤致左室穿孔	S26.9	5
V	星状伤致右室、右房或左房组织缺失	S26.9	5
VI	钝性伤致全心脏撕脱;穿透伤致单个房、室组织缺失>50%	S26.9	6

注:单个房、室的多发性穿透伤或多个房、室的损伤者增加一级。

附表1.5 胸部血管损伤分级

OIS	伤情	ICD-10	AIS-2005
I	肌间动、静脉	S25.5	2~3
I	内乳动、静脉	S25.8	2~3
I	支气管动、静脉	S25.8	2~3
I	食道动、静脉	S25.8	2~3
I	半奇静脉	S25.9	2~3
I	无名称的动、静脉	S25.9	2~3
II	奇静脉	S25.8	2~3
II	颈内静脉	S15.3	2~3
II	锁骨下静脉	S25.3	3~4
II	无名静脉	S25.3	3~5

（续表）

OIS	伤情	ICD-10	AIS-2005
Ⅲ	颈动脉	S15.0	3~5
	无名动脉	S25.1	3~4
	锁骨下动脉	S25.1	3~4
Ⅳ	降主动脉	S25.0	4~5
	下腔静脉胸内段	S25.2	3~5
	肺动、静脉及其一级分支	S25.4	3~6
Ⅴ	升主动脉及主动脉弓	S25.0	5
	上腔静脉	S25.2	3~5
	肺动静脉主干	S25.4	3~6
	主动脉完全离断	S25.0	5~6
Ⅵ	肺门完全离断	S25.4	5~6

注：多处Ⅲ、Ⅳ级损伤，累及血管周径>50%者，其级别增加一级；Ⅳ、Ⅴ级损伤，血管裂伤<25%者，其级别降低一级。依据准确的尸检、手术或放射学检查来确定。

附表1.6　食管损伤分级

OIS	伤情	ICD-10	AIS-2005
Ⅰ	挫伤或血肿	S27.8	2
	部分裂伤	S27.8	3
Ⅱ	裂伤≤50%周径	S27.8	3
Ⅲ	裂伤>50%周径	S27.8	4
Ⅳ	组织缺失或失血供≤2 cm	S27.8	5
Ⅴ	组织缺失或失血供>2 cm	S27.8	5

注：Ⅲ级以下多处损伤，其级别增加一级。

附表1.7　膈肌损伤分级

OIS	伤情	ICD-10	AIS-2005
Ⅰ	挫伤	S27.8	2
Ⅱ	裂伤<2 cm	S27.8	3
Ⅲ	裂伤2~5 cm	S27.8	3
Ⅳ	裂伤≤25 cm² 伴组织缺失	S27.8	4
Ⅴ	裂伤伴组织缺失>25 cm²	S27.8	4

注：双侧损伤增加一级。

附表1.8　肝脏损伤分级

OIS	伤情		ICD-10	AIS-2005
Ⅰ	血肿	包膜下,表面积<10%	S36.10	2
	裂伤	包膜裂伤,实质深度<1 cm	S36.11	2
Ⅱ	血肿	包膜下,表面积10%~50%;实质内,直径<10%	S36.10	2
	裂伤	实质内深1~3 cm,长10cm	S36.11	2
Ⅲ	血肿	包膜下,表面积>50%或呈扩展性;包膜下或实质内血肿破裂;实质内血肿直径>10 cm或呈扩展性	S36.10	3
	裂伤	实质深度>3 cm	S36.11	3
Ⅳ	裂伤	实质破裂累及一叶的25%~75%或局限于一叶内的1~3个库氏段	S36.11	4
Ⅴ	裂伤	实质破裂累及一叶的75%或一叶内多于3个库氏段	S36.11	5
	血管	肝后静脉损伤,如肝后下腔静脉,肝中央主静脉	S35.1	5
Ⅵ	血管	肝脏完全撕脱	S35.1/S35.2	6

附表1.9　肝外胆管损伤分级

OIS	伤情	ICD-10	AIS-2005
Ⅰ	胆囊挫伤	S36.1	2
	肝门三角挫伤	S36.1	2
Ⅱ	胆囊自肝床部分撕脱,未累及胆囊管	S36.1	2
	胆囊裂伤或穿孔	S36.1	2
Ⅲ	胆囊自肝床完全撕脱	S36.1	3
	胆囊管裂伤或横断	S36.1	3
Ⅳ	右肝管部分或完全裂伤	S36.1	4
	左肝管部分或完全裂伤	S36.1	4
	肝总管部分裂伤(≤50%)	S36.1	4
	胆总管部分裂伤(≤50%)	S36.1	4
Ⅴ	肝总管或胆总管横断(>50%)	S36.1	4
	左右肝管联合损伤	S36.1	4
	十二指肠内或胰腺内胆管损伤	S36.1	4

注:Ⅲ级以下多处损伤,其级别增加一级。

附表1.10　胰腺损伤分级

OIS	伤情		ICD-10	AIS-2005
Ⅰ	血肿	轻度挫伤,不伴胰管损伤	S36.2	2
	裂伤	浅表裂伤,不伴胰管损伤	S36.2	2

（续表）

OIS		伤情	ICD-10	AIS-2005
Ⅱ	血肿	重度挫伤,不伴胰管损伤或组织缺失	S36.2	3
	裂伤	重度裂伤,不伴胰管损伤或组织缺失	S36.2	3
Ⅲ	裂伤	远端胰腺横断或有胰管损伤的实质伤	S36.2	3
Ⅳ	裂伤	近端胰腺横断累及壶腹的实质伤	S36.2	4
Ⅴ	裂伤	胰头广泛毁损	S36.2	5

注：近端胰腺系指肠系膜上静脉以右者；同一器官多处损伤增加一级。
依据准确的尸检、手术或放射学检查来确定。

附表1.11　脾脏损伤分级

OIS		伤情	ICD-10	AIS-2005
Ⅰ	血肿	包膜下,表面积<10%	S36.00	2
	裂伤	包膜裂伤,实质深度<1 cm	S36.01	2
Ⅱ	血肿	包膜下,表面积10%~15%；实质内,直径<5 cm	S36.00	2
	裂伤	深入实质1~3 cm,未累及小梁血管	S36.01	2
Ⅲ	血肿	包膜下,表面积>50%或呈扩展性；包膜下或实质内血肿破裂；实质内血肿直径>5 cm或呈扩展性	S36.00	3
	裂伤	深入皮质>3 cm或累及小梁血管	S36.01	3
Ⅳ	裂伤	波及脾段或脾门血管,导致>25%脾脏失血供	S36.01	4
Ⅴ	裂伤	脾脏完全碎裂	S36.01	5
	血管	脾门血管损伤致全脾无血供	S35.2/S35.3	5

注：Ⅲ级以下多处损伤,其级别增加一级。

附表1.12　胃损伤分级

OIS	伤情	ICD-10	AIS-2005
Ⅰ	挫伤或血肿部分裂伤	S36.3	2
Ⅱ	贲门或幽门部裂伤≤2 cm	S36.3	3
	胃近段1/3裂伤≤5 cm	S36.3	3
	胃远段2/3裂伤≤10 cm	S36.3	3
Ⅲ	贲门或幽门部裂伤>2 cm	S36.3	3
	胃近段1/3裂伤>5 cm	S36.3	3
	胃远段2/3裂伤>10 cm	S36.3	3
Ⅳ	组织缺失或失血供≤2/3胃	S36.3	4
Ⅴ	组织缺失或失血供>2/3胃	S36.3	4

注：Ⅲ级以下多处损伤,其级别增加一级。

附表1.13　十二指肠损伤分级

OIS	伤情		ICD-10	AIS-2005
I	血肿	限于一处	S36.4	2
	裂伤	部分裂伤，无穿孔	S36.4	2
II	血肿	多于一处	S36.4	2
	裂伤	<50%	S36.4	2
III	裂伤	50%~70%周径（第2段）	S36.4	3
		50%~70%周径（第1、3、4段）	S36.4	3
IV	裂伤	第2段>75%周径	S36.4	4
		累及壶腹部或胆总管下段	S36.4	4
V	裂伤	十二指肠胰头广泛损伤	S36.4	5
	血管	十二指肠完全失血供	S36.4	5

注：同一器官多处损伤增加一级。
依据准确的尸检、剖腹探查手术或放射学检查来确定。

附表1.14　小肠损伤分级

OIS	伤情		ICD-10	AIS-2005
I	血肿	不影响血供的挫伤或血肿	S36.4	2
	裂伤	肠壁部分裂伤，无穿孔	S36.4	2
II	裂伤	<50%周径	S36.4	2
III	裂伤	≥50%周径，但未横断	S36.4	3
IV	裂伤	小肠横断	S36.4	4
V	裂伤	小肠横断伴节段性组织丢失	S36.4	4
	血管	节段失血供	S36.4	4

注：同一器官多处损伤增加一级。
依据准确的尸检、剖腹探查手术或放射学检查来确定。

附表1.15　结肠损伤分级

OIS	伤情		ICD-10	AIS-2005
I	血肿	不影响血供的挫伤或血肿	S36.5	2
	裂伤	肠壁部分裂伤，无穿孔	S36.5	2
II	裂伤	<50%周径	S36.5	2
III	裂伤	≥50%周径，但未横断	S36.5	3
IV	裂伤	结肠横断	S36.5	4
V	裂伤	结肠横断伴节段性组织丢失	S36.5	4
	血管	节段失血供	S36.5	4

注：同一器官多处损伤增加一级。
依据准确的尸检、手术或放射学检查来确定。

附表 1.16　直肠损伤分级

OIS	伤情		ICD-10	AIS-2005
I	血肿	不影响血供的挫伤或血肿	S36.6	2
	裂伤	肠壁部分裂伤，无穿孔	S36.6	2
II	裂伤	≤50%周径	S36.6	2
III	裂伤	>50%周径	S36.6	3
IV	裂伤	全层裂伤，扩展至会阴	S36.6	4
V	血管	节段失血供	S36.6	5

注：同一器官多处损伤增加一级。
　　依据准确的尸检、剖腹探查手术或放射学检查来确定。

附表 1.17　腹部血管损伤分级

OIS	伤情	ICD-10	AIS-2005
I	肠系膜上动、静脉无名分支	S35.8	NFS
	肠系膜下动、静脉无名分支	S35.8	NFS
	膈动、静脉	S35.8	NFS
	腰动、静脉	S35.8	NFS
	生殖腺动、静脉	S35.8	NFS
	卵巢动、静脉	S35.8	NFS
	其他无名小动静脉（需结扎处理的）	S35.8	NFS
II	肝左、肝右及肝总动脉	S35.2	3~4
	脾动、静脉	S35.2/S35.3	3~4
	胃左、右动脉	S35.2	3~4
	胃十二指肠动脉	S35.2	3~4
	肠系膜下动、静脉主干	S35.2/S35.3	3~4
	肠系膜动、静脉一级分支（如回结肠动脉）	S35.8	3~4
	其他有名称的血管（需结扎或修复）	S35.8	3~4
III	肠系膜下上静脉主干	S35.2/S35.3	3~4
	肾动、静脉	S35.4	3~4
	髂动、静脉	S35.5	3~4
	髂内动、静脉	S35.8	2~4
	肾下下腔静脉	S35.1	3~4
IV	肠系膜上动脉主干	S35.2	3~5
	腹腔动脉干	S35.2	3~5
	肾上肝下下腔静脉	S35.1	3~5
	肾下主动脉	S35.2	3~5

(续表)

OIS	伤情	ICD-10	AIS-2005
V	门静脉	S35.3	3~4
	肝外肝静脉	S35.1	3
	肝后或肝上下腔静脉	S35.1	5
	肾上、膈下主动脉	S35.2	4

注：此分级表也适用于实质外血管损伤。如果实质内血管损伤不超过 2 cm，请参考特定器官损伤分级表。多处Ⅲ、Ⅳ级损伤，累及血管周径>50%者，其级别增加一级；Ⅳ、Ⅴ级损伤，血管裂伤<25%者，其级别降低一级。

附表 1.18　肾上腺血管损伤分级

OIS	伤情	ICD-10	AIS-2005
Ⅰ	挫伤	S37.8	1
Ⅱ	皮质裂伤(<2 cm)	S37.8	1
Ⅲ	裂伤累及髓质(≥2 cm)	S37.8	2
Ⅳ	实质毁损>50%	S37.8	2
Ⅴ	实质完全毁损(包括实质内大出血)撕脱，失血供	S37.8	3

注：Ⅴ级以下双侧损伤，其级别增加一级。

附表 1.19　肾脏损伤分级

OIS	伤情		ICD-10	AIS-2005
Ⅰ	挫伤	镜下或肉眼血尿，泌尿系检查正常	S37.0	2
	血肿	包膜下，无扩展，无实质裂伤	S37.0	2
Ⅱ	血肿	无扩展的肾周血肿，局限于腹膜后	S37.0	2
	裂伤	皮质裂伤，深度<1.0 cm，无尿外渗	S37.0	2
Ⅲ	裂伤	实质裂伤，深度>1.0 cm，无集合管系统破裂或尿外渗	S37.0	3
Ⅳ	裂伤	实质裂伤，累及皮质、髓质和集合管系统	S37.0	4
	血管	主肾动静脉损伤伴局限性血肿	S37.0	4
Ⅴ	裂伤	肾脏完全撕脱	S37.0	5
	血管	肾门断裂致全肾失血供	S37.0	5

注：同一器官多处损伤增加一级。依据准确的尸检、剖腹探查手术或放射学检查来确定。

附表1.20　输尿管损伤分级

OIS	伤情		ICD-10	AIS-2005
I	血肿	挫伤,不影响血供	S37.10/S37.11	2
II	裂伤	<50%周径	S37.10/S37.11	2
III	裂伤	>50%周径	S37.10/S37.11	3
IV	裂伤	完全横断并失血供<2 cm	S37.10/S37.11	3
V	裂伤	毁损并失血供>2 cm	S37.10/S37.11	3

注:多处损伤增加一级。

附表1.21　膀胱损伤分级

OIS	伤情		ICD-10	AIS-2005
I	血肿	挫伤,壁内血肿	S37.2	2
I	裂伤	部分,非全层	S37.2	2
II	裂伤	腹膜外膀胱裂伤<2 cm	S37.2	2
III	裂伤	腹膜外膀胱裂伤>2 cm或腹膜内膀胱裂伤<2 cm	S37.2	3
IV	裂伤	腹膜内膀胱裂伤>2 cm	S37.2	3
V	裂伤	腹膜内外膀胱裂伤累及膀胱颈部或输尿管开口	S37.2	4

注:多处损伤增加一级。

附表1.22　尿道损伤分级

OIS	伤情	ICD-10	AIS-2005
I	挫伤　尿道口出血,尿道造影正常	S37.32	2
II	牵拉伤　尿道延长,但尿道造影无渗漏	S37.3	2
III	部分断裂　尿道造影时伤处有外渗,膀胱显影	S37.31	2
IV	完全断裂　尿道造影时伤处有外渗,膀胱不显影;尿道缺损<2 cm	S37.31	2
V	完全撕裂　尿道完全横断,缺损>2 cm,或累及前列腺或阴道	S37.31	3

注:多处损伤增加一级。

附表1.23　阴茎损伤分级

OIS	伤情	ICD-10	AIS-2005
I	皮肤裂伤/挫伤	S39.9	1
II	海绵体裂伤,无组织缺损	S39.9	1
III	皮肤撕脱伤 阴茎头、尿道口裂伤 海绵体或尿道缺失<2 cm	S39.9	1
IV	部分横断 海绵体或尿道缺失≥2 cm	S39.9	2
V	完全横断	S39.9	2

注:III级以下多处损伤,其级别增加一级。

附表1.24 阴囊损伤分级

OIS	伤情	ICD-10	AIS-2005
Ⅰ	挫伤	S39.9	1
Ⅱ	裂伤<阴囊直径25%	S39.9	1
Ⅲ	裂伤≥阴囊直径25%，或呈星状	S39.9	2
Ⅳ	撕脱<50%	S39.9	2
Ⅴ	撕脱≥50%	S39.9	2

附表1.25 睾丸损伤分级

OIS	伤情	ICD-10	AIS-2005
Ⅰ	挫伤/血肿	S39.9	1
Ⅱ	白膜亚临床裂伤	S39.9	1
Ⅲ	白膜裂伤办实质缺失<50%	S39.9	1
Ⅳ	白膜重度裂伤办实质缺失≥50%	S39.9	2
Ⅴ	全睾丸毁损或撕脱	S39.9	2

注：Ⅴ级以下双侧损伤，其级别增加一级。

附表1.26 （未妊娠）子宫损伤分级

OIS	伤情	ICD-10	AIS-2005
Ⅰ	挫伤或血肿	S37.6	1
Ⅱ	浅表裂伤(≤1 cm)	S37.6	2
Ⅲ	深层裂伤(>1 cm)	S37.6	3
Ⅳ	裂伤累及子宫动脉	S37.6	4
Ⅴ	撕脱伤或失血供	S37.6	5

注：Ⅲ级以下多处损伤，其级别增加一级。

附表1.27 （妊娠）子宫损伤分级

OIS	伤情	ICD-10	AIS-2005
Ⅰ	挫伤或血肿(无胎盘剥离)	S37.6	1
Ⅱ	浅表裂伤(≤1 cm)或胎盘部分剥离(≤25%)	S37.6	2
Ⅲ	妊娠中3个月时深层裂伤（>1 cm）或胎盘剥离（>25%，<50%）；妊娠后3个月时深层裂伤(>1 cm)	S37.6 S37.6	3 3
Ⅳ	裂伤累及子宫动脉 深层裂伤(>1 cm)伴胎盘剥离>50%	S37.6 S37.6	4 4
Ⅴ	子宫破裂 　妊娠中3个月时 　妊娠后3个月时 胎盘完全剥离	S37.6 S37.6 S37.6	5 5 5

注：Ⅲ级以下多处损伤，其级别增加一级。

附表1.28　输卵管损伤分级

OIS	伤情	ICD-10	AIS-2005
Ⅰ	挫伤或血肿	S37.5	2
Ⅱ	裂伤≤50%周径	S37.5	2
Ⅲ	裂伤>50%周径	S37.5	2
Ⅳ	横断	S37.5	2
Ⅴ	血管-节段性失血供	S37.5	2

注：Ⅲ级以下多处损伤，其级别增加一级。

附表1.29　卵巢损伤分级

OIS	伤情	ICD-10	AIS-2005
Ⅰ	挫伤或血肿	S37.4	1
Ⅱ	浅表裂伤（深度≤0.5 cm）	S37.4	1
Ⅲ	深层裂伤（深度>0.5 cm）	S37.4	2
Ⅳ	部分失血供	S37.4	2
Ⅴ	撕脱或实质完全毁损	S37.4	2

注：Ⅲ级以下多处损伤，其级别增加一级。

附表1.30　阴道损伤分级

OIS	伤情	ICD-10	AIS-2005
Ⅰ	挫伤或血肿	S39.9	1
Ⅱ	浅表裂伤（粘膜）	S39.9	1
Ⅲ	深层裂伤（脂肪、肌肉）	S39.9	2
Ⅳ	复杂裂伤（累及宫颈或腹膜）	S39.9	3
Ⅴ	损伤累及邻近脏器（肛门、直肠、尿道、膀胱）	S39.7	3

注：Ⅲ级以下多处损伤，其级别增加一级。

附表1.31　外阴损伤分级

OIS	伤情	ICD-10	AIS-2005
Ⅰ	挫伤或血肿	S39.9	1
Ⅱ	浅表裂伤（皮肤）	S39.9	1
Ⅲ	深层裂伤（脂肪、肌肉）	S39.9	2
Ⅳ	皮肤、脂肪、肌肉裂伤	S39.9	3
Ⅴ	损伤累及邻近脏器（肛门、直肠、尿道、膀胱）	S39.7	3

注：Ⅲ级以下多处损伤，其级别增加一级。

附表1.32 周围血管损伤分级

OIS	伤情	ICD-10	AIS-2005
I	指动、静脉	S65.4/S65.5	1~3
	掌动、静脉	S65.2	1~3
	掌深动、静脉	S65.3	1~3
	足背动、静脉	S95.0/S95.2	1~3
	足底动、静脉	S95.1/S95.9	1~3
	其他无名的动、静脉分支	S95.9	1~3
II	头静脉	S45.9	1~3
	隐静脉	S85.3/S85.4	1~3
	桡动脉	S55.1	1~3
	尺动脉	S55.0	1~3
III	腋静脉	S45.2	2~3
	浅/深股静脉	S75.1	2~3
	腘静脉	S85.5	2~3
	肱动脉	S45.1	2~3
	胫前动脉	S85.1	1~3
	胫后动脉	S85.1	1~3
	腓动脉	S85.2	1~3
	胫腓干	S85.9	2~3
IV	浅/深股动脉	S75.0	3~4
	腘动脉	S85.0	2~3
V	腋动脉	S45.0	2~3
	股总动脉	S75.0	3~4

注:多处III、IV级损伤,累及血管周径>50%者,其级别增加一级;IV、V级损伤,血管裂伤<25%者,其级别降低一级。

附录2
神经系统损伤常用评分

1. 格拉斯哥昏迷评分(GCS)

附表 2.1　格拉斯哥昏迷评分(GCS)

分值	睁眼	语言	运动
6			按吩咐动作
5		正常交谈	对疼痛刺激定位反应
4	自发睁眼	言语错乱	对疼痛刺激屈曲反应
3	语言吩咐睁眼	只能说出(不适当)单词	异常屈曲(去皮层状态)
2	疼痛刺激睁眼	只能发音	异常伸展(去脑状态)
1	无睁眼	无发音	无反应

将三类得分相加,即得到 GCS 评分(最低 3 分,最高 15 分)。注意运动评分左侧右侧可能不同,用较高的分数进行评分。改良的 GCS 评分应记录最好反应/最差反应和左侧/右侧运动评分。

2. 儿童(<4 岁)GCS 评分

附表 2.2　格拉斯哥昏迷评分(GCS)

分值	睁眼	语言	运动
6			按吩咐动作
5		微笑,声音定位,注视物体,互动	对疼痛刺激定位反应
4	自发睁眼	哭闹,但可以安慰;不正确的互动	对疼痛刺激屈曲反应
3	语言吩咐睁眼	对安慰异常反应,呻吟	异常屈曲(去皮层状态)
2	疼痛刺激睁眼	无法安慰	异常伸展(去脑状态)
1	无睁眼	无语言反应	无反应

3. 格拉斯哥预后评分

附表2.3 格拉斯哥预后评分

评分	等级	描述
5	恢复良好	恢复正常生活,尽管有轻度缺陷
4	轻度残疾	残疾但可独立生活,能在保护下工作
3	重度残疾	清醒、残疾,日常生活需要照料
2	植物生存	仅有最小反应(如随着睡眠/清醒周期,眼睛能睁开)
1	死亡	死亡

4. 肌力分级

附表2.4 肌力分级

评分	描述
5	力量正常
4+	在强负荷下力量轻度下降
4	能够对抗中等负荷
4−	能够对抗轻度负荷
3	能对抗重力完成运动
2	不能对抗重力
1	仅有肌肉收缩,可能只能被触及
0	无任何运动

5. FRANKEL 脊髓损伤分级

附表2.5 FRANKEL 脊髓损伤分级

评分	描述
A	运动、感觉功能完全丧失
B	不完全 − 仅保留感觉
C	不完全 − 仅保留运动(无功能)
D	不完全 − 保留运动(有功能)
E	所有运动、感觉功能完全恢复,但可能有异常反射

缩略词

ACS	abdominal compartment syndrome	腹腔间隙综合征
AD	autonomic dysreflexia	自主神经反射不良
AIS	abbreviated injury scale	简明损伤定级标准
ALI	acute lung injury	急性肺损伤
ALS	advanced life support	高级生命支持
ARDS	acute respiratory distress syndrome	急性呼吸窘迫综合征
ARF	acute renal failure	急性肾功能衰竭
ASA	American Society of Anesthesiologists	美国麻醉医师学会
ATI	abdominal trauma index	腹部损伤指数
ATLS	advanced traumatic life support	高级创伤生命支持
BiPAP	biphasic positive airway pressure	双相气道正压通气
BLS	basic life support	基本生命支持
BT	bleeding time	出血时间
CI	cardiac index	心指数
C-MTO	Chinese major trauma outcome study	中国人严重创伤结局研究
CO	cardiac output	心排血量
CPAP	continuous positive airway pressure	持续气道正压通气
CT	computed tomography	计算机体层摄影
CTPA	computerized tomography pulmonary angiography	螺旋CT肺动脉造影
CVN	central vein nutrition	经中心静脉营养
CVP	central venous pressure	中心静脉压
DCO	damage control operation	损害控制手术
DCS	damage control surgery	损害控制外科
DIC	disseminated intravascular coagulation	弥散性血管内凝血

DPL	diagnostic peritoneal lavage	诊断性腹腔灌洗
DVT	deep vein thrombosis	下肢深静脉血栓
ECT	emission computer tomography	发射计算机断层摄影
EMT	emergency medical technician	急救人员
EN	enteral nutrition	肠内营养
ERCP	endoscopic retrograde cholangiopancreatography	内镜逆行胰胆管造影
ERG	electroretinogram,	视网膜电图
ERT	emergency room thoracotomy	急诊室剖胸
FAST	focused abdominal sonography	腹部超声检查
FFA	fmndus fluorescein angiography	眼底荧光造影
GCS	Glasgow coma scale	格拉斯哥昏迷评分
Hb	hemoglobin	血红蛋白
IAH	intra-abdominal hypertension	腹内高压
IAP	intra-abdominal pressure	腹内压
ICG	indocyanine green angiography	脉络膜造影
ICP	intracranial pressure	颅内压
ICU	intensive care unit	重症监护室
ISS	injury severity score	损伤严重度评分法
KPTT	kaolin partial thromboplastin time	白陶土部分凝血活酶时间
LMWHs	low-molecular weight heparins	低分子肝素
LVSWI	left ventricular stroke work index	左室作功指数
LVSP	left ventricular systolic pressure	左室内压
LWE	local wound exploration	局部伤口探查
MAP	mean arterial pressure	平均动脉压
MEP	motion evoked potential	运动诱发电位
MIP	maximum intensity projection	最大密度投影
MODS	multiple organ dysfunction syndrome	多器官功能障碍综合征
MOF	multiple organ failure	多器官衰竭
MPR	multi-planar reconstruction	多平面重建
MRA	magnetic resonance angiography	磁共振血管成像
MRI	magnetic resonance imaging	磁共振成像
MTOS	major trauma outcome study	严重创伤结局研究
NIPPV	noninvasive positive-pressure ventilation	非侵袭性正压通气
OIS	organ injury scale	器官损伤定级标准
OPSI	overwhelming postsplenectomy infections	脾切除后暴发性感染
PAP	pulmonary arterial pressure	肺动脉压
PATI	penetrating abdominal trauma index	穿透性腹部创伤指数
PAWP	pulmonary arteriole wedge pressure	肺动脉楔压

PEEP	positive end-expiratory pressure	呼吸末正压
PHI	prehospital index	院前指数
PN	parenteral nutrition	肠外营养
PPN	peripheral parenteral nutrition	经周围静脉营养
PTE	pulmonary thromboembolism	肺血栓栓塞症
RVSWI	right ventricular stroke work index	右室作功指数
Rt-PA	recombinant human tissue-type plasminogen activator	人体组织型纤溶酶原激活物
RTS	revised trauma score	修正创伤计分法
SARS	sacral anterior root stimulation	骶神经根电刺激
SCEP	spinal cord evoked potential	脊髓诱发电位
SEP	somatosensory evoked potential	体感诱发电位
SIRS	systemic inflammatory response syndrome	全身炎症反应综合征
SNAP	sensory nerve action potential	感觉神经活动电位
SpO2	pulse oxygen saturation	脉搏血氧饱和度
SSD	surface shaded display	表面遮盖法
SV	stroke volume	每搏输出量
SvO2	mixed venous oxygen saturation	混合静脉血氧饱和度
TAT	tetanus antitoxin	破伤风抗毒素
TCI	target-controlled infusion	靶控输注技术
TIG-H	tetanus immune globulin-human	人体破伤风免疫球蛋白
TIHD	traumatic intramural hematoma of the duodenum	创伤性十二指肠壁内血肿
TPA	tissue plasminogen activator	人体组织型纤溶酶原激活物
TPN	total parenteral nutrition	全肠外营养
TRA	trauma resuscitation area	创伤复苏区域
TS	trauma score	创伤计分法
TT	thrombin time	凝血酶时间
TVU	intravenous urography	静脉尿路造影
UBM	ultrasound biomicroscopy	超声生物显微镜
UBP	urinary bladder pressure	膀胱内压力
VEP	visual evoked potential	视觉诱发电位
VR	volume rendering	容积再现
VSD	vacuum sealing drainage	负压封闭引流